Prüfungsbuch für Arzthelferinnen

Fragen und Antworten

- für die Vorbereitung auf die Zwischenprüfung und Abschlussprüfung
- zur Wiederholung
- zum Nachschlagen

Helmut Nuding
Ute Schätzle
Margit Wagner

9., neu bearbeitete Auflage

Best.-Nr. 5830
Holland + Josenhans Verlag Stuttgart

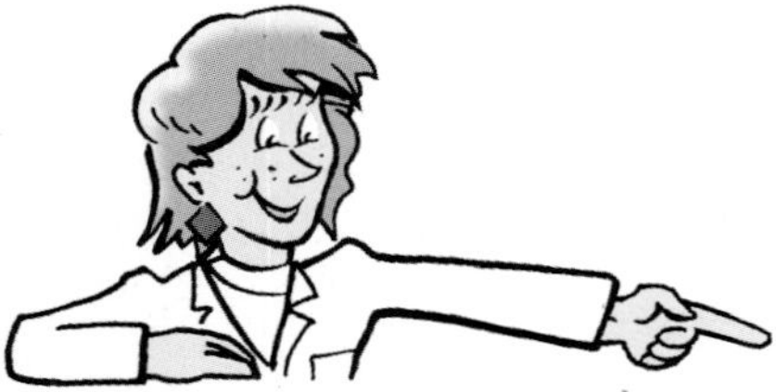

Das Prüfungsbuch für Arzthelferinnen enthält des Öfteren Berufsbezeichnungen und Gruppenbezeichnungen nur in der männlichen Form. Wir bitten, diese sinngemäß als Doppelbezeichnungen wie z. B. Ärztin/Arzt, Patientin/Patient, Käuferin/Käufer usw. zu interpretieren und anzuwenden. Dem Anteil der weiblichen Angehörigen in Beruf und Bevölkerung soll auf diese Weise entsprochen werden, gleichzeitig jedoch soll die Übersichtlichkeit nicht zusätzlich beeinträchtigt und der Lesefluss nicht unnötig gehemmt werden.

9., neu bearbeitete Auflage 2004

Dieses Werk folgt der reformierten Rechtschreibung und Zeichensetzung.

Dieses Buch ist auf Papier gedruckt, das aus 100 % chlorfrei gebleichten Faserstoffen hergestellt wurde.

Zeichnungen: Hans Hermann Kropf, 89428 Syrgenstein; Angelika Kramer, 70178 Stuttgart
Umschlagfoto: Mauritius, 82481 Mittenwald
Gesamtherstellung: TC Druck, Verlagsgenossenschaft eG., 72072 Tübingen

ISBN 3-7782-5830-3

Vorwort

Das vorliegende Prüfungsbuch enthält alle wichtigen Fragen, die zur erfolgreichen Ablegung der theoretischen und praktischen Prüfungen beherrscht werden sollten. Darüber hinaus dient es als Wegbegleiter während der gesamten Ausbildung zur Arzthelferin.

Entsprechend den neuesten Lehrplänen besteht es aus sechs Teilen: Medizin (medizinische Fachkunde, Hygiene), Labortechnologie, Fachmathematik, Buchführung, Wirtschafts- und Betriebskunde sowie Datenverarbeitung.

Durch ein ausführliches Verzeichnis der medizinischen Fachausdrücke ist das Buch auch gut als Nachschlagewerk geeignet.

Des Weiteren hilft ein umfangreiches Sachwortverzeichnis, alle Wissensgebiete rasch aufzufinden.

Mit Ausnahme der Fachmathematik ist das Buch in zwei Spalten aufgeteilt. Die linke Spalte ist die Frage- bzw. Aufgabenspalte, in der rechten finden Sie die entsprechenden Antworten bzw. Lösungen. Diese Anordnung ermöglicht es den Helferinnen, durch Abdecken der rechten Seite ihren jeweiligen Kenntnisstand zu überprüfen.

Für manche Fragen oder Aufgaben ist eine umfangreiche Lösung erforderlich. Hier lässt es sich nicht immer vermeiden, dass ein Teil der Lösung auf der folgenden Buchseite fortgesetzt wird. Solche Lösungen erkennen Sie daran, dass die Seite mit einem Hinweispfeil (→) endet. Auf der folgenden Buchseite finden Sie dann den Vermerk „▷ *Fortsetzung der Antwort* ▷".

Viele Fragen wurden umfangreicher beantwortet, als es bei der Fragestellung verlangt wurde. Dieses Verfahren wurde gewählt, um die Leserinnen gründlicher zu informieren.

Wir bedanken uns bei **Herrn Dr. med. Weik** für seine Anregungen und Hinweise.

Für die Arbeit mit dem Buch und für die nachfolgenden Prüfungen wünschen wir viel Erfolg.

Die Verfasser

Inhaltsverzeichnis

Medizin

Ärztliche Tätigkeitsgebiete und Standesorganisationen 11

Wichtige Begriffe aus dem Sprechstundenablauf 12

Grundbegriffe aus Anatomie und Physiologie 14

Allgemeine Krankheitslehre 15

Zelle und Gewebe 20

Bau und Funktion 20
Störungen des Wachstums und Stoffwechsels
von Zellen und Geweben 25

Kreislaufapparat 27

Bau und Funktion des Herzens 27
Bau und Funktion von Blutkreislauf und Blutgefäßen 31
Erkrankungen des Herzens 33
Erkrankungen der Blutgefäße und des Blutkreislaufs 38
Wichtige diagnostische Maßnahmen 41
1 Puls- und Blutdruckmessung 41
2 Elektrokardiographie 45

Blut und Abwehrsystem 49

Blut 49
1 Zusammensetzung und Funktion des Blutes 49
2 Erkrankungen und Störungen des Blut bildenden Systems 52

Lymphatisches System 55
1 Bau und Funktion des lymphatischen Systems 55
2 Wichtige Erkrankungen des lymphatischen Systems 56
3 Störungen des Immunsystems 57

Atmungssystem 63

Bau und Funktion des Atmungssystems 63
Wichtige Erkrankungen des Atmungssystems 66
Wichtige diagnostische Maßnahmen 71

Verdauungssystem 73
Lage, Bau und Funktion des Verdauungssystems 73
Wichtige Erkrankungen der Verdauungsorgane 78
Wichtige diagnostische Maßnahmen 84

Endokrines System und Stoffwechselerkrankungen 87
Bau und Funktion des endokrinen Systems 87
Wichtige Hormon- und Stoffwechselstörungen 91

Harnsystem 95
Bau und Funktion des Harnsystems 95
Wichtige Erkrankungen der Harnorgane 99
Wichtige diagnostische Maßnahmen 102

Geschlechtsorgane, Schwangerschaft und Geburt 104
Geschlechtliche Differenzierung 104
Bau und Funktion der männlichen Geschlechtsorgane 104
Erkrankungen der männlichen Geschlechtsorgane 106
Bau und Funktion der weiblichen Geschlechtsorgane 108
Erkrankungen der weiblichen Geschlechtsorgane 110
Sexuell übertragbare Erkrankungen 112
Wichtige diagnostische Maßnahmen 114
Schwangerschaft 116
Geburt 117
Störungen während Schwangerschaft, Geburt und Wochenbett 118
Wichtige diagnostische Maßnahmen während der Schwangerschaft 121
Empfängnisverhütung 122

Stütz- und Bewegungsapparat 124
Passiver Bewegungsapparat 124
Aktiver Bewegungsapparat 128
Wichtige Erkrankungen des Stütz- und Bewegungsapparats 128

Nervensystem 132
Bau und Funktion 132
Wichtige Erkrankungen 134
Wichtige diagnostische Maßnahmen 138

Haut 140
Aufbau und Funktion 140
Wichtige Erkrankungen der Haut 141
Wichtige diagnostische Maßnahmen 145

Auge ... 146
Bau und Funktion ... 146
Fehlsichtigkeiten und ihre Korrektur ... 148
Erkrankungen des Auges ... 150
Diagnostische Maßnahmen ... 151

Ohr ... 153
Bau und Funktion ... 153
Wichtige Erkrankungen des Ohres ... 154
Wichtige diagnostische und therapeutische Maßnahmen ... 156

Spezielle Infektionslehre ... 157

Chirurgie ... 164
Wundarten ... 164
Wundversorgung ... 165
Anästhesie ... 166
Verbände ... 168

Hilfeleistungen bei Notfällen ... 171
Lebensrettende Sofortmaßnahmen ... 171
Notfallsituationen in der Praxis ... 173
Verbrennungen ... 178
Hausbesuchstasche und Notfallkoffer ... 180

Arzneimittelkunde ... 181

Alternative Therapieformen ... 186

Injektionen und Punktionen ... 188
Injektionen ... 188
Punktionen ... 192

Patientenbetreuung ... 195

Hygiene und Gesundheit ... 206
Grundlagen der Kommunikation ... 206
Grundbegriffe aus der Physiologie ... 212
Krankheitserreger, Übertragung von Krankheiten ... 216
Praxishygiene ... 224
Weitere präventive Maßnahmen ... 229
Verhaltensregeln bei Unfällen ... 231
Grundlagen der Ernährungslehre ... 233

Elektrizitätslehre 236

Geräte in der Praxis zur Untersuchung und Therapie 244
Elektrokardiographie 244
Reizstromtherapie 246
Hochfrequenztherapie 250
Sonographie 253
Inhalationen 255
Spirometrie 256
Wärme- und Lichttherapie 258
Endoskopie, Laser 260
Audiometrie 263
Radiologie 264
1 Röntgen 264
2 Radiologische Untersuchungen mit Kontrastmitteln 268
3 Röntgenverordnung und Strahlenschutz 270
4 Nuklearmedizin 277
5 Computertomographie (CT) und Magnetresonanztomographie (MRT) 279
6 Digitale Bildverarbeitung 282

Labortechnologie

Medizinisch-technischer Arbeitsraum Labor 283
Verhaltensregeln im medizinischen Labor 283
Arbeitsbereiche und Laborgeräte 285
Hygienemaßnahmen 287
Volumenmessgeräte 288
Physikalische Größen und Maßeinheiten 292

Untersuchungsmaterial 294

Harnuntersuchungen 298

Hämatologische Untersuchungen 305
Blutkörperchensenkungsgeschwindigkeit (BKS, BSG) 305
Mikroskopische Zellzählung 306
Hämatokrit 308
Differentialblutbild 309
1 Herstellung eines Blutausstriches 309
2 Unterscheidung der Leukozyten im Blutausstrich 311
3 Mikroskopische Beurteilung der Erythrozyten 313

Photometrische Untersuchungen ... 314
Arbeiten mit dem Photometer ... 314
Hämoglobinbestimmung ... 317
Erythrozytenbestimmung ... 318
Blutzuckerbestimmung ... 319

Qualitätssicherung ... 321

Immunologische Suchtests ... 323

Fachmathematik

Maßeinheiten ... 325

Dreisatz ... 329

Währungsrechnen ... 331

Durchschnittsrechnung ... 334

Verteilungsrechnen ... 336

Mischungsrechnen ... 338

Prozentrechnen ... 341

Zinsrechnen ... 346

Buchführung

Notwendigkeit der Buchführung 351
Vorschriften über Inhalte und Form der Buchführung 352
Unterlagen der Buchführung 354
Honorare für ärztliche Leistungen 357
Praxisausgaben 358
Verbuchung von Praxisausgaben und Praxiseinnahmen 362
Ausgaben für höherwertige Wirtschaftsgüter der Praxis 365
Abschreibungen 367

Wirtschafts- und Betriebskunde

Der Eintritt in das Berufsleben im Gesundheitswesen 370
Grundlagen des Vertragsrechts 393
Behandlungsvertrag 417
Praxisorganisation 430
Umgang mit Geld 445
Sparen und Kredit 463
Grundlagen des Arbeitsrechts 471
Entlohnung der Arbeit 484
Grundlagen der sozialen Marktwirtschaft 491
Öffentliche Abgaben 519
Geschäftsbrief 528

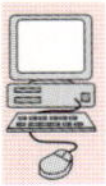

Datenverarbeitung

Aufbau und Funktion eines Computersystems 534

Betriebssystem Windows 541

Datenschutz und Datensicherung 544

Berufsbezogene Datenverarbeitung 546

Internet 550

F Verzeichnis medizinischer Fachausdrücke 555

S Sachwortverzeichnis 566

Medizin

Ärztliche Tätigkeitsgebiete und Standesorganisationen

1 Welche Aufgabe hat ein Arzt/eine Ärztin?

Die Aufgabe eines Arztes/einer Ärztin ist die Erkennung, Behandlung und Verhütung von Krankheiten und Leiden eines Menschen.

2 Durch Weiterbildung können sich Ärzte auf bestimmte Gebiete spezialisieren.

Erläutern Sie die folgenden Arztbezeichnungen:

a) Internist
b) Neurologe
c) Psychiater
d) Dermatologe
e) Pädiater
f) Urologe
g) Gynäkologe

a) ***Internist***
 = Arzt für innere Medizin

b) ***Neurologe***
 = Arzt für Nervenheilkunde

c) ***Psychiater***
 = Arzt für seelische Erkrankungen

d) ***Dermatologe***
 = Arzt für Haut- und Geschlechtskrankheiten

e) ***Pädiater***
 = Arzt für Kinderheilkunde

f) ***Urologe***
 = Arzt für Erkrankungen der Harnwege

g) ***Gynäkologe***
 = Arzt für Frauenheilkunde und Geburtshilfe

3 Erklären Sie, was man unter einer Ärztekammer versteht.

Die ***Ärztekammer*** ist die ***Standesorganisation der Ärzte,*** in der jeder Arzt Pflichtmitglied ist.
Ärztekammern unterliegen als Körperschaften des öffentlichen Rechts der staatlichen Aufsicht.

4 Nennen Sie vier Aufgaben der Ärztekammer.

Ärztekammern
- vertreten die Interessen der Ärzte nach außen
- überwachen die Einhaltung der Berufspflichten der Ärzte →

▷ *Fortsetzung der Antwort* ▷

- regeln die ärztliche Fort- und Weiterbildung
- regeln die Ausbildung der Arzthelferinnen
- sind zuständig für die Berufsgerichtsbarkeit

Wichtige Begriffe aus dem Sprechstundenablauf

1 Erläutern Sie die folgenden Begriffe

a) Anamnese

b) Diagnose

c) Therapie

d) Prognose

e) Prophylaxe

a) ***Anamnese***
= Vorgeschichte des Kranken

b) ***Diagnose***
= Erkennen und Bezeichnen der Krankheit

c) ***Therapie***
= Behandlung der Krankheit

d) ***Prognose***
= Heilungsaussicht

e) ***Prophylaxe***
= Vorbeugende Maßnahme zur Verhütung von Krankheiten

2 Wonach befragt der Arzt den Patienten bei der Erstellung einer Anamnese?

1. Gründe der Beschwerden, die den Patienten zum Arzt führen.
2. Alter, Familienstand, Beruf, Erkrankungen bzw. Todesursachen innerhalb der Familie.
3. Frühere Erkrankungen, Krankenhausaufenthalte, allergische Reaktionen, Impfungen
4. Allgemeine Angaben zum körperlichen Empfinden wie z. B.: Gewicht, Appetit, Durst, Stuhlgang, Nikotin, Schlaf, Medikamenteneinnahme usw.

3 Erläutern Sie die folgenden Begriffe zur Allgemeinuntersuchung:

a) Inspektion **c) Perkussion**

b) Palpation **d) Auskultation**

a) ***Inspektion:***
Betrachtung des weitgehend entkleideten Patienten auf Ernährungszustand, Hautfarbe, Lähmungen, Schwellungen usw.

→

▷ *Fortsetzung der Antwort* ▷

b) ***Palpation:***
Abtasten auf Schwellungen, Knoten, Arterienpulsationen, Organvergrößerungen im Bauchraum

c) ***Perkussion:***
Abklopfen des Thoraxraumes zur Feststellung der Herz- und Lungengrenzen und der Lungenbelüftung

d) ***Auskultation:***
Abhören der Lungen-, Herz- und Darmgeräusche mit dem Stethoskop

4 Erklären Sie den Begriff der Prävention.

Unter Prävention versteht man vorbeugende Maßnahmen zur Verhinderung von Krankheiten.

5 Nennen Sie mindestens drei verschiedene präventive Maßnahmen.

a) Erforschung von Risikofaktoren

b) Seuchenlehre

c) Vorsorgeuntersuchungen (z. B. Mutterschaftsvorsorge, Jugendschutzuntersuchungen)

d) Früherkennungsuntersuchungen (z. B. Krebsfrüherkennungsuntersuchungen, Kinderfrüherkennungsuntersuchungen)

e) Schutzimpfungen

6 Erläutern Sie, was man unter Rehabilitation versteht.

Unter Rehabilitation versteht man alle medizinischen, beruflichen und sozialen Maßnahmen, die dazu beitragen, einen behinderten oder kranken Menschen wieder in das tätige Leben einzugliedern.

7 Nennen Sie die Träger von Rehabilitationsmaßnahmen.

a) gesetzliche Kranken-, Renten- und Unfallversicherungen

b) Bundesanstalt für Arbeit

c) Sozialhilfeträger

d) Kriegsopferversorgung und Kriegsopferfürsorge

Grundbegriffe aus Anatomie und Physiologie

1 Worin unterscheidet sich die Anatomie von der Physiologie?

Die ***Anatomie*** beschäftigt sich mit dem Aufbau des Körpers, während sich die ***Physiologie*** den Lebensvorgängen widmet.

2 Erklären Sie folgende Begriffe
a) Zytologie
b) Histologie

a) Lehre vom Aufbau der Zellen
b) Lehre von den Geweben

3 Womit beschäftigt sich
a) die Pharmakologie
b) die Radiologie
c) die Pathologie?

a) Die ***Pharmakologie*** (Arzneimittelkunde) untersucht die Wechselwirkungen zwischen Arzneistoffen und Organismus.
b) Die ***Radiologie*** (Strahlenheilkunde) beschäftigt sich mit dem Einsatz von Strahlen für Diagnostik und Therapie.
c) Die ***Pathologie*** (Lehre von den Krankheiten) erforscht Krankheitsursachen, körperliche Veränderungen, die Entstehung und das Wesen von Krankheiten sowie das klinische Erscheinungsbild von Krankheiten.

4 Erklären Sie die folgenden Richtungsangaben:
a) ventral
b) distal
c) kaudal
d) sinister
e) kranial
f) dorsal
g) proximal
h) dexter
i) anterior

a) ***ventral*** = zum Bauch hin
b) ***distal*** = vom Rumpf weg
c) ***kaudal*** = fußwärts, abwärts gelegen
d) ***sinister*** = links
e) ***kranial*** = kopfwärts
f) ***dorsal*** = zum Rücken hin
g) ***proximal*** = zum Rumpf hin
h) ***dexter*** = rechts
i) ***anterior*** = vorne

5 Gliedern Sie den Körper in drei Hauptabschnitte.

a) Kopf
b) Rumpf
c) Gliedmaßen

Allgemeine Krankheitslehre

1 Es werden zwei Gruppen von Krankheitsursachen unterschieden.

Nennen Sie diese.

a) Innere Krankheitsursachen
b) äußere Krankheitsursachen

2 Zählen Sie fünf Beispiele für äußere Krankheitsursachen auf.

a) Ernährungsschäden (Fehl-, Unter-, Überernährung)
b) mechanische Einwirkungen (z. B. Druck, Stoß, Stich usw.)
c) thermische Schäden (z. B. Verbrennungen, Erfrierungen)
d) Einwirkung von elektrischem Strom
e) Vergiftungen
f) (unerwünschte) Reaktionen auf Medikamente

3 Zählen Sie zwei Beispiele für innere Krankheitsursachen auf.

a) Genetische Veränderungen (z. B. Erbkrankheiten)
b) Dispositionen

4 Worin besteht der grundlegende Unterschied zwischen äußeren und inneren Krankheitsursachen?

Äußere Krankheitsursachen sind beeinflussbar, während innere Krankheitsursachen nicht beeinflussbar sind.

5 Erläutern Sie den Begriff Disposition.

Unter ***Disposition*** versteht man eine Krankheitsbereitschaft.

Sie kann angeboren sein (z. B. Geschlechtsdisposition → bestimmte Krankheiten befallen Frauen häufiger als Männer und umgekehrt) oder auch erworben sein (z. B. Disposition durch Krankheit → bestehende Krankheiten können die Anfälligkeit für weitere Krankheiten erhöhen).

6 Erklären Sie den Begriff „Konstitution".

Unter ***Konstitution*** versteht man die Summe aller angeborenen Eigenschaften wie Körperbau, körperliche, geistige und seelische Funktionen.

7 Was zeichnet einen psychisch gesunden Menschen aus?

Der psychisch gesunde Mensch ist
- *anpassungsfähig* gegenüber psychischen „Verletzungen", z. B. dem Tod von nahen Angehörigen
- *konfliktfähig* bei einander widersprechenden Anforderungen, z. B. zwischen Familie und Beruf
- *bereit,* unabänderbare Gegebenheiten hinzunehmen, z. B. eine Behinderung

8 Womit beschäftigt sich die psychosomatische Medizin?

Sie beschäftigt sich mit Krankheiten, die sich zwar organisch zeigen, aber im Wesentlichen durch psychische Konflikte verursacht sind.

9 Nennen Sie soziale Krankheitsursachen.

- Armut
- Hunger
- schlechte Wohnverhältnisse
- hygienische Missstände

10 Welche Bedingungen fördern die soziale Gesundheit des Menschen?

- Einbindung in eine feste Bezugsgruppe, z. B. Familie
- angemessener Wohnraum
- Arbeitsplatz
- tragfähiges Netz sozialer Beziehungen, z. B. Nachbarschaft, Freunde

11 Worin unterscheiden sich objektive und subjektive Symptome?

Objektive Symptome sind für jedermann wahrnehmbar (z. B. Wunden, Fehlstellungen usw.).

Subjektive Symptome (z. B. Schmerzen, Müdigkeit) dagegen stellen Empfindungen des Patienten dar, die für andere Personen nicht unbedingt wahrnehmbar sind.

12 Man unterscheidet spezifische und unspezifische Symptome.

Zählen Sie hierzu jeweils drei Beispiele auf.

a) ***Unspezifische Symptome:***
- Übelkeit
- Gewichtsverlust
- Müdigkeit
- Kopfschmerzen
- Leistungsschwäche

b) ***spezifische Symptome:***
- Himbeerzunge bei Scharlach
- Vernichtungsschmerz mit Todesangst bei Herzinfarkt
- Halbseitenlähmung bei Schlaganfall

13 Welche unterschiedlichen Behandlungsformen kann der Arzt einsetzen?

Vier Angaben sollen erfolgen.

a) Operative Behandlung
b) medikamentöse Behandlung
c) physikalische Behandlung
d) psychotherapeutische Behandlung

Die genannten Behandlungsformen können auch untereinander kombiniert werden.

14 Nennen und erklären Sie drei Möglichkeiten des Krankheitsverlaufs.

a) ***Akuter Krankheitsverlauf***
= plötzliches Auftreten der Krankheit, die heftig verläuft

b) ***subakuter Verlauf***
= plötzliches Auftreten der Krankheit, die weniger heftig verläuft

c) ***chronischer Verlauf***
= die Krankheit entwickelt sich langsam und schleichend und verläuft langwierig

15 Erläutern Sie, was man unter einer Entzündung versteht.

Eine ***Entzündung*** ist eine Abwehrreaktion des Körpers gegen verschiedenartige schädigende Reize.

16 Nennen Sie vier verschiedene Ursachen für Entzündungen.

a) Mechanische Einwirkungen (Reibung, Druck, Fremdkörper)
b) chemische Einwirkungen (Säuren, Laugen)
c) physikalische Einwirkungen (Strahlen, Hitze, Kälte) →

▷ *Fortsetzung der Antwort* ▷

d) Mikroorganismen (Bakterien, Viren, Pilze)

e) Reize vom Körperinneren (Zellzerfall)

17 Welches sind die fünf klassischen Entzündungszeichen bei einer lokalen Entzündung?

a) Hitze (Calor)
b) Rötung (Rubor)
c) Schwellung (Tumor)
d) Schmerz (Dolor)
e) Funktionseinschränkung (Functio laesa)

18 Nach der Art ihrer Absonderungen unterscheidet man unterschiedliche Entzündungsformen.

Nennen Sie drei davon.

a) ***Seröse Entzündung:***
→ ein eiweißreiches Exsudat wird abgesondert

b) ***fibrinöse Entzündung:***
→ Fibrinklebstoffe werden abgesondert

c) ***eitrige Entzündung:***
→ Eiter (bestehend aus reichlich Leukozyten, Bakterien, Gewebstrümmern) wird abgesondert

19 Neben den lokalen Entzündungszeichen kommt es noch zu allgemeinen Entzündungszeichen.

Zählen Sie drei davon auf.

a) Fieber
b) Tachykardie
c) erhöhte Blutkörperchensenkungsgeschwindigkeit
d) Leukozytose
e) Müdigkeit

20 Erklären Sie folgende Begriffe:

a) Abszess

b) Empyem

c) Phlegmone

d) Furunkel

a) ***Abszess:***
Eiteransammlung in einer nicht vorgebildeten Körperhöhle

b) ***Empyem:***
Eiteransammlung in einer vorgebildeten Körperhöhle

c) ***Phlegmone:***
sich flächenhaft ausbreitende Eiteransammlung

d) ***Furunkel:***
eitrige Entzündung eines Haarbalges und seiner Talgdrüse

21 Unter welcher Voraussetzung spricht man von Fieber?

Wenn die Körpertemperaturen über 38 °C liegen.

[22] Beurteilen Sie folgende Temperaturwerte:

a) 40,0 °C d) 35,6 °C
b) 37,7 °C e) 38,6 °C
c) 37,0 °C f) 39,1 °C

a) **40,0 °C:** *sehr hohes Fieber*
b) **37,7 °C:** *erhöhte Temperatur – subfebrile Temperatur*
c) **37,0 °C:** *normale Temperatur*
d) **35,6 °C:** *Untertemperatur*
e) **38,6 °C:** *mäßiges Fieber*
f) **39,1 °C:** *hohes Fieber*

[23] Wie können Krankheiten ausgehen?

Nennen Sie drei Möglichkeiten.

a) ***Heilung:***
Nach Ablauf der Krankheit ist der Ausgangszustand des Körpers wiederhergestellt
b) ***Defektheilung:***
Nach Ablauf der Krankheit kommt es zum Ausfall bestimmter Körperfunktionen; es entstehen Dauerleiden
c) ***Tod***

[24] Unterscheiden Sie die verschiedenen Arten des Todes.

a) ***Klinischer Tod:***
Herz- und Atemstillstand, der durch sofort eingeleitete Wiederbelebungsmaßnahmen behoben werden kann
b) ***Hirntod:***
Trotz bestehender oder mit künstlichen Mitteln aufrechterhaltener Herz- und Atemfunktion ist die Hirnfunktion und damit das Bewusstsein des Patienten unwiederbringlich ausgefallen
c) ***biologischer Tod:***
Endgültiger Ausfall aller Lebensfunktionen

[25] Nennen Sie drei sichere Todeszeichen.

a) Totenstarre
b) Leichenflecke
c) Fäulnis

[26] a) Was versteht man unter einer Sektion?
b) Wozu dient sie?

a) Leichenöffnung
b) zur genauen Feststellung aller Organveränderungen und der unmittelbaren Todesursache

Zelle und Gewebe

Bau und Funktion

1 Wie nennt man die kleinste selbstständige Baueinheit des menschlichen Körpers?

Zelle

2 Wie nennt man die Lehre vom Aufbau der Zellen?

Zytologie

3 Nennen Sie die wichtigsten Bestandteile der Zelle.

a) Zellmembran
b) Zellleib
c) Zellkern
d) Zellorganellen

4 Benennen Sie die einzelnen Teile (1–7) der folgenden Abbildung.

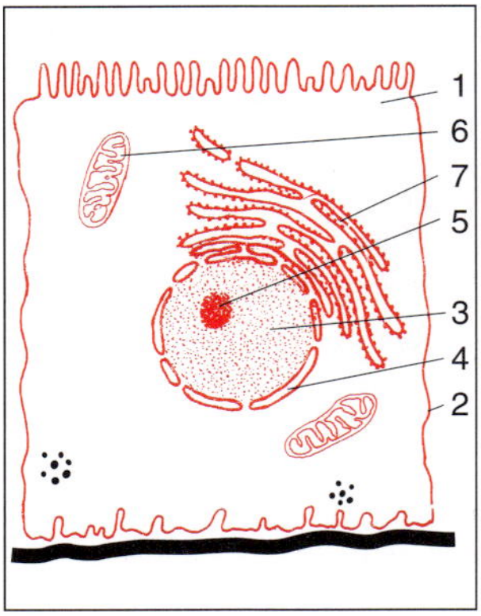

1 Zytoplasma
2 Zellmembran
3 Zellkern (Nukleus)
4 Kernmembran
5 Kernkörperchen
6 Mitochondrium
7 endoplasmatisches Retikulum

5 Nennen Sie die wichtigsten Lebensvorgänge der Zelle.

a) Stoffwechsel
b) Reizbarkeit
c) Fortpflanzung
d) Wachstum

6 Die Zellmembran wird als selektiv permeabel oder semipermeabel bezeichnet.
Was versteht man darunter?

Die Zellmembran kann den Durchtritt von Stoffen regulieren und bestimmen, welche Stoffe in die Zelle eintreten bzw. austreten können.

7 Wovon hängt es ab, welche Stoffe die Zellmembran passieren können?

- Von der Molekülgröße. Je kleiner die Moleküle sind, umso leichter können sie die Zellmembran überwinden.
- Von der Fettlöslichkeit. Je besser eine Substanz in Fett löslich ist, desto leichter kann sie die Zellmembran überwinden.
- Von der elektrischen Ladung. Ionen können die Zellmembran kaum überwinden. Sie brauchen Tunnelproteine, die sie durchschleusen.
- Von den Träger- oder Carriermolekülen. Sie sind notwendig, um bestimmte Stoffe wie z. B. Glukose in die Zellen zu transportieren.

8 Zählen Sie die wichtigsten Zellorganellen auf.

a) Mitochondrien
b) Lysosomen
c) Zentrosomen
d) Ribosomen
e) endoplasmatisches Retikulum

9 In welchen Organellen erfolgt die Energieumwandlung?

In den Mitochondrien

10 Welche besondere Funktion hat der Zellkern?

Der ***Zellkern*** ist das Steuerungszentrum für die Stoffwechselvorgänge der Zelle und der Träger der Erbinformationen.

11 Nennen Sie vier wichtige Bestandteile des Zellkerns.

a) Kernmembran
b) Kernkörperchen
c) DNS (Desoxyribonukleinsäure)
d) RNS (Ribonukleinsäure)

[12] Wo findet man die Chromosomen?

Im Zellkern bei der Zellteilung

[13] Welche Funktion haben die Chromosomen?

Sie sind die Träger der Erbanlagen.

[14] Wie wird eine einzelne Erbanlage genannt?

Gen

[15] Wie viele Chromosomen enthält die menschliche Zelle?

Die menschliche Zelle enthält
- 44 Autosomen und
- 2 Geschlechtschromosomen.

[16] Wie lauten die Geschlechtschromosomen
a) im weiblichen Chromosomensatz?
b) im männlichen Chromosomensatz?

a) xx
b) xy

[17] Unterscheiden Sie zwischen Mitose und Meiose.

a) ***Mitose***
= normale Zellteilung; es entstehen zwei Zellen mit vollständigem Chromosomensatz

b) ***Meiose***
= Reduktions- oder Reifeteilung; es entstehen ***vier*** Zellen mit jeweils ***halbiertem*** Chromosomensatz

[18] Die Mitose verläuft in verschiedenen Phasen.
Nennen Sie diese in der richtigen Reihenfolge.

a) *Interphase* = Zwischenphase
b) *Prophase* = Knäuelphase
c) *Metaphase* = Muttersternphase
d) *Anaphase* = Tochtersternphase
e) *Telophase* = Abschlussphase

[19] Erläutern Sie, was man unter einem Gewebe versteht.

Ein ***Gewebe*** ist der Zusammenschluss von Zellen gleicher Bauart und gleicher Funktion.

[20] Wie nennt man die Lehre von den Geweben?

Histologie

[21] Zählen Sie die vier großen Gewebeklassen auf.

a) Epithelgewebe
b) Binde- und Stützgewebe
c) Muskelgewebe
d) Nervengewebe

[22] Welche Aufgaben haben die Epithelgewebe?

Epithelgewebe
- umkleiden innere und äußere Oberflächen
- dienen dem Oberflächenschutz
- dienen der Stoffaufnahme
- dienen der Stoffabgabe
- dienen der Reizaufnahme

[23] Welches Epithel findet man
a) in der Luftröhre?
b) in der Harnblase?
c) auf der äußeren Haut?
d) als Innenauskleidung der Blutgefäße?
e) im Dünndarm?

a) Flimmerepithel
b) Übergangsepithel
c) mehrschichtiges verhorntes Plattenepithel
d) einschichtiges Plattenepithel
e) Zylinderepithel mit Stäbchensaum

[24] Aus welchem Gewebe bestehen Drüsen?

Aus unterschiedlichem Epithelgewebe

[25] Worin unterscheiden sich endokrine und exokrine Drüsen?

Endokrine Drüsen besitzen keine Ausführungsgänge, ihre Absonderungen werden direkt ins Blut abgegeben. Beispiel: Hormondrüsen.

Exokrine Drüsen geben ihre Absonderungen über Ausführungsgänge an innere oder äußere Oberflächen ab. Beispiele: Schweißdrüsen*), Schleimdrüsen.

*) Siehe auch Hautdrüsen

[26] Zählen Sie die wichtigsten Binde- und Stützgewebearten auf.

a) Knorpelgewebe
b) Knochengewebe
c) Bindegewebe
d) Fettgewebe

[27] Man unterscheidet drei verschiedene Arten von Knorpelgewebe.

Nennen Sie diese und geben Sie jeweils ein Beispiel dazu an.

a) ***Hyaliner Knorpel***
z. B.:
- Nasenscheidewand
- Spangen der Luftröhre
- Überzug der Gelenkflächen

b) ***Elastischer Knorpel***
z. B.:
- Ohrmuschel
- Kehlkopfdeckel

c) ***Faserknorpel***
z. B.:
- Zwischenwirbelscheiben
- Menisken

[28] Welche Arten von Muskelgewebe kennen Sie?

Unterscheiden Sie diese verschiedenen Arten hinsichtlich ihres Vorkommens sowie der Steuerung ihrer Tätigkeit.

a) *Quer gestreifte Muskulatur:*
Vorkommen: Skelettmuskulatur
Steuerung: willkürlich

b) *glatte Muskulatur:*
Vorkommen: Eingeweidemuskulatur
Steuerung: unwillkürlich

c) *Herzmuskulatur:*
Vorkommen: Herz
Steuerung: unwillkürlich

[29] Aus welchem Gewebe bestehen

a) Sehnen
b) Femur
c) Meniskus
d) Drüsen
e) Patella
f) Bizeps?

a) Bindegewebe
b) Knochengewebe
c) Knorpelgewebe
d) Epithelgewebe (Epithelzellgruppen)
e) Knochengewebe
f) Muskelgewebe

Störungen des Wachstums und Stoffwechsels von Zellen und Geweben

1 a) Erklären Sie, was man unter einer Atrophie versteht.

b) Nennen Sie zwei Ursachen.

a) ***Atrophie***
= Rückbildung von Organen, Geweben oder Zellen

b) *Druckatrophie:*
→ Ständiger Druck (z. B. durch Tumore) bedingt die Rückbildung des betroffenen Organs.

Inaktivitätsatrophie:
→ Durch Ruhigstellung von Extremitäten (z. B. durch Gipsverband) kommt es zur Rückbildung des Muskelgewebes.

2 a) Erläutern Sie, was man unter einer Hypertrophie versteht.

b) Wie kommt sie zu Stande?

a) ***Hypertrophie:***
Vergrößerung eines Organs durch Vergrößerung seiner Einzelzellen

b) durch Beanspruchung (z. B. Sportlerherz, Harnblasenhypertrophie bei Harnentleerungsstörungen)

3 Erklären Sie, was man unter einer Hyperplasie versteht, und geben Sie hierzu ein Beispiel an.

Hyperplasie:
Vergrößerung eines Organs durch Zunahme seiner Zellzahl.
Beispiel: Kropfbildung bei Jodmangel.

4 Was versteht man unter einem Ödem?

Ein ***Ödem*** ist eine schmerzlose Wasseransammlung im Zwischenzellraum (Wassersucht). Die Ursachen sind vielfältig, z. B. erhöhter hydrostatischer Druck bei Stauungen, Eiweißmangel, Kapillarwandschädigungen, gestörter Lymphabfluss usw.

5 Erklären Sie folgende Begriffe:

a) Ischämie

b) Hyperämie

a) ***Ischämie:*** starke Minderdurchblutung bis zur totalen Unterbrechung der Blutzufuhr; kann bis zur Nekrose (örtlicher Gewebstod) führen

→

▷ *Fortsetzung der Antwort* ▷

b) ***Hyperämie:*** starke Durchblutung (Blutfülle) eines Organs

6 Geben Sie an, was man unter den folgenden Begriffen versteht:

a) Ulkus

b) Nekrose

c) Gangrän

a) ***Ulkus:*** Gewebedefekt (Geschwür) der Haut oder Schleimhaut

b) ***Nekrose:*** örtlicher Gewebstod

c) ***Gangrän:*** Gewebstod durch Ernährungs- und Durchblutungsstörungen (Brand)

7 Wodurch sind bösartige Tumoren gekennzeichnet?

Sie wachsen schnell, brechen in umgebende Gewebe ein und zerstören dabei das ursprüngliche Gewebe. Sie enthalten veränderte, atypische Zellen und bilden Tochtergeschwülste = Metastasen.

8 Wodurch sind gutartige Tumoren gekennzeichnet?

Sie wachsen langsam, verdrängend, sind scharf abgegrenzt und bestehen aus reifen, normal aufgebauten Zellen.

9 Fibrom, Sarkom, Myom, Lipom, Karzinom.

Welche der genannten Tumoren zählt man

a) zu den gutartigen Tumoren

b) zu den bösartigen Tumoren?

a) ***Gutartige Tumoren:***
- Fibrom
- Myom
- Lipom

b) ***bösartige Tumoren:***
- Sarkom
- Karzinom

10 Auf welchen drei Wegen kann die Metastasierung von Tumoren erfolgen?

a) Auf dem Blutweg (hämatogen)

b) auf dem Lymphweg (lymphogen)

c) durch natürliche Körperkanäle (kanalikulär)

11 Nennen Sie jeweils das Ausgangsgewebe für folgende Tumorarten:

a) Karzinom **d) Myom**

b) Fibrom **e) Sarkom**

c) Lipom

a) Karzinom: Epithelgewebe

b) Fibrom: Bindegewebe

c) Lipom: Fettgewebe

d) Myom: Muskelgewebe

e) Sarkom: Bindegewebe

Kreislaufapparat

Bau und Funktion des Herzens

1 Charakterisieren Sie kurz das Herz und seine Aufgabe.

Das Herz ist ein muskulöses Hohlorgan, das als Druck- und Saugpumpe das Fließen des Blutes im Blutkreislauf bewirkt.

2 Beschreiben Sie die Lage des Herzens.

Das Herz liegt im vorderen unteren Mittelfellraum zu ca. zwei Dritteln links und zu einem Drittel rechts hinter dem Brustbein im Herzbeutel.

3 Wie groß ist das Herz?

Die Größe des Herzens entspricht etwa der geballten Faust des betreffenden Menschen.

4 Beschreiben Sie den Grobaufbau des Herzens.

Das Herz besteht aus zwei Hälften, der rechten und der linken Herzhälfte, die durch die Herzscheidewand (Septum) vollständig voneinander getrennt sind. Beide Hälften bestehen aus je einem Vorhof (Atrium) und einer Kammer (Ventrikel). Zwischen den Vorhöfen und den Kammern befinden sich die Segelklappen.

5 Die folgende Abbildung zeigt ein menschliches Herz. Benennen Sie die Zahlen 1–13.

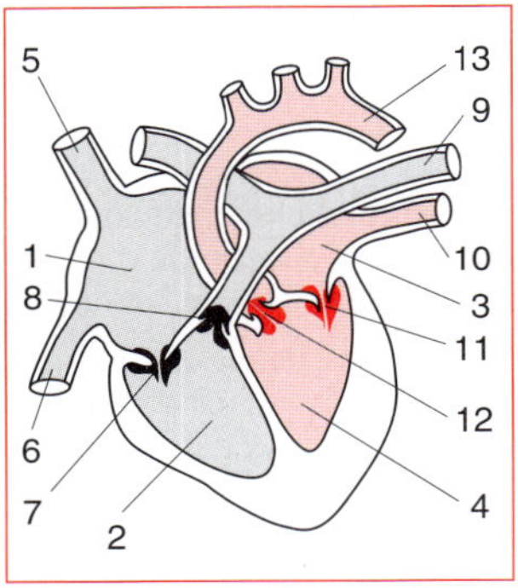

1 Rechter Vorhof
2 rechte Kammer
3 linker Vorhof
4 linke Kammer
5 obere Hohlvene
6 untere Hohlvene
7 dreizipflige Segelklappe
8 Pulmonalklappe
9 Lungenarterie
10 Lungenvene
11 Mitralklappe (zweizipflige Segelklappe)
12 Aortenklappe
13 Aorta

6 Beschreiben Sie den Bau des Herzbeutels.

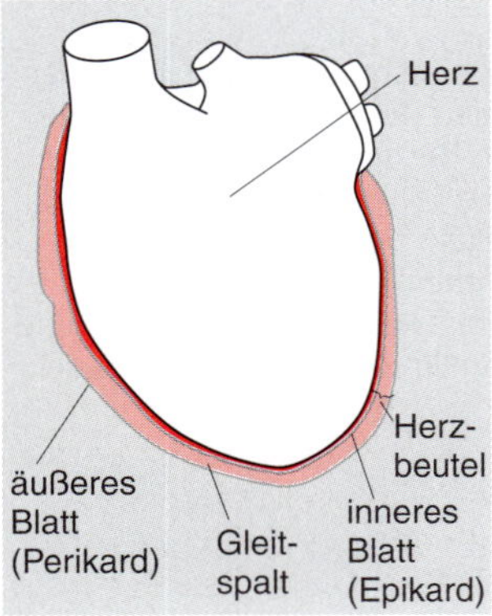

Der Herzbeutel besteht aus 2 Blättern, der inneren Herzbeutelschicht (Epikard = Herzaußenhaut, sie ist fest mit dem Myokard verbunden) und der äußeren Herzbeutelschicht (Perikard = eigentlicher Herzbeutel). Dazwischen befindet sich ein feiner Spalt, der mit etwas Flüssigkeit gefüllt ist.

7 Welche Funktion hat der Herzbeutel?

Im Gleitspalt zwischen Epikard und Perikard befindet sich etwas seröse (dünnflüssige) Flüssigkeit. Diese ermöglicht bei den Herzbewegungen ein →

▷ *Fortsetzung der Antwort* ▷

reibungsloses Aneinandervorbeigleiten. Der Herzbeutel dient also als Gleitlager.

8 Nennen Sie die Schichten der Herzwand.

Herzinnenhaut = Endokard
Herzmuskel = Myokard
Herzaußenhaut = Epikard

9 Wo befinden sich die Segelklappen?

Zwischen den Vorhöfen und den Kammern.
Zwischen dem rechten Vorhof und der rechten Kammer befindet sich die *dreizipfelige Segelklappe (Tricuspidalis).*
Zwischen dem linken Vorhof und der linken Kammer befindet sich die *zweizipfelige Segelklappe (Bicuspidalis oder Mitralis).*

10 Welche Aufgabe haben die Segelklappen?

Sie verhindern das Zurückfließen des Blutes in die Vorhöfe bei der Kammersystole.

11 Wo befinden sich die Taschenklappen?

Taschenklappen befinden sich zwischen den Herzkammern und den abgehenden großen Gefäßen, den Arterien.

12 Welche Aufgabe haben die Taschenklappen?

Sie verhindern das Zurückfließen des Blutes in die Herzkammern bei der Kammererschlaffung (= Diastole).

13 Das Herz ist mit einem eigenen Reizbildungs- und Reizleitungssystem ausgestattet.
a) Wie nennt man das Erregungsbildungszentrum?
b) Welchen Weg nimmt die Erregung?

a) Sinusknoten
b) Vom Sinusknoten über die Vorhöfe zum Atrioventrikularknoten. Von dort über das Hiss-Bündel und dessen rechten und linken Schenkel zu den Purkinje-Fasern in der Kammermuskulatur.

14 Welche Untersuchung kann Aufschluss geben über Erregungsbildung, Erregungsablauf und ihre Störungen?

Das ***Elektrokardiogramm (EKG)*** – Herzstromkurve

15 Die folgende Abbildung zeigt eine typische EKG-Aufzeichnung.

Benennen Sie die einzelnen Zacken und Wellen (1–3).

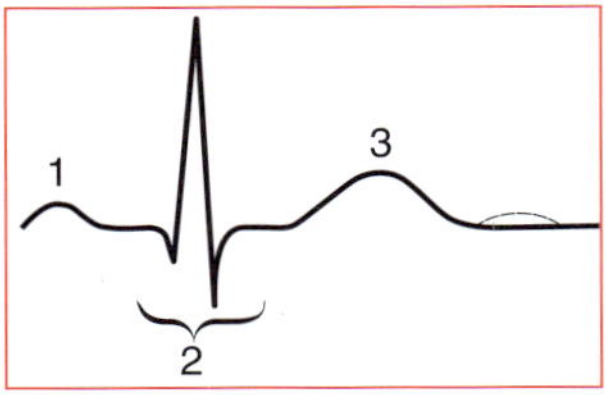

1 P-Welle
2 QRS-Komplex
3 T-Welle

16 Bei der Herzaktion werden zwei Phasen unterschieden.

Nennen Sie diese.

a) ***Systole***
= Phase der Herzmuskelzusammenziehung

b) ***Diastole***
= Phase der Herzmuskelerschlaffung

17 Woraus setzt sich der „Herzschlag" zusammen?

Aus der Vorhofsystole mit gleichzeitiger Kammerdiastole ***und*** der Kammersystole mit gleichzeitiger Vorhofdiastole.

18 Was geschieht bei der Kammersystole?

Durch die Zusammenziehung der Kammermuskulatur wird das in den Kammern befindliche Blut in die Arterien ausgetrieben. Gleichzeitig kommt es zu einer Vorhoferschlaffung und das Blut von den Venen wird in die Vorhöfe eingesaugt.

19 Wo entspringen die Herzkranzgefäße?

Sie entspringen aus der Aorta, knapp oberhalb der Taschenklappe.

20 Welche Aufgabe haben die Herzkranzgefäße?

Sie versorgen die Herzmuskulatur vor allem mit Sauerstoff und Nährstoffen wie Zucker und Fettsäuren.

Bau und Funktion von Blutkreislauf und Blutgefäßen

1 Welchen Abschnitt bezeichnet man als
a) Lungenkreislauf
b) Körperkreislauf?

a) ***Lungenkreislauf:***
der Weg von der rechten Herzkammer über die Lunge zum linken Vorhof

b) ***Körperkreislauf:***
der Weg von der linken Herzkammer durch den Organismus zum rechten Vorhof

2 Welche Aufgabe erfüllt der Lungenkreislauf?

Die Sauerstoffsättigung des Blutes. Das sauerstoffarme und kohlendioxidreiche Blut gibt beim Durchfließen der Lungenkapillaren aufgrund von Diffusionsvorgängen Kohlendioxid ab und nimmt Sauerstoff auf.

3 Welche Gefäße werden unterschieden?

a) Arterien = Schlagadern
b) Kapillaren = Haargefäße
c) Venen = Blutadern

4 Welche Gefäße bezeichnet man als
a) Arterien
b) Venen?

a) ***Arterien:***
alle vom Herzen ***weg***führenden Gefäße

b) ***Venen:***
alle zum Herzen ***hin***führenden Gefäße

5 Nennen Sie die drei Wandschichten, aus denen Arterien und Venen aufgebaut sind.

a) *Innere Schicht:*
→ ***Intima,*** überwiegend Epithelgewebe

b) *mittlere Schicht:*
→ ***Media,*** aus glatter Muskulatur

c) *äußere Schicht:*
→ ***Adventitia,*** überwiegend aus Bindegewebe

Im Gegensatz zu den Arterien setzen sich die Wandschichten der Venen weniger deutlich voneinander ab.

Abbildung folgende Seite →

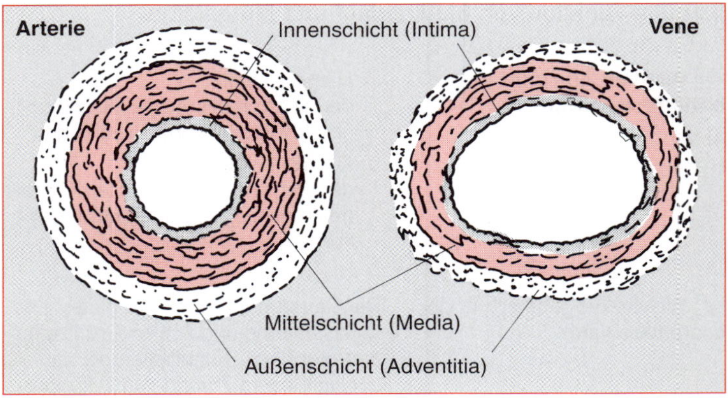

6 Nennen Sie weitere Unterschiede zwischen Arterien und Venen.

Arterien haben eine wesentlich stärkere Muskelschicht als Venen. Diese ermöglicht es, die vom Herzen kommende Druckwelle aufzufangen und durch Eng- und Weitstellung der Gefäße die Durchblutung bestimmter Körperregionen zu regulieren.
Venen besitzen Venenklappen, welche die Richtung des Blutstromes garantieren.

7 Woraus besteht die Wand der Kapillaren?

Aus einem einschichtigen Plattenepithel. Diese dünne Wand ermöglicht den Sauerstoffaustausch zwischen Blut und Körperzellen.

8 Welche Venen führen sauerstoffreiches Blut?

Die Lungenvenen

9 Welche Aufgaben im Kreislaufsystem übernehmen
a) das Herz
b) die Arterien
c) die Kapillaren
d) die Venen

a) Das ***Herz*** ist der Motor des Kreislaufs und hält die Blutzirkulation aufrecht.
b) Über die ***Arterien*** wird das Blut in den Körper verteilt.
c) In den ***Kapillaren*** findet der Gasaustausch statt.
d) Die ***Venen*** führen das Blut zum Herzen zurück.

10 Verfolgen Sie den Weg des Blutes durch den Körper.

Nehmen Sie die rechte Herzkammer als Ausgangspunkt.

Rechte Herzkammer → Taschenklappe (Pulmonalklappe) → Lungenarterien → Lungenkapillaren → Lungenvenen → linker Vorhof → Segelklappe (zweizipfelige = Bicuspidalis oder Mitralis) → linke Kammer → Taschenklappe (Aortenklappe) → Aorta → Arterien → Arteriolen → Kapillaren → Venolen → Venen → untere und obere Hohlvene → rechter Vorhof → Segelklappe (dreizipfelige = Tricuspidalis) → rechte Kammer

Erkrankungen des Herzens

1 Zählen Sie mindestens vier diagnostische Maßnahmen auf, die der Arzt bei Verdacht auf Herzkrankheiten anwendet.

a) Inspektion auf
   - Zyanose
   - Trommelschlegelfinger
   - gestaute Venen
   - Dyspnoe

b) Fühlen des Pulses

c) Messung des Blutdruckes

d) Abhören des Herzens

e) EKG (Ruhe-EKG, Langzeit-EKG, Belastungs-EKG)

f) Phonokardiogramm

g) Sonographie

2 Was versteht man unter Herzinsuffizienz?

Die Unfähigkeit des Herzens, das venöse Blutangebot vollständig in die Arterien weiterzubefördern.

3 Welche verschiedenen Formen der Herzinsuffizienz werden unterschieden?

a) Rechtsherzinsuffizienz

b) Linksherzinsuffizienz

c) Globalinsuffizienz (= kombinierte Rechts-Links-Herzinsuffizienz)

4 Worin unterscheiden sich die Rechts- und die Linksherzinsuffizienz?

An den Stauungszeichen. Bei der Rechtsherzinsuffizienz staut sich das Blut im venösen Teil des ***Körper***kreislaufs, bei der Linksherzinsuffizienz im venösen Teil des ***Lungen***kreislaufs.

5 Ödeme können die Folge mangelnder Herzleistung sein. Was ist ein Ödem?

Ein Ödem ist eine schmerzlose Wasseransammlung im Gewebe (im Zwischenzellraum).

6 Nennen Sie die Symptome der Linksherzinsuffizienz.

a) Atemnot
   - Belastungsdyspnoe
   - Ruhedyspnoe
   - Orthopnoe (= stärkste Atemnot)

b) Zyanose

c) Stauungsbronchitis mit Husten, Auswurf, Rasselgeräuschen

In schweren Fällen:
- Asthma cardiale (anfallsweise, besonders nachts auftretende Atemnot, ausgelöst durch Herzinsuffizienz)
- Lungenödem (= Flüssigkeitsansammlung in den Alveolen)

7 Wo bilden sich Ödeme
a) bei der Rechtsherzinsuffizienz?
b) bei der Linksherzinsuffizienz?

a) In den Beinen, im Bauchraum (Ascites), im Pleuraraum (Pleuraerguss)

b) Im Lungengewebe (Lungenödem)

8 Warum kommt es zur Ödembildung bei Herzinsuffizienz?

Durch die nachlassende Pumpleistung des Herzens kommt es zum Rückstau des Blutes in den Körperkreislauf (bei Rechtsherzinsuffizienz) und/oder in den Lungenkreislauf (bei Linksherzinsuffizienz). Durch die Druckerhöhung wird das Blutplasma im Kapillargebiet in das Gewebe ausgepresst.

9 Woran lassen sich die Beinödeme leicht erkennen?

Drückt man mit dem Finger kurze Zeit auf die Schwellung, so bleibt eine Delle zurück, wenn man den Finger wieder zurückzieht.

10 Erklären Sie den Begriff Koronarinsuffizienz und nennen Sie deren häufigste Ursache.

Unter ***Koronarinsuffizienz*** versteht man eine unzureichende Durchblutung der Herzkranzgefäße, dadurch kommt es zu einem Sauerstoff- und Nährstoffmangel des Herzmuskels.
Ursache: Arteriosklerose.

11 Erläutern Sie, was man unter Angina pectoris versteht.

Anfallsweise auftretende Schmerzen in der Herzgegend als Folge eines Sauerstoffmangels des Herzmuskels

12 Wie äußert sich ein Angina-pectoris-Anfall?

a) Starke Schmerzen in der Brust, in den linken Arm ausstrahlend
b) Angst, Unruhe
c) Luftnot

13 Mit welchem Medikament kann man im Allgemeinen einen Angina-pectoris-Anfall unterbrechen?

Mit Nitroglyzerin

14 Nennen Sie Risikofaktoren, die das Entstehen eines Herzinfarktes begünstigen.

a) Rauchen
b) Erhöhung der Blutfette
c) Bluthochdruck
d) Diabetes mellitus
e) Gicht
f) Übergewicht
g) Bewegungsarmut, psychische Belastungen, Stress

15 Welche Krankheitszeichen treten bei einem akuten Myokardinfarkt auf?

a) Plötzlich auftretender Schmerz in der Herzgegend, der in Hals, Nacken und/oder den linken Arm ausstrahlt
b) Atemnot
c) Unruhe, Beengungsgefühl mit Todesangst
d) Schockzeichen

16 Was versteht man unter einem Schock*?

Der Schock ist ein generalisiertes Kreislaufversagen, bei dem es zu einer akuten Verminderung der Gewebedurchblutung kommt. Der daraus folgende Sauerstoffmangel führt bei Nichtbehandlung zu einer Schädigung lebenswichtiger Gewebe.

17 Zählen Sie die wichtigsten Schockzeichen auf.

- Puls ansteigend, dabei immer schwächer werdend, schließlich kaum mehr tastbar
- Blutdruck abfallend (systolisch unter 80 mm Hg)
- blass-zyanotische, feuchte, kühle Haut (Patient friert)
- Übelkeit bis zum Erbrechen
- eingefallenes Aussehen
- Teilnahmslosigkeit bis zur Bewusstlosigkeit

18 Die Schockzustände sind nach ihren Ursachen benannt.

a) Wie nennt man einen Schock, der durch Herzversagen verursacht wird?

b) Nennen Sie zwei Ursachen für einen kardiogenen Schock.

a) Kardiogener Schock

b) Akuter Myokardinfarkt, akute Herzrhythmusstörungen

19 Nennen Sie Maßnahmen zur Behandlung eines akuten Myokardinfarktes.

a) Den Patienten mit erhöhtem Oberkörper lagern

b) Gabe von Sauerstoff

c) Gabe von Schmerz- und Beruhigungsmitteln

d) Schockbehandlung

e) Krankenhauseinweisung (Notarztwagen)

*) Siehe auch „Hilfeleistungen bei Notfällen“

[20] Nennen Sie zwei lebensbedrohende Komplikationen des Herzinfarktes.

a) Akute Herzinsuffizienz
b) Rhythmusstörungen
c) kardiogener Schock
d) Herzwandaneurysma

[21] Bei den Herzrhythmusstörungen werden zwei Gruppen unterschieden.

Geben Sie diese an und führen Sie zu jeder Gruppe ein Beispiel an.

a) ***Reizbildungsstörungen*** wie z. B.:
- Sinustachykardie
- Sinusbradykardie
- Extrasystolen (zusätzliche Herzschläge)

b) ***Erregungsleitungsstörungen*** wie z. B.
- AV-Block
- Rechtsschenkelblock
- Linksschenkelblock

[22] Wodurch können Herzrhythmusstörungen ausgelöst werden?

a) Herzinfarkt
b) Elektrolytstörungen
c) akute Herzinsuffizienz
d) Vergiftungen

[23] Welche Maßnahmen dienen der Diagnostik von Herzrhythmusstörungen?

a) Puls fühlen

b) Herz auskultieren

c) ***EKG schreiben***
(Langzeit-EKG über 24 Std.)

[24] Welche Herzrhythmusstörungen können mit einem Herzschrittmacher behandelt werden?

a) Rhythmusstörungen mit einer extremen Bradykardie

b) Erregungsleitungsstörungen (AV-Block)

c) Asystolien

[25] Beschreiben Sie eine Myokarditis.

Eine Myokarditis ist eine Entzündung der Muskelschicht des Herzens. Die Anzeichen können unspezifisch sein und von einer allgemeinen Schwäche mit Leistungsminderung und Fieber über Atemnot, Herzschmerzen und Herzrhythmusstörungen bis hin zu allen Schweregraden der Herzinsuffizienz reichen.

[26] Wodurch wird die Myokarditis verursacht?

Die häufigsten Ursachen sind Virusinfektionen, sie kann aber auch durch Bakterien verursacht werden. Eine Myokarditis kann auch die Folge eines rheumatischen Fiebers sein.

Erkrankungen der Blutgefäße und des Blutkreislaufs

[1] Wovon hängt der Blutdruck ab?

Der Blutdruck hängt ab
- vom Herzzeitvolumen
- vom peripheren Gefäßwiderstand

[2] Wann spricht man
a) von einer Hypertonie
b) von einer Hypotonie?

a) ***Hypertonie:*** bei Blutdruckwerten über 160 mm Hg systolisch und über 95 mm diastolisch

b) ***Hypotonie:*** bei Blutdruckwerten unter 100 mm Hg systolisch und unter 60 mm Hg diastolisch

[3] Welche Risikofaktoren begünstigen die Entstehung einer Hypertonie?
Nennen Sie mindestens vier.

a) Genetische Disposition
b) erhöhte Blutfettwerte
c) Nierenerkrankungen
d) übermäßige Kochsalzzufuhr
e) Stress
f) Bewegungsmangel
g) Übergewicht

[4] Wie äußert sich die Hypertonie bei einem Patienten?

Im Anfangsstadium hat der Patient kaum Beschwerden; meist wird der Hochdruck zufällig entdeckt. Evtl. klagen die Patienten über morgendliche Kopfschmerzen, Schwindel, Nervosität und Belastungsdyspnoe.

[5] Welche Gefahren bestehen bei lang dauernder Hypertonie?

a) Gefäßwandschädigung mit folgender Arteriosklerose
b) Herzinsuffizienz infolge der dauernden Belastung des Herzens
c) Schlaganfall
d) Nierenschädigung

6 Welche allgemeinen Ratschläge kann man einem Hochdruckpatienten geben?

a) Reduzierung des Körpergewichts
b) Einschränkung der Kochsalzzufuhr
c) Meidung von Überforderung und Spannungen
d) Entspannungsübungen
e) Aufgeben des Zigarettenrauchens
f) angemessenes körperliches Training

7 Welche Beschwerden äußert ein Patient mit Hypotonie?

a) Körperliche und geistige Ermüdbarkeit
b) Schwindelgefühl
c) Neigung zu Ohnmachten, besonders bei längerem Stehen

8 Erklären Sie den Begriff Varizen.

Varizen sind sackförmige Erweiterungen der Venen, häufig begleitet von einer Insuffizienz der Venenklappen.

9 Wodurch wird die Entstehung von Varizen begünstigt?

a) Schwangerschaft
b) Fettsucht
c) Berufe mit stehender Tätigkeit
d) weibliche Sexualhormone (Ovulationshemmer)

10 Was geschieht bei einer Thrombose?

Bildung eines Blutpfropfens innerhalb eines Gefäßes

11 Welches ist die gefürchtetste Komplikation bei einer tiefen Venenthrombose?

Lungenembolie

12 Wie entsteht eine Lungenembolie bei einer tiefen Beinvenenthrombose?

Werden Thromben aus den großen Beinvenen über das rechte Herz in den Lungenkreislauf eingeschwemmt, so kommt es je nach Größe des Thrombus zu einer Verlegung kleinerer oder größerer Lungengefäße. Es kommt zu einer Druckerhöhung im rechten Herzen, was je nach Ausmaß zu einem Pumpversagen führen kann.

[13] Nennen Sie typische Symptome einer plötzlichen Lungenembolie.

- Plötzliches Auftreten von Atemnot
- Zyanose
- Husten (evtl. mit blutigem Auswurf)
- atemabhängige Thoraxschmerzen
- gestaute Halsvenen
- schneller, unregelmäßiger Puls

[14] Was versteht man unter Arteriosklerose?

Die so genannte Arterienverkalkung. Ursache: Degenerative Veränderungen der Arterienwände, die mit Verdickung, Verhärtung, Verengung und Elastizitätsverlust der Arterien einhergehen.

[15] Wodurch wird das Auftreten einer Arteriosklerose begünstigt?

a) Hypertonie
b) Diabetes mellitus
c) Fettstoffwechselstörungen
d) Gefäßwandschäden
e) Rauchen
f) Überernährung
g) Bewegungsmangel
h) evtl. auch psychischer Stress und familiäre Belastungen

[16] Welche Beschwerden stellen sich bei fortgeschrittener Arteriosklerose ein?

a) Arterielle Mangeldurchblutung mit Schmerzen in der vom Sauerstoffmangel betroffenen Muskulatur, z. B. Claudicatio intermittens → Die Patienten müssen nach einer bestimmten Gehstrecke stehen bleiben, damit sich die Muskulatur erholen kann
b) Angina pectoris
c) Myokardinfarkt
d) zerebrale Ausfallserscheinungen (Müdigkeit, Gedächtnisschwäche, Schlaflosigkeit, Schwindel bis zur Apoplexie)
e) Gangrän

[17] Wie äußert sich die periphere arterielle Verschlusskrankheit (pAVK) in den Beinen?

- Beinschmerzen führen zu Claudicatio intermittens (wiederkehrendes Hinken)
- kühle, evtl. bläulich verfärbte Haut
- nicht heilende Hautdefekte im Bereich der Zehen und Fersen

Wichtige diagnostische Maßnahmen

1 Puls- und Blutdruckmessung

1.1 Wo kann der Puls getastet werden?

Grundsätzlich überall dort, wo eine Arterie oberflächlich verläuft und gegen eine harte Unterlage (wie Knochen, Muskulatur usw.) gedrückt werden kann.
Beispiele:
- Speichenschlagader (Arteria radialis)
- Schläfenschlagader (Arteria temporalis)
- Halsschlagader (Arteria carotis)
- Leistenschlagader (Arteria femoralis)
- Fußrückenschlagader (Arteria dorsalis pedis)

1.2 Erläutern Sie die Technik des Pulsfühlens an der Speichenschlagader.

a) Der Patient hält sein Handgelenk leicht gebeugt und entspannt.

b) Die Helferin legt die Fingerkuppen von Zeige-, Mittel- und Ringfinger auf die Arterie, die an der Daumenseite des peripheren Speichenendes zu tasten ist.

c) Man zählt die Pulsschläge während einer Viertelminute und multipliziert das Ergebnis mit 4.

d) Ist der Puls in irgendeiner Weise auffällig, dann wird eine ganze Minute gezählt.

1.3 Wie hoch ist normalerweise die Pulsfrequenz
a) beim Ungeborenen
b) beim Neugeborenen
c) bei Kindern bis ca. 10 Jahre
d) bei Erwachsenen
e) bei Greisen?

a) ***Beim Ungeborenen***
120–160 Schläge pro Minute

b) ***beim Neugeborenen***
120–140 Schläge pro Minute

c) ***bei Kindern bis ca. 10 Jahre***
90–120 Schläge pro Minute

d) ***bei Erwachsenen***
60–80 Schläge pro Minute

e) ***bei Greisen***
70–90 Schläge pro Minute

1.4 Wie nennt man

a) eine Abweichung der Pulsfrequenz nach oben

b) eine Abweichung der Pulsfrequenz nach unten?

a) Tachykardie (Pulsbeschleunigung)

b) Bradykardie (Pulsverlangsamung)

1.5 Nennen Sie je zwei normale und zwei krankhafte Ursachen für eine Tachykardie.

a) *Normale Ursachen:*
   - bei Erregung
   - bei körperlicher Anstrengung

b) *krankhafte Ursachen:*
   - bei hohem Fieber
   - bei großen Blutverlusten
   - bei Herzkrankheiten

1.6 Woraus besteht ein Blutdruckmessgerät*)?

a) Armmanschette

b) Handgebläse

c) Manometer

Bei elektronischen Blutdruckmessgeräten entfällt das Handgebläse.

1.7 Welche Blutdruckmessgeräte werden unterschieden?

a) Blutdruckmessgeräte nach Riva-Rocci mit *Quecksilbermanometer*

b) Blutdruckmessgeräte nach Recklinghausen mit *Dosenmanometer*

c) *elektronische* Blutdruckmessgeräte

(Vergleiche dazu auch die Abb. auf Seite 43.)

1.8 Erläutern Sie die folgenden Begriffe:

a) systolischer Blutdruckwert

b) diastolischer Blutdruckwert

c) Blutdruckamplitude

a) ***Systolischer Blutdruckwert:***
   = höchster messbarer arterieller Druck während der Kammersystole des Herzens

b) ***diastolischer Blutdruckwert:***
   = niedrigster messbarer arterieller Druck während der Kammerdiastole des Herzens

c) ***Blutdruckamplitude:***
   = Differenz zwischen systolischem und diastolischem Wert

---

*) Zum Bereich Blutdruck siehe auch unter „Erkrankungen des Kreislaufs und der Gefäße“

▷ zu Aufgabe 1.7

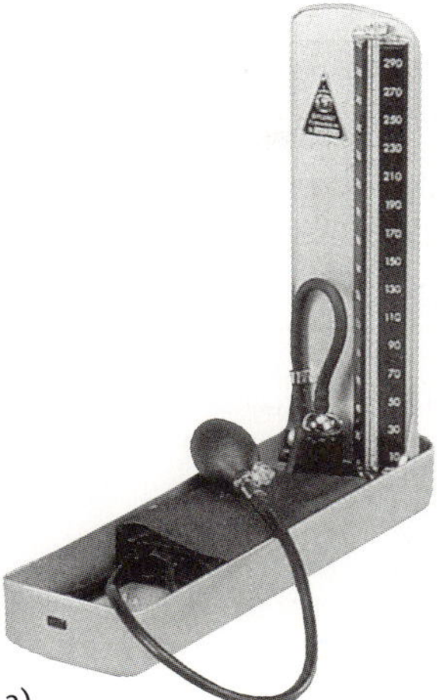

a)

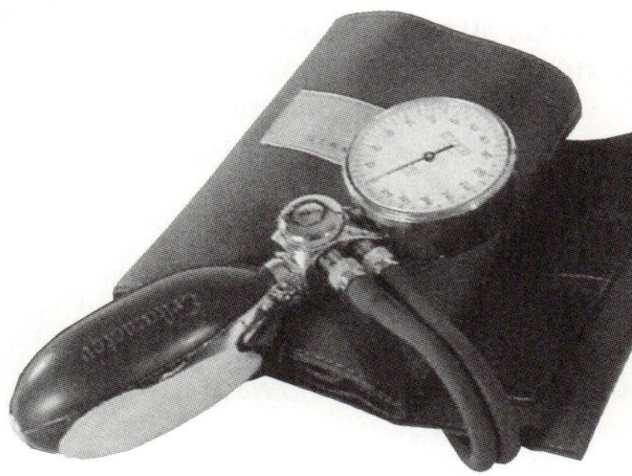

b)

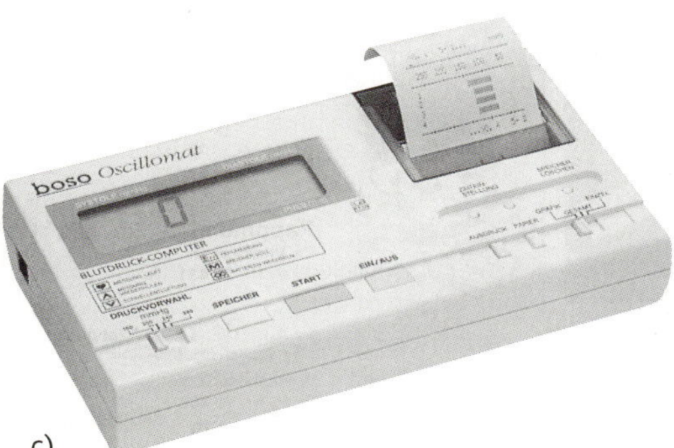

c)

1.9 Bringen Sie die einzelnen Schritte der Blutdruckmessung in die richtige Reihenfolge.

a) Beim ersten Geräusch wird der systolische Wert abgelesen.

b) Der Manschettendruck wird um 2–3 mm Hg/sec verringert.

c) Die luftleere Manschette wird am sitzenden oder liegenden Menschen angelegt.

d) Der Manschettendruck wird bis ca. 30 mm Hg über den zu erwartenden systolischen Druck aufgepumpt.

e) Beim letzten Geräusch wird der diastolische Wert abgelesen.

Richtige Reihenfolge:
c, d, b, a, e

Beachten Sie:
Bei der Erstmessung sollte der Manschettendruck immer auf 200 mm Hg aufgepumpt werden, um gegebenenfalls eine auskultatorische Lücke mit zu erfassen.

1.10 Die Weltgesundheitsorganisation hat Normalwerte für den Blutdruck von Erwachsenen festgelegt.

Nennen Sie diese Werte.

Systolisch:
bis 140 mm Hg (18,5 kPa)
diastolisch:
bis 90 mm Hg (12,0 kPa)

1.11 Eine Manschette wird so lange aufgeblasen, bis der Puls an der Arteria radialis nicht mehr tastbar ist.

Wie verhält sich der Manschettendruck im Vergleich zum Arterieninnendruck?

Der Manschettendruck liegt jetzt über dem Innendruck der Arterie, sodass kein Blut durch die Arterie fließt.

1.12 Nennen Sie drei Fehlermöglichkeiten bei der Durchführung der Blutdruckmessung.

a) Zu schmale oder zu breite Manschetten
b) falsche Armhaltung unter- oder oberhalb des Herzens
c) zu rasches Ablassen des Manschettendrucks über 2–3 mm Hg/sec

2 Elektrokardiographie*)

2.1 Welches Prinzip liegt der Elektrokardiographie zu Grunde?

Erregte Herzmuskelzellen erzeugen eine elektrische Spannung (Aktionspotenzial), die gemessen und aufgezeichnet werden kann.

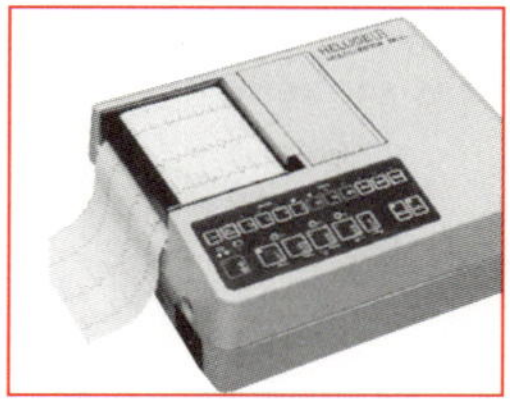

2.2 Wie heißen die Ableitungen, die in der Arztpraxis üblicherweise verwendet werden?

a) I, II, III (Extremitätenableitungen nach Einthoven)

b) aVR, aVL, aVF (Extremitätenableitungen nach Goldberger)

c) V1, V2, V3, V4, V5, V6 (Brustwandableitungen nach Wilson)

2.3 Die Extremitätenableitungen sind vereinbarungsgemäß mit den Farben Rot, Gelb, Grün und Schwarz gekennzeichnet.

a) Ordnen Sie diesen Farben die jeweilige Extremität zu.

b) Welche Funktion hat die mit schwarzer Farbe gekennzeichnete Ableitung?

a) ***Rot:*** rechter Arm
gelb: linker Arm
grün: linkes Bein
schwarz: rechtes Bein

b) Erdung und damit eine Verminderung von Störeinflüssen während der EKG-Aufzeichnung

---

*) Siehe auch „Geräte in der Praxis zur Untersuchung und Therapie"

2.4 Wie bezeichnet man die einzelnen EKG-Abschnitte?

a) P-Welle
b) PQ-Strecke
c) QRS-Komplex
d) ST-Strecke
e) T-Welle

Grundform des Elektrokardiogramms

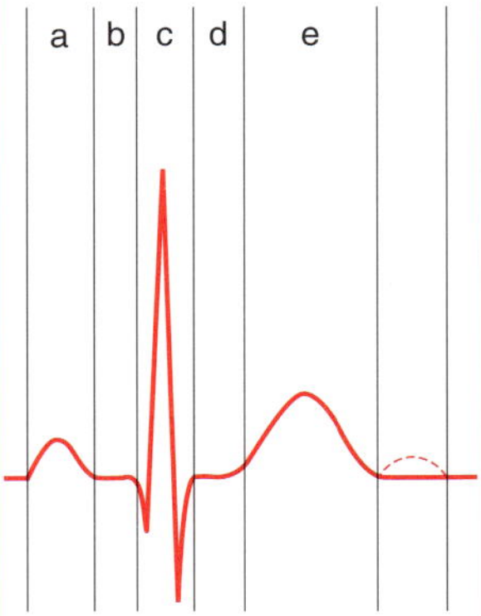

2.5 Welcher Fehler kann einer negativen R-Zacke zu Grunde liegen?

Die Stecker wurden vertauscht (falsche Polung).

2.6 Erläutern Sie die Bedeutung der Eichzacke.

Die Eichzacke, die einer Spannung von 1 mV entspricht, dient dazu, die Höhe der Spannung der Zacken und Wellen des Elektrokardiogramms bestimmen zu können.

2.7 Nennen Sie vier Punkte, die bei der Anfertigung eines Standard-EKGs beachtet werden müssen.

a) Entspannte Lage des Patienten
b) Raumtemperatur nicht unter 20 °C
c) Elektrodenpaste bzw. feuchtes Elektrodenpapier verwenden
d) mögliche elektrische Störfelder müssen ausgeschlossen sein (z. B. kein gleichzeitiger Gebrauch von Kurzwellenapparat und Elektrokardiograph)

2.8 Warum verwendet man angefeuchtetes Elektrodenpapier bzw. Elektrodenpaste?

Es kommt dadurch zu einer besseren Leitfähigkeit des Stroms durch Verringerung des Hautwiderstands.

2.9 Welche Ursachen kommen für folgende Störungen bei der EKG-Schreibung in Frage?

a) Nulllinienwanderung

b) Sägezahngrundlinien

c) Unregelmäßige Verzitterung ohne Wanderung der Nulllinie

a) – Zu locker angelegte Elektroden
   – starke Atembewegung des Patienten

b) – Wechselspannungen

c) – Muskelanspannung
   – Frösteln

2.10 In welchen Fällen muss ein Belastungs-EKG durchgeführt werden?

- Bei Verdacht auf eine koronare Herzkrankheit, die mit dem Ruhe-EKG noch nicht erfassbar ist
- Beurteilung der körperlichen Leistungsfähigkeit gesunder und herzkranker Patienten
- Zum Erkennen belastungsabhängiger Herzrhythmusstörungen

2.11 Beschreiben Sie die Durchführung eines Belastungs-EKGs.

Das Belastungs-EKG wird in der Regel mit einem Fahrrad-Ergometer durchgeführt. Der Patient nimmt auf dem Ergometer Platz, die Elektroden werden vorschriftsmäßig angebracht. Dann wird der Patient aufgefordert, die Pedale in einer vorgeschriebenen Geschwindigkeit zu treten, wobei der Tretwiderstand stufenweise erhöht wird.
Der Tretwiderstand darf nur so lange erhöht werden, bis der Patient ca. 80–90 % seiner maximalen Herzfrequenz erreicht hat. Diese ist altersabhängig und beträgt 220 minus Lebensalter.
Während der gesamten Belastung wird das EKG aufgezeichnet und in regelmäßigen Abständen ein EKG-Streifen ausgedruckt. Ebenso muss der Blutdruck häufig kontrolliert werden. →

▷ *Fortsetzung der Antwort* ▷

Am Ende lässt man den Patienten unter Beobachtung ausruhen und kontrolliert nach ca. 10–15 Minuten noch einmal den Blutdruck.

2.12 Wann muss ein Belastungs-EKG sofort unterbrochen werden?

- Klagen des Patienten über Schwindel und Kopfschmerzen
- bei Erschöpfung und zunehmenden Atembeschwerden
- Erreichen der maximalen Herzfrequenz
- Blutdruckanstieg oder -abfall
- EKG-Veränderungen, die auf Sauerstoffmangel des Herzmuskels hinweisen oder ausgeprägte Herzrhythmusstörungen anzeigen

2.13 Welche Vorsichtsmaßnahmen sind vor der Aufzeichnung eines Belastungs-EKGs zu beachten?

Der Arzt muss anwesend sein, Notfallkoffer, Defibrillator und Sauerstoffgerät müssen bereitstehen.

2.14 In welchem Fall wird ein Langzeit-EKG angefertigt?

- Wenn Herzrhythmusstörungen nur zeitweise auftreten und deshalb mit dem Ruhe-EKG nicht erfasst werden können
- Zur Kontrolle einer medikamentösen Therapie von Herzrhythmusstörungen oder eines Schrittmachers

2.15 Über welchen Zeitraum wird ein Langzeit-EKG abgeleitet?

Meistens über 24 Stunden

2.16 Welche Verhaltensregeln geben Sie dem Patienten für die Dauer der Ableitung?

Er soll sich völlig normal verhalten und besondere Belastungen oder Beschwerden mit Angabe der Uhrzeit in einem Protokollbogen vermerken.

Blut und Abwehrsystem

Blut

1 Zusammensetzung und Funktion des Blutes

1.1 Nennen Sie vier Aufgaben des Blutes.

a) *Transport* von Nahrungsstoffen, Sauerstoff, Abbauprodukten, Abwehrstoffen, Hormonen und Wärme
b) *Pufferung*
c) *Abwehrfunktion*
d) *Blutgerinnung*

1.2 Beschreiben Sie die Zusammensetzung des Blutes.

Blutzellen sind in einer eiweißhaltigen Flüssigkeit, dem ***Blutplasma,*** aufgeschwemmt.
(Man bezeichnet eine solche Aufschwemmung auch als ***Suspension***).

1.3 Welche Angabe macht der Hämatokritwert?

Der ***Hämatokrit*** gibt an, wie groß der Anteil der Erythrozyten am Gesamtvolumen des Blutes ist.

1.4 Welche Blutzellen werden unterschieden?

a) rote Blutkörperchen (Erythrozyten)
b) weiße Blutkörperchen (Leukozyten)
c) Blutplättchen (Thrombozyten)

1.5 Nennen Sie die Aufgabe der
a) Erythrozyten
b) Leukozyten
c) Thrombozyten

a) ***Erythrozyten:***
   - O_2-Transport
   - Mitwirkung am CO_2-Transport

b) ***Leukozyten:***
   - Abwehrfunktion, „Polizei des Körpers"

c) ***Thrombozyten:***
   - Mitwirkung bei der Blutgerinnung

1.6 Teilen Sie die Leukozyten in ihre Untergruppen ein.

a) ***Granulozyten:***
Diese können entsprechend ihrer Färbbarkeit unterteilt werden in:
- neutrophile Granulozyten
- eosinophile Granulozyten
- basophile Granulozyten

b) ***Monozyten***

c) ***Lymphozyten***

1.7 Wo werden die folgenden Blutzellen gebildet?

a) Erythrozyten
b) Thrombozyten
c) Lymphozyten
d) Granulozyten
e) Monozyten

a) Im roten Knochenmark
b) im roten Knochenmark
c) in den lymphatischen Organen, vor allem Lymphknoten und Milz
d) im roten Knochenmark
e) im roten Knochenmark

1.8 Erläutern Sie den Unterschied zwischen Blutplasma und Blutserum.

Blutserum ist Blutplasma ohne Fibrinogen.

Lässt man Frischblut über längere Zeit stehen, dann bildet sich ein Blutkuchen, der aus den Blutzellen und einem Fibrinfasernetz besteht (Fibrinogen wird bei der Blutgerinnung zu Fibrin umgewandelt). Der gelblich klare Überstand über dem Blutkuchen ist das Blutserum.

1.9 Nennen Sie drei verschiedene Plasmaproteine.

a) Albumine
b) Globuline
c) Fibrinogen

1.10 Wie erfüllt das Blut seine Abwehrfunktion?

Durch *Phagozytose* und *Antikörperbildung*

1.11 Erläutern Sie die Phagozytose der Granulozyten.

Durch ihre amöboide Beweglichkeit können die Granulozyten durch die Kapillarwände ins Gewebe übertreten. Sie können dort kleine Teilchen (z. B. Bakterien) umfließen, aufnehmen und verdauen.

1.12 Nennen Sie die verschiedenen Blutgruppensysteme.

a) ***AB0-System***
mit den Blutgruppen A, B, AB und 0

b) ***Rhesussystem***
mit den Merkmalen Rh+ (Rhesus positiv) und rh– (Rhesus negativ)

1.13 Nennen Sie die zu jeder Blutgruppe des AB0-Systems gehörenden Blutgruppen-Antigene und Antikörper.

Blutgruppe	Antigen	Antikörper
A	A	Anti B
B	B	Anti A
AB	A und B	–
0	–	Anti A u. Anti B

1.14 Welche Eigenschaften haben die Blutgruppenantigene?

Sie bewirken die Bildung von Antikörpern, die gegen körperfremde Antigene wirksam werden.

1.15 Wo befinden sich
a) die Blutgruppen-Antigene
b) die Antikörper?

a) Die Blutgruppen-Antigene befinden sich in der Membran der Erythrozyten.

b) Blutgruppen-Antikörper befinden sich im Plasma.

1.16 Welche Blutgruppenantigene finden sich in der Membran der Erythrozyten eines Patienten mit der Blutgruppe 0?

Keine

1.17 Befinden sich Antikörper im Plasma eines Patienten mit der Blutgruppe B?

Ja, Blutgruppenantikörper vom Typ Anti A

1.18 Welche Probleme können sich ergeben, wenn eine rh–-Frau ein Kind von einem Rh+-Mann bekommt?

Erbt das Kind einer rh–-Mutter die Rh+-Blutgruppeneigenschaft des Vaters und gelangen die kindlichen Erythrozyten bei der Geburt (auch bei Schwangerschaftsabbruch oder Fehlgeburt) in den mütterlichen Kreislauf, dann bildet die Mutter Antikörper gegen das Rh+-Merkmal. →

▷ *Fortsetzung der Antwort* ▷

Diese Antikörper können bei einer erneuten Schwangerschaft über die Plazenta in den kindlichen Kreislauf übertreten. Ist nun dieses Kind wieder Rh+, so zerstören die Antikörper die kindlichen Erythrozyten. Schwere Schäden und der Tod des Fetus können die Folge sein.

1.19 Wie nennt man Störungen des Blutstillungsvorganges?

Blutungsübel oder hämorrhagische Diathesen

1.20 Erläutern Sie die Phasen des Blutgerinnungsvorgangs.

1. Phase:
Durch Einwirkung des Blutaktivators, Gewebeaktivators und Ca^{++}-Ionen wird das im Blut vorhandene Prothrombin in Thrombin umgewandelt.

2. Phase:
Unter Einwirkung des Thrombins wird Fibrinogen zu Fibrin gespalten.

3. Phase:
Die Fibrinfäden, zwischen denen die Blutzellen eingeschlossen sind, ziehen sich zusammen und bilden den Blutkuchen.

2 Erkrankungen und Störungen des Blut bildenden Systems*)

2.1 Welche Krankheit bezeichnet man als Anämie?

Blutarmut (Erythrozytenzahl und/oder Hämoglobinkonzentration ist vermindert)

2.2 Zählen Sie Anzeichen einer Anämie auf.

Blässe, allgemeine körperliche Schwäche, rasche Ermüdbarkeit, Schwindel, Kopfschmerzen, Ohrensausen, Herzklopfen, Kurzatmigkeit

---

*) Siehe auch Abschnitt Labortechnologie: „Blutuntersuchungen“

2.3 Nach ihren Ursachen werden die Anämien in drei Gruppen eingeteilt.

Nennen Sie diese.

a) Anämien durch Blutverluste

b) Hämolytische Anämien (Hämolyse = Auflösung von Erythrozyten)

c) Anämien durch verminderte Neubildung von Erythrozyten

2.4 Die häufigste Anämieform ist die Eisenmangelanämie.

Wodurch wird sie verursacht?

a) Unzureichender Eisengehalt der Nahrung

b) Störungen der Eisenaufnahme im Darm

c) Hohe Blutverluste

d) Lang dauernde, unerkannte Sickerblutungen

e) Schwangerschaft

2.5 Unterscheiden Sie die Begriffe

a) Leukämie und

b) Leukozytose.

a) ***Leukämie:***
= Blutkrebs, krankhafte und schrankenlose Vermehrung weißer Blutkörperchen und ihrer Vorstufen

b) ***Leukozytose:***
= Vermehrung der weißen Blutkörperchen

2.6 Wie nennt man Medikamente, die die Blutgerinnung hemmen?

Antikoagulanzien

2.7 Bei welchen Krankheiten werden diese Medikamente eingesetzt?

a) Herzinfarkt
b) Thromboseneigung
c) Nach Bypass-Operationen

2.8 Nennen Sie Medikamente, welche die Blutgerinnung herabsetzen, und erläutern Sie die unterschiedliche Wirkweise.

a) Heparin → ein körpereigener Stoff, hemmt die Aktivierung wichtiger Gerinnungsfaktoren (z. B. Liquemin®)

b) Cumarine → Wirkstoffe, die als Gegenspieler von Vitamin K die Bildung von Prothrombin und bestimmten Gerinnungsfaktoren hemmen (z. B. Marcumar®, Sintrom®) →

▷ *Fortsetzung der Antwort* ▷

c) Thrombozytenaggregationshemmer → hemmen die Zusammenballung der Blutplättchen und damit eine Blutpfropfbildung (z. B. Aspirin®, Colfarit®, Persantin®).

2.9 Warum muss bei Patienten, die Marcumar® einnehmen, der Quick-Wert kontrolliert werden?

Der Quick-Test ist ein Test, mit dem die Aktivität bestimmter Gerinnungsfaktoren und damit die Dauer bis zum Einsetzen der Blutgerinnung gemessen werden kann. Nur mithilfe des Quick-Wertes ist die exakte individuelle Dosierung von Marcumar® möglich.

Lymphatisches System

1 Bau und Funktion des lymphatischen Systems

1.1 Welche Organe zählt man zu den lymphatischen Organen?

a) Milz
b) Lymphknoten
c) Thymusdrüse
d) Mandeln
e) Appendix
f) Lymphfollikel in den Atemwegen und im Darmrohr

1.2 Wie entsteht die Lymphe?

Lymphe entsteht als Ultrafiltrat im Kapillargebiet. D. h., Blutflüssigkeit wird durch den hohen Druck aus den Kapillaren ausgepresst und sammelt sich zwischen den Zellen. Man nennt sie deshalb auch Gewebsflüssigkeit oder Zwischenzellflüssigkeit.

1.3 Erläutern Sie die Zusammensetzung der Lymphe.

Die Zusammensetzung der Lymphe entspricht annähernd derjenigen der Blutflüssigkeit. Sie enthält jedoch kaum Eiweiße, da Eiweißmoleküle zu groß sind und die Kapillarwände nicht passieren können.

1.4 Beschreiben Sie den Aufbau des Lymphsystems.

Die blind endenden Lymphkapillaren vereinigen sich zu dünnwandigen Lymphgefäßen. Mehrere Lymphgefäße münden in einen Lymphknoten, von welchem wieder ein größeres Lymphgefäß entspringt. Die Lymphgefäße sammeln sich im Milchbrustgang, welcher in den linken Venenwinkel mündet. Durch rhythmische Kontraktionen (Zusammenziehungen) und zahlreiche Klappen werden der Lymphfluss und die richtige Strömungsrichtung garantiert.

1.5 Welche Hauptaufgaben haben die Lymphknoten?

a) Produktion der Lymphozyten
b) Entzündungsabwehr durch Filterung der Lymphe

1.6 Wie nennt man eine krankhafte Ansammlung von Lymphe?

Ödem

2 Wichtige Erkrankungen des lymphatischen Systems

2.1 Wie nennt man eine Entzündung der Lymphgefäße?

Lymphangitis

2.2 Woran erkennen Sie eine Entzündung der Lymphgefäße?

Der Verlauf des entzündeten Lymphgefäßes zeigt sich als roter Streifen auf der Haut. Dieser fühlt sich warm an und ist druckschmerzhaft.

2.3 Was versteht man unter einem Lymphödem?

Ein chronisches Ödem, verursacht durch eine Behinderung des Lymphabflusses.

2.4 Wodurch kommt es zur Behinderung des Lymphabflusses?

a) *Primäres Lymphödem* → durch fehlende oder minderentwickelte Lymphgefäße (ist angeboren)
b) *Sekundäres Lymphödem* → durch Entzündung oder Verlegung der entsprechenden Lymphgefäße und Lymphknoten infolge von Tumoren, Bestrahlungen, Entfernung von regionalen Lymphknotengruppen bei Tumoroperationen

2.5 Eine Frau hat nach Entfernung einer Brust ein chronisches Lymphödem des betreffenden Armes.

Welchen Rat können Sie ihr geben?

a) Sie soll keine einengende oder einschneidende Kleidung tragen (darauf ist vor allem bei der Wahl des Büstenhalters zu achten)
b) Lymphdrainage durch eine entsprechend ausgebildete Krankengymnastin sowie →

▷ *Fortsetzung der Antwort* ▷

c) Gymnastische Übungen durchführen
d) Arm häufig hochlegen
e) Gute Hautpflege
f) Ggf. empfiehlt sich das Tragen eines Kompressionsärmels

3 Störungen des Immunsystems

3.1 Erklären Sie den Unterschied zwischen Antigen und Antikörper.

Antigene sind Stoffe, die im Körper eine spezifische Immunreaktion auslösen können.

Antikörper sind Reaktionsprodukte des Körpers gegen Antigene.

3.2 Welche zwei Abwehrsysteme zur Bekämpfung von Krankheitserregern werden unterschieden?

Spezifische und unspezifische Abwehr

3.3 Welche zwei grundsätzlich unterschiedlichen Faktoren sind daran beteiligt?

- zelluläre Faktoren (z. B. die weißen Blutkörperchen)
- humorale Faktoren (humor; lat. = Flüssigkeit) darunter versteht man die nicht zellulären Abwehrsubstanzen im Blut und in den anderen Körperflüssigkeiten (z. B. die Immunglobuline)

3.4 Welche Faktoren gehören zur unspezifischen Abwehr?

- *zelluläre Faktoren:* Phagozyten (Fresszellen), z. B. Monozyten und neutrophile Granulozyten
- *humorale Faktoren:* z. B. Lysozym (gegen Bakterien gerichtete Abwehrsubstanz), Interferon (gegen Viren gerichtete Abwehrsubstanz)

3.5 Nennen Sie Faktoren der spezifischen Abwehr.

zelluläre Faktoren:
- B-Lymphozyten, die in kurzer Zeit eine große Menge von Antikörpern bereitstellen können →

▷ *Fortsetzung der Antwort* ▷

- T-Lymphozyten, die u. a. verhindern, dass Antikörper gegen körpereigene Antigene gebildet werden

humorale Faktoren:

- Immunglobuline, darunter versteht man Antikörper, die von spezialisierten B-Lymphozyten, den sog. Plasmazellen, gebildet werden (z. B. IgG, IgA, IgM, IgD, IgE)

3.6 Wann bezeichnet man einen Menschen als immun?

Wenn er gegen Erreger ansteckender Krankheiten oder deren Toxine widerstandsfähig ist.

3.7 Wodurch kann der Mensch immun werden?

- angeborene Immunität
- Kontakt und Erkrankung mit Infektionserregern
- Impfung mit abgeschwächten Infektionserregern (aktive Immunisierung) bzw. mit Immunglobulinen (passive Immunisierung)

3.8 Welche Krankheit versteckt sich hinter der Bezeichnung Aids?

Das erworbene Immundefektsyndrom, eine tödlich verlaufende Immunschwächekrankheit, die durch Infektion mit HIV verursacht wird.

3.9 Erklären Sie HIV.

Unter HIV versteht man das Human Immunodeficiency Virus, das durch Kontakt mit infizierten Körpersekreten übertragen wird.

3.10 Beschreiben Sie den Hauptübertragungsweg.

Blut und Sperma sind besonders virushaltig. Entprechend wird die Krankheit am häufigsten über Blutkontakte und Geschlechtsverkehr übertragen. Das Virus kann über kleinste Haut- und Schleimhautdefekte eindringen, deshalb sind besonders Personen gefährdet, die ungeschützten Analverkehr ausüben.

3.11 Können Sie sich durch Händeschütteln oder Umarmungen infizieren?

Nein

3.12 Wie können Sie sich selbst vor einer HIV-Infektion schützen?

a) *beruflich:*
   - Bei Blutkontakten mit Patientenblut grundsätzlich Latexhandschuhe tragen
   - Verletzungen mit benutzten Instrumenten vermeiden
   - Kanülen sofort in dafür vorgesehenen Behälter entsorgen

b) *privat:*
   - kein Geschlechtsverkehr ohne Kondom mit neuen oder untreuen Partnern

3.13 Ab wann lassen sich im Blut eines Infizierten Antikörper nachweisen?

Ca. drei Wochen bis drei Monate nach der Ansteckung

3.14 Beschreiben Sie kurz den Verlauf der Krankheit.

Nach der Infektion zerstören die Viren die T-Helferzellen, wodurch sich die Abwehrschwäche entwickelt. Der Zeitraum von der Ansteckung bis zur Entwicklung von Krankheitssymptomen kann Monate bis viele Jahre dauern. Erste Krankheitssymptome sind das Auftreten von Mundsoor, Fieberschüben, länger dauernden Durchfällen, schwerer Gürtelrose und Nervenstörungen sowie die zunehmende Verschlechterung des Allgemeinzustandes. Das Vollbild der Krankheit zeigt sich durch häufige Lungenentzündungen, Befall des ganzen Magen-Darm-Traktes mit Pilzen, Hauttumoren (Kaposi-Sarkom), Schädigung des Gehirns mit Persönlichkeitsveränderungen und Demenz.

3.15 Was versteht man unter einer Allergie?

Eine Allergie ist eine erworbene spezifische Überempfindlichkeitsreaktion gegenüber bestimmten Antigenen.

3.16 Wie nennt man Antigene, die allergische Reaktionen auslösen?

Allergene

3.17 Zählen Sie unterschiedliche Allergene auf.

- Inhalationsallergene (z. B. Blüten- und Gräserpollen, Schimmelpilze)
- Nahrungsmittelallergene (z. B. Erdbeeren, Nüsse)
- Kontaktallergene (z. B. Nickel)
- Injektionsallergene (z. B. Bienengift, Kontrastmittel)

3.18 Die Bereitschaft zur Allergieentwicklung kann vererbt werden.

Wie nennt man Menschen mit einer Allergiebereitschaft?

Atopiker

3.19 Für welche Erkrankungen besteht bei Atopikern eine besondere Bereitschaft?

- allergisches Asthma bronchiale
- Heuschnupfen
- Neurodermitis
- Urtikaria (allergische Quaddelbildung in der Haut)
- allergische Augenbindehautentzündung

3.20 Wie lassen sich Allergien diagnostizieren?

1. *Blutuntersuchung*
   Mit einem speziellen Test können im Serum des Patienten antigenspezifische IgE-Antikörper bestimmt werden.
2. *Epikutantest*
   Bei Kontaktallergien werden die Testsubstanzen mit speziellen Testpflastern auf die Haut aufgebracht. Das Ergebnis wird nach 48 und nach 72 Stunden abgelesen. →

▷ *Fortsetzung der Antwort* ▷

3. *Intrakutantest*
   - Pricktest (Testlösungen werden auf die Haut getropft, dann wird mit einer Nadel die Haut durch den Tropfen hindurch leicht angestochen, es darf nicht bluten)
   - Scratchtest (die Haut wird mit einer Lanzette leicht angeritzt, die Testlösung anschließend aufgetragen)
   - Intradermaltest (jeweils 0,02 ml der Testlösungen werden intrakutan eingespritzt)

   Da bei allen Intrakutantests die Gefahr einer schweren allergischen Reaktion besteht, müssen die Patienten während der Tests und bis mindestens 30 Minuten danach sorgfältig beobachtet werden.
4. *Expositionstest*
   Der Patient wird unter ärztlicher Kontrolle der vermutlich Allergie auslösenden Substanz ausgesetzt.
5. *Suchdiät*
   Man lässt alle allergieverdächtigen Nahrungsmittel weg, bis die Hauterscheinungen verschwunden sind. Dann wird der Speiseplan langsam wieder erweitert und die Reaktion des Patienten beobachtet.

3.21 Wodurch können in der Praxis schwere allergische Reaktionen ausgelöst werden?

Durch die Verabreichung von Kontrastmitteln, Testsubstanzen, Medikamenten, Infusionen

3.22 Woran erkennen Sie allergische Reaktionen?

Die Anzeichen treten kurz nach der Verabreichung der entsprechenden Mittel auf. Man kann die Erscheinungen in verschiedene Schweregrade einteilen.

1. Hautausschlag mit Juckreiz, Unruhe, Schwindel
2. Pulsanstieg, Übelkeit mit Erbrechen, evtl. Durchfall →

▷ *Fortsetzung der Antwort* ▷

3. Schocksymptome, Bronchospasmus, Bewusstseinseintrübung
4. Herz- und Atemstillstand

3.23 Welche Notfallmedikamente sollten zur Bekämpfung allergischer Reaktionen bereitliegen?

a) Antihistaminika
b) Cortison
c) Adrenalin
d) Volumenersatzmittel

3.24 Zählen Sie therapeutische Maßnahmen bei Allergien auf.

- Vermeidung des Allergie auslösenden Allergens
- spezifische Hyposensibilisierung (hierbei werden den Patienten stark verdünnte Antigenextrakte subkutan verabreicht)
- medikamentöse Unterdrückung der allergischen Reaktion (z. B. Hismanal®, Tavegil®)

3.25 Wie kommt es zu Autoimmunkrankheiten?

Normalerweise bildet der Körper gegen eigene Antigene keine Antikörper. Bei den Autoimmunkrankheiten können die Lymphozyten nicht mehr zwischen eigenen und fremden Antigenen unterscheiden und bilden Antikörper gegen körpereigene Stoffe.

3.26 Nennen Sie drei Autoimmunkrankheiten.

- akutes rheumatisches Fieber
- chronische Polyarthritis
- Typ-I-Diabetes mellitus

Atmungssystem

Bau und Funktion des Atmungssystems

1 Nennen Sie die Hauptaufgaben der Atmung.

a) Versorgung des Organismus mit ausreichend Sauerstoff
b) Entfernung des überschüssigen Kohlendioxids
c) Erhaltung des Gleichgewichts des Säure-Basen-Haushaltes in Zusammenarbeit mit den Nieren

2 Benennen Sie die Zahlen 1–5 in der nachfolgenden Abbildung.

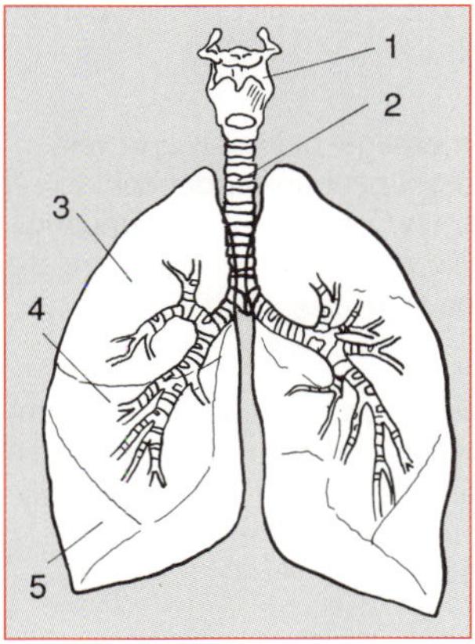

1 Kehlkopf (Larynx)
2 Luftröhre (Trachea)
3 Oberlappen
4 Mittellappen
5 Unterlappen

3 Welche Aufgaben hat die Nase?

Reinigung, Erwärmung und Anfeuchtung der Atemluft

4 Welche Aufgabe hat die Riechfunktion?

a) Die Atemorgane vor schädigenden Einflüssen zu schützen
b) die Anregung der Speichelabsonderung

5 Wo sitzt das Geruchsorgan?	In der Riechschleimhaut, die im Bereich der oberen Nasenmuschel zu finden ist.
6 Zählen Sie die Nasennebenhöhlen auf und geben Sie an, wozu sie dienen.	a) – zwei Kieferhöhlen – zwei Stirnhöhlen – rechte und linke Siebbeinzellen – zwei Keilbeinhöhlen b) Sie dienen als Resonanzorgan und zur Erleichterung des Schädels.
7 Wofür ist der Kehlkopf zuständig?	Für die Stimmbildung
8 Welcher Knorpel des Kehlkopfes verschließt beim Schluckakt den Eingang zur Luftröhre?	Der Kehldeckel
9 Beschreiben Sie den Schluckakt.	Das Gaumensegel hebt sich und verschließt die Nasenhöhlen, der Kehldeckel senkt sich und verschließt den Eingang zum Kehlkopf. So kann der Speisebrei die Atemwege kreuzen.
10 Wo liegen die Lungen?	Die Lungen liegen vom Brustfell (Pleura) überzogen im Brustkorb (man nennt den Raum auch Pleurahöhle). Der Brustkorb ist nach unten vom Zwerchfell abgeschlossen.
11 Beschreiben Sie den Bau und die Aufgabe des Brustfells (Pleura).	Die Pleura besteht aus zwei Blättern, dem ***Lungenfell,*** das die Lunge überzieht, und dem ***Brustfell,*** das den Brustkorb auskleidet. Zwischen beiden Blättern befindet sich ein schmaler, flüssigkeitsgefüllter Spalt, der *Pleuraspalt.* Dieser ermöglicht es, dass sich beide Blätter gleitend gegeneinander verschieben, sich jedoch nicht voneinander abheben lassen.

12 Welchen Weg nimmt die Atemluft bei der Einatmung durch die Nase?

Nase → Rachen → Kehlkopf → Luftröhre → Stammbronchien → Bronchien (Verästelungen der Luftröhre) → Bronchiolen (feinste Verästelungen der Bronchien) → Alveolen (Lungenbläschen)

13 Erklären Sie, was man unter äußerer Atmung versteht.

Den Gasaustausch in der Lunge.
Sauerstoffreiche Atemluft wird eingeatmet und gelangt über die Atemwege in die Lungenalveolen (Lungenbläschen). Dort erfolgt der Gasaustausch; O_2 gelangt in das Blut, CO_2 in die Ausatemluft. Anschließend wird die kohlendioxidreiche Luft ausgeatmet.

14 Erläutern Sie, was man unter innerer Atmung versteht.

Den Gasaustausch zwischen Blutkapillaren und Zellen.
O_2 wird aus dem Blut an die Zellen abgegeben, CO_2 wird von den Zellen in das Blut aufgenommen.

15 Wie ist die Atemluft zusammengesetzt?

a) 20 % Sauerstoff,
b) 79 % Stickstoff
c) 1 % Edelgase

16 Wodurch wird die Atemtätigkeit gesteuert?

Durch das Atemzentrum im verlängerten Mark im Gehirn. Dieses Atemzentrum reagiert auf den Kohlendioxidanstieg im Blut während der Atempause.

17 Wie gelangt die Atemluft in die Lungen?

Durch das Anheben des Brustkorbes mithilfe der Zwischenrippenmuskulatur und das Abflachen der Zwerchfellkuppeln wird der Brustkorbinnenraum zur Seite und nach unten hin erweitert. Der dadurch entstehende Unterdruck bewirkt, dass die Luft eingesaugt wird.

18 Was geschieht bei der Ausatmung?

Die Zwischenrippenmuskulatur erschlafft, dadurch senkt sich der Brustkorb. Durch die Erschlaffung des Zwerchfellmuskels treten die Zwerchfellkuppeln nach oben. Es kommt dadurch zur Verkleinerung des Brustkorbinnenraumes und es entsteht ein Überdruck.
→ Folge: Die Luft strömt nach außen.

19 Wie hoch ist die normale Atemfrequenz
a) beim Neugeborenen
b) beim 20-Jährigen
c) beim 30-Jährigen?

a) 40 Atemzüge/min
b) 20 Atemzüge/min
c) 16 Atemzüge/min

20 Man unterscheidet unterschiedliche Atemvolumina. Erläutern Sie diese.

a) ***Atemzugvolumen:***
Ca. 0,5 l Luft werden bei jedem Atemzug ein- und ausgeatmet.

b) ***Inspiratorisches Reservevolumen:***
Die Menge Luft, die nach der normalen Einatmung noch zusätzlich eingeatmet werden kann (ca. 1,5–2 l).

c) ***Expiratorisches Reservevolumen:***
Die Menge Luft, die nach einer normalen Ausatmung noch maximal ausgeatmet werden kann (ca. 1,5–2 l).

d) ***Residualvolumen:***
Luft, die nach maximaler Ausatmung noch in der Lunge verbleibt (ca. 1,2 l).

Wichtige Erkrankungen des Atmungssystems

1 Erklären Sie die Begriffe
a) Dyspnoe und
b) Orthopnoe.

a) *Dyspnoe:*
= Atemnot

b) ***Orthopnoe:***
= höchste Atemnot, die nur in aufrechter Haltung und unter Zuhilfenahme der Atemhilfsmuskulatur einigermaßen kompensiert werden kann.

2 Was versteht man unter einem „grippalen Infekt"?

Eine Infektion der oberen und unteren Luftwege, die meist durch Viren verursacht ist, eine sog. „Erkältung".

3 Beschreiben Sie die Symptome eines grippalen Infektes.

Plötzlicher Beginn mit
- Frösteln
- Schnupfen (von dünnflüssig klar bis schleimig – eitrig – grünlich)
- Schluckbeschwerden (leichtes Kratzen, Brennen bis starke Halsschmerzen)
- Heiserkeit
- Husten

Zusätzlich klagt der Patient über eine allgemeine Abgeschlagenheit, Kopf- und Gliederschmerzen und evtl. Fieber.

4 Worin unterscheidet sich der einfache grippale Infekt von einer Virusgruppe?

Die von Influenza-Viren ausgelöste Virusgrippe ist von schwerstem Krankheitsgefühl begleitet. Sie beginnt innerhalb weniger Stunden mit Schüttelfrost, hohem Fieber, starken Kopf-, Glieder- und Rückenschmerzen. Besonders gefürchtet sind die Komplikationen bei abwehrgeschwächten und älteren Menschen.

5 Übersetzen Sie folgende Begriffe:

a) Bronchitis

b) Tracheitis

c) Pneumonie

a) Entzündung der Bronchien

b) Entzündung der Luftröhre

c) Lungenentzündung

6 Beschreiben Sie die Symptome einer akuten Bronchitis.

Meistens beginnt die akute Bronchitis mit den Symptomen einer Erkältung, wobei der Husten mehr und mehr in den Mittelpunkt rückt. Der Husten kann sowohl ein trockener Reizhusten als auch ein produktiver Husten mit Auswurf von schleimig eitrigem Sekret sein. Oft klagen die Patienten auch über Brustschmerzen und hohes Fieber.

7 Welche Folge hat die entzündliche Veränderung des Lungengewebes bei einer Pneumonie?

Durch die Anschwellung des feinen Lungengewebes kommt es zu einer Behinderung des Luftein- und -ausstroms und des Gasaustauschs mit zunehmender Atemnot.

8 Nennen Sie die wichtigsten Symptome einer Pneumonie.

- hohes Fieber
- Tachykardie
- schnelle, oberflächliche und erschwerte Atmung
- Husten, mit und ohne Auswurf
- evtl. Schmerzen bei der Atmung
- mehr oder weniger starke Atemnot

9 Welche Erkrankung verbirgt sich hinter dem Namen Tuberkulose?

Eine meldepflichtige bakterielle Infektionskrankheit mit chronischem Verlauf. Sie kann alle Organe des Körpers befallen, befällt jedoch meistens zuerst die Lunge.

10 Wie kommt es zur Erkrankung an Tuberkulose (Tbc)?

Durch Tröpfcheninfektion mit dem Bakterium Mycobakterium tuberculosis.

11 Welche Personengruppen sind besonders gefährdet, an Tuberkulose zu erkranken?

- sozial schwache, in schlechten hygienischen Verhältnissen lebende und unterernährte Menschen (deshalb ist die Tuberkulose heute vorwiegend ein Problem der Entwicklungsländer)
- ältere Menschen
- Alkoholkranke
- Abwehrgeschwächte (HIV-Infizierte)

12 Beschreiben Sie kurz den Krankheitsverlauf.

Die mit dem Atemstrom in die Lungen gelangten Bakterien bilden dort einen *Primärherd.* Sie befallen die zugehörigen Lymphknoten und das verbindende Lymphgefäß (= *Primärkomplex*). →

▷ *Fortsetzung der Antwort* ▷

Bei guter Abwehrlage kann der Primärherd abheilen. Bei schlechter Abwehrlage jedoch können die Tuberkulosebakterien über den Luftweg, Lymphweg oder Blutweg in den gesamten Körper gestreut werden.

13 Wozu dienen Tine-Test® oder Tubergen-Test®?

Beides sind Multipunktionsstempel, mit deren Hilfe ein Extrakt aus Tuberkelbakterien in die Haut eingebracht wird. Die Reaktion des Körpers zeigt an, ob er sich schon mit Tuberkelbakterien auseinander gesetzt hat.

14 Worin besteht der Unterschied zwischen einer offenen und einer geschlossenen Tuberkulose?

Bei einer offenen Tuberkulose werden Tuberkelbakterien z. B. mit dem Sputum, Stuhl oder Urin ausgeschieden, das Ansteckungsrisiko ist sehr hoch. Bei der geschlossenen Tuberkulose ist dies nicht der Fall.

15 Was versteht man unter einer obstruktiven Bronchitis?

Eine lang andauernde Entzündung der Bronchien, die mit einer Verengung der Atemwege einhergeht

16 Welche Folgen kann eine chronisch-obstruktive Bronchitis haben?

- chronischen Husten mit schleimig weißem Auswurf.
- Lungenüberblähung (Lungenemphysem)
- Rechtsherzinsuffizienz (Cor pulmonale) infolge chronischer Überlastung

17 Wer ist besonders gefährdet, an einer chronisch-obstruktiven Bronchitis zu erkranken?

Raucher und Asthmatiker

18 Welches Krankheitsbild wird Asthma bronchiale genannt?

Eine überwiegend anfallsweise auftretende schwere Atemnot mit einer erschwerten, pfeifenden und verlängerten Ausatmung

19 Welche Faktoren können einen Asthma-Anfall auslösen?

a) *direkt auslösend:*
   - Allergenzufuhr (Beispiele: Blütenpollen, Pilzsporen, Hausstaub, Tierhaare)

b) *indirekt auslösend:*
   - Infektionen
   - psychische, klimatische Einflüsse

20 Wodurch wird die Atemnot beim Asthma verursacht?

a) Schwellung der Schleimhaut in den Bronchien
b) Bronchialspasmus
c) vermehrte Sekretbildung

21 Als Folge des Asthma bronchiale und der chronischen Bronchitis bildet sich häufig ein Lungenemphysem.
Wodurch ist es gekennzeichnet?

a) Überdehnung des Lungengewebes mit Zerstörung der Alveolarsepten
b) Verminderung der Gewebeelastizität

22 Welche Symptome können auf ein Bronchialkarzinom hindeuten?

a) Husten mit eitrig(blutig)em Auswurf
b) Brustschmerzen
c) Fieber
d) Gewichtsverlust

23 Welches ist die wichtigste Ursache des Bronchialkarzinoms?

Das Zigarettenrauchen

24 Bei einem Unfall tritt durch eine äußere Verletzung Luft in den Pleuraspalt.
a) Wie wird das sich entwickelnde Krankheitsbild genannt?
b) Welche Erste-Hilfe-Maßnahme kann lebensrettend sein?
c) Welche Komplikation ist besonders gefürchtet?

a) Pneumothorax
(Durch den Lufteintritt können die elastischen Fasern der Lunge einen Lungenkollaps bewirken.)

b) Verschluss der Wunde mit einem luftdichten, keinen Druck ausübenden Deckverband.

c) Der Spannungspneumothorax. Hier tritt Atemluft in den Pleuraraum, die infolge eines Ventilmechanismus bei der Ausatmung nicht mehr entweichen kann. Es kommt zu einer →

▷ *Fortsetzung der Antwort* ▷

Überdehnung der betroffenen Thoraxseite mit Tiefertreten des Zwerchfells und Verdrängung des Mediastinums und der großen Gefäße.

Wichtige diagnostische Maßnahmen

1 Zählen Sie die wichtigsten diagnostischen Maßnahmen bei Atemwegserkrankungen auf.

- körperliche Untersuchung mit Inspektion, Perkussion und Auskultation
- Röntgenaufnahme
- Lungenfunktionsprüfung

2 Mit welchem Gerät wird die Lungenfunktionsprüfung vorgenommen?

Mit dem ***Spirometer***

3 Erläutern Sie:

a) Vitalkapazität

b) Totalkapazität

c) Atemminutenvolumen

a) Addiert man *Atemzugsvolumen, inspiratorisches Reservevolumen* und *exspiratorisches Reservevolumen*, so erhält man die Vitalkapazität.

b) Zählt man zur *Vitalkapazität* noch das *Residualvolumen* dazu, ergibt das die Totalkapazität.

c) Das Atemminutenvolumen bezeichnet die Luftmenge, die in Ruhelage in einer Minute ein- und ausgeatmet wird.

4 Bei der Spirometrie (Lungenfunktionsprüfung) tauchen folgende Abkürzungen auf.

Was verbirgt sich dahinter?

a) FEV_1
b) FIV_1
c) FEV_1/VC

a) FEV_1 = das forcierte exspiratorische Volumen in einer Sekunde. Gibt an, wie viel Luft der Patient in einer Sekunde maximal ausatmen kann.

b) FIV_1 = das forcierte inspiratorische Volumen in einer Sekunde. Gibt an, wie viel Luft der Patient in einer Sekunde maximal einatmen kann.

c) FEV_1/VC: das forcierte exspiratorische Volumen wird auf die Vitalkapazität bezogen und ergibt damit den so genannten Tiffeneauwert (Einsekundenkapazität).

5 Was versteht man unter forcierter Ausatmung?

Eine verstärkte Ausatmung. Der Patient soll so schnell und kraftvoll wie möglich ausatmen.

6 Welche Angaben werden für die exakte Auswertung einer Spirometrie benötigt?

Gewicht, Größe, Alter und Geschlecht des Patienten

7 Beschreiben Sie die Durchführung der einfachen Spirometrie.

Gewicht, Größe, Alter und Geschlecht des Patienten werden in das Spirometer eingegeben. Patient bekommt eine Nasenklemme und wird aufgefordert, über ein Mundstück in das Gerät zu atmen.

1. Messung der Vitalkapazität: Patient wird aufgefordert, so viel Luft wie möglich einzuatmen und möglichst viel Luft wieder auszuatmen.
2. Messung der Sekundenkapazität: Patient wird aufgefordert, so viel Luft wie möglich einzuatmen und diese so kraftvoll und schnell wie möglich wieder auszuatmen.

Untersuchungsergebnisse ausdrucken und der Patientenakte beigeben.

8 Wozu ist das Peak-flow-Meter hilfreich?

Es ist ein einfaches Gerät zur Therapiekontrolle bei Asthmatikern. Es misst den maximalen Luftfluss bei forcierter Ausatmung.

9 Das Peak-flow-Meter wird vom Patienten zu Hause verwendet.

Wie muss es angewendet werden?

Der Patient kontrolliert, dass der Zeiger des Gerätes sich in Nullstellung befindet. Dann bläst er nach maximaler Einatmung so kraftvoll wie möglich in das Gerät.
Anschließend liest er an der Markierung den Wert ab und trägt ihn in eine Tabelle ein. Die Messung erfolgt in der Regel dreimal täglich.

Verdauungssystem

Lage, Bau und Funktion des Verdauungssystems

1 Welche Aufgaben hat das Verdauungssystem zu erfüllen?

a) Mechanische Zerkleinerung der Nahrung

b) Abbau der Nahrung in ihre kleinsten Bausteine mithilfe von Enzymen

c) Aufnahme der Bausteine über die Darmschleimhaut ins Blut

d) Ausscheidung unverdaulicher Schlacken

2 Benennen Sie die abgebildeten Teile des Verdauungssystems (1–15).

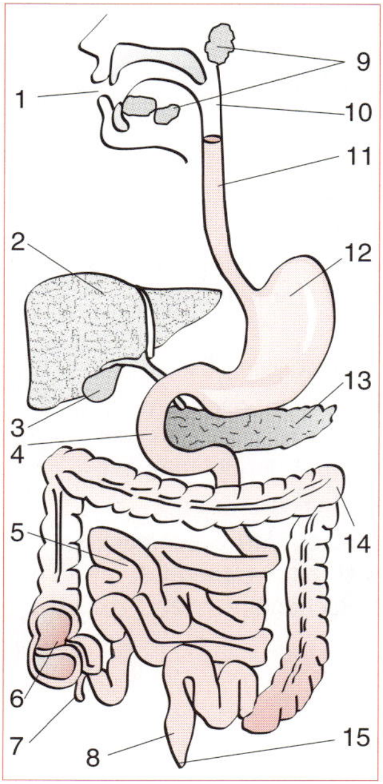

1 Mundhöhle (Cavum oris)
2 Leber (Hepar)
3 Gallenblase (Vesica fellea)
4 Zwölffingerdarm (Duodenum)
5 Dünndarm (Intestinum tenue)
6 Blinddarm (Caecum)
7 Wurmfortsatz (Appendix vermiformis)
8 Mastdarm (Rektum)
9 Speicheldrüsen (Glandulae salivales)
10 Rachen (Pharynx)
11 Speiseröhre (Ösophagus)
12 Magen (Gaster, Ventriculus)
13 Bauchspeicheldrüse (Pankreas)
14 Grimmdarm (Colon)
15 After (Anus)

3 Nennen Sie die wichtigsten Organe der Mundhöhle.

a) Zunge
b) Zähne
c) Speicheldrüsen

4 Welche großen Speicheldrüsen gibt es?

Der Mensch besitzt drei paarige große Speicheldrüsen:

a) die Ohrspeicheldrüsen
b) die Unterkieferdrüsen
c) die Unterzungendrüsen

5 Wie viele Zähne umfasst

a) das Milchgebiss

b) das vollständige Dauergebiss?

a) Das ***Milchgebiss*** umfasst 20 Zähne, und zwar:
   - 8 Schneidezähne
   - 4 Eckzähne
   - 8 Milchmolaren

b) Das ***Dauergebiss*** umfasst 32 Zähne, und zwar:
   - 8 Schneidezähne
   - 4 Eckzähne
   - 8 Prämolaren
   - 12 Molaren

6 Wozu dient der Geschmackssinn?

Der Geschmackssinn dient

a) der Kontrolle der aufgenommenen Nahrung
b) der Anregung der Speichel- und Magensaftabsonderung

7 Wo befinden sich die Sinneszellen für den Geschmackssinn?

Geschmacksknospen sitzen

- vorwiegend auf den umwallten Papillen, aber auch auf den pilzförmigen Papillen und den Blätterpapillen des Zungenrückens.
- Gelegentlich sind Geschmacksknospen auch am weichen Gaumen und an der Rachenhinterwand zu finden.

8 Nennen Sie vier unterschiedliche Geschmacksqualitäten.

a) bitter
b) süß
c) salzig
d) sauer

[9] Wo werden die verschiedenen Geschmacksqualitäten wahrgenommen?

süß **salzig**	überwiegend an der Zungenspitze
sauer	rechts und links am Zungenrand
bitter	am Zungengrund

[10] Erklären Sie das Sprichwort „Gut gekaut ist halb verdaut".

Je weiter die Nahrung beim Kauen zerkleinert wird, desto besser kann sie von Verdauungssäften angegriffen und abgebaut werden.

[11] Weshalb schmeckt Weißbrot nach längerem Kauen süß?

Die pflanzliche Stärke wird durch das Enzym Ptyalin im Speichel in einen Doppelzucker (Maltose) abgebaut.

[12] In welche Abschnitte wird der Magen eingeteilt?

a) Magenmund (Cardia)
b) Magengrund (Fundus)
c) Magenkörper (Corpus)
d) Magenausgangsteil (Antrum)
e) Magenpförtner (Pylorus)

[13] Wie nennt man die innere und äußere Krümmung des Magens?

Man nennt sie die kleine und große Kurvatur.

[14] Welche Bedeutung hat der Magenpförtner (Pylorus)?

Der Pylorus regelt die portionsweise Abgabe des Speisebreis in den Zwölffingerdarm.

[15] Beschreiben Sie den Aufbau der Magenwand von innen nach außen.

a) Schleimhaut mit zahlreichen Drüsenzellen
b) bindegewebige Verschiebeschicht
c) glatte Muskulatur mit Längs-, Ring- und Spiralfasern
d) Bauchfellüberzug

[16] Woraus besteht der Magensaft?

Er enthält Schleim, Salzsäure und Eiweiß spaltende Enzyme.

17 Welche Aufgaben erfüllt die Leber?

a) Gallensaftproduktion und -ausscheidung in die Gallenblase
b) Regulationsorgan für Eiweiß-, Fett- und Kohlenhydratstoffwechsel
c) Speicherung von Glykogen
d) Entgiftung des Körpers
e) Blutbildung in der Fetalzeit

18 Die Leber besitzt zwei zuführende Gefäßsysteme.
Nennen Sie diese.

a) Die *Leberarterie* versorgt die Leber mit sauerstoffreichem Blut.
b) Die *Pfortader* bringt venöses Blut von den Baucheingeweiden, das die dort resorbierten Nährstoffe, Wirk- und Giftstoffe enthält.

Das Blut aus beiden Gefäßsystemen sammelt sich in den Lebervenen, die in die untere Hohlvene einmünden.

19 Wo liegt die Gallenblase und welche Funktion hat sie zu erfüllen?

Die ***Gallenblase*** befindet sich am unteren Leberrand und dient als Sammelbehälter für die Galle sowie zur Eindickung der Galle.

20 In der Leber wird täglich ca. 1 l Galle gebildet.
a) Woraus besteht die Galle?
b) Welche Aufgaben hat sie?

a) *Die Galle besteht aus:*
- Wasser
- Schleim
- Gallensäuren
- Cholesterin
- Gallenfarbstoff (Bilirubin)
- verschiedenen Salzen

b) *Die Aufgaben der Galle:*
- Zerteilung der Fette in feine Tröpfchen (Emulgierung)
- Aktivierung Fett spaltender Enzyme (Lipasen)

21 In welche Teile wird der Dünndarm unterteilt?

a) Zwölffingerdarm (Duodenum)
b) Leerdarm (Jejunum)
c) Krummdarm (Ileum)

22 Nennen Sie die zwei Organe, die Sekrete bilden und diese in den Zwölffingerdarm abgeben.

a) Die Bauchspeicheldrüse bildet Bauchspeichel.

b) Die Leber bildet Galle, die in der Gallenblase gespeichert und bei Bedarf in den Zwölffingerdarm abgegeben wird.

23 Welche Vorgänge spielen sich im Dünndarm ab?

a) Im Dünndarm findet die *Hauptverdauung* statt, d. h. die einzelnen Nährstoffe werden durch Enzyme in ihre kleinsten Bausteine zerlegt.

b) Resorption der Nährstoffe durch die Darmwand in das Blut und die Lymphe.

24 Welche Besonderheit weist die Dünndarmschleimhaut auf?

Darmzotten (ca. 4–5 Millionen):
Sie verleihen der Schleimhaut ein samtartiges Aussehen, vergrößern die Oberfläche und dienen der Aufnahme und Weitergabe der Nährstoffe.

25 Erläutern Sie die Resorption.

- Aminosäuren, Einfachzucker, kurzkettige Fettsäuren werden ins Blutgefäßsystem aufgenommen und über die Pfortader der Leber zugeführt.
- langkettige Fettsäuren werden bereits in der Darmwand wieder zu Triglyzeriden zusammengesetzt, als Fetttröpfchen in die Lymphbahnen aufgenommen und über den Milchbrustgang dem venösen Teil des Kreislaufs zugeführt.

26 Geben Sie die drei Abschnitte des Dickdarms an.

a) *Blinddarm* (Caecum) mit Wurmfortsatz (Appendix)

b) *Grimmdarm* (Colon) mit
   - aufsteigendem Teil (Colon ascendens)
   - quer liegendem Teil (Colon transversum)
   - absteigendem Teil (Colon descendens)
   - Sigmaschleife (Colon sigmoideum)

c) *Mastdarm* (Rektum)

27 Wie unterscheiden sich Dünndarm und Dickdarm hinsichtlich der Länge?

a) Dünndarm: ca. 5 m
b) Dickdarm: ca. 1,5 m

28 Erklären Sie, was mit dem Speisebrei im Dickdarm geschieht.

a) Im Dickdarm wird durch Wasserentzug der Speisebrei ***eingedickt***.
b) Durch Einwirken von zahlreichen Bakterien (u. a. Kolibakterien) wird der Gärungs- und Fäulnisprozess eingeleitet. Hierbei können sich Darmgase bilden.

Wichtige Erkrankungen der Verdauungsorgane

1 Nennen Sie wichtige Symptome, die auf Erkrankungen im Magen-Darm-Bereich hinweisen.

a) Bauchschmerzen
b) Durchfälle
c) Übelkeit und Erbrechen
d) Blut im Stuhl oder in Erbrochenem

2 Erklären Sie, was man unter der Ulkuskrankheit versteht.

Ulkuskrankheit:
umschriebene Schleimhautdefekte (Geschwüre) des Magens (= Ulcus ventriculi) oder des Zwölffingerdarmes (= Ulcus duodeni)

3 Welche Symptome deuten auf ein Magengeschwür?

a) Schmerzen (oft in zeitlichem Zusammenhang mit der Nahrungsaufnahme)
b) Druck- und Völlegefühl
c) Sodbrennen, Aufstoßen
d) Übelkeit und Erbrechen

4 Welche Komplikationen sind bei einem Ulkus besonders gefürchtet?

a) Blutungen
b) Perforation (= Durchbruch des Geschwürs in die Bauchhöhle)

5 Was ist ein Magenkarzinom?

Das Magenkarzinom ist ein *bösartiger Tumor* des Magens, der von den Drüsen oder dem Zylinderepithel der Magenschleimhaut ausgeht.

[6] Wer ist von einem Magenkarzinom gehäuft betroffen?

Männer im Alter zwischen 50 und 70 Jahren

[7] Nennen Sie typische Symptome für ein Magenkarzinom.

Typische Symptome für ein Magenkarzinom gibt es nicht! Meistens klagen die Patienten schon längere Zeit über einen empfindlichen Magen. Häufig besteht eine Abneigung gegen Fleisch. Später klagen die Patienten über einen Leistungsknick, Gewichtsabnahme, Schmerzen und Übelkeit.

[8] Welche Untersuchung wird bei Verdacht auf Magenkarzinom durchgeführt?

Gastroskopie (Magenspiegelung) mit Biopsie (Gewebeentnahme)

[9] Welche Krankheit verbirgt sich hinter dem Namen Morbus Crohn?

Eine entzündliche, immer wiederkehrende Erkrankung. Sie kann im ganzen Magen-Darm-Bereich auftreten, von der Speiseröhre bis zum Anus. Am häufigsten betroffen sind der Krummdarm (Ileum) und der Dickdarm.
Die Ursachen der Erkrankung sind unbekannt.

[10] Nennen Sie Symptome, die auf M. Crohn hinweisen.

a) chronische Durchfälle (3–6-mal täglich)
b) krampfartige Bauchschmerzen
c) Gewichtsabnahme
d) im akuten Schub Temperaturerhöhung

[11] Welche Untersuchungen sind bei Verdacht auf M. Crohn angezeigt?

a) Koloskopie (Dickdarmspiegelung) mit Biopsie
b) evtl. Kolonkontrasteinlauf

[12] Wie nennt man die akute Entzündung des Wurmfortsatzes?

Akute Appendizitis (Blinddarmentzündung)

[13] Zählen Sie die wichtigsten Symptome der akuten Appendizitis auf.

a) Schmerzen im rechten Unterbauch
b) Übelkeit und Erbrechen
c) leichtes Fieber (Temperaturunterschied zwischen rektaler und axillarer Messung von 1 °C)

[14] Eine Komplikation der Appendizitis ist besonders gefürchtet.
Erklären Sie diese.

Der Durchbruch (Perforation) des Wurmfortsatzes, bei dem sich eitriges Sekret in die Bauchhöhle ergießt und zu einer lebensbedrohlichen Bauchfellentzündung führt.

[15] Nennen Sie den medizinischen Fachausdruck für Bauchfellentzündung.

Peritonitis

[16] Wie nennt man die Entfernung des Wurmfortsatzes (Appendix vermiformis)?

Appendektomie

[17] Bei verschiedenen Erkrankungen des Magen-Darm-Bereichs kommt es zu Blutungen, die mit dem Stuhl ausgeschieden werden.
Woraus kann man schließen, ob eine Blutung aus höheren Abschnitten des Magen-Darm-Trakts einschließlich der Speiseröhre oder aus unteren Darmabschnitten vorliegt?

Bei Blutungen aus der Speiseröhre und den höheren Abschnitten des Magen-Darm-Trakts kommt es durch chemische Veränderungen des Blutes im Magen zu so genannten Teerstühlen (teerartige Farbe des Stuhls). Kommen die Blutungen aus den unteren Darmabschnitten, so ist das Blut dunkel- oder hellrot dem Stuhl beigemengt.

[18] Nennen Sie je zwei Ursachen für Blutbeimengungen im Stuhl.

a) ***Teerstuhl:***
   - Blutung im Mund-Nasen-Rachen-Raum
   - Ösophagusvarizen (= Krampfadern der Speiseröhre)
   - Magengeschwür →

▷ *Fortsetzung der Antwort* ▷

b) ***Frischblut:***
- Hämorrhoiden
- Darmtumor (z. B. Karzinom)
- entzündliche Darmerkrankungen (z. B. Colitis)

19 Wodurch kann ein Test auf okkultes Blut im Stuhl verfälscht werden?

a) Durch Verzehr von rohen oder halb rohen Fleisch- und Wurstwaren

b) bei anderen Blutungen, z. B. Menstruation

c) Einnahme von Vitamin-C-Präparaten

20 a) Was versteht man unter einem Ileus?

b) Welche zwei Ursachen werden hierbei unterschieden?

a) ***Ileus*** = Darmverschluss

b)
- *mechanischer Ileus*
  z. B. Verlegung des Darmlumens durch Tumor oder bei Narbenstriktur, Kotstau
- *paralytischer Ileus*
  z. B. Darmlähmung infolge von Peritonitis (= Bauchfellentzündung)

21 Erklären Sie die folgenden Begriffe:

a) Diarrhö und

b) Obstipation

a) ***Diarrhö:***
zu häufige Entleerung von dünnflüssigen Stühlen (= Durchfall)

b) ***Obstipation:***
erschwerte, zu seltene Stuhlentleerung (= Stuhlverstopfung)

Als normale Stuhlfrequenz kann man drei Stuhlentleerungen täglich bis drei Stuhlentleerungen wöchentlich ansehen.

22 Welche Gefahr besteht bei schweren Durchfällen?

Hoher Wasser- und Elektrolytverlust können zu einer gefährlichen Austrocknung führen.

23 Welche Symptome weisen auf ein Kolon-/Rektumkarzinom hin?

a) Veränderung der Stuhlgewohnheiten
b) Gewichtsabnahme
c) Blut im Stuhl
d) Krampfartige Leibschmerzen

[24] Wie kann man einem Kolon-/Rektumkarzinom vorbeugen?

Durch ballaststoffreiche Ernährung

[25] Bei Rektumkarzinomen muss oft ein künstlicher Darmausgang geschaffen werden.
Wie nennt man diesen?

Anus praeter

[26] Was ist ein Stoma?

Ein Stoma ist eine operativ geschaffene Öffnung eines Hohlorgans zur Ableitung von Harn, Magen- oder Darminhalt. Häufig wird der Begriff statt Anus praeter für den künstlichen Darmausgang gebraucht.

[27] Ein Patient klagt über Nässen und Brennen in der Analregion. Beim Stuhlgang hat er Schmerzen und hellrotes Blut ist dem Stuhl aufgelagert.
Welche Krankheit vermuten Sie?

Der Patient hat mit großer Wahrscheinlichkeit *Hämorrhoiden*, dies sind krankhafte, knotenförmige Erweiterungen der unteren Mastdarmvenen.

[28] Nennen Sie die Hauptsymptome einer Hepatitis*.

a) Ikterus (Gelbsucht)
b) bierbrauner Urin
c) heller Stuhl
d) vergrößerte, evtl. schmerzhafte Leber

[29] Nennen Sie drei Möglichkeiten für die Entstehung eines Ikterus (Gelbsucht).

a) Schädigung der Leberzellen
b) Abflussbehinderung der Galle
c) Es wird mehr Bilirubin gebildet, als die Leber ausscheiden kann.

[30] Welche Krankheiten können demzufolge mit einem Ikterus einhergehen?

a) Hepatitis
b) Gallensteine
c) hämolytische Anämien

*) Siehe auch „Spezielle Infektionslehre" S. 159, S. 163

31 Wie können Sie sich vor einer Hepatitis-B-Infektion schützen?

a) Impfung
b) bei möglichen Blutkontakten grundsätzlich Handschuhe tragen

32 Welche Blutuntersuchungen veranlasst der Arzt bei Verdacht auf Hepatitis?

a) Kontrolle der Transaminasen und des Bilirubins
b) Bestimmung der Hepatitisantikörper

33 Wie nennt man eine Entzündung der Bauchspeicheldrüse?

Pankreatitis

34 Man unterscheidet die akute und die chronische Pankreatitis.

Worin besteht der Unterschied?

Akute Pankreatitis:
Die Krankheit setzt plötzlich mit schwersten, gürtelförmigen Oberbauchschmerzen, Übelkeit und Erbrechen ein. Häufig bestehen eine Darmlähmung (paralytischer Ileus) und mäßiges Fieber. Die Krankheit ist sehr gefährlich und schwerste Formen verlaufen oft tödlich.

Chronische Pankreatitis:
Immer wiederkehrende Schmerzattacken oder Dauerschmerz im Oberbauch, oft durch fette Mahlzeiten oder Alkohol ausgelöst. Weiterhin kommt es zu Gewichtsabnahme, Diabetes mellitus und Fettstühlen.

35 Ordnen Sie die angegebenen Symptome den entsprechenden Krankheiten zu:

a) Ikterus
b) Diarrhö
c) Abwehrspannung
d) Blut im Stuhl

1. Darmkarzinom
2. Hepatitis
3. Peritonitis
4. Enteritis/Kolitis

a2, b4, c3, d1

[36] Nennen Sie drei Ursachen für ein akutes Abdomen (akuter Bauch).

a) Magendurchbruch
b) Peritonitis (Bauchfellentzündung)
c) akute Pankreatitis (plötzliche Bauchspeicheldrüsenentzündung)
d) akute Appendizitis (plötzliche Entzündung des Wurmfortsatzes)
e) Ileus (Darmverschluss)

[37] Woran erkennen Sie ein akutes Abdomen?

a) Der Patient klagt über stärkste Schmerzen und hat die Beine angewinkelt
b) „BretthMarter Bauch"
c) Schocksymptome

[38] Welche Erste-Hilfe-Maßnahmen ergreifen Sie bei einem akuten Abdomen?

a) Den Patienten mit leicht erhobenem Oberkörper auf dem Rücken lagern, dabei die Beine anwinkeln, Knierolle
b) warm halten

Wichtige diagnostische Maßnahmen

[1] Zählen Sie die wichtigsten diagnostischen Maßnahmen bei Magen- und Darmerkrankungen auf.

a) *körperliche Untersuchung*
Inspektion, Palpation, Perkussion und Auskultation des Abdomens
b) *Stuhluntersuchungen*
auf Blut, Parasiten, Wurmeier, Fett, Chymotrypsin
c) *Sonographie* des Abdomens
d) *Röntgenuntersuchungen*
- Abdomenleeraufnahme
- Ösophagusbreischluck
- Magen-Darm-Passage
- Kolonkontrasteinlauf

e) *Endoskopie*

2 Wozu dienen Endoskope?

Endoskope sind medizinische Geräte, die es dem Arzt ermöglichen, Körperhohlräume zu betrachten und in ihnen Eingriffe vorzunehmen, ohne dass diese Hohlräume vorher freigelegt werden müssen.

3 Man unterscheidet grundsätzlich zwei verschiedene Endoskoparten. Nennen Sie diese.

a) *Starres Endoskop:*
z. B. zur Untersuchung von Mastdarm, Enddarm, Harnblase

b) *flexibles Endoskop:*
z. B. zur Untersuchung von Magen, Dickdarm

4 Beschreiben Sie den Grundaufbau eines Endoskops.

Es besteht aus einem starren oder flexiblen Rohr. Darin eingebaut ist ein spezielles optisches System zur Beleuchtung und Betrachtung des Hohlraumes. Endoskope besitzen i. d. R. eine Spül- und Absaugvorrichtung und einen oder mehrere Kanäle, über die sich chirurgische Instrumente, z. B. eine Biopsiezange, einführen lassen.

5 Erklären Sie folgende Begriffe:
a) Gastroskopie
b) Rektoskopie
c) Ösophagoskopie
d) Koloskopie
e) Proktoskopie
f) Bronchoskopie
g) Zystoskopie

a) ***Gastroskopie***
Endoskopische Untersuchung des Magens → Magenspiegelung

b) ***Rektoskopie***
Mastdarmspiegelung

c) ***Ösophagoskopie***
Spiegelung der Speiseröhre

d) ***Koloskopie***
Dickdarmspiegelung

e) ***Proktoskopie***
Untersuchung des analen Darmabschnittes

f) ***Bronchoskopie***
direkte Betrachtung des Bronchialsystems

g) ***Zystoskopie***
Blasenspiegelung

6 Wie bereiten Sie den Patienten zur Gastroskopie (Magenspiegelung) vor?

a) Der Patient soll vor der Untersuchung nüchtern sein, er soll auch nicht rauchen.
b) Den Patienten angemessen informieren und mit viel Einfühlungsvermögen helfen, seine Angstgefühle zu überwinden.
c) Zahnprothesen entfernen.
d) Gegebenenfalls verordnete Medikamente (z. B. Atropin, Valium) zum angegebenen Zeitpunkt verabreichen.
e) Der Patient liegt in Rückenlage auf der Untersuchungsliege.

7 Wie wird ein Patient zur Rektoskopie (Mastdarmspiegelung) vorbereitet?

a) Der Patient soll 1/2 Std. vor dem Eingriff den Darm mithilfe eines Mikroklysmas entleeren.
b) Den Patienten in Knie-Ellbogen-Lage (oder in linker Seitenlage mit angewinkelten Knien) auf dem Untersuchungstisch lagern.

Endokrines System und Stoffwechselerkrankungen

Bau und Funktion des endokrinen Systems

1 Erläutern Sie, was man unter Hormonen versteht.

Hormone sind spezielle Wirkstoffe, die schon in geringen Mengen äußerst wirksam sind. Sie werden von Drüsen oder speziellen Zellgruppen gebildet und von dort ***direkt*** ins Blut abgegeben (= endokrine Drüsen).

2 Zählen Sie mindestens vier endokrine Drüsen auf.

a) Hirnanhangdrüse (Hypophyse)
b) Schilddrüse
c) Nebenschilddrüse
d) Nebennieren
e) Keimdrüsen (Eierstöcke [Ovarien], Hoden [Testes])
f) Langerhans'sche Inseln der Bauchspeicheldrüse

3 Die Hormonsekretion wird durch Regelkreise gesteuert.
Welche Drüse kann man als Schaltzentrale für die hormonelle Regulation betrachten?

Den *Hypothalamus.*

Der Hypothalamus wirkt stimulierend oder hemmend auf einen zweiten Regler ein → die *Hypophyse* (Hirnanhangdrüse). Diese wiederum wirkt auf die untergeordneten Hormondrüsen (z. B. die Schilddrüse) ein.

4 Welche zwei Systeme werden vom Hypothalamus als zentrales Bindeglied miteinander verbunden?

Nervensystem und Hormonsystem

5 Wo liegt der Hypothalamus?

Der Hypothalamus liegt in den unteren Abschnitten des Zwischenhirns.

6 Beschreiben Sie die Lage der Hypophyse.

Sie liegt im Türkensattel der mittleren Schädelgrube und ist über den Hypophysenstiel mit dem Hypothalamus verbunden.

7 Die Hypophyse besteht aus zwei Teilen.

Nennen Sie diese.

Hypophysenvorderlappen (HVL) und Hypophysenhinterlappen (HHL)

8 Welche Hormondrüsen werden vom Hypophysenvorderlappen gesteuert?

a) die Nebennieren
b) die Schilddrüse
c) die Geschlechtsdrüsen

9 Welche Hormondrüsen sind mit den Nummern 1–9 bezeichnet?

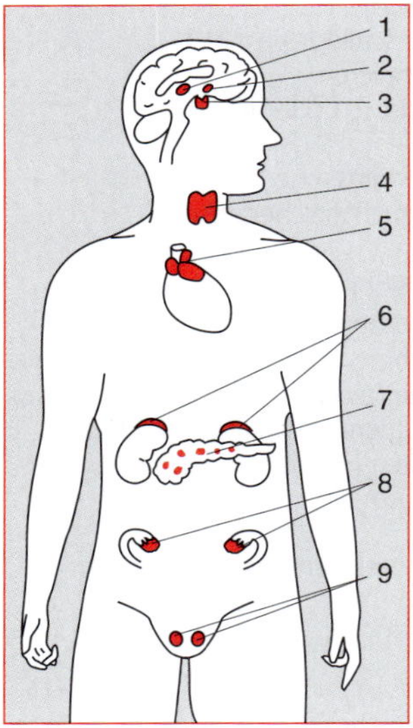

1 Zirbeldrüse
2 Hypothalamus
3 Hypophyse
4 Schilddrüse
5 Thymusdrüse
6 Nebennieren
7 Langerhans'sche Inseln
8 Eierstöcke
9 Hoden

10 Wo liegt die Schilddrüse?

Die zwei Lappen der Schilddrüse liegen rechts und links neben dem Schildknorpel. Der die beiden Lappen verbindende Isthmus (Verengung) liegt vor dem oberen Teil der Luftröhre.

11 Welches Spurenelement ist für die Funktion der Schilddrüse wichtig?

Iod

12 Beschreiben Sie die Lage der Nebennieren.

Die Nebennieren sitzen auf den oberen Polen der Nieren.

13 Welche zwei Anteile bilden die Nebennieren?

a) die Nebennierenrinde
b) das Nebennierenmark

14 Welche Hormone werden in der Nebennierenrinde gebildet?

a) Mineralokortikoide
b) Glukokortikoide

15 Wo werden folgende Hormone gebildet?

a) Glukagon und Insulin
b) Parathormon
c) Adrenalin und Noradrenalin
d) ACTH (Adrenocorticotropes Hormon)
e) Triiodthyronin (T_3) und Thyroxin (T_4)

a) ***Glukagon und Insulin:*** Langerhans'sche Inseln der Bauchspeicheldrüse
b) ***Parathormon:*** Nebenschilddrüsen
c) ***Adrenalin und Noradrenalin:*** Nebennierenmark
d) ***ACTH (Adrenocorticotropes Hormon):*** Hypophysenvorderlappen (Hirnanhangdrüse)
e) ***Triiodthyronin (T_3) und Thyroxin (T_4):*** Schilddrüse

16 Nennen Sie die Wirkungen folgender Hormone:

a) Insulin
b) Somatotrope Hormone (STH)
c) Prolactin
d) Parathormon
e) Noradrenalin
f) Östrogene
g) Androgene

a) ***Insulin:*** Blutzucker senkend
b) ***Somatotrope Hormone (STH):*** steuern das Wachstum von Skelett und Muskulatur
c) ***Prolactin:*** regt die Milchproduktion an
d) ***Parathormon:*** Erhöhung des Ca^{++}-Spiegels
e) ***Noradrenalin:*** Blutdruck steigernd →

▷ *Fortsetzung der Antwort* ▷

f) ***Östrogene:***
Wachstum der weiblichen Sexualorgane

g) ***Androgene:***
Wachstum der männlichen Sexualorgane

[17] Wie nennt man eine Vergrößerung der Schilddrüse?

Struma (Kropf)

[18] Welche Symptome deuten auf

a) eine Schilddrüsenunterfunktion (Hypothyreose)

b) auf eine Schilddrüsenüberfunktion (Hyperthyreose)?

a) ***Schilddrüsenunterfunktion:***
- geistiger und körperlicher Leistungsabfall
- teigige Schwellung der Haut (durch Wassereinlagerungen)
- Gewichtszunahme

Man nennt dieses Krankheitsbild auch Myxödem.

b) ***Schilddrüsenüberfunktion:***
- Unruhe, Nervosität
- Tachykardie
- Fingertremor (Tremor = Zittern)
- Schweißneigung
- Gewichtsabnahme trotz erhöhter Nahrungszufuhr
- Hervortreten der Augäpfel (Exophthalmus)

[19] Wodurch wird der Diabetes mellitus (Zuckerkrankheit) hervorgerufen?

Durch absoluten oder relativen Insulinmangel

[20] Welche Folgen hat der Insulinmangel?

Vor allem nach kohlehydratreichen Mahlzeiten kommt es zu hohen Konzentrationen von Glukose (Hyperglykämie) im Blut. Die Glukose kann bei Insulinmangel nicht im erforderlichen Maß in die Zellen eingeschleust werden, ebenso ist die Umwandlung von Glukose in Glykogen gestört. →

▷ *Fortsetzung der Antwort* ▷

Bei hohen Blutzuckerwerten ist die Niere nicht mehr in der Lage, die im Primärharn befindliche Glukose vollständig zurückzugewinnen; es wird Glukose im Harn ausgeschieden (= Glukosurie). Durch den daraus folgenden Energieverlust ist der Körper gezwungen, vermehrt Fette und Eiweiße abzubauen. Hierbei fallen verstärkt saure Stoffwechselprodukte an (z. B. Ketonkörper), die im schlimmsten Fall zu einer totalen Stoffwechselentgleisung, dem diabetischen Koma, führen können.

Wichtige Hormon- und Stoffwechselstörungen

1 Nennen Sie die wichtigsten Frühsymptome bei Diabetes mellitus.

a) Hyperglykämie (Blutzuckererhöhung)
b) Glukosurie (Ausscheidung von Glukose im Harn)
c) Polyurie (Entleerung großer Harnmengen)
d) Durst
e) Gewichtsabnahme trotz erhöhter Nahrungszufuhr
f) Müdigkeit, Abgeschlagenheit, Schwäche
g) Neigung zu entzündlichen Hauterkrankungen
h) erhöhte Infektanfälligkeit
i) schlechte Wundheilung

2 Erklären Sie den Unterschied zwischen
a) diabetischem Schock und
b) diabetischem Koma.

a) ***Diabetischer Schock:***
Hypoglykämie (Unterzuckerung), die z. B. durch erhöhte Insulinzufuhr oder zu geringe Nahrungsaufnahme ausgelöst werden kann.

Symptome:
Hunger, Schwäche, Schweißausbruch, Zittern, Herzklopfen, Verwirrtheit bis zur Bewusstlosigkeit. Die Therapie besteht in sofortiger Glukosezufuhr. →

▷ *Fortsetzung der Antwort* ▷

b) ***Diabetisches Koma:***
Hyperglykämie (Überzuckerung), mit vermehrtem Anfall von sauren Stoffwechselprodukten, ausgelöst z. B. durch fehlende oder zu geringe Insulinzufuhr, Diätfehler, Infekte usw.
Symptome:
Meist kommt es im Verlauf einiger Tage (bei Kindern auch innerhalb weniger Stunden) über Erbrechen, Übelkeit, Muskelschwäche und Schläfrigkeit, häufiger und vermehrter Harnausscheidung sowie starkem Durstgefühl zur zunehmenden Bewusstseinstrübung und Bewusstlosigkeit.
Der Patient zeigt eine vertiefte, verlangsamte Atmung, die Ausatemluft riecht obstähnlich nach Azeton, die Schleimhäute sind trocken, die Augäpfel weich. Es kommt zur Hypotonie bis zum Schock.
Die Therapie besteht in Insulinzufuhr, Regulierung des Säure-Basen-Haushalts und in Elektrolytinfusionen.

3 Mit welchen Spätkomplikationen muss ein Diabetiker rechnen?

Veränderungen an Gefäßen und Nerven führen im Laufe von Jahren und Jahrzehnten zu

- Netzhautveränderungen (diabetische Retinopathie), die über allmählichen Sehverlust bis zur Erblindung führen können
- Nierenversagen (diabetische Nephropathie)
- Durchblutungsstörungen vor allem im Fußbereich (diabetische Gangrän)
- Empfindungsstörungen im Bereich der Beine und Hände (diabetische Neuropathie)
- beim Diabetiker kommt es früher und ausgeprägter zur Arteriosklerose mit ihren Folgen (siehe dort)

[4] Nennen Sie die drei Pfeiler der Diabetestherapie.

a) Diät
b) Bewegung
c) medikamentöse Behandlung

[5] Nennen Sie die Formel, mit der sich das Normalgewicht nach Broca einfach berechnen lässt.

Normalgewicht (in kg)
= Körperlänge (in cm) – 100

[6] Wann gilt ein Mensch als übergewichtig?

Wenn sein Gewicht mehr als 10 % über dem Normalgewicht nach Broca liegt.

[7] Wie nennt man die krankhafte Fettsucht?

Adipositas

[8] Fettstoffwechselstörungen gehen mit der Erhöhung der Blutfette einher.
Zählen Sie die Blutfette auf.

Serumcholesterin, LDL-Cholesterin, HDL-Cholesterin, Triglyceride

[9] Wie nennt man eine Erhöhung der Blutfettwerte?

Hyperlipoproteinämie

[10] Eine Hyperlipoproteinämie gilt als Risikofaktor für verschiedene Krankheiten.
Zählen Sie diese auf.

a) Koronare Herzkrankheiten mit Herzinfarkt
b) Schlaganfall
c) arterielle Verschlusskrankheit

[11] Nennen Sie Ursachen für eine Hyperlipoproteinämie.

Sie kann genetisch bedingt sein. Häufiger allerdings wird sie durch

- falsche Ernährung (fettreiche Kost, zu viel Alkohol)
- Diabetes mellitus
- Hypothyreose
- bestimmte Nierenerkrankungen

verursacht. Auch Östrogene (z. B. in der „Pille") können die Blutfette erhöhen.

12 Eine weitere ernährungsbedingte Krankheit ist die Gicht. Was versteht man darunter?	Unter Gicht versteht man eine krankhafte Erhöhung der Harnsäurekonzentration im Blut.
13 Wie nennt man eine erhöhte Harnsäurekonzentration im Blut?	Hyperurikämie
14 Beschreiben Sie den Verlauf der Gicht.	Sie verläuft lange symptomlos und kann sich dann plötzlich in einem akuten Gichtanfall äußern. Dieser tritt oft nach einem reichlichen Essen und körperlicher Überbeanspruchung auf. Meist ist das Großzehengrundgelenk betroffen. Bei der chronischen Gicht lagert sich die Harnsäure in den Weichteilen und Knochen ab. Sie sind als kleine Knötchen (Gichttophi) sichtbar. Es kommt zu Gelenkdeformierungen und Nierenschäden.
15 Nennen Sie die Symptome eines akuten Gichtanfalls.	Das betroffene Gelenk ist stark geschwollen, gerötet und äußerst schmerzhaft. Der Patient hat leichtes Fieber und ein allgemeines Krankheitsgefühl.
16 Welches Nahrungsmittel sollte ein Patient mit Gicht möglichst meiden?	Innereien, Wildbret und einige Fischarten (Sardinen), Alkohol (besonders Rotwein)

Harnsystem

Bau und Funktion des Harnsystems

1 Welche Teile gehören zum Harnsystem?

a) Rechte und linke Niere (Ren)
b) rechter und linker Harnleiter (Ureter)
c) Harnblase (Vesica urinaria)
d) Harnröhre (Urethra)

2 Nennen Sie die zwei Hauptaufgaben der Harnorgane.

a) Ausscheidung der Stoffwechselprodukte
b) Regulation des Wasser- und Salzhaushalts

3 Beschreiben Sie die Lage der Nieren.

Die Nieren liegen rechts und links der Wirbelsäule hinter dem Bauchfell, etwa zwischen dem 11./12. Brustwirbel und dem 3./4. Lendenwirbel.

4 Warum liegt die rechte Niere etwas tiefer als die linke?

Die Leber, die sich im rechten Oberbauch befindet, verdrängt die rechte Niere.

5 Die Abbildung zeigt eine Niere.

Benennen Sie die Abschnitte 1–6.

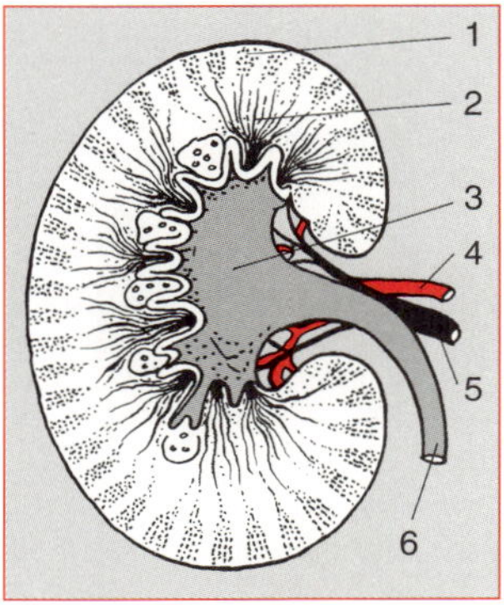

1 Nierenrinde mit Glomeruli
2 Nierenmark aus Nierenpyramiden
3 Nierenbecken
4 Nierenarterie
5 Nierenvene
6 Harnleiter

6 Welche Funktionen erfüllen die einzelnen Anteile des Harnapparates?

a) *Nierenrinde und Nierenmark:* Harnbildungsort
b) *Nierenkelche und Nierenbecken:* Auffangtrichter für Urin
c) *Harnleiter:* Harnableitung
d) *Harnblase:* Harnreservoir
e) *Harnröhre:* Harnableitung

7 Die kleinste funktionelle Einheit der Niere ist das Nephron.
Wie ist ein Nephron aufgebaut?

Es besteht aus dem Nierenkörperchen (Glomerulus und Bowman'sche Kapsel) und dem Nierenkanälchen.

8 Welche Anteile des Nephrons befinden sich in der Nierenrinde, welche im Nierenmark?

a) Nierenkörperchen und gewundene Teile der Nierenkanälchen befinden sich in der Nierenrinde (gekörntes Aussehen der Nierenrinde).
b) Gerade Teile der Nierenkanälchen befinden sich im Nierenmark und bilden zusammen mit den Sammelrohren die Nierenpyramiden (gestreiftes Aussehen).

[9] Benennen Sie in der nachfolgenden Abbildung die Zahlen 1–6.

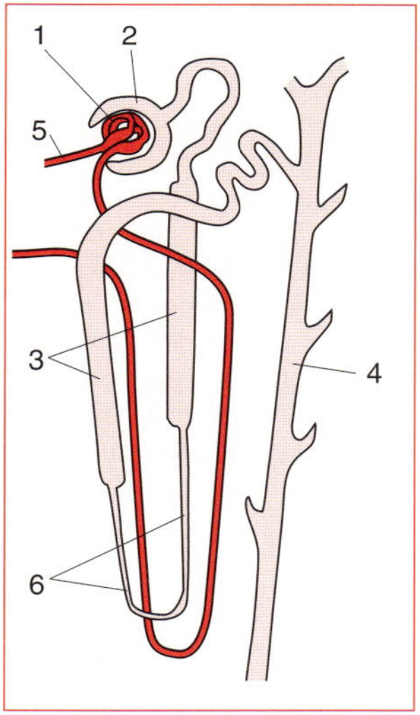

1 Glomerulus (Gefäßknäuel in der Niere)
2 Bowman'sche Kapsel
3 Nierenkanälchen
4 Sammelrohr
5 zuführende Arteriole
6 Henle'sche Schleife

[10] Wie wird Primärharn (Vorharn) gebildet?

Die Wände der Kapillarschlingen in der Bowman'schen Kapsel verhalten sich wie äußerst feinporige Filter. Über die glatte Muskulatur der zu- und wegführenden Arteriolen wird eine gleich bleibende Nierendurchblutung und damit ein gleich bleibender ***Filtrationsdruck in den Kapillarschlingen*** bewirkt. Durch diesen Druck wird das Ultrafiltrat (= Primärharn) passiv in die Bowman'sche Kapsel abgefiltert bzw. ausgepresst.

[11] Erläutern Sie, was man unter Primärharn (Vorharn) versteht.

Primärharn ist der direkt in den Glomeruli (Gefäßknäuel der Niere) gebildete Harn, der ***noch nicht*** konzentriert ist und in der Zusammensetzung dem eiweißfreien Blutplasma entspricht.

12 Wie viel Liter Primärharn bildet ein gesunder Erwachsener pro Tag?

ca. 150 l

13 Warum ist der Primärharn (Vorharn) beim gesunden Menschen eiweißfrei?

Da großmolekulare Eiweiße die Poren der Kapillarschlingen nicht passieren können.

14 Wie wird Primärharn (Vorharn) in Sekundärharn (Endharn) umgewandelt?

In den Nierenkanälchen werden Wasser, Zuckermoleküle, Aminosäuren und Salze aus dem Primärharn rückresorbiert (wieder ins Blut aufgenommen). Kalium und Kreatinin werden in den Primärharn sezerniert (abgesondert). Nur ca. 1 % des Vorharns kommt als Sekundärharn (Endharn) über die Harnblase zur Ausscheidung.

15 Geben Sie drei Beispiele für harnpflichtige Substanzen.

a) Harnstoff
b) Harnsäure
c) Kreatinin

16 Welche Besonderheit besteht bei der Einmündung der Harnleiter in die Harnblase?

Die Harnleiter münden an der Hinterseite der Harnblase schräg in diese ein. Dies bewirkt, dass bei gefüllter Blase die Harnleiter wie durch eine Art Druckverschluss geschlossen werden. Dadurch wird ein Zurückfließen des Urins aus der Harnblase in die Harnleiter verhindert. (Dieser Mechanismus funktioniert nicht mehr bei einer überdehnten Blase wie z. B. bei Prostatahypertrophie).

17 Wie groß ist das Fassungsvermögen der Harnblase?

Das Fassungsvermögen beträgt ca. 150–500 ml. Ab ca. 150 ml verspürt der Mensch Harndrang. Im Extremfall kann die Blase über einen Liter Urin enthalten.

18 Worin unterscheiden sich die männliche und die weibliche Harnröhre?

Sie haben eine unterschiedliche Länge:
- beim Mann ca. 16 cm
- bei der Frau ca. 3 cm

Wichtige Erkrankungen der Harnorgane

1 Welche Symptome lassen sich bei einer Harnwegsinfektion feststellen?

a) *Pollakisurie* (= häufiges Wasserlassen kleiner und kleinster Urinportionen)

b) *Algurie* (schmerzhaftes [brennendes] Wasserlassen)

c) ständiger *Harndrang*

d) *Urin:* meist getrübt, evtl. blutig verfärbt

e) *Sediment:* Leukozyturie, Bakteriurie, Epithelien, Zylinder, evtl. Erythrozyturie

2 Warum leiden Frauen häufiger an Harnwegsinfektionen (HWI) als Männer?

Die Kürze der weiblichen Harnröhre begünstigt ein Aufsteigen von Krankheitserregern. Zudem wird durch zyklusabhängige, hormonelle Veränderungen der Harnwegsschleimhäute das Auftreten einer HWI erleichtert.

3 Welche Ratschläge können Sie im Sinne der Gesundheitserziehung an Patientinnen mit häufigen Harnwegsinfektionen weitergeben?

a) Angepasste Kleidung (Unterleib und Füße warm halten)

b) sorgfältige Intimtoilette

c) genügend trinken

(Diese Ratschläge dienen der Vorbeugung und ersetzen im Krankheitsfall keineswegs den Arztbesuch.)

4 Die Pyelonephritis ist die häufigste Erkrankung der Nieren.

Auf welchem Wege kann sie entstehen?

a) ***Aufsteigend*** (= aszendierend)
→ ausgehend von einer Infektion der Harnröhre und der Harnblase über die Harnleiter ins Nierenbecken und von dort aufs Nierengewebe übergreifend

b) ***hämatogen*** (= deszendierend)
→ bei oder nach Durchfallerkrankungen, Mandelentzündungen u. a. Die Erreger werden über den Blutweg direkt zum Nierengewebe gebracht.

[5] Welche Faktoren begünstigen das Auftreten einer Pyelonephritis?

a) Diabetes mellitus
b) Schwangerschaft
c) Harnabflussstörungen

[6] Nennen Sie drei typische Symptome einer Pyelonephritis.

Der schwer kranke Patient leidet unter:
- Fieber, Schüttelfrost
- Schmerzen (Nierenlager sind druck- und klopfschmerzhaft)
- Harndrang
- Urin: reichlich Leukozyten, Erythrozyten, Rundepithelien, Bakterien

[7] Welche Symptome ruft eine Steineinklemmung im Harnleiter hervor?

Nierenkolik (= heftigste, anfallsweise auftretende krampfartige Schmerzattacken in der Lendengegend. Sie können in den Rücken und in die Harnblasenregion ausstrahlen).
Evtl. mit Erbrechen, Schüttelfrost und kleinem schnellem Puls verbunden.

Urin: Erythrozyturie, Verminderung der Urinmenge, evtl. Leukozyturie und Bakterien

[8] Entsprechend ihrer Zusammensetzung werden unterschiedliche Steinarten unterschieden.

Nennen Sie mindestens drei davon.

a) Calciumoxalatsteine
b) Calciumphosphatsteine
c) Magnesiumphosphatsteine
d) Harnsäure- bzw. Uratsteine
e) Zystinsteine

[9] Eine 23-jährige Frau kommt in die Praxis und klagt über Kopfschmerzen, häufiges Erbrechen und geschwollene Augen. Sie berichtet, dass sie vor kurzem eine schwere Angina durchgemacht hätte.

a) Welcher Verdachtsdiagnose wird der Arzt nachgehen?

b) Welche Untersuchungsergebnisse würden die Diagnose bestätigen?

a) Akute Glomerulonephritis (Entzündung der Nierenkörperchen)

b)
- erhöhter Blutdruck
- Urin: Hämaturie und Proteinurie
- Blut: beschleunigte Blutsenkung

10 Wann spricht man von einer Niereninsuffizienz?

Wenn die Nierenfunktion eingeschränkt ist (Nierenversagen).

11 Wie kann es zu einer chronischen Niereninsuffienz kommen?

Sie ist die Folge zahlreicher Grunderkrankungen, wie z. B. chronische Glomerulonephritis, Diabetes mellitus, schmerzmittelbedingte Nierenschädigung, Bluthochdruck, Zystennieren.

12 Wie äußert sich eine chronische Niereninsuffizienz?

Die Niereninsuffizienz bleibt lange unbemerkt. Im fortgeschrittenen Stadium klagt der Patient über Kopfschmerzen, Übelkeit, Erbrechen und eine eingeschränkte Leistungsfähigkeit. Er leidet unter Juckreiz und hat deutliche Wassereinlagerungen im Gewebe (Ödeme). Es kommt zu einer Anämie und urinähnlichem Mundgeruch sowie zu Muskelkrämpfen und Knochenschmerzen.

13 Im Endstadium der Niereninsuffizienz kommt es zu einer Urämie.
Was versteht man darunter?

Lebensbedrohliche Anhäufung harnpflichtiger Substanzen im Blut

14 Anhand welcher Laborwerte kann man den Verlauf einer chronischen Niereninsuffizienz beurteilen?

Harnstoff- und Kreatininbestimmung im Plasma

15 Nennen Sie weitere Laborwerte, die bei der chronischen Niereninsuffizienz verändert sind.

Harnsäure	→ erhöht
Kalium	→ erhöht
Kalzium	→ erniedrigt
Natrium	→ erhöht

16 Welche Überlebensmöglichkeiten hat der Patient, wenn seine Nierenfunktion ausgefallen ist?

Dialysebehandlung (Blutwäsche mithilfe der künstlichen Niere) oder Nierentransplantation

Wichtige diagnostische Maßnahmen

1 Nennen Sie mindestens drei Gründe für das Katheterisieren der Harnblase.

a) Entleeren der Harnblase bei Harnverhalten
b) Urinentnahme zur bakteriologischen Untersuchung
c) Nierenfunktionsprüfung
d) Bestimmung des Restharns
e) vor gynäkologischen Eingriffen

2 Welche Materialien werden für eine einmalige Katheterisierung bei der Frau benötigt?

a) 2–3 Einwegkatheter
b) Schälchen mit 6 Tupfern
c) 2 Nierenschalen
d) sterile Handschuhe

→ günstig als Einweg-Set

e) Desinfektionslösung
f) Einmalunterlage
g) Abfallsack
h) steriles Urinauffanggefäß (wenn der Urin bakteriologisch untersucht werden soll)

3 Worauf muss beim Katheterisieren unbedingt geachtet werden?

Begründen Sie Ihre Aussage.

a) *Absolut steriles Vorgehen* soll Keimverschleppung in die Harnblase verhindern.
b) *Widerstände beim Einführen des Katheters dürfen nicht gewaltsam überwunden werden* wegen Verletzungsgefahr (z. B. bei Prostatahypertrophie).

4 Die Uringewinnung für diagnostische Untersuchungen bei Harnwegsinfektionen erfolgt heute häufig durch ein anderes Verfahren.

Nennen Sie diesen Eingriff und begründen Sie, weshalb er dem Katheterisieren vorgezogen wird.

Die suprapubische ***Blasenpunktion.***
Sie wird von den Patienten als weniger unangenehm empfunden als das Katheterisieren. Außerdem ist sie kaum schmerzhaft und eine Keimverschleppung in die Blase ist praktisch ausgeschlossen.

5 Welche Materialien werden für eine Blasenpunktion benötigt?

a) Rasierschaum und Einmalrasierer
b) sterile Watteträger und Hautdesinfektionsmittel
c) 20-ml-Spritze
d) 8–10 cm lange feine Kanüle
e) steriles Uringefäß für das Untersuchungslabor
f) sterile Tupfer
g) Schnellverband
(Lokalanästhesie bereithalten)

6 Wie bereiten Sie einen Patienten zur Cystoskopie (Blasenspiegelung) vor?

a) Der Patient muss vor dem Eingriff mind. 300 ml Flüssigkeit (Tee, stilles Wasser) zu sich nehmen.
b) Evtl. Schmerzmittel nach Anweisung des Arztes verabreichen.
c) Den Patienten in Steinschnittlage auf dem Untersuchungsstuhl lagern.

Geschlechtsorgane, Schwangerschaft und Geburt

Geschlechtliche Differenzierung

1 Unterscheiden Sie zwei Arten von Geschlechtsmerkmalen und geben Sie jeweils zwei Beispiele an.

Weitere Fragen finden Sie im Kapitel „Zelle und Gewebe".

a) ***Primäre Geschlechtsmerkmale***
sind die Geschlechtsdrüsen, deren Ausbildung von den Geschlechtschromosomen abhängen.
Beispiele: Hoden, Eierstöcke

b) ***Sekundäre Geschlechtsmerkmale***
sind abhängig von den Einwirkungen der Geschlechtsdrüsen.
Beispiele: äußere Geschlechtsorgane, Schambehaarung, Verteilung der Fettpolster, Entwicklung der Brustdrüse

Bau und Funktion der männlichen Geschlechtsorgane

1 Benennen Sie die Zahlen 1–6 in der nachfolgenden Abbildung.

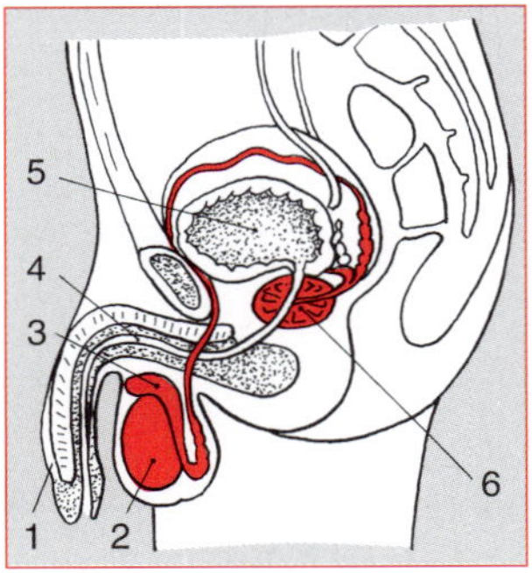

1 Penis
2 Hoden
3 Nebenhoden
4 Harnröhre
5 Harnblase
6 Prostata

2 Welche Teile der männlichen Geschlechtsorgane zählt man

a) zum äußeren Genitale?

b) zum inneren Genitale?

a) *Zum **äußeren Genitale** zählt man:*
- das männliche Glied (Penis)
- den Hodensack (Skrotum)

b) *zum **inneren Genitale** zählt man:*
- die Hoden (Testes)
- die Nebenhoden (Epididymes)
- die Samenleiter
- die Vorsteherdrüse (Prostata)
- die Bläschendrüsen
- die Bulbourethraldrüsen (Cowper-Drüsen)

3 Wo liegt die Prostata?

Die Prostata umgibt die hintere Harnröhre und sitzt zwischen Harnblasengrund und Beckenboden.

4 Nennen Sie die Bildungsorte

a) der Samenfäden (Spermien)

b) des männlichen Geschlechtshormons Testosteron.

a) Hodenkanälchen

b) Leydig-Zwischenzellen des Hodens

5 Erläutern Sie die Begriffe

a) Sterilisation und

b) Kastration

a) ***Sterilisation:***
Durch Unterbindung oder Durchtrennung der Samenleiter des Mannes wird verhindert, dass zeugungsfähige Samenzellen bei der Ejakulation mit ausgestoßen werden.
Bei der Frau werden die Eileiter unterbunden oder durchtrennt, wodurch ein Zusammentreffen von Ei und Samenzellen unmöglich wird. In beiden Fällen kommt es zu dauernder Unfruchtbarkeit.

b) ***Kastration:***
Hierbei werden die Hormondrüsen (Hoden des Mannes bzw. Eierstöcke der Frau) entfernt bzw. zerstört. Dadurch kommt es außer zur Unfruchtbarkeit auch zu schweren hormonellen Störungen.

Erkrankungen der männlichen Geschlechtsorgane

[1] Was versteht man unter einer Phimose?

Eine angeborene oder erworbene Verengung der Vorhaut. Die Vorhaut kann nicht über die Eichel (Glans) zurückgezogen werden.

[2] Welche Entzündungen der männlichen Geschlechtsorgane bezeichnet man als

a) Balanitis

b) Orchitis

c) Prostatitis?

a) ***Balanitis:***
Entzündung der Vorhaut und/oder der Eichel

b) ***Orchitis:***
Entzündung des Hodens

c) ***Prostatitis:***
Enzündung der Vorsteherdrüse (Prostata)

[3] Welche Entzündung der männlichen Geschlechtsorgane kann als Folge einer Mumpserkrankung auftreten und welche Gefahr ist damit verbunden?

Mumps – Orchitis (= isolierte Hodenentzündung). Es besteht die Gefahr einer späteren Unfruchtbarkeit.

[4] Bei mehr als der Hälfte der Männer über 50 Jahre kommt es zur Bildung eines Prostata-Adenoms.

a) Was versteht man darunter?

b) Welche Störungen können dadurch verursacht werden?

a) ***Prostata-Adenom:***
Vergrößerung der Vorsteherdrüse des Mannes

b) mehr oder weniger starke Harnentleerungsstörungen
(Verzögerter Start bei der Harnentleerung mit abgeschwächtem Strahl, häufiger Harndrang und nächtliches Wasserlassen. Im schlimmsten Fall kann eine totale Harnverhaltung entstehen, die ein sofortiges Eingreifen des Arztes notwendig macht.
Bei Ausbildung einer Überlaufblase ist die Blase stark vergrößert hinter der Symphyse tastbar und es kommt zu häufigem Wasserlassen kleiner und kleinster Urinportionen.)

5 Das Prostatakarzinom entwickelt sich im Anfangsstadium in der Regel symptomfrei.

Wie kann es trotzdem diagnostiziert werden?

Krebsvorsorgeuntersuchung durch Palpation der Prostata bei der rektalen Untersuchung. (Besteht Verdacht auf ein Prostatakarzinom, dann kann die Diagnose durch eine Gewebeuntersuchung gesichert werden.)

6 Bösartige Hodentumoren zählen zu den häufigsten bösartigen Tumoren junger Männer.

a) Welche Altersgruppe ist davon betroffen?

b) Nennen Sie die Symptome.

c) Wie kann er diagnostiziert werden?

a) Männer im Alter von 20 bis 30 Jahren.

b) – Langsam entstehende schmerzlose Schwellung eines Hodens
   – Schweregefühl im Hoden

c) Tastbefund: derber, glatter oder höckriger Hoden. Bei Verdacht auf Hodentumor muss der Hoden zur Diagnosestellung operativ freigelegt werden.

7 Welche Empfehlung kann man aufgrund dieser Erkenntnisse den Männern geben?

Jeder Mann sollte einmal monatlich seine Hoden selbst untersuchen.

Bau und Funktion der weiblichen Geschlechtsorgane

1 Bezeichnen Sie die weiblichen Geschlechtsorgane (1–6) in der nachfolgenden Abbildung.

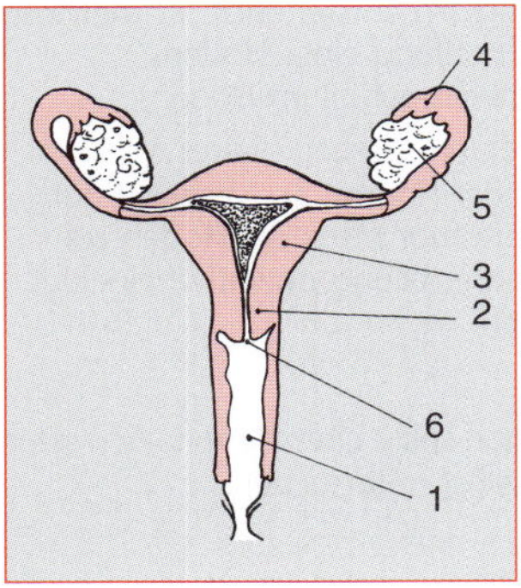

1 Scheide (Vagina)
2 Gebärmutterhals (Cervix uteri)
3 Gebärmutter (Uterus)
4 Eileiter (Tuba uterina)
5 Eierstock (Ovar)
6 Muttermund (Portio)

2 Was bezeichnet man als Vulva?

Die äußeren weiblichen Geschlechtsorgane

3 Welche Teile gehören zu den äußeren Geschlechtsorganen der Frau?

Zu den äußeren Geschlechtsorganen der Frau gehören:
- die großen und die kleinen Schamlippen (Labia majora und minora)
- der Kitzler (Klitoris)
- der Scheidenvorhof (Vestibulum vaginae)
- die Bartholin-Drüsen (Glandulae vestibulares)

4 Wo liegen die inneren Geschlechtsorgane der Frau?

Im kleinen Becken

5 Zählen Sie die inneren Geschlechtsorgane der Frau auf.

Zu den inneren Geschlechtsorganen der Frau gehören:
- die Scheide (Vagina)
- die Gebärmutter (Uterus)
- 2 Eileiter (Tubae uterinae)
- 2 Eierstöcke (Ovarien)

6 Unterteilen Sie den Uterus in seine drei Abschnitte.

a) Gebärmuttergrund (Fundus uteri)
b) Gebärmutterhöhle (Cavum uteri)
c) Gebärmutterhals (Cervix uteri) mit innerem und äußerem Muttermund

7 Wie ist die Uteruswand (Gebärmutterwand) aufgebaut?

Der Uterus ist innen mit einer Schleimhaut, dem ***Endometrium***, ausgekleidet. Diese sitzt dem Hauptteil der Uteruswand, dem aus glatter Muskulatur bestehenden ***Myometrium***, direkt auf. Als dritte Schicht überzieht das ***Peritoneum*** den Uterus. Da das Peritoneum mit dem Myometrium verwachsen ist, wird es in diesem Bereich auch ***Perimetrium*** genannt und der Uteruswand zugerechnet.

8 Erklären Sie, was man unter Adnexe versteht.

Adnexe sind Anhangsgebilde des Uterus (Gebärmutter), also die Eierstöcke und Eileiter.

9 Welche Aufgabe haben die Eileiter?

Sie nehmen das Ei nach dem Follikelsprung mithilfe ihres Fransenendes auf und transportieren es durch Flimmerbewegungen des Flimmerepithels und peristaltische Wellen zur Gebärmutter.

10 In welchen Phasen verläuft der Menstruationszyklus?

1. ***Desquamations-Reparationsphase (1.–4. Tag)***
   Ablösung und Ausstoßung der Funktionalisschicht der Gebärmutterschleimhaut mit Blutung (Menstruation) →

▷ *Fortsetzung der Antwort* ▷

2. ***Profilerationsphase (5.–14. Tag)***
   Wiederaufbau der Funktionalis
3. ***Sekretionsphase (15.–28. Tag)***
   Die Drüsen der Funktionalisschicht sezernieren (absondern) Schleim und Glykogen.

11 Erklären Sie die folgenden Begriffe:
a) Menarche
b) Menopause
c) Klimakterium

a) ***Menarche***
   = Zeitpunkt der ersten Regelblutung
b) ***Menopause***
   = Zeitpunkt der letzten Regelblutung in den Wechseljahren
c) ***Klimakterium***
   = Wechseljahre, Zeitraum zwischen Erschöpfungsbeginn der Eierstöcke und der Einstellung ihrer Tätigkeit

Erkrankungen der weiblichen Geschlechtsorgane

1 Wodurch sind die inneren Geschlechtsorgane der Frau vor aufsteigenden Infektionen geschützt?

a) Durch das saure Milieu der Scheide (ph-Wert 4) mit ihren Döderlein-Bakterien
b) durch den mechanischen Scheidenverschluss
c) durch den im Gebärmutterhalskanal befindlichen Schleimpfropf

2 Erklären Sie die Begriffe
a) Vulvitis
b) Kolpitis

a) Entzündung der Vulva, die durch mechanische (zu enge Wäsche) und chemische (Seifen oder Deodorants) Reize sowie Infektionen (Herpesviren) hervorgerufen werden kann.
b) Entzündung der Vagina. Sie wird überwiegend durch pathogene Bakterien, Pilze oder Trichomonaden ausgelöst. Begünstigt wird die Besiedelung mit krankhaften Mikroorganismen durch Scheidenspülungen, Antibiotikaeinnahme, Diabetes mellitus oder Östrogenmangel nach der Menopause.

3 a) Wie nennt man eine Entzündung des Eileiters und des Ovars?
b) Welche Folgen kann eine Eileiterentzündung nach sich ziehen?

a) Adnexitis
b) – Sterilität infolge eines Tubenverschlusses
– Tubargravidität infolge schlechter Tubendurchgängigkeit

4 Erklären Sie, was man unter einer Endometritis versteht.

Endometritis:
Entzündung der Gebärmutterschleimhaut

5 Welche Veränderungen der Brust lassen einen bösartigen Tumor befürchten?

a) Hauteinziehungen
b) Verziehung der Brustwarze
c) tastbare Knoten
d) Konturveränderungen
e) blutige Sekretion aus der Mamille

6 Welches ist die häufigste gutartige Geschwulst der Gebärmutter?

Das Uterusmyom

7 a) Nennen Sie die häufigste bösartige Geschwulst der Gebärmutter.
b) Wie kann diese symptomarme Krebsart möglichst frühzeitig erkannt werden?

a) ***Zervixkarzinom***
(= Krebs im Gebärmutterhalsbereich)
b) durch regelmäßige Krebsvorsorgeuntersuchung mit zytologischer Diagnostik

8 Was versteht man unter einer Konisation?

Die Entnahme eines kegelförmigen Gewebestückes aus dem Gebärmutterhals zur feingeweblichen Untersuchung bei Verdacht auf ein Zervixkarzinom

9 a) Wie nennt man eine Gebärmuttersenkung?
b) Wodurch wird sie verursacht?

a) Descensus uteri
b) Durch eine Schwächung des bindegewebigen Halteapparates

[10] Nennen Sie die Hauptbeschwerden bei einer Gebärmuttersenkung.

a) Druckgefühl nach unten
b) Fremdkörpergefühl beim Gehen
c) Gefühl, Blase und Darm nicht mehr richtig entleeren zu können
d) Unwillkürlicher Harnabgang (Harninkontinenz) beim Lachen, Husten, Niesen und beim Tragen schwerer Gegenstände

[11] Wie kann man einer Gebärmuttersenkung vorbeugen?

Durch gezielte Beckenbodengymnastik, vor allem nach Geburten

[12] Welches ist der häufigste Sitz eines Mammakarzinoms?

Der obere äußere Quadrant der Brust

[13] Wie kann man ein Mammakarzinom möglichst frühzeitig erkennen?

a) Regelmäßige Selbstuntersuchung der Brüste durch die Frau
b) Untersuchung der Brüste bei jeder gynäkologischen Untersuchung

Sexuell übertragbare Erkrankungen

[1] Wie äußert sich der Befall der Scheide mit dem Hefepilz Candida?

Beim Vaginalsoor kommt es zu einem käsigen Scheidenausfluss und starkem Juckreiz im Genitalbereich.

[2] Wie kann der Vaginalsoor behandelt werden?

Mit pilzabtötenden Salben oder Vaginalzäpfchen (Antimykotika), die in die Scheide eingeführt werden. Der Sexualpartner muss immer mitbehandelt werden.

[3] Erklären Sie den Begriff Trichomoniasis.

Infektion der Scheide und der Vulva mit Trichomonaden (Trichomonaden sind Protozoen). Sie verursachen einen schaumigen, übel riechenden Vaginalausfluss sowie Brennen in der Scheide und Juckreiz der Vulva.

4 Nennen Sie die vier „klassischen" meldepflichtigen Geschlechtskrankheiten.

a) *Gonorrhö* (sog. Tripper, häufigste Geschlechtskrankheit)
b) *Lues* (sog. Syphilis oder harter Schanker)
c) *Ulcus molle* (sog. weicher Schanker, zurzeit in Mitteleuropa ausgestorben)
d) *Lymphopathia venera* (in unseren Breiten sehr selten)

5 a) Wodurch wird die Gonorrhö (Go) verursacht?
b) Wie lange dauert die Inkubationszeit?
c) Nennen Sie die wichtigsten Krankheitssymptome beim Mann und bei der Frau.
d) Welche Gefahr besteht für das ungeborene Kind?

a) Durch Gonokokken
b) ca. 3 Tage
c) *Beim Mann:*
Brennen beim Wasserlassen und rahmig gelber Ausfluss aus der Harnröhre.
Bei der Frau:
Brennen beim Wasserlassen, grünlich gelber Ausfluss aus der Scheide (verläuft in der Regel symptomärmer als beim Mann).
d) Es besteht die Gefahr, dass das Kind einer an Gonorrhö erkrankten Mutter sich bei der Geburt eine Gonoblennorrhö zuzieht.
Dies ist eine Bindehautentzündung des Auges mit großer Erblindungsgefahr. Man beugt dieser Erkrankung vor, indem man dem gefährdeten Neugeborenen direkt nach der Geburt 1 Tropfen einer 1%igen Silbernitratlösung in den Augenbindehautsack tropft (sog. Credé-Prophylaxe).

6 a) Wodurch wird die Lues (Syphilis) verursacht?
b) Welche zwei Arten der Lues werden unterschieden?
c) Wie lange dauert die Inkubationszeit bei der erworbenen Lues?

a) Treponema pallidum
b) – erworbene Lues
– angeborene Lues (Lues connata)
c) ca. 3 Wochen

→

▷ *Fortsetzung der Frage und Antwort* ▷

d) Was versteht man unter dem syphilitischen Primäraffekt?

d) die Ausbildung eines schmerzlosen Geschwürs an der Eintrittsstelle (meist an den Genitalien oder im Mundbereich)

e) Wie äußert sich die angeborene Lues beim Neugeborenen?

e)
- großflächige Blasen und Hautablösungen an den Handflächen und Fußsohlen
- blutig eitriger Schnupfen
- Rhagaden um Mund, Nase, After
- Lebervergrößerung

Wichtige diagnostische Maßnahmen

1 Beschreiben Sie den Ablauf einer gynäkologischen Untersuchung.

1. ***Brustuntersuchung:***
   - Inspektion der Brust im Sitzen und Liegen
   - Palpation der Brust mit beiden Händen
   - Palpation der Lymphregionen am Hals, oberhalb und unterhalb des Schlüsselbeins und der Achselhöhlen
2. ***Untersuchung der Genitalien:***
   - bequeme Lagerung der Patientin in Steinschnittlage auf dem Untersuchungsstuhl
   - Inspektion des äußeren Genitales
   - Einführung der Spekulumblätter oder eines Selbsthaltespekulums zur Untersuchung der Scheide und der Portio
   - gegebenenfalls Abstrichentnahme
   - Kolposkopie = Betrachtung der Portiooberfläche mit dem Kolposkop
   - Entfernung des Spekulums
   - bimanuelle Tastuntersuchung des Uterus

[2] Welche Untersuchungen umfasst die Krebsfrüherkennung? *)

- eine umfassende gynäkologische Untersuchung mit
- zytologischen Abstrichen von Portiooberfläche und Gebärmutterhalskanal
- ab dem 30. Lebensjahr: Abtasten der Brust und der zugehörigen Lymphabflussgebiete im Bereich der Achselhöhlen und über den Schlüsselbeinen
- ab dem 50. Lebensjahr: Austastung des Mastdarms und Stuhluntersuchung auf okkultes Blut
- ab dem 56. Lebensjahr: wahlweise Darmspiegelung (Wiederholung nach 10 Jahren) oder Stuhltest

---

*) **Anmerkung:** Spätestens ab Ende 2005 neues Früherkennungsprogramm (Mammographie) für Frauen ab 50 Jahren (alle zwei Jahre)

[3] Beschreiben Sie die Anfertigung der zytologischen Abstriche.

Mit Watteträgern wird das Zellmaterial von der Portiooberfläche bzw. aus dem Gebärmutterhalskanal entnommen und jeweils sofort mit einer rollenden Bewegung gleichmäßig auf einen Objektträger aufgetragen. Anschließend muss das Zellmaterial auf den Objektträgern sofort fixiert werden, z. B. durch Sprühfixierung.

[4] Mit welcher Untersuchung lassen sich Bauchraum und Geschlechtsorgane von innen betrachten?

Mit der Laparoskopie (Bauchspiegelung)

[5] Nennen Sie diagnostische und therapeutische Gründe für eine Laparoskopie in der Gynäkologie.

a) diagnostische Gründe
   - Verdacht auf Fehlbildungen der Eierstöcke und Eileiter
   - Verdacht auf Eileiterschwangerschaft
   - bei unklaren Unterbauchschmerzen
   - zur Gewebeentnahme

b) therapeutische Gründe
   - Durchführung einer Sterilisation
   - Entfernung gutartiger Tumoren, Zysten und Endometrioseherde
   - Lösen von Verwachsungen

[6] Was versteht man unter einer Kürettage?

Eine Ausschabung der Gebärmutterhöhle, auch Abrasio uteri genannt.

7 Nennen Sie Gründe für die Durchführung einer Kürettage.

a) diagnostische Gründe:
Karzinomverdacht in der Gebärmutterhöhle

b) therapeutische Gründe:
– Gebärmutterpolypen
– nach Fehlgeburt

Schwangerschaft

1 Wie viele Wochen dauert eine normale Schwangerschaft?

40 Wochen vom ersten Tag der letzten Menstruation (Regelblutung) an gerechnet *oder*
266 Tage +/– 3 Tage vom Tag der Konzeption (Befruchtung) gerechnet.

2 Nach welcher Formel berechnet man den voraussichtlichen Geburtstermin?

Naegele-Regel:
1. Tag der letzten Periode – 3 Monate + 7 Tage + 1 Jahr

3 Berechnen Sie den voraussichtlichen Geburtstermin nach folgenden Angaben:

1. Tag der letzten Periode war der 30. 8. dieses Jahres.

Der voraussichtliche Geburtstermin ist der 6. 6. des darauf folgenden Jahres.

4 Zu welchem Zeitpunkt wird der Beginn der Schwangerschaft festgelegt?

Am 5. Tag nach der Befruchtung nistet sich der Keimling in der Gebärmutterschleimhaut ein (Nidation). Damit beginnt aus gynäkologischer Sicht die Schwangerschaft.

5 Wo findet die Befruchtung der Eizelle statt?

Im ersten Drittel des Eileiters, der Ampulle

6 Welchen Zeitraum bezeichnet man als

a) Embryonalperiode

b) Fetalperiode?

a) ***Embryonalperiode***
= Befruchtung bis zur 12. Schwangerschaftswoche

b) ***Fetalperiode***
= ab der 13. Schwangerschaftswoche bis zur Geburt

7 Man unterscheidet sichere und unsichere Schwangerschaftszeichen.

Geben Sie jeweils drei Beispiele an.

a) ***Unsichere Schwangerschaftszeichen:***
- Übelkeit
- absonderliche Gelüste
- Ausbleiben der Regelblutung
- Schwellung der Brüste

b) ***sichere Schwangerschaftszeichen:***
- Nachweis der kindlichen Herztöne (Ultraschall oder Holzstethoskop)
- Nachweis kindlicher Strukturen (Ultraschall)
- Fühlen von Kindsteilen oder Kindsbewegungen
- röntgenologischer Nachweis des kindlichen Skeletts
- positiver Schwangerschaftstest

8 Welche Aufgabe hat die Plazenta (Mutterkuchen)?

Über die Plazenta treten mütterliche und kindliche Blutgefäße in engen Kontakt, sodass durch Diffusionsvorgänge niedermolekulare Stoffe vom mütterlichen in den kindlichen Kreislauf und umgekehrt übertreten können. Dadurch werden Ernährung und Sauerstoffversorgung sowie der Abtransport von Stoffwechselschlacken des Ungeborenen sichergestellt.

Geburt

1 Bei der Geburt werden drei Phasen unterschieden.

Nennen Sie diese sowie deren Ablauf.

a) ***Eröffnungsperiode:***
Durch regelmäßige Kontraktionen (Zusammenziehungen) der Gebärmuttermuskulatur kommt es zur vollständigen Eröffnung des äußeren Muttermundes.

b) ***Austreibungsphase:***
Das Kind wird mithilfe von Presswehen durch den Geburtskanal nach außen getrieben.

c) ***Nachgeburtsperiode:***
Ausstoßung der Nachgeburt (Eihäute und Mutterkuchen)

2 Nennen Sie fünf Reifezeichen des Neugeborenen.

a) Körpergewicht 2 500–4 500 g
b) Körperlänge 48–52 cm
c) Finger- und Zehennägel erreichen die Kuppen
d) Hoden sind im Hodensack
e) große Schamlippen überdecken die kleinen
f) Nasen- und Ohrknorpel sind fest

3 Welche Zeit bezeichnet man als Wochenbett (= Puerperium)?

Die Zeit nach der Geburt, in der sich der Körper wieder auf den nicht schwangeren Zustand einstellt.
Dauer: ca. 6–8 Wochen

Störungen während Schwangerschaft, Geburt und Wochenbett

1 a) Erklären Sie den Begriff Embryopathie.
b) Nennen Sie hierfür drei Ursachen.

a) ***Embryopathie:***
Erkrankung des Ungeborenen im Mutterleib während der Organentwicklung (in den ersten drei Schwangerschaftsmonaten), die zu Entwicklungsstörungen der Leibesfrucht führt
b) – Rötelnembryopathie, ausgelöst durch Rötelninfektion der Mutter
– Röntgenstrahlen
– Medikamente (z. B. Thalidomid → „Conterganerkinder")
– Suchtmittel

2 a) Erläutern Sie, was man unter Fetopathie versteht.
b) Nennen Sie drei Ursachen der Fetopathie.

a) ***Fetopathie:***
Erkrankungen des Ungeborenen im Mutterleib mit daraus folgenden Entwicklungsstörungen der Leibesfrucht nach abgeschlossener Organbildung (nach dem 3. Schwangerschaftsmonat) →

▷ *Fortsetzung der Antwort* ▷

b) – Luesinfektion der Mutter
– Toxoplasmose der Mutter
– Listerioseinfektion der Mutter
– Blutgruppen- und Rh-Unverträglichkeiten zwischen Mutter und Kind

3 Was versteht man unter Gestosen?

Gestosen sind Krankheiten, die nur bei schwangeren Frauen auftreten und durch die Schwangerschaft ausgelöst werden.

4 Man unterscheidet Frühgestosen und Spätgestosen.

Geben Sie jeweils ein Beispiel an.

a) ***Frühgestosen:***
– Schwangerschaftserbrechen (Hyperemesis gravidarum)
– Ptyalismus (= übermäßiger Speichelfluss)

b) ***Spätgestosen:***
– EPH-Gestose
– drohende Eklampsie
– Eklampsie

5 Beschreiben Sie die Hyperemesis gravidarum.

Ab der 6. Schwangerschaftswoche kommt es zu unstillbarem Erbrechen, unabhängig von der Nahrungsaufnahme. Es kommt zu Gewichtsabnahme und Flüssigkeitsmangel der Schwangeren, die eine Klinikeinweisung notwendig machen.

6 Wofür stehen die Buchstaben E, P und H bei der EPH-Gestose?

E: Edema = Ödeme
P: Proteinurie
H: Hypertonie

Es werden damit die Hauptsymptome angesprochen.

7 Erläutern Sie, was man unter einer Eklampsie versteht.

Eklampsie:
das Auftreten tonisch-klonischer Krampfanfälle mit nachfolgendem Koma, das bis zu mehreren Tagen dauern kann.

8 Welche anderen Störungen können außer den Gestosen während der Schwangerschaft noch auftreten?

a) Anämie
b) Varikose (Krampfaderleiden)

9 Erklären Sie den Begriff Extrauteringravidität.

Unter ***Extrauteringravidität*** versteht man eine Schwangerschaft, die sich außerhalb der Gebärmutterhöhle entwickelt.

10 Welche Extrauteringravidität kommt am häufigsten vor?

Eileiterschwangerschaft (= Tubargravidität)

11 Welche Gefahr besteht bei der Eileiterschwangerschaft?

Zerreißung des Eileiters mit lebensbedrohlichen Blutungen in die Bauchhöhle

12 Nennen Sie drei Probleme, die zu Störungen des Geburtsverlaufs führen können.

a) Enges Becken
b) Wehenschwäche
c) Lage- und Haltungsanomalien des Kindes
d) Plazenta praevia
e) Nabelschnurvorfall
f) Störungen der Nachgeburtsperiode

13 Wann spricht man von einem Frühgeborenen?

Wenn das Kind vor der vollendeten 37. Schwangerschaftswoche geboren wird.

14 Was bezeichnet man als Abort?

Eine Fehlgeburt. Der Embryo oder Fetus wird bei einem Gewicht unter 500 g ausgestoßen. Er zeigt keine Lebenszeichen. Man unterscheidet Frühaborte (vor der 16. Schwangerschaftswoche) und Spätaborte (nach der 16. Schwangerschaftswoche).

15 Nennen Sie zwei Störungen, die im Wochenbett auftreten können.

a) Endometritis bzw. Endomyometritis (Entzündung der Gebärmutterschleimhaut bzw. der Schleimhaut und der Muskelschicht der Gebärmutter)

b) Thrombose

c) Mastitis (Entzündung der Brustdrüse)

Wichtige diagnostische Maßnahmen während der Schwangerschaft

1 Welche Untersuchung verbirgt sich hinter der Abkürzung CTG?

Die *Cardiotokographie*, die kontinuierliche Aufzeichnung der kindlichen Herztöne und der Wehentätigkeit

2 In welchem Dokument werden die Ergebnisse der Mutterschaftsvorsorgeuntersuchungen festgehalten?

Im Mutterpass

3 Welche Untersuchungen werden im Rahmen der Mutterschaftsvorsorge durchgeführt?

1. Anamnese und Errechnen des voraussichtlichen Geburtstermins
2. Feststellung des Körpergewichts
3. Blutdruckmessung
4. Urinuntersuchung auf Nitrit, Eiweiß und Glukose
5. Hb-Bestimmung im Kapillarblut
6. Serologische Untersuchungen auf Lues, Röteln, Toxoplasmose, Hepatitis B, (evtl. Aids)
7. Körperliche Untersuchung
8. Ultraschalluntersuchung des Ungeborenen

4 Amniozentese

a) Was versteht man darunter?

b) Warum wird sie durchgeführt?

c) Welches ist der günstigste Zeitpunkt für die Durchführung?

a) Fruchtwasserpunktion mithilfe einer Nadel durch die mütterliche Bauchdecke

b) Am häufigsten wird sie durchgeführt, um kindliche Zellen aus dem Fruchtwasser zu gewinnen mit dem Ziel der Erbgutanalyse.

c) Die 15.–17. Schwangerschaftswoche

5 Nennen Sie mögliche Komplikationen der Amniozentese.

– Abortgefahr (Abortrate um 1,2 % höher als bei Frauen ohne Eingriff)
– leichter Fruchtwasserabgang
– (Schmier-)Blutungen

Empfängnisverhütung

1 Wie wirken die folgenden Empfängnisverhütungsmethoden?

a) Ovulationshemmer

b) Nidationshemmer

c) chemische Verhütungsmittel

d) natürliche Verhütungsmethoden

a) ***Ovulationshemmer***
→ so genannte „Pille". Durch Hormongaben wird einerseits der Eisprung verhindert, andererseits der Cervixschleim zäh und schwer durchdringbar für Spermien. Dadurch wird ein Zusammentreffen von Ei- und Samenzellen unmöglich.

b) ***Nidationshemmer***
Durch Einlage von Spiralen (Intrauterinpessare) wird die Einnistung des Keimlings verhindert.

c) ***Chemische Verhütungsmittel***
wie z. B. Cremes, Zäpfchen, Schaumtabletten werden vor dem Geschlechtsverkehr in die Scheide eingebracht und wirken spermizid (Samen vernichtend)

d) ***Natürliche Verhütungsmittel***
Beispiele: Kalender-Methode, Temperatur-Methode, Billings-Methode. Bei allen diesen Methoden wird versucht, den Eisprung und damit die fruchtbaren Tage zu ermitteln. An diesen Tagen darf kein Geschlechtsverkehr stattfinden.

2 Zählen Sie Risiken der Pille auf.

Sie führt zu gehäuftem Auftreten von Bluthochdruck, koronarer Herzkrankheit, Schlaganfall und Thrombosen.

3 Wer sollte deshalb die Pille nicht einnehmen?

Raucherinnen über 35 Jahren, Frauen mit erhöhter Thromboseneigung, bei einigen Blut- und Lebererkrankungen und hormonabhängigen bösartigen Tumoren

4 Welches ist das am häufigsten angewendete mechanische Verhütungsmittel?

Nennen Sie Vor- und Nachteile.

Das ***Kondom.***

Vorteile: es ist immer zur Hand, einfache Anwendung, keine Nebenwirkungen, Schutz vor sexuell übertragbaren Krankheiten.

Nachteile: Der Geschlechtsakt muss zum Anlegen unterbrochen werden, es ist nicht so sicher wie z. B. die Pille.

5 a) Nennen Sie die zuverlässigste Methode der Empfängnisverhütung.

b) Welches ist ihr Nachteil?

a) Die Sterilisation der Frau oder des Mannes

b) Die Sterilisation ist endgültig und sollte daher nur nach reiflicher Überlegung und nach endgültigem Abschluss der Familienplanung durchgeführt werden.

Stütz- und Bewegungsapparat

Passiver Bewegungsapparat

1 Unterscheiden Sie zwischen aktivem und passivem Bewegungsapparat.

Der ***passive Bewegungsapparat*** wird aus Knochen, Knorpeln und Bändern des Skeletts gebildet, der ***aktive Bewegungsapparat*** aus der Muskulatur und den dazugehörigen Sehnen.

2 Welche Aufgaben haben die Knochen zu erfüllen?

Knochen
- geben dem Körper Halt, Stütze und Gestalt
- bilden Höhlen und schützen innere Organe
- dienen der Muskulatur als Befestigungsstellen
- ermöglichen durch gelenkige Verbindung die Bewegung
- bilden Erythrozyten, Granulozyten, Monozyten und Thrombozyten

3 Man unterscheidet verschiedene Knochenformen.

Ordnen Sie die Beispiele (a–c) den entsprechenden Knochenformen zu.

a) Hand- und Fußwurzelknochen
b) Oberarmknochen
c) Brustbein

a) Kurze Knochen
b) Röhrenknochen
c) platte Knochen

4 Am Röhrenknochen kann man
a) die Diaphyse,
b) die Epiphysen,
c) das Periost unterscheiden.

Erklären Sie diese Begriffe.

a) Mittelteil oder Schaft (mit Markhöhle)
b) Knochenenden (mit schwammartigem Knochengewebe = substantia spongiosa)
c) Knochenhaut, die den Knochen umgibt

5 Wo findet man beim Erwachsenen
a) rotes Knochenmark?
b) gelbes Knochenmark?

Beim Erwachsenen findet man

a) im schwammartigen Knochengewebe (substantia spongiosa) rotes Knochenmark, vor allem in den platten Knochen

b) in der Markhöhle der Röhrenknochen gelbes Knochenmark (Fettmark)

6 Worin unterscheiden sich rotes und gelbes Knochenmark?

Rotes Knochenmark ist aktiv als Bildungsstätte für Erythrozyten, Monozyten, Granulozyten und Thrombozyten.

Gelbes Knochenmark ist inaktiv, befindet sich im Ruhezustand, speichert aber reichlich Fett.

7 Nennen Sie den Unterschied zwischen einem echten Gelenk und einer Haft.
Geben Sie zusätzlich ein Beispiel an für eine Haft.

Gelenke sind gut bewegliche Knochenverbindungen.

Haften sind kaum oder wenig bewegliche Knochenverbindungen wie z. B. Fontanellen.

8 Bezeichnen Sie die einzelnen Teile des abgebildeten Gelenkes.

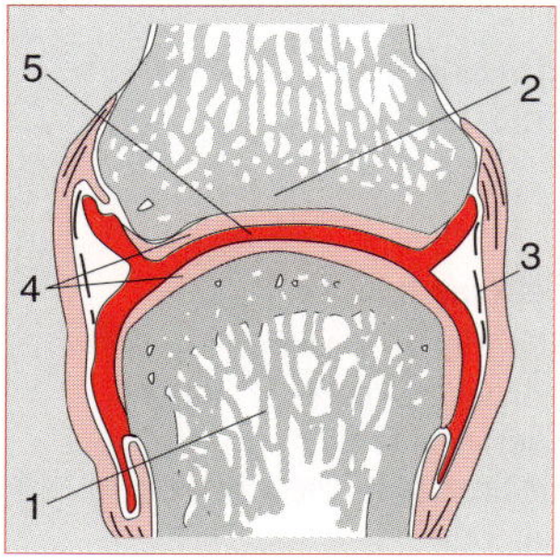

1 Gelenkkopf
2 Gelenkpfanne
3 Gelenkkapsel
4 Gelenkknorpel
5 Gelenkspalt mit Gelenkschmiere

9 Ordnen Sie die genannten Gelenkarten (1–4) den entsprechenden Gelenken a–d zu.

1 Kugelgelenk
2 Scharniergelenk
3 Zapfengelenk
4 Sattelgelenk

a) Gelenk zwischen Atlas und Axis
b) Fingerendgelenk
c) Daumengrundgelenk
d) Schultergelenk

1 ⟷ d
2 ⟷ b
3 ⟷ a
4 ⟷ c

10 Benennen Sie die Knochen (1–11) der folgenden Abbildung.

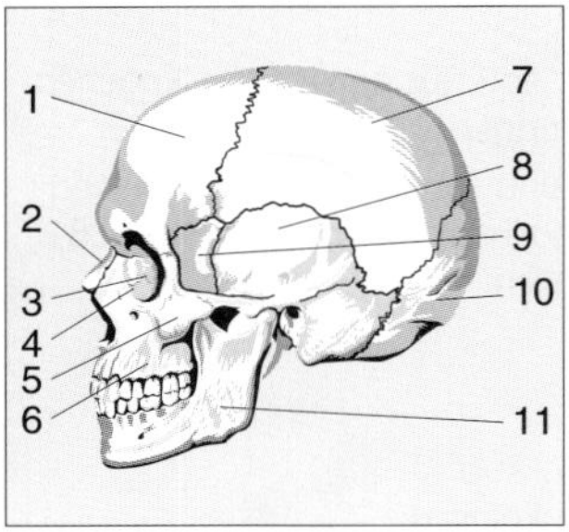

1 = Stirnbein
2 = Nasenbein
3 = Siebbein
4 = Tränenbein
5 = Jochbein
6 = Oberkiefer
7 = Scheitelbein
8 = Schläfenbein
9 = Keilbein
10 = Hinterhauptbein
11 = Unterkiefer

11 Was sind Fontanellen und wo sind sie zu finden?

Fontanellen sind Knochenlücken am kindlichen Schädel.

12 Welche Aufgaben hat die Wirbelsäule?

*Die **Wirbelsäule** hat die Aufgabe*

a) den Schädel zu tragen,
b) den Körper aufrecht zu halten,
c) als Federung zu dienen und
d) eine optimale Beweglichkeit zu ermöglichen

13 Wie wird die Wirbelsäule eingeteilt?

Geben Sie auch jeweils die Anzahl der Wirbel an.

a) *Halswirbelsäule:* 7 Wirbel
b) *Brustwirbelsäule:* 12 Wirbel
c) *Lendenwirbelsäule:* 5 Wirbel
d) *Kreuzbein:* 5 zusammengewachsene Wirbel
e) *Steißbein:* 3–5 zusammengewachsene, verkümmerte Wirbel

14 Welche Aufgaben haben die Bandscheiben?

Die Bandscheiben, die sich zwischen den Wirbeln befinden, dienen als Stoßdämpfer bei Erschütterungen und verhindern, dass die harten Knochen aneinander reiben.

15 Die Abbildung zeigt die Seitenansicht eines Brustwirbels.

Wie werden die Teile 1–5 genannt?

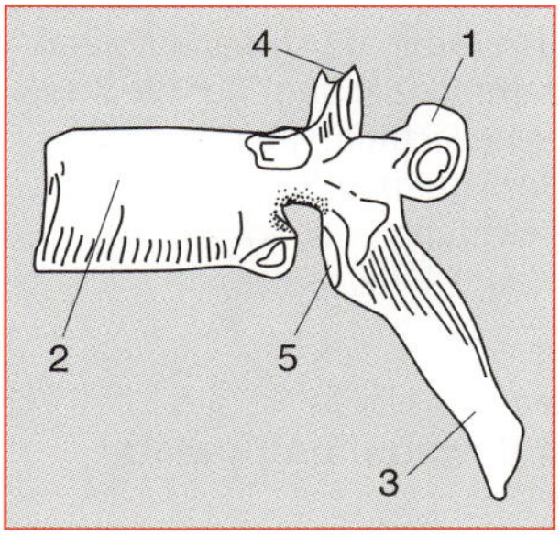

1 Querfortsatz
2 Wirbelkörper
3 Dornfortsatz
4 oberer Gelenkfortsatz
5 unterer Gelenkfortsatz

16 Welche Bedeutung haben die nachfolgenden Begriffe?

a) Thorax
b) Sternum
c) Ulna
d) Radius
e) Femur
f) Tibia
g) Fibula

a) Brustkoprb
b) Brustbein
c) Elle
d) Speiche
e) Oberschenkelknochen
f) Schienbein
g) Wadenbein

Aktiver Bewegungsapparat

1 a) Zu welcher Art von Muskelgewebe wird die Skelettmuskulatur gerechnet?
b) Beschreiben Sie diese Muskulatur hinsichtlich der Steuerung ihrer Tätigkeit sowie der Ermüdbarkeit.

a) Zu der quer gestreiften Muskulatur
b) – Ihre Tätigkeit ist willkürlich.
   – Sie ist spezialisiert auf starke, aber kurzfristige Leistung und ermüdet relativ schnell.

2 Was versteht man unter
a) einer Muskelkontraktion
b) einem Tonus?

a) Die ***Muskelkontraktion*** ist die Zusammenziehung der Muskeln bei ihrer Tätigkeit.
b) Der ***Tonus*** ist der natürliche Spannungszustand der Muskeln in ihrem Ruhezustand.

3 Welche Aufgaben haben Sehnen?

Sehnen stellen die Verbindung zwischen Muskeln und Knochen dar.

4 Erklären Sie, was man unter dem „antagonistischen Prinzip der Muskelarbeit" versteht.

Jeder Muskel kann durch seine Kontraktion (Zusammenziehung) nur die Bewegung in eine Richtung bewerkstelligen. Für die Bewegung in die entgegengesetzte Richtung benötigt er einen Gegenspieler (*Antagonisten).*

Wichtige Erkrankungen des Stütz- und Bewegungsapparats

1 Welche Zeichen deuten auf einen Knochenbruch hin?

a) *Unsichere Zeichen:*
   – Funktionsaufall
   – Schmerzen
   – Bluterguss
b) *sichere Zeichen:*
   – deutlich sichtbare Fehlstellung
   – abnorme Beweglichkeit
   – Krepitation (= Reibegeräusch beim Verrücken der Knochen)

2 Unterscheiden Sie zwischen einer offenen und einer geschlossenen Fraktur.

Bei einer ***offenen Fraktur*** ist die Haut im Bruchgebiet durchtrennt und es besteht eine Verbindung zwischen den Knochenteilen und der Außenwelt.

Bei der ***geschlossenen Fraktur*** bleibt der die Bruchstelle umgebende Weichteilmantel intakt.

3 Welche Abbildung stellt einen offenen, welche einen geschlossenen Knochenbruch dar?

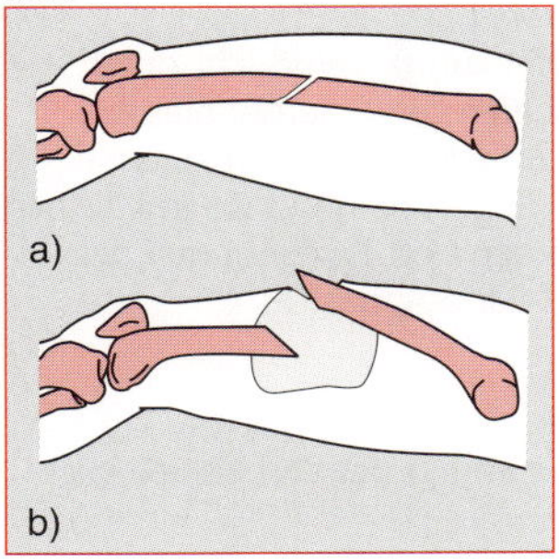

a) Geschlossener Bruch
b) offener Bruch

4 Welche Gefahren bestehen selbst bei einem unkomplizierten Knochenbruch?

a) Blutungen (nach innen)
b) Nervenverletzungen
c) Schockgefahr

5 Schildern Sie kurz den Ablauf der Knochenheilung.

Zwischen den Bruchenden bildet sich der so genannte Kallus, der anfangs noch weich ist und im Laufe von mehreren Wochen verknöchert, bis die ursprüngliche Stabilität des Knochens wiederhergestellt ist.

6 Kontusion, Distorsion und Luxation sind Gelenkverletzungen, die durch äußere Einwirkungen (Traumen) entstehen können.

Erläutern Sie diese drei Begriffe.

a) ***Kontusion:***
= (Quetschung, Prellung). Durch Schlag oder Stoß kommt es zur Ausbildung eine Hämatoms (Bluterguss) mit Schwellung, Druckschmerzhaftigkeit und Bewegungseinschränkung.

b) ***Distorsion:***
= (Verstauchung). Durch Umknicken oder Überstrecken kommt es zur Zerrung und Überdehnung von Gelenkbändern und Gelenkkapsel. Die Folge: Blutungen in die Gelenkhöhle, Schwellung und schmerzhafte Bewegungseinschränkung.

c) ***Luxation:***
= (Verrenkung). Verursacht durch Ausscheren des Gelenkkopfes aus der dazugehörigen Gelenkpfanne. In der Regel kommt es zu erheblichen Zerrungen und Zerreißungen des Kapsel-Band-Apparates.

7 Unterscheiden Sie

a) Lordose

b) Kyphose

c) Skoliose

a) ***Lordose:***
Verkrümmung der Wirbelsäule nach vorne

b) ***Kyphose:***
Verkrümmung der Wirbelsäule nach hinten

c) ***Skoliose:***
seitliche Verbiegung der Wirbelsäule

8 Was ist eine Arthrose und wodurch entsteht sie?

Eine ***Arthrose*** ist eine nicht entzündliche Gelenkerkrankung, die in der Regel im höheren Lebensalter entsteht und die Folge von Abnutzungserscheinungen ist.

Diese können folgende Ursachen haben:
- chronische Überbeanspruchung (z. B. durch Leistungssport, hohes Körpergewicht usw.)
- Stoffwechselerkrankungen
- vorgeschädigte Gelenke

9 Wie äußert sich eine Arthritis?

Bei der ***Arthritis*** handelt es sich um eine Gelenkentzündung mit den typischen Entzündungszeichen:
- Hitze
- Rötung
- Schwellung
- Schmerz
- Funktionseinschränkung
- evtl. Bildung von eitrigem oder serösem Erguss

10 Erklären Sie den Begriff Osteoporose.

Kommt es zur Verringung der Knochenmasse mit Kalziumverlust und Abbau der Knochenbälkchen, so führt dies zu einer erhöhten Brüchigkeit der Knochen. Man nennt dieses Krankheitsbild Osteoporose.

11 Nennen Sie besonders gefährdete Personengruppen.

- Frauen nach den Wechseljahren (Östrogenmangel)
- körperlich Inaktive
- Patienten nach Langzeitbehandlung mit Glukokortikoiden
- Alkoholiker
- Patienten mit Diabetes mellitus

12 Zählen Sie Symptome der Osteoporose auf.

- Rücken- und Knochenschmerzen
- Kyphose („Witwenbuckel")
- Rumpfverkürzung mit scheinbar zu langen Armen
- quere Hautfalten
- Knochenbrüche nach verhältnismäßig harmlosen Stürzen

13 Wie kann man der Osteoporose vorbeugen?

Körperliche Aktivität, auf genügende Kalziumzufuhr achten (Milchprodukte), Knochen schädigende Einflüsse meiden (Nikotin, Alkohol), Einnahme von Östrogenpräparaten nach den Wechseljahren

Nervensystem

Bau und Funktion

1 Gliedern Sie das Nervensystem in seine drei Bereiche.

a) Zentrales Nervensystem (ZNS)
b) peripheres Nervensystem
c) vegetatives oder autonomes Nervensystem

2 Welche Organe gehören zum ZNS (zentralen Nervensystem)?

Gehirn und Rückenmark

3 Beschreiben Sie kurz die Aufgabe des zentralen Nervensystems.

Das ***zentrale Nervensystem*** ist die Steuerungszentrale für alle geistigen Tätigkeiten (Bewusstsein, Verstand, willentliche und seelische Vorgänge).

4 Teilen Sie das Gehirn in seine Abschnitte ein.

a) Endhirn
b) Zwischenhirn
c) Mittelhirn
d) Hinterhirn mit Brücke und Kleinhirn
e) verlängertes Mark

5 Wie sind die Hirnhäute aufgebaut?

Die *weiche Hirnhaut* (Pia mater) überzieht die Oberfläche des Gehirns. Die darüber liegende *Spinngewebshaut* ist durch zarte Bindegewebsbrücken mit der weichen Hirnhaut verbunden. Der Zwischenraum ist mit *Gehirnrückenmarksflüssigkeit* (Liquor cerebrospinalis) ausgefüllt. Über der Spinngewebshaut befindet sich die *harte Hirnhaut* (Dura mater) die mit der Knochenhaut der Schädelinnenseite fest verwachsen ist.

6 Welche Aufgabe hat die Gehirnrückenmarksflüssigkeit?

Sie bewirkt, dass das Rückenmark fast schwerelos im Duralsack untergebracht ist, schützt gegen Druck und Stoß sowie gegen Temperatureinwirkungen. Außerdem hat sie eine ernährende Funktion.

7 Wo liegt das Rückenmark?

Im Wirbelkanal. Es ist wie das Gehirn von Häuten umgeben (der weichen Rückenmarkshaut, der Spinngewebshaut und der harten Rückenmarkshaut).

8 Benennen Sie die Teile des abgebildeten Rückenmarksquerschnitts.

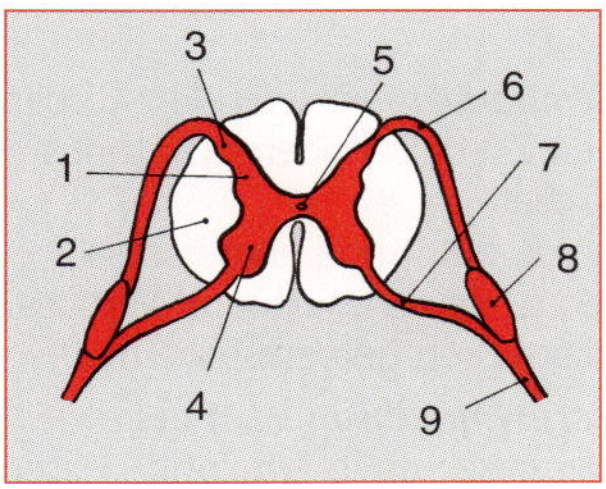

1 Graue Substanz
2 weiße Substanz
3 Hinterhorn
4 Vorderhorn
5 Zentralkanal
6 hintere (sensible) Wurzel
7 vordere (motorische) Wurzel
8 Spinalganglion
9 Spinalnerv

9 Erklären Sie, was man unter
a) afferenten Bahnen und
b) efferenten Bahnen versteht.

a) ***Afferente Bahnen:***
sensible Bahnen, die Reize (Tast-, Tiefen-, Schmerz-, Temperaturempfindungen) zum ZNS leiten

b) ***efferente Bahnen:***
motorische Bahnen (willkürliche und unwillkürliche Motorik)

10 Woraus besteht das periphere Nervensystem?

a) 12 Paar Hirnnerven
b) 31–32 Paar Rückenmarksnerven

11 Beschreiben Sie kurz die Aufgaben des peripheren Nervensystems.

Nervenbahnen leiten die empfangenen Sinnesreize zum ZNS (Zentralen Nervensystem) und die von dort kommenden Antworten und Impulse zu den entsprechenden Ausführungsorganen.

12 Erklären Sie, was man unter dem vegetativen Nervensystem versteht.

Vegetatives Nervensystem:
Das autonom arbeitende, d. h. nicht unserem Willen unterworfene Nervensystem. →

▷ *Fortsetzung der Antwort* ▷

Es ist für das Zusammenwirken der inneren Organe verantwortlich und regelt die Körperfunktionen wie Atmung, Herztätigkeit, Verdauung, Stoffwechsel usw.

13 Wie wird das vegetative Nervensystem unterteilt?

a) Sympathikus
b) Parasympathikus

14 Wie wirkt sich die Erregung der folgenden Nerven auf die inneren Organe aus?
a) Sympathikus
b) Parasympathikus

a) Der ***Sympathikus*** versetzt den Körper in einen Zustand höherer Leistungsbereitschaft:
Blutdruck, Puls und Energieumsatz werden gesteigert, während Verdauungstätigkeiten gebremst werden.
b) Der ***Parasympathikus*** baut neue Leistungsreserven in Erholungsphasen auf:
Puls und Blutdruck sinken, Darm- und Drüsentätigkeit werden aktiviert.

Wichtige Erkrankungen

1 Nennen Sie zwei entzündliche Erkrankungen des Zentralnervensystems.

a) Meningitis (Hirnhautentzündung)
b) Enzephalitis (Gehirnentzündung)
c) Hirnabszess

Häufig sind Meningitis und Enzephalitis nicht voneinander zu trennen, man spricht dann von einer Meningoenzephalitis.

2 Zählen Sie typische Symptome einer Meningitis auf.

a) Hohes Fieber
b) Kopfschmerzen
c) Nackensteife
d) Übelkeit
e) Erbrechen
f) Lichtscheu
g) Bewusstseinstrübungen bis zur Bewusstlosigkeit

3 Durch welche Untersuchung muss die Diagnose vor Therapiebeginn der Meningitis unbedingt gesichert werden?

Durch Lumbalpunktion mit Erregernachweis im Liquor

4 Welche Krankheit verbirgt sich hinter der Abkürzung FSME?

Die von Zecken übertragene Viruserkrankung
Frühsommermeningoenzephalitis.

5 Wie kann man sich vor der FSME schützen?

Wenn man in einem gefährdeten Gebiet wohnt oder Urlaub machen und sich viel im Freien aufhalten will, empfiehlt sich eine Schutzimpfung.
Ansonsten sollte man in gefährdeten Gebieten nicht durch Unterholz und Dickicht streifen und möglichst lange Hosen tragen. Sich täglich auf Zecken untersuchen (vor allem Kinder) und diese sofort entfernen.

6 Erklären Sie den Begriff Apoplexie.

Unter ***Apoplexie*** versteht man den Schlaganfall, der durch eine *Gehirnblutung* (Zerreißung eines Hirngefäßes) oder einen *Hirninfarkt* (Verschluss eines Hirngefäßes) hervorgerufen werden kann.

7 Welche Grundleiden können einen Schlaganfall auslösen?

a) Arterienverkalkung (Arteriosklerose)
→ vorwiegend Hirninfarkt
b) Bluthochdruck (Hypertonie)
→ vorwiegend Gehirnblutung

8 Nennen Sie drei Symptome des Schlaganfalls.

a) Bewusstseinsstörungen bis zum Koma
b) Halbseitenlähmung (Hemiplegie)
c) Krampfanfälle
d) Sprachstörungen

9 Nach einem Schlaganfall besteht bei einem Patienten eine Halbseitenlähmung der rechten Körperseite.

Welche Gehirnhälfte ist betroffen?

Die linke Gehirnhälfte

10 Was versteht man unter Epilepsie?

Ein hirnorganisches Anfallsleiden, das durch wiederholtes Auftreten von zerebralen Krampfanfällen gekennzeichnet ist.

11 Wie äußern sich zerebrale Krampfanfälle?

Sie können sehr unterschiedlich sein. Man unterscheidet große epileptische Anfälle (*Grand-Mal-Anfälle*) und kleine epileptische Anfälle (*Petit-Mal-Anfälle*)

12 Beschreiben Sie einen großen epileptischen Anfall.*)

Beim großen Anfall stürzt der Kranke oft plötzlich mit einem Schrei zu Boden. Die Gliedmaßen sind gestreckt, es bestehen Atemstillstand, Bewusstseinsverlust und weite lichtstarre Pupillen. Kurz danach kommt es zu Zuckungen der ganzen Körpermuskulatur, häufig mit Urin- und Stuhlabgang. Der Kranke hat Schaum vor dem Mund. Anschließend verfällt er in einen tiefen Schlaf, von dem er matt und mit Kopfschmerzen wieder aufwacht.

13 Einem Anfall kann eine Aura vorausgehen.

Was versteht man darunter?

Unter ***Aura*** versteht man Wahrnehmungen, die einem Anfall vorausgehen können wie z. B. besondere Geruchs- und Geschmackswahrnehmungen, Lichtblitze u. a.

14 Das Schädel-Hirn-Trauma (SHT) wurde früher nach der Schwere der Verletzung in drei Krankheitsbilder eingeteilt.

Nennen Sie diese.

a) Gehirnerschütterung (Commotio cerebri)
b) Gehirnprellung (Contusio cerebri)
c) Gehirnquetschung (Compressio cerebri)

---

*) Siehe auch Hilfeleistungen bei Notfällen

[15] Welche Symptome können bei einer Gehirnerschütterung auftreten?

a) Kurz dauernde Bewusstlosigkeit
b) Benommenheit
c) Kopfschmerzen
d) Übelkeit und Erbrechen
e) Erinnerungslücke über den Unfallhergang (retrograde Amnesie)

[16] Ein Patient, der nach einem Unfall kurzzeitig bewusstlos wurde, dann bewusstseinsklar war, fällt nun wieder in eine Bewusstlosigkeit.
Welche Gefahr besteht?

Die Ausbildung eines epiduralen Hämatoms (= Bluterguss zwischen Schädelknochen und harter Hirnhaut). Eine sofortige Klinikeinweisung ist notwendig, da schwere Hirnschäden nur vermieden werden können durch die sofortige operative Ausräumung des Blutergusses und die Unterbindung des blutenden Gefäßes.

[17] Nennen Sie die klassischen Zeichen des Morbus Parkinson.

1. gebeugte Haltung
2. maskenartiges Gesicht
3. Arme schwingen nicht mit
4. schlurfender Gang
5. rhythmisches Zittern der Hände und Arme („Pillendrehbewegung")

[18] Wie kann man das Leiden lindern?

Da eine Heilung nicht möglich ist, muss man sich darauf beschränken, die Folgen möglichst lange in einem erträglichen Maße zu halten, z. B. durch
- Verordnung geeigneter Medikamente
- Bewegungsübungen und Gehtraining
- Kommunikationstraining mit Schreib- und Sprechübungen
- Atemübungen
- behindertengerechte Wohnumgebung

[19] Was versteht man unter organischem Psychosyndrom?

Demenz und Verwirrtheitszustände

[20] Erklären Sie den Begriff Demenz.

Die Demenz ist ein organisch bedingter Verlust der geistigen Fähigkeiten, der langsam fortschreitet.

21 Welches ist die häufigste Form der Altersdemenz?

Die Alzheimer-Demenz

22 Welche Beschwerden des Patienten lassen den Arzt an das Vorliegen eines Hirntumors denken?

a) Krampfanfälle
b) hartnäckige Kopfschmerzen
c) psychische Wesensänderungen
d) Sehstörungen (Gesichtsfeldeinschränkungen)
e) Sprachstörungen
f) Sensibilitätsstörungen
g) Übelkeit, Erbrechen
h) Schwindel
i) Halbseitenlähmung
j) Hirnnervenausfälle

Wichtige diagnostische Maßnahmen

1 Was versteht man unter Reflexen?

Reflexe:
Einfachste Betätigungen des Nervensystems (ohne Einschaltung der Hirnrinde), die unwillkürlich ablaufen und durch bestimmte Reize ausgelöst werden.

2 Beschreiben Sie kurz den Ablauf des Kniesehnenreflexes.

Durch einen leichten Schlag auf das Kniescheibenband wird dieses gedehnt. Dieser Reiz wird von den sensiblen (afferenten) Bahnen aufgenommen und an das Rückenmark gemeldet. Im Rückenmark wird auf die motorischen (efferenten) Bahnen umgeschaltet und die Reizantwort an den zuständigen Oberschenkelmuskel weitergeleitet. Dieser Muskel zieht sich zusammen (kontrahiert), sodass der Unterschenkel hochschnellt.

[3] Erklären Sie die Begriffe
a) Muskeltonus
b) Muskelhypotonie
c) Muskelhypertonie

a) Natürlicher Spannungszustand der Muskeln im Ruhezustand
b) Muskeltonus ist erniedrigt.
c) Muskeltonus ist krankhaft erhöht, z. B. bei der Spastik

[4] Mit welcher Untersuchung können die Gehirnströme gemessen werden?

Mit dem EEG = Elektroenzephalogramm. Hierbei werden mit Kopfhautelektroden die im Bereich der Hirnrinde auftretenden Spannungen registriert, im Gerät verstärkt und aufgezeichnet.

[5] Welche Untersuchung erlaubt die Berechnung der Nervenleitgeschwindigkeit (NLG) peripherer Nerven?

Die ***Elektroneurographie***
Hierbei wird der Nerv an mindestens zwei Stellen gereizt und die Muskelantwortpotenziale mithilfe von Oberflächen- oder Nadelelektroden abgeleitet und aufgezeichnet.

[6] Wozu dient die Lumbalpunktion?

Zur Gewinnung von Gehirnrückenmarksflüssigkeit (= Liquor cerebrospinalis).

[7] Wo kann gefahrlos Gehirnrückenmarksflüssigkeit entnommen werden?

Zwischen dem 3. und 4. Lendenwirbel
→ Lumbalpunktion

[8] Wie sollte der Patient für eine Lumbalpunktion gelagert werden?

a) *sitzend*
Der Patient sitzt am seitlichen Rand der Untersuchungsliege mit dem Rücken zum Arzt. Die Füße stehen auf einem Hocker, die Ellbogen liegen auf den Knien und der Rücken ist im Lendenwirbelbereich maximal gebeugt.
b) *liegend*
Der Patient liegt seitlich mit dem Rücken zum Arzt. Kopf und Schultern werden gebeugt und die Knie mit den Armen umfasst, sodass auch hier der Rücken im Lendenwirbelbereich maximal gebeugt ist.

Haut

Aufbau und Funktion

[1] Nennen Sie vier Aufgaben der Haut.

a) *Schutzorgan* → schützt vor Austrocknung, verhindert das Eindringen von Krankheitserregern
b) *Wärmeregulation*
c) *Absonderung* von Talg und Schweiß
c) *Sinnesorgan* → nimmt Tast-, Temperatur- und Schmerzreize auf
e) *Ausscheidungsorgan* von Wasser, Salzen und Schlackenstoffen

[2] Zählen Sie die Schichten der Haut auf.

Cutis	***Epidermis*** (Oberhaut) ***Corium*** (Lederhaut)
	Subcutis (Unterhautfettgewebe)

[3] Welcher Unterschied besteht zwischen Haut und Schleimhaut?

Haut bedeckt ***äußere*** Körperoberflächen, ihre Oberfläche besteht aus mehrschichtigem, *verhorntem* Plattenepithel.

Schleimhaut (Mucosa) bedeckt ***innere*** Körperoberflächen, die Oberfläche besteht aus einem mehrschichtigen, *nicht verhornten* Plattenepithel.

[4] Zählen Sie die unterschiedlichen Hautdrüsen auf.

- Talgdrüsen
- Schweißdrüsen
- Duftdrüsen

[5] Welche Aufgaben haben die Talgdrüsen?

Der von den Talgdrüsen produzierte Talg bewahrt Haut und Haare vor Austrocknung und hält sie geschmeidig. Er verhindert übermäßige Wasserverluste und das Wachstum von Bakterien.

[6] Wo enden Schweißdrüsen?

Schweißdrüsen enden in Hautporen.

7 Welche Aufgabe haben die Schweißdrüsen?

- Regulation der Körpertemperatur
- Ausscheidung von Stoffwechselendprodukten
- Herstellung des Säureschutzmantels der Haut

8 Wo befinden sich Duftdrüsen?

In den Achselhöhlen, der Schamregion und im Bereich der Brustwarzen.

9 Nennen Sie die Hautanhangsgebilde und deren Aufgaben.

Hautanhangsgebilde		
Haare	***Nägel***	***Hautdrüsen***
– Wärmeschutz und Tastempfindung	– Schutz der Endglieder der Finger und Zehen – der Nagel dient als Widerlager für den auf die Fingerbeeren ausgeübten Druck und unterstützt so die Tastempfindungen	– Schweißdrüsen bilden den Säureschutzmantel – Talgdrüsen halten die Haut geschmeidig und schützen sie vor Wasser – Duftdrüsen

Wichtige Erkrankungen der Haut

1 Mit welchen Hauptbeschwerden suchen Patienten einen Hautarzt auf?

Hauterscheinungen, Juckreiz, Haarausfall, Nagelveränderungen

2 Beschreiben Sie folgende Hautveränderungen:

a) Papel
b) Knötchen
c) Pustel
d) Bläschen
e) Erosion
f) Fleck

a) leicht erhabene Verdickung der Oberhaut (nicht größer als 5 mm)
b) deutlich tastbare Gewebeverdickung in oder unter der Haut
c) Eiterbläschen → mit Eiter gefüllter Hohlraum in oder unter der Oberhaut
d) mit Flüssigkeit gefüllter Hohlraum (nicht größer als 1 cm)
e) oberflächlicher Defekt der Oberhaut oder Schleimhaut
f) im Hautniveau gelegene Verfärbung

[3] Unterscheiden Sie
a) Ekzem und
b) Exanthem

a) Ein ***Ekzem*** ist eine juckende, gerötete, häufig nässende, flächenhafte *Entzündung* der Oberhaut.
b) Ein ***Exanthem*** *ist ein Hautausschlag,* der in Form von Flecken, Knötchen, Pusteln, Quaddeln u. a. auftreten kann.

[4] Was versteht man unter einer Dermatitis?

Eine Entzündung der Haut

[5] Beschreiben Sie die in der Pubertät auftretende Hauterkrankung Akne vulgaris.

Die Talgdrüsenabsonderung ist gesteigert und krankhaft verändert. Gleichzeitig sind die Talgdrüsenausführungsgänge verhornt. Dadurch kommt es zu einem Rückstau mit Bildung von Komedonen (Mitessern). In schlimmen Fällen kann es zu eitrigen Entzündungen der Komedonen kommen, die dann narbig abheilen.

[6] Wie nennt man Pilzerkrankungen der Haut?

Dermatomykosen

[7] Beschreiben Sie die am häufigsten vorkommende Pilzerkrankung, den Fußpilz.

Beginnt oft in den *Zehenzwischenräumen.* Die Haut ist gerötet, eingerissen und schuppt. Es besteht ein starker Juckreiz. Ist der *Nagel* befallen, so verfärbt er sich gelblich, wird höckerig und zerfällt schließlich bröckelig.

[8] Wie kann man dem Fußpilz vorbeugen?

Füße möglichst immer trocken halten.

[9] Wie äußern sich Pilzerkrankungen am übrigen Körper?

1. durch scharf begrenzte, gerötete, schuppende und juckende Herde, die sich ringförmig nach außen ausbreiten und in der Mitte abblassen
2. gerötete, juckende, mit Pusteln übersäte Hautbezirke, umgeben mit einer nach innen gerichteten Schuppenkrause

10 a) Beschreiben Sie die Herpes-simplex-Infektion.
b) Wodurch wird sie verursacht?

a) ***Herpes simplex*** ist ein immer wiederkehrender, örtlich begrenzter Bläschenausschlag, z. B. im Bereich der Lippen (Herpes labialis) oder des Genitale (Herpes genitalis).
b) durch das Herpes-simplex-Virus Typ 1 oder Typ 2

11 Was versteht man unter Herpes zoster?

Die *Gürtelrose*, eine Zweiterkrankung mit dem Windpockenvirus.

12 Wer ist davon vor allem betroffen?

Betrifft vornehmlich ältere und abwehrgeschwächte Menschen.

13 Woran erkennt man einen Herpes zoster?

Es kommt zu einseitig gruppenweise angeordneten Bläschen auf gerötetem Grund. Betroffen ist das Ausbreitungsgebiet eines Rückenmarks- oder Hirnnervs. Am häufigsten betroffen sind Nervensegmente im Brust- und Lendenwirbelsäulenbereich.

14 Welche Beschwerden machen den Patienten am meisten zu schaffen?

Stärkste, meist brennende Schmerzen im betroffenen Hautareal, die über viele Wochen anhalten können.

15 Was versteht man unter einem malignen Melanom?

Einen sehr bösartigen Hauttumor, der durch Entartung der Pigment bildenden Zellen (Melanozyten) entsteht.

16 Nennen Sie wesentliche Erkennungsmerkmale.

1. unregelmäßige Form, bogige Randauswüchse
2. unregelmäßige Pigmentierung, hellbraune, dunkle und schwarze Farbanteile
3. Durchmesser größer als 5 mm
4. ca. 1 mm über dem Hautniveau
5. entzündlicher Randsaum

17 Wodurch erhöht sich die Gefahr, an einem malignen Melanom zu erkranken?

Durch intensives Sonnenbaden

18 Woran erkennen Sie den Befall mit Krätzmilben?

In der Haut erkennt man die ***Milbengänge*** als kleine bräunliche Linien, an deren Ende die Milbe als dunkles Pünktchen sichtbar ist. Häufig sind Kratzspuren an der Haut zu sehen und kleine entzündliche Papeln im Verlauf der Milbengänge.

19 Nennen Sie die Körperstellen, die die Milben bevorzugt befallen.

Falten zwischen den Fingern oder Zehen, Handgelenk, Ellenbeugen, Brustwarzen, Penisschaft

20 Worüber klagt ein Patient mit Milbenbefall?

Er klagt über starken *Juckreiz,* der vor allem in der Bettwärme zunimmt.

21 Wie werden Milben übertragen?

Durch direkten Körperkontakt, selten durch benutzte Kleidungsstücke oder Bettwäsche

22 Wie nennt man die Eier der Läuse?

Nissen, sie werden von den Weibchen mit einem wasserunlöslichen Kitt an die Kopf- oder Schamhaare geklebt.

23 Wie äußert sich der Befall mit Kopfläusen?

Er beginnt mit starkem Juckreiz, verursacht durch die Läusebisse, die zu hochroten quaddelähnlichen Papeln führen. Durch das Kratzen kommt es zu Hautwunden, die sich entzünden (vor allem hinter den Ohren und im Nackenbereich).

24 Beschreiben Sie den Übertragungsweg beim Befall mit Kopfläusen.

Die Läuse werden meist durch direkten Körperkontakt, aber auch über Kleidung, Bettwäsche oder gemeinsam benutzte Toilettengegenstände (Bürsten etc.) übertragen. In Schulen gelangen die Läuse häufig in der Garderobe von Mütze zu Mütze.

25 Welche Maßnahmen, außer der medikamentösen Behandlung, sind unbedingt notwendig, um die Ausbreitung von Läusen zu verhindern?

- erkrankte Kinder dürfen die Schule oder den Kindergarten nicht besuchen
- die ganze Familie muss auf Läuse untersucht und ggf. mitbehandelt werden
- es sollten alle Betten abgezogen und die Bettwäsche gewaschen werden
- sämtliche Mützen und Jacken der Betroffenen sollten gewaschen werden

Wichtige diagnostische Maßnahmen

1 Wie kann man Pilze nachweisen?

Durch Anlegen einer Pilzkultur

2 Wie wird das Untersuchungsmaterial dazu gewonnen?

Durch Hautschuppenabtragung

3 Beschreiben Sie die Durchführung.

1. Das betroffene Haut- oder Nagelgebiet mit Alkohol abreiben und trocknen lassen
2. Mit dem Skalpell die oberen Haut- oder Nagelschuppen abschaben
3. Untersuchungsmaterial auf den Nährboden aufbringen

Wird die Kultur nicht in der Praxis angezüchtet, muss das Untersuchungsmaterial verschickt werden, dazu

4. Skalpell mit dem Untersuchungsmaterial in einen kleinen geöffneten Beutel bringen
5. Von außen die Klinge vorsichtig festhalten, die Klinge aus dem Beutel ziehen und dabei das Untersuchungsmaterial abstreifen
6. Beutel verschließen und wegschicken

Allergologische Diagnostik siehe „Immunsystem"

Auge

Bau und Funktion

1 Woraus besteht der Sehapparat?

Der Sehapparat besteht aus:
a) dem Augapfel
b) dem Halteapparat des Auges
c) dem Bewegungsapparat des Augapfels
d) der Berieselungseinrichtung
e) der Schutzeinrichtung

2 Wo liegt der Augapfel?

Er liegt im Fettgewebe der Augenhöhle.

3 Nennen Sie die drei Augenhäute von innen nach außen.

a) Netzhaut (Retina)
b) Aderhaut (Chorioidea)
c) Lederhaut (Sklera)

4 Welche der drei Augenhäute geht in die Hornhaut (Cornea) über?

Die Lederhaut

5 Wo wird das Kammerwasser gebildet?

Im Ziliarkörper
(Strahlenkörper des Auges)

6 Seheindrücke werden über spezielle Zellen vermittelt.
Welche Zellen werden hierbei unterschieden und welche Sehempfindungen nehmen sie auf?

a) ***Zapfenzellen*** für das Farbensehen
b) ***Stäbchenzellen*** für die Schwarzweißempfindung

7 Wie nennt man die Stelle des schärfsten Sehens?

Gelber Fleck, er liegt in der Sehachse.

8 Erläutern Sie, was man unter dem blinden Fleck versteht.

Als *blinden Fleck* bezeichnet man die Sehnervenpapille (Austrittsstelle der Sehnerven aus dem Auge), da hier die Sehempfänger fehlen.

9 Benennen Sie die Nummern 1–11 der folgenden Abbildung.

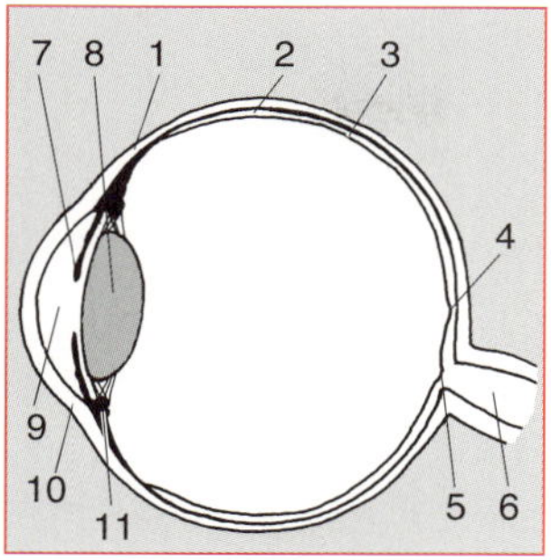

1 Lederhaut
2 Aderhaut
3 Netzhaut
4 gelber Fleck
5 blinder Fleck
6 Sehnerv
7 Regenbogenhaut
8 Linse
9 vordere Augenkammer
10 Hornhaut
11 Ziliarkörper

10 Nennen Sie die lichtbrechenden Medien des Auges.

a) Hornhaut
b) Flüssigkeit in der vorderen Augenkammer
c) Linse
d) Glaskörper

11 Erklären Sie die folgenden Begriffe:

a) Akkommodation

b) Adaptation

a) ***Akkommodation:***
Anpassung des Auges an die jeweilige Entfernung des Gegenstandes durch Veränderung der Krümmung der Augenlinse mithilfe des Ziliarmuskels

b) ***Adaptation:***
Anpassung des Auges an die jeweilige Lichtstärke.
Dies wird durch die Iris geregelt.

[12] Zeichnen Sie den Strahlengang in das rechtsichtige Auge ein.

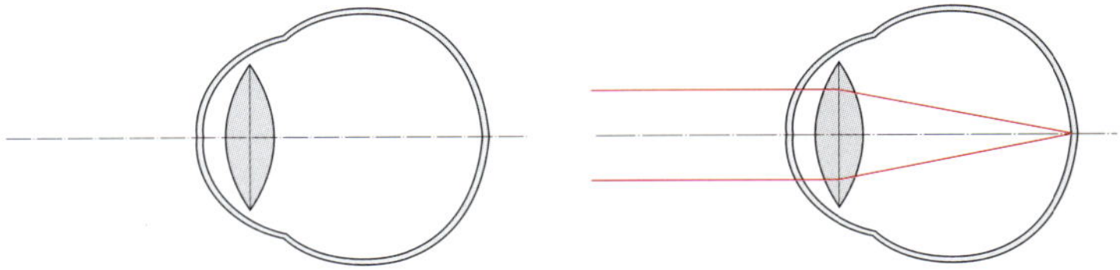

Fehlsichtigkeiten und ihre Korrektur

[1] Man unterscheidet verschiedene Formen der Fehlsichtigkeit.

Nennen Sie drei davon.

a) Kurzsichtigkeit (Myopie)
b) Weitsichtigkeit (Hyperopie)
c) Altersweitsichtigkeit (Presbyopie)
d) Stabsichtigkeit (Astigmatismus)

[2] Welche Fehlsichtigkeiten bestehen bei

a)

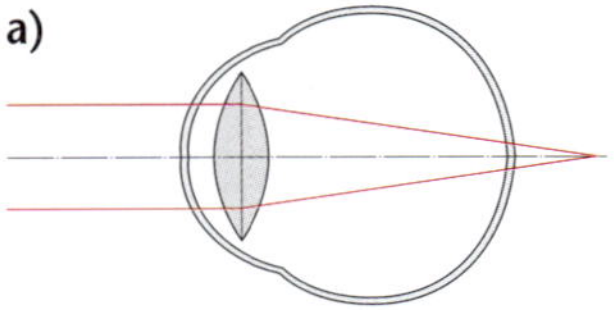

b)

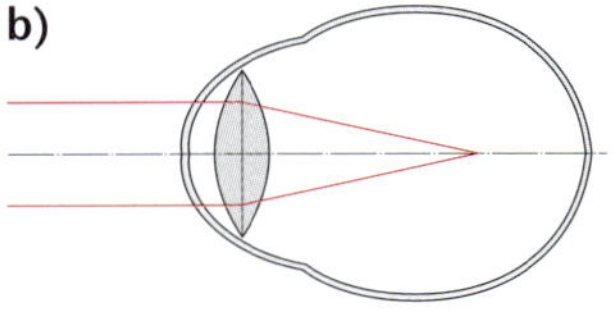

a) Hyperopie = Weitsichtigkeit
b) Myopie = Kurzsichtigkeit

[3] Was versteht man unter optischen Linsen?

Durchsichtige Körper aus einer lichtbrechenden Substanz, die von gekrümmten Flächen begrenzt werden.

4 Für die Korrektur von Sehfehlern sind zwei Linsenarten von Bedeutung.

Nennen Sie diese und erklären Sie den Unterschied.

Sammellinsen = Konvexlinsen
Konvexlinsen sind in der optischen Achse dicker als am Rand. Ein parallel zur optischen Achse einfallendes Lichtbündel wird so gebrochen, dass es sich in einem hinter der Linse liegenden Brennpunkt vereinigt.

Zerstreuungslinsen = Konkavlinsen
Konkavlinsen sind in der optischen Achse dünner als am Rand. Ein parallel zur optischen Achse einfallendes Lichtbündel wird so zerstreut, als ob es aus einem vor der Linse liegenden Brennpunkt käme.

5 Benennen Sie die folgenden Linsen.

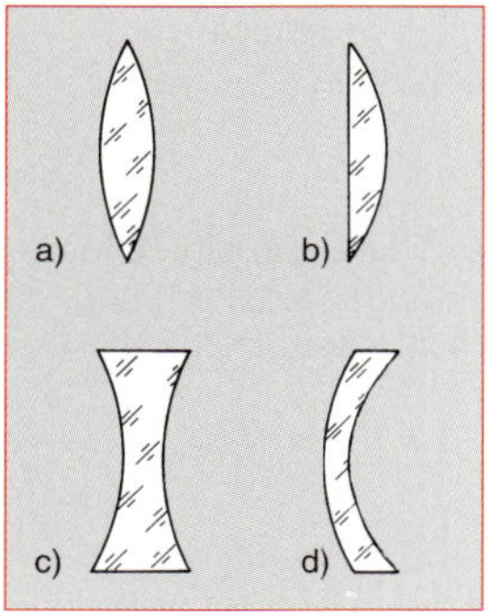

a) bikonvex
b) plankonvex
c) bikonkav
d) konvex-konkav

6 Welche Linse hat die kürzere Brennweite?

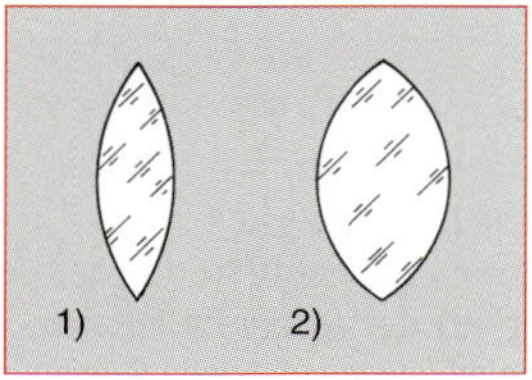

Begründen Sie Ihre Aussage.

Die Linse 2 besitzt die kürzere Brennweite.
Begründung: Je stärker die Linse gekrümmt ist, desto stärker werden die Strahlen gebrochen und desto kleiner ist daher die Brennweite.

7 Welche Linsentypen werden zur Korrektur
a) der Kurzsichtigkeit
b) der Weitsichtigkeit
verwendet?
Welche Veränderung bewirkt diese Korrektur?

a) Konkavlinse
b) Konvexlinse
Durch beide Linsentypen wird das Bild auf die Netzhaut verschoben.

8 Worüber gibt die Einheit Dioptrie (dpt) Auskunft?

Über die Brechkraft einer Linse

9 Eine Linse hat eine Brennweite von –10 cm.
a) Wie viele dpt besitzt die Linse?
b) Welche Fehlsichtigkeit korrigiert diese Linse?

a) ***Brechkraft*** $D = \frac{1}{f}$
(f = Brennweite in m)

$$D = \frac{1}{-0{,}1\ \mathrm{m}} = -10\ \mathrm{dpt}$$

b) Kurzsichtigkeit

10 Ältere Menschen leiden unter einer altersbedingten Weitsichtigkeit.
a) Nennen Sie hierfür den entsprechenden Fachausdruck.
b) Wie entsteht diese Fehlsichtigkeit?

a) ***Presbyopie***
b) Im Alter lässt die Elastizität (Verformbarkeit) der Augenlinse nach und damit auch ihre Brechkraft.

11 Weshalb sehen Patienten mit einer Stabsichtigkeit (Astigmatismus) verzerrte Bilder?

Ursache hierfür sind Hornhautverkrümmungen. Die Strahlen, die von einem Gegenstand ausgehen, treffen sich nicht in einem gemeinsamen Brennpunkt.

Erkrankungen des Auges

1 Was versteht man unter einer Konjunktivitis und wie äußert sie sich?

Eine *Konjunktivitis* ist eine Augenbindehautentzündung. Sie äußert sich in Jucken, Brennen und Fremdkörpergefühl im Auge, Rötung der Augenbindehaut, Schwellung und wässrige oder eitrige Sekretion. Es kommt zu Lichtscheuheit.

[2] Unterscheiden Sie
a) grauen Star und
b) grünen Star.

a) Unter dem ***grauen Star*** (Katarakt) versteht man eine Linsentrübung, die zu einer zunehmenden Einschränkung der Sehkraft führt.
b) Unter dem ***grünen Star*** versteht man Krankheiten des Auges, die meist mit einem erhöhten Augeninnendruck einhergehen (= Glaukom). Es kommt zur Erkrankung des Sehnervs. Eine andere Ursache für die Sehnervschädigung ist die Durchblutungsstörung des Sehnervkopfes.

[3] Wann spricht man von Schielen (Strabismus)?

Wenn eine Abweichung der Augen aus der Parallelstellung vorliegt. Man unterscheidet Einwärtsschielen und Auswärtsschielen, einseitiges und wechselseitiges Schielen.

Diagnostische Maßnahmen

[1] Wie kann die Sehschärfe einfach überprüft werden?

Die ***Visusprüfung*** (Sehschärfenprüfung) erfolgt mithilfe von Visustafeln im Abstand von fünf Metern. Die Zeichen oder Buchstaben auf Tafeln sind in ihrer Größe genau definiert.

[2] In der Augenarztpraxis kommen für die Visusprüfung modernere Geräte zur Anwendung.
Nennen und erklären Sie diese.

Der ***Sehzeichenprojektor***, damit werden die Sehzeichen auf einen 5 m vom Patienten entfernten Wandschirm projiziert.
Der ***Phoropter***, ein Gerät, mit dessen Hilfe während der Durchsicht des Patienten die Linsen jeweils an das rechte und das linke Auge angepasst werden können.

[3] Wozu dient die Augenspiegelung?

Untersucht wird der Augenhintergrund (Ophthalmoskopie), um Veränderungen der Netzhautgefäße, Netzhautablösungen, Netzhautblutungen oder eine Stauungspapille zu erkennen.

[4] Erklären Sie den Begriff Stauungspapille.

Kommt es zu einer Druckerhöhung im Schädelraum, wölbt sich die Papille in Richtung Glaskörper vor.

[5] Wozu dienen die Pupillen erweiternden Augentropfen vor einer Spiegelung des Augenhintergrundes?

Zur Untersuchung ist es notwendig, starkes Licht durch die Pupille einzustrahlen. Die Augentropfen verhindern, dass sich die Pupille durch die Lichteinstrahlung verengt.

[6] Was bezeichnet man als Gesichtsfeld?

Das Wahrnehmungsfeld des unbewegten Auges

[7] Wie nennt man die Gesichtsfeldprüfung?

Perimetrie

[8] Beschreiben Sie kurz die Durchführung der Perimetrie.

Sie wird für jedes Auge getrennt vorgenommen. Das Gesicht des Patienten wird in eine Halterung vor dem runden, leicht nach hinten gewölbten Schirm gelegt. Dann wird er aufgefordert, mit dem unbedeckten Auge den Punkt in der Mitte des Schirmes zu fixieren. Nun werden von außen verschiedene Leuchtmarken in das Gesichtsfeld eingespielt, der Patient gibt sofort an, wann er diese sieht. (Er darf dabei den Blick nicht vom Punkt in der Mitte abwenden!)

[9] Wie und wozu testet man die Pupillenreaktion?

Man leuchtet mit einer starken Lichtquelle in die Augen, dabei muss sich die Pupille verengen. Eine gestörte Pupillenreaktion weist auf eine Sehstörung oder schwerwiegende neurologische Erkrankung hin. Die fehlende Pupillenreaktion gilt als Todeszeichen.

Ohr

Bau und Funktion

1 Teilen Sie das Ohr in drei Abschnitte ein.

a) Äußeres Ohr
b) Mittelohr
c) Innenohr

2 Wodurch wird das äußere Ohr vom Mittelohr abgetrennt?

Durch das Trommelfell

3 Woraus besteht
a) das äußere Ohr
b) das Mittelohr
c) das Innenohr?

a) ***äußeres Ohr:***
   - Ohrmuschel mit Gehörgang

b) ***Mittelohr:***
   - Trommelfell
   - Paukenhöhle mit Gehörknöchelchen
   - Ohrtrompete

c) ***Innenohr:***
   - Schnecke, die das Hörorgan enthält
   - Bogengänge des Gleichgewichtsorgans

4 Wie nennt man das Ohrschmalz, und wo wird es gebildet?

Das Ohrschmalz wird ***Zerumen*** genannt. Es wird im knorpeligen Abschnitt des Gehörgangs gebildet.

5 Nennen Sie die Gehörknöchelchen.

a) Hammer
b) Amboss
c) Steigbügel

6 Welche Aufgabe hat die Ohrtrompete?

Bei jedem Schluckakt öffnet sich die Ohrtrompete und sorgt für
- einen Druckausgleich in der Paukenhöhle
- Erneuerung der Luft im Mittelohr

7 Warum ist es notwendig, dass die Paukenhöhle belüftet ist?

Ist die Ohrtrompete verschlossen, dann wird die im Mittelohr vorhandene Luft resorbiert und es entsteht ein Unterdruck in der Paukenhöhle, der die Beweglichkeit des Trommelfells einschränkt und zu einer Verschlechterung des Hörvermögens führt.

8 Bezeichnen Sie die Nummern 1–7 der nachfolgenden Abbildung.

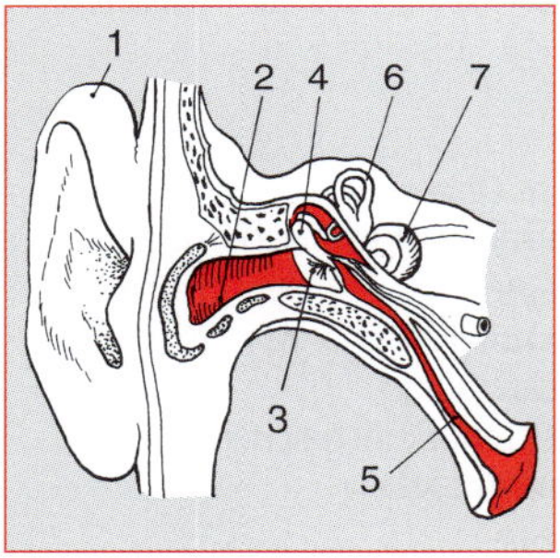

1 Ohrmuschel
2 äußerer Gehörgang
3 Trommelfell
4 Gehörknöchelchen
5 Ohrtrompete
6 Bogengänge des Gleichgewichtsorgans
7 Schnecke mit Hörorgan

Wichtige Erkrankungen des Ohres

1 Nennen Sie die Hauptbeschwerden bei Ohrenkrankheiten

- Ohrenschmerzen
- Schwerhörigkeit
- Ohrgeräusche

2 Was versteht man unter Otitis media acuta?

Die akute Mittelohrentzündung. Sie ist meist bakteriell bedingt und kommt bei Kindern häufig vor.

3 Zählen Sie die Krankheitszeichen auf.

a) stechende, klopfende Ohrenschmerzen
b) Schwerhörigkeit auf dem betroffenen Ohr
c) Fieber
d) Kopfschmerzen
e) allgemeines Krankheitsgefühl

4 Ein Kind hat heftige Ohrenschmerzen, Kopfschmerzen und hohes Fieber. Plötzlich scheint der Schmerz nachzulassen und die Mutter sieht Flüssigkeit aus dem Ohr laufen.

Was könnte passiert sein?

Wahrscheinlich ist das Trommelfell spontan perforiert (= durchgebrochen).

5 Erklären Sie, was man unter einer Parazentese versteht.

Eine ***Parazentese*** ist ein Einschnitt des Trommelfells mit dem Ziel, das Mittelohr zu entlasten. Ergüsse und Eiteransammlungen können so über den äußeren Gehörgang abfließen.

6 Welche Auswirkungen hat ein Tubenkatarr?

Durch Anschwellen der Tubenschleimhaut kommt es zu einem Verschluss der Ohrtrompete und Resorption der Luft aus der Paukenhöhle. Der Patient klagt über einen Druck im Ohr und Schwerhörigkeit.

7 Nennen Sie weitere Ursachen für eine Schwerhörigkeit.

a) Ohrschmalzpfropf
b) Trommelfellverletzungen
c) Otitis media (Mittelohrentzündung)
d) Lärmeinwirkungen
e) Hörsturz

8 Es können 3 grundsätzlich verschiedene Arten der Schwerhörigkeit unterschieden werden.

Nennen Sie diese.

a) z. B. Mittelohrschwerhörigkeit
→ Störung der Schallleitung
b) z. B. Innenohrschwerhörigkeit
→ Störung der Reizaufnahme
c) Störung der Schallwahrnehmung durch das Gehirn

9 Heute leiden schon viele junge Leute unter Lärmschwerhörigkeit.

Nennen Sie Ursachen und Auswirkungen.

Ursache: häufige und lang dauernde Lärmeinwirkungen, z. B. durch Walkman- oder Diskothekenmusik.

Auswirkungen: Es kommt zur Schädigung und Rückbildung der Sinneszellen im Innenohr mit der Folge einer dauerhaften Schallempfindungs-Schwerhörigkeit.

10 Welche Erste-Hilfe-Maßnahmen ergreifen Sie bei Nasenbluten?

a) Kopf nach vorne neigen
b) kalte Kompressen in den Nacken legen
c) Nasenflügel direkt unterhalb der knöchernen Nase fest zusammendrücken

Wichtige diagnostische und therapeutische Maßnahmen

1 Otoskopie:
a) Was versteht man darunter?
b) Wie wird sie durchgeführt?

a) Betrachtung des inneren Gehörgangs und des Trommelfells mit dem Ohrmikroskop
b) Dem Patienten wird ein Metalltrichter entsprechender Größe eingeführt. Der Gehörgang wird durch Zug des Ohrläppchens nach hinten oben gestreckt. Die am Mikroskop befindliche Lichtquelle leuchtet das Untersuchungsfeld aus.

2 Bereiten Sie die Materialien für eine Ohrspülung vor.

- Ohrspritze
- lauwarmes Leitungswasser
- Nierenschale
- wasserdichte Unterlage

3 Wie wird eine Ohrspülung durchgeführt?

- Den Patienten bequem hinsetzen
- Kleidung durch wasserdichte Unterlage schützen
- Nierenschale unter das betreffende Ohr halten
- Ohrmuschel nach hinten oben ziehen, um den Gehörgang zu strecken
- Ansatzstück gegen die vordere Gehörgangswand richten
- unter leichtem Druck das Wasser zügig in den Gehörgang spritzen
- das aufgefangene Wasser wegschütten
- Erfolg mit Otoskop prüfen
- Ohrmuschel abtrocknen

Hörprüfung: Siehe „Geräte in der Praxis zur Untersuchung und Therapie"/ „Audiometrie"

Spezielle Infektionslehre

1 Erläutern Sie den Begriff Infektion.

Infektion:
Eindringen und Vermehrung von Krankheitserregern in einem Organismus.

2 Nennen Sie fünf mögliche Erreger von Infektionskrankheiten.

a) Bakterien
b) Viren
c) Pilze
d) Protozoen (einzellige Tiere)
e) Würmer (Helminthen)
f) Gliederfüßler (Arthropoden)

3 Von ihrer Grundform lassen sich kugelförmige, stäbchenförmige und spiralförmige Bakterien unterscheiden.

Nennen Sie für jede Grundform drei Beispiele.

a) *kugelförmig:*
- Streptokokken
- Staphylokokken
- Pneumokokken
- Meningokokken
- Gonokokken

b) *stäbchenförmig:*
- Kolibakterien
- Tuberkelbakterien
- Diphtheriebakterien
- Tetanusclostridien
- Milzbrandbazillen

c) *spiralförmig:*
- Leptospiren
- Spirillen
- Treponemen
- Vibrionen

4 Viele Bakterien können Giftstoffe (Toxine) bilden, die für den Menschen gefährlich sein können.

Worin unterscheiden sich Ektotoxine und Endotoxine?

Ektotoxine sind Giftstoffe, die von Bakterien laufend aus dem Zellinnern in die Umgebung abgegeben werden.

Endotoxine sind Giftstoffe, die beim Zerfall der Bakterienwand frei werden.

5 Welche Bakterienarten können Sporen bilden?

Bazillen und Clostridien

6 Worin besteht der Unterschied zwischen Bakteriensporen und Pilzsporen?

Bakteriensporen sind ***Dauerformen***. Sie ermöglichen den Bazillen und Clostridien das Überleben auch unter ungünstigen Bedingungen (Hitze, Kälte, Austrocknung). ***Pilzsporen*** sind ***Vermehrungsformen,*** die der Fortpflanzung der Pilze dienen.

7 Wie lautet das Fremdwort für Pilzerkrankungen?

Mykosen

8 Erklären Sie folgende Begriffe:
a) Pathogenität
b) Virulenz

a) ***Pathogenität*** ist die Fähigkeit von Mikroorganismen, Krankheiten hervorzurufen. Nur eine relativ geringe Zahl von Bakterien sind pathogen (krank machend).
b) ***Virulenz*** bedeutet „Giftigkeit", Ansteckungsfähigkeit eines Erregers. Sie ist abhängig von der Anzahl der Erreger, dem Haftvermögen, der Eindringungskraft, der Vermehrungsfähigkeit und der Fähigkeit zur Toxinbildung.

9 Nennen Sie mindestens drei Infektionsquellen.

a) Infizierter, erkrankter oder ausscheidender Mensch
b) infiziertes, erkranktes oder ausscheidendes Tier
c) Erreger übertragende Gegenstände und Lebensmittel
d) Erreger übertragende Insekten

10 Über welche Eintrittspforten können Erreger in den Körper gelangen?

a) Über den Nasen-Rachen-Raum und die Luftwege
b) über den Magen-Darm-Trakt
c) über die unverletzte und verletzte Haut
d) über die Augenbindehäute
e) über die Harnwege
f) über die Vagina

11 Was versteht man unter Inkubationszeit?

Die ***Inkubationszeit*** ist die Zeit zwischen der Infektion und dem Auftreten erster Krankheitserscheinungen.

[12] Welche Unterschiede bestehen hinsichtlich der Inkubationszeit zwischen der Hepatitis A und der Hepatitis B?

Inkubationszeit der
- Hepatitis A zwischen 2–6 ***Wochen***
- Hepatitis B zwischen 1–6 ***Monaten***

[13] Nennen Sie drei allgemeine Krankheitserscheinungen, die bei Infektionskrankheiten auftreten können.

a) Fieber
b) Leukozytose
c) erhöhte Blutkörperchensenkungsgeschwindigkeit
d) Hautausschläge
e) Abgeschlagenheit, Kopf- und Gliederschmerzen

[14] Zählen Sie Infektionskrankheiten bei Kindern auf, die durch Viren bzw. durch Bakterien verursacht werden.

a) *durch Viren verursacht:*
   - Masern
   - Röteln
   - Windpocken
   - Pfeiffer-Drüsenfieber
   - Mumps

b) *durch Bakterien verursacht:*
   - Diphtherie
   - Scharlach
   - Keuchhusten
   - Angina

[15] Bei vielen Infektionskrankheiten wird ein Prodromalstadium beschrieben.

Was versteht man darunter?

Unter ***Prodromalstadium*** versteht man ein Vorläuferstadium mit Krankheitserscheinungen, die der eigentlichen Krankheit vorausgehen.

[16] Nennen Sie ein typisches Prodrom (Vorzeichen) für eine Masernerkrankung.

Koplik-Flecken an der Wangenschleimhaut. Diese kalkspritzerartig aussehenden Flecken erscheinen etwa 1–3 Tage vor Exanthemausbruch und gehen nach 3–4 Tagen in ein Enanthem (Ausschlag im Schleimhautbereich) über.

[17] Beschreiben Sie das Masernexanthem.

Leuchtend rote, 2–5 mm große, leicht erhabene Flecken, die später ineinander fließen. Das Exanthem beginnt →

▷ Fortsetzung der Antwort ▷

in der Regel hinter den Ohren und breitet sich dann im Gesicht (besonders im Mundbereich) über Brust und Rücken, Arme und zuletzt die Beine aus.

[18] Schildern Sie das typische Aussehen und die Beschwerden eines an Mumps erkrankten Kindes.

a) ein- oder doppelseitige schmerzhafte Schwellung der Parotis im Bereich des Unterkieferwinkels mit abstehenden Ohrläppchen
b) Schmerzen beim Öffnen des Mundes und beim Kauen
c) Ohrenschmerzen
d) Fieber zwischen 39 und 40 °C

[19] Welche Gefahr besteht für Knaben und junge Männer, die an Mumps erkrankt sind?

Es besteht die Gefahr der Hodenentzündung (Orchitis) mit nachfolgender Sterilität.

[20] Warum sollte jedes Mädchen vor Eintritt der Geschlechtsreife gegen Röteln geimpft werden, sofern keine Immunität durch eine früher durchgemachte Rötelnerkrankung besteht?

Um der Gefahr vorzubeugen, dass sich die Frau im 1. Drittel der Schwangerschaft mit dem Rötelnvirus infiziert. Das Rötelnvirus kann über die Plazenta auf das Ungeborene übergehen und bei diesem zu erheblichen Missbildungen führen → Rötelnembryopathie.

[21] Beschreiben Sie den typischen Hustenanfall beim Keuchhusten.

Es kommt zu Anfällen mit mehreren Stakkatoserien (= 10–15 Hustenstöße), zwischen denen das Kind tief juchzend, „ziehend" einatmet, bis die Einatmung nicht mehr ausreicht und sich das Kind blau verfärbt (→ Stickhusten). Anschließend erbricht es einen zähen, glasigen Schleim, oft auch Nahrung.

[22] Weshalb ist der Keuchhusten bei jungen Säuglingen besonders gefährlich?

Es fehlt oft der typische Anfall, der Säugling verfärbt sich häufig sofort nach Herausstrecken der Zunge blau oder blass und leidet unter lebensgefährlicher Atemnot bis zum Atemstillstand (Apnoe).

23 Beschreiben Sie das Hautbild bei Windpocken (Varizellen).

Aus einem roten Fleck entwickelt sich eine Pustel, die sich mit wasserhellem Sekret füllt, eintrocknet und abborkt. Dies verläuft in Schüben, sodass nach einigen Tagen Pusteln, Bläschen und Borken gleichzeitig nebeneinander beobachtet werden können. Die Mundhöhle und der behaarte Kopf sind mit befallen, während Handflächen und Fußsohlen frei bleiben.

24 Welche Besonderheit besteht bei der Übertragung des Windpockenvirus?

Es kann über Tröpfcheninfektion auch durch die Luft übertragen werden, so genannte „fliegende" Infektion (z. B. in Krankenhäusern von Zimmer zu Zimmer, von Stockwerk zu Stockwerk).

25 Nennen Sie typische Symptome des Scharlach.

a) Scharlach geht immer mit einer Angina einher.
b) Exanthem: stecknadelkopfgroße, helle, später dunkelrote Flecken, die dicht beieinander stehen
c) *Himbeerzunge*
d) *Schuppung:* Am Ende des Exanthemstadiums schuppen sich der Stamm kleieförmig, Handteller und Fußsohlen lamellenartig ab.

26 Weshalb ist die Diphtherie heute wieder auf dem Vormarsch?

Durch die Impfmüdigkeit der Menschen. Auch Erwachsene sollten sich alle 10 Jahre einer Auffrischimpfung unterziehen.

27 Warum ist die Diphtherie so gefährlich?

Bei der Diphtherie ist der Rachen vor allem im Bereich der Mandeln großflächig entzündet mit Bildung von Pseudomembranen. Greift die Entzündung auf den Kehlkopf über, drohen lebensgefährliche Erstickungsanfälle.
Gefürchtet sind vor allem die toxischen Verlaufsformen mit Kreislaufversagen und Lähmungen.

28 Warum sind bei der Diphtherie Antibiotika nur bedingt hilfreich?

Die schweren Schäden sind vor allem durch das von den Bakterien produzierte Exotoxin bedingt. Deshalb muss schon bei Verdacht sofort Pferde-Antitoxin-Serum verabreicht werden. Zusätzlich verabreichte Antibiotika verhindern eine weitere Toxinproduktion.

29 Was versteht man unter Tetanus?

Die Erkrankung an Wundstarrkrampf. Eine schwere, oft tödlich verlaufende Erkrankung mit Muskelkrämpfen.

30 Wodurch wird er verursacht?

Durch das Sporen bildende Bakterium → Clostridium tetani, das sich vor allem in Erde, Pferdedünger, Staub befindet.

31 Wie kann man sich eine Tetanusinfektion zuziehen?

Durch Bagatellverletzungen, vor allem bei der Gartenarbeit

32 Nennen Sie die drei typischen Symptome der Erkrankung.

Trismus (Kieferklemme)

Risus sardonicus (grinsender Gesichtsausdruck durch Krämpfe der Gesichtsmuskulatur)

Opisthotonus (Streckhaltung der Nacken- und Rückenmuskulatur mit Rückwärtsbeugung des Kopfes)

33 Ein Patient kommt mit einer kleineren Wunde in die Praxis.

Was ist zu tun?

Wunddesinfektion und Kontrolle des Tetanusimpfschutzes, ggf. Auffrischungsimpfung oder Simultanimpfung

34 Beschreiben Sie die Borreliose.

Die Borreliose ist eine zu chronischem Verlauf neigende Infektionskrankheit, die sehr vielgestaltig sein kann. Neben z. T. schweren Allgemeinsymptomen zeigen sich Hautveränderungen und neurologische Erscheinungen.

35 Wer ist besonders gefährdet, an der Borreliose zu erkranken?

Die Borrelien werden von Zecken übertragen, entsprechend sind Waldarbeiter und Menschen, die sich viel im Wald aufhalten, besonders gefährdet.

36 Hepatitis B

a) Wie wird die Hepatitis B übertragen?

b) Nennen Sie gefährdete Personengruppen.

a) Durch Blutkontakte, Geschlechtsverkehr, Speichel

b) Bluterkranke, Dialysepatienten, Drogenabhängige, Personen mit häufig wechselnden Geschlechtspartnern, medizinisches Personal, Personen, die sich in unsauberen Instituten piercen oder tätowieren lassen

37 Der Körper verfügt über mehrere Mechanismen der Krankheitsabwehr.

Worin unterscheiden sich spezifische und unspezifische Abwehrmechanismen?

a) ***Unspezifische Abwehrmechanismen*** sind gegen Schadstoffe aller Art gerichtet, z. B. schützende Haut-Schleimhaut-Barrieren, Phagozyten, RES, Schutzstoffe in Körpersäften u. a. → *siehe auch „Resistenz".*

b) ***Spezifische Abwehrmechanismen*** sind gegen ganz bestimmte Krankheitserreger (Antigene) gerichtet, gegen die der Körper spezifische Antikörper produziert → *siehe auch „Immunität".*

38 Erklären Sie die Begriffe Resistenz und Immunität.

Mit ***Resistenz*** bezeichnet man die so genannte natürliche Immunität gegenüber Infektionen oder Giften. Sie ist angeboren, stellt einen unspezifischen Schutz dar und ist abhängig vom Alter, vom allgemeinen Gesundheitszustand und vom psychischen Befinden. Die Resistenz gegenüber Krankheiten kann durch ausgeglichene Lebensweise, gesunde Ernährung und Abhärtung gefördert werden.

Immunität ist eine spezifisch erworbene Widerstandsfähigkeit gegen bestimmte Krankheitserreger oder Gifte, die entweder natürlich (durch Infektion mit Krankheitserregern) oder künstlich (durch Impfungen) erworben wird.

Siehe auch: Hepatitis B → „Erkrankungen der Verdauungsorgane"; Tuberkulose → „Erkrankungen des Atmungssystems"; Aids → „Erkrankungen des Abwehrsystems"

Chirurgie

Wundarten

1 Nennen Sie Ursachen und Arten von Wunden.

1. *mechanische Ursachen*
   - Platz-, Schnitt-, Quetsch-, Stichwunden
   - Ablederungs-, Schürf-, Kratzwunden
   - Biss-, Schusswunde
   - Pfählungsverletzung
2. *thermische Ursachen*
   - Verbrennungen
   - Verbrühungen
3. *chemische Ursachen*
   - Verätzungen

2 Beschreiben Sie die primäre und die sekundäre Wundheilung.

1. *primäre Wundheilung:*
   Komplikationslose, rasche Wundheilung mit geringer Narbenbildung
2. *sekundäre Wundheilung:*
   Bei klaffenden, ausgefransten Wundrändern oder Wundinfektionen kommt es zu einer verzögerten Wundheilung mit ausgedehnter Narbenbildung.

3 Nennen Sie fünf Ursachen für Wundheilungsstörungen.

- unzureichende Ruhigstellung der verletzten Region
- Wundinfektion
- Fremdkörper innerhalb der Wunde
- Diabetes mellitus
- schlechte Durchblutung (z. B. durch zu festen Verband, arterielle Verschlusskrankheit)

4 Woran erkennen Sie eine Wundinfektion?

Nach ca. 3–7 Tagen kommt es zu den klassischen Entzündungszeichen wie Erwärmung, Rötung, Schwellung, Schmerzen und Funktionsbeeinträchtigung.

Wundversorgung

1 Nennen Sie drei haltende Instrumente.

a) Spatel
b) scharfe und stumpfe Haken
c) Wundspreizer

2 Worin unterscheidet sich die chirurgische von der anatomischen Pinzette?

Chirurgische Pinzetten sind am Arbeitsende mit feinen Häkchen ausgestattet, die zahnartig ineinander greifen. Anatomische Pinzetten sind am Arbeitsende stumpf.

3 Wie werden die chirurgischen Messer genannt?

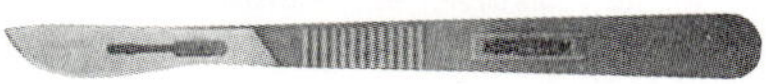

Skalpelle

4 Welcher Unterschied besteht zwischen traumatischen und atraumatischen Nadeln?

a) ***Traumatische Nadeln*** haben ein Fädel- oder Federöhr.
b) Bei den ***atraumatischen Nadeln*** ist der Faden direkt am Nadelende befestigt, ein besonderes Nadelöhr entfällt, dadurch wird das Gewebe besonders geschont.

5 Beim Nähen muss außer Nadeln und Nahtmaterial noch ein weiteres Instrument vorbereitet werden.

Nennen Sie dieses.

Nadelhalter

6 Unterscheiden Sie die Begriffe Exzision und Inzision.

Exzision: Herausschneiden von Gewebe, z. B. zur Entfernung kleiner Hauttumoren

Inzision: Einschnitt ins Gewebe, z. B. zur Eröffnung eines Eiterherdes.

[7] Beschreiben Sie kurz die Schritte bei einer unkomplizierten Wundversorgung.

a) groben Schmutz entfernen
b) Hautdesinfektion und Lokalanästhesie
c) ggf. Wunde gründlich säubern und desinfizieren
d) ggf. stark gequetschtes, schlecht durchblutetes, zerfetztes Gewebe ausschneiden
e) nähen
f) Wundverband anlegen

[8] Bereiten Sie die Materialien für eine einfache Wundversorgung vor.

- Hautdesinfektionsmittel
- Lokalanästhetikum, Spritze (5 oder 10 ml), Kanülen (Nr. 21, 22 oder 24)
- evtl. Einmalrasierer
- sterile Abdecktücher (Lochtuch)
- sterile Tupfer und Kompressen
- sterile Instrumente → anatomische und chirurgische Pinzetten, Skalpell, Nadelhalter, Schere
- Nahtmaterial
- Verbandmaterial

[9] Zur Entfernung von Fäden empfiehlt sich die Vorbereitung von sterilen Sets. Was sollten sie enthalten?

- Schere und Pinzette
- Tupfer und Kompressen

Anästhesie

[1] Erklären Sie, was man unter Anästhesie versteht.

Anästhesie bedeutet die Ausschaltung der Schmerzempfindung.

[2] Was versteht man unter Lokalanästhesie?

Lokalanästhesie:
Örtliche Betäubung, d. h., die Schmerzempfindung wird nur am Ort des Eingriffs (lokal) ausgeschaltet. Der Patient ist bei Bewusstsein.

[3] Nennen Sie mindestens drei verschiedene Formen der Lokalanästhesie.

a) Oberflächenanästhesie
b) Infiltrationsanästhesie
c) Leitungsanästhesie
d) Spinal- oder Lumbalanästhesie
e) Peri- oder Epiduralanästhesie

[4] In welchen Fällen kommt eine Oberflächenanästhesie zur Anwendung?

a) Bei Eingriffen im Mund- und Nasenrachenraum
b) bei Endoskopien
c) bei Eingriffen am Auge
d) bei der Blasenkatheterisierung

[5] Was bereiten Sie für eine Infiltrationsanästhesie vor?

a) Hautdesinfektionsmittel und Tupfer
b) sterile Einmalspritze
c) sterile Einmalkanülen (zum Aufziehen des Medikaments und zur Injektion)
d) Lokalanästhetikum nach Anweisung des Arztes
e) Abwurfschale

[6] Nennen Sie drei Narkosearten und erkären Sie diese kurz.

a) ***Inhalationsnarkose:***
Das Narkosemittel (Lachgas, Halothan) wird eingeatmet.

b) ***Intravenöse Narkose:***
Das Narkosemittel wird direkt in die Blutbahn gespritzt.

c) ***Intubationsnarkose:***
Hier wird nach i. v. Injektion eines schnell wirksamen Narkosemittels ein Endotrachealtubus in die Luftröhre eingeführt. Der Patient kann damit während der Operation künstlich beatmet werden. Dies ermöglicht den Einsatz von lang wirkenden Muskel erschlaffenden Medikamenten, die vor allem große Operationen im Bauch- und Thoraxbereich erleichtern.

[7] Welche Form der Narkose eignet sich besonders für eine Kurznarkose?

Die intravenöse Narkose mit Disoprivan® oder Trapanal®

8 Erklären Sie, wie Sie einen Patienten zur Kurznarkose vorbereiten.

1. Der Patient muss am OP-Tag nüchtern einbestellt werden.
2. Make-up und Nagellack entfernen
3. Zahnprothese, Finger- und Ohrringe entfernen
4. Bei Kindern auf Bonbons achten
5. Die Patienten vor der Prämedikation zur Toilette schicken
6. Prämedikation 1/2–1 Std. vor dem Eingriff nach Anweisung des Arztes vorbereiten
   (anschließend darf der Patient nicht mehr aufstehen)

9 Warum sollten Make-up und Nagellack vor einer Narkose entfernt werden?

Damit eine Beurteilung der Hautfarbe möglich ist. Eine beginnende Zyanose*) lässt sich frühzeitig vor allem an den nicht lackierten Fingernägeln erkennen.

10 Welchen Sinn hat die Prämedikation?

Die gegebenen Medikamente sollen den Patienten entspannen und störende Reflexe beseitigen, die Wirkung des Narkotikums unterstützen und störende Nebenwirkungen verhindern.

Verbände

1 Wozu dienen Verbände?

Verbände dienen

a) *der Wundabdeckung* (Schutz der Wunde, Schutz der Kleidung) z. B. Pflasterverband
b) *Fixieren von Wund- und Salbenauflagen,* z. B. Mullbinden
c) *Kompression bzw. Stützung,* z. B. elastische Binden (→ Idealbinden)
d) *der Ruhigstellung,* z. B. Gipsverband, Zinkleimverband

*) bläuliche Hautverfärbung, hervorgerufen durch Sauerstoffmangel

2 Nennen Sie vier verschiedene Arten von Verbandsstoffen.

a) Verbandwatte
b) Mull
c) Vliesstoffe
d) Gipsbinden
e) Zellstoff
f) Zinkleimbinden

3 Mit welchem Verband versorgen Sie
a) eine Claviculafraktur?
b) eine Schürfwunde?
c) eine Unterschenkelfraktur?
d) eine stark blutende Schnittwunde?
e) eine Patientin mit Thrombophlebitis am Unterschenkel?

a) Rucksackverband
b) Wundschnellverband
c) Gipsverband
d) Druckverband
e) Kompressionsverband

4 Welche Möglichkeiten verbleiben Ihnen, wenn bei einer arteriellen Blutung der von Ihnen angelegte Druckverband durchblutet?

a) Der doppelte Druckverband, d. h., einen zweiten Druckverband über den ersten anlegen
b) Abdrücken der zuführenden Arterie

5 Wie wirkt ein Kompressionsverband?

Durch Kompression der oberflächlichen Beinvenen fließt das Blut in den tieferen Beinvenen schneller, außerdem werden auch die tiefen Beinvenen in ihrer ganzen Länge komprimiert, sodass auch die Venenklappen besser schließen können. Gleichzeitig wird durch den verstärkten Druck die Muskel-Venen-Pumpe verbessert.

6 Wozu dienen Gipsverbände?

Sie dienen vor allem der Ruhigstellung nach Einrichtung eines Knochenbruches.

[7] Worauf müssen Sie achten, wenn Sie eine Extremität mit einem Gipsverband versorgen sollen?

a) Gute Hautpflege vor dem Anlegen des Gipsverbandes
b) gute Polsterung, vor allem vorspringender Knochen
c) richtige Stellung der Extremität
d) Kontrolle am Tag nach Anlegen des Gipsverbandes

[8] Ein Gipsverband muss nach dem Anlegen regelmäßig kontrolliert werden.

Worauf achten Sie?

- Hat der Patient Schmerzen, Engegefühl, Kribbeln oder Taubheitsgefühle?
- Sind Finger und Zehen geschwollen, bläulich verfärbt oder ganz blass und kalt?
- Sind Pulse tastbar, Zehen, Finger, Hand oder Fuß im Gips beweglich?

[9] Bei Ulcus cruris („offenem Bein") hat sich die feuchte Wundbehandlung bewährt.

Welcher Verband ermöglicht diese?

Der ***Hydrokolloid-Verband*** (z. B. Comfeel®). Er kann überschüssiges *Wundsekret* aufnehmen, *Nekrosen* auflösen, den *Selbstreinigungsprozess* aktivieren und damit die Heilung beschleunigen. Mit diesen Verbänden kann auch geduscht werden, ohne dass anschließend ein Verbandwechsel notwendig ist.

Hilfeleistungen bei Notfällen

Lebensrettende Sofortmaßnahmen

1 Worauf achten Sie, bevor Sie im Notfall mit Erste-Hilfe-Maßnahmen beginnen?

Gegebenenfalls die Unfallstelle absichern, Gefahrenquellen beseitigen, den Patienten aus der Gefahrenzone bringen

2 Wie lagern Sie einen bewusstlosen Patienten?

In der stabilen Seitenlage

3 Erklären Sie, was man unter Reanimation versteht.

Wiederbelebung

4 Erläutern Sie das ABC der Wiederbelebung.

A = Atemwege freimachen und freihalten

B = beatmen (Mund zu Mund, Mund zu Nase)

C = Zirkulation wiederherstellen durch Herzdruckmassage

5 Auf welche Art und Weise können Sie die Atemspende durchführen?

a) Mund-zu-Mund-Beatmung
b) Mund-zu-Nase-Beatmung
c) Mund-zu-Hilfsmittel-Beatmung

6 Worauf müssen Sie bei der Atemspende achten?

a) Atemwege freimachen (Zahnprothese, Fremdkörper, Schleim entfernen)
b) Kopf des Patienten im Nacken überstrecken
c) Unterkiefer nach vorn ziehen
d) darauf achten, dass die eingeblasene Luft nicht entweichen kann (je nachdem: Mund bzw. Nase verschließen)

7 Welche Hilfsmittel zur Beatmung sollte der Notfallkoffer enthalten?

a) Ambu-Beutel
b) Masken
c) Endotrachealtubi und Laryngoskop

8 Nennen Sie mindestens drei Symptome eines Kreislaufstillstandes.

a) Bewusstlosigkeit
b) fehlende Pulsation der Arteria carotis
c) blassgraue Verfärbung der Haut und Schleimhäute
d) Schnappatmung oder Atemstillstand
e) weite Pupillen

9 Welche Maßnahme ergreifen Sie vor Beginn der Herzdruckmassage?

Den Patienten mit dem Rücken auf eine harte Unterlage legen

10 Wo liegt der richtige Druckpunkt für die Herzdruckmassage?

Im unteren Drittel des Brustbeins

11 In welchem Rhythmus sollten Beatmung und Herzdruckmassage durchgeführt werden, wenn
a) zwei Helfer zur Verfügung stehen?
b) nur ein Helfer zur Verfügung steht?

a) *Zwei Helfer:*
1 : 5 (d. h. nach einer Atemspende fünf Herzkompressionen, dann wieder eine Atemspende usw.)
b) *ein Helfer:*
2 : 15 (d. h. nach zwei Atemspenden folgen 15 Herzkompressionen, dann wieder 2 Atemspenden usw.)

12 Woran erkennt man den Erfolg der Reanimation (Wiederbelebung)?

a) Verengung der Pupillen
b) die Hautfarbe wird rosiger
c) der Patient beginnt spontan zu atmen
d) der Blutdruck ist messbar
e) Pulse sind tastbar

13 Woran erkennt man
a) eine arterielle Blutung?
b) eine venöse Blutung?
c) eine kapilläre Blutung?

a) ***Arterielle Blutung:***
Hellrotes Blut spritzt stoßweise oder im Bogen aus der Wunde
b) ***venöse Blutung:***
Dunkelrotes Blut quillt stark aus der Wunde
c) ***kapilläre Blutung:***
Dunkelrotes Blut sickert aus der Wunde

14 Welche Symptome sprechen für eine starke innere oder äußere Blutung?

a) Tachykardie (beschleunigter Herzschlag)
b) Blutdruckabfall
c) Blässe, Schweißausbruch
d) Schwäche und Unruhe
e) Patient äußert Durstgefühl
f) Schockzustand

15 Welche Maßnahmen ergreifen Sie bei einer starken Blutung?

a) Den Patienten flach hinlegen und warm halten
b) Druckverband anlegen, gegebenenfalls betroffene Extremität hochheben
c) evtl. Arterien abdrücken

Notfallsituationen in der Praxis*)

1 Welche Maßnahmen ergreifen Sie, wenn ein Patient in der Praxis kollabiert?

a) Den Patienten in Rückenlage bringen, die Beine anheben
b) Arzt verständigen
c) Puls und Blutdruck kontrollieren

2 Ein Patient bekommt in der Praxis einen Krampfanfall. Wie verhalten Sie sich?

a) Den Arzt verständigen
b) für die Sicherheit des Patienten sorgen:
   - den krampfenden Patienten an einem sicheren Ort lagern, evtl. mit Kissen und Decken seitlich stützen (gefährliche Gegenstände aus der unmittelbaren Umgebung des Patienten entfernen)
   - Zungenbiss verhindern durch einen zwischen die Zähne geschobenen Gummikeil (notfalls aufgerollte Mullbinde oder Taschentuch verwenden)
c) Nach dem Anfall den Patienten in stabile Seitenlage bringen, um Aspiration von Blut und Erbrochenem zu verhindern.

---

*) Siehe auch „Herzinfarkt", „Angina pectoris", „Rhythmusstörungen", „allergische Reaktion"

3 Erläutern Sie, was man unter Hyperventilationstetanie versteht.

Hyperventilationstetanie:
Eine verstärkte Atmung (vor allem der Ausatmung) ohne organische Ursache, die zu neuro-muskulären Störungen führt.

4 Wie äußert sich eine Hyperventilationstetanie?

a) Schnelle, tiefe Atmung
b) Pfötchenstellung der Hände
c) der Patient klagt über:
   - Schwindel, Benommenheit
   - Kribbeln und Steifigkeit der Finger
   - schmerzhafte Krämpfe der Unterarm- und Handmuskulatur
   - Herzklopfen, Herzstechen

5 Welche Erste-Hilfe-Maßnahmen ergreifen Sie bei einer Hyperventilationstetanie?

a) Patienten sicher lagern und beruhigen
b) Patienten über einen Plastikbeutel rückatmen lassen
c) Arzt verständigen

6 Was versteht man unter einer akuten Dyspnoe?

Unter einer ***akuten Dyspnoe*** versteht man eine plötzliche Atemnot.

7 Mit welchen Maßnahmen können Sie einem Patienten mit akuter Dyspnoe (plötzlicher Atemnot) helfen?

a) Patienten mit erhöhtem Oberkörper lagern
b) das Aufstützen der Arme mithilfe von Polstern (z. B. Kissen, aufgerollte Decken) ermöglichen, damit der Patient die Atemhilfsmuskulatur einsetzen kann
c) Fenster öffnen
d) den Patienten nicht alleine lassen

8 Wann spricht man von einer Harnverhaltung?

Eine ***Harnverhaltung*** liegt vor, wenn der Patient trotz extrem gefüllter Blase kein Wasser lassen kann.

9 Nennen Sie mögliche Ursachen für eine Harnverhaltung.

a) Prostatahypertrophie (Vergrößerung der Prostata)
b) Blasensteine
c) Blasentumor

10 Welche Maßnahmen ergreifen Sie bei einer Harnverhaltung?

a) Den Patienten auf dem Rücken lagern und eine Knierolle unter die Kniekehlen legen
b) alles für eine Katheterisierung oder Blasenpunktion vorbereiten (siehe auch dort)

11 Welches Geschehen steht bei allen Schockarten im Vordergrund?

Bei allen Schockarten kommt es zu einer akuten Verminderung der Gewebedurchblutung, daraus folgt ein Sauerstoffmangel der Zellen, der zur Gewebeschädigung führt.

12 Unterscheiden Sie verschiedene Schockarten sowie ihre Ursachen.

Schockarten	
kardiogener Schock	ausgelöst durch Herzinfarkt, Herzrhythmusstörungen, Herzinsuffizienz, Vergiftungen
hypovolämischer Schock	ausgelöst durch große Blutverluste, nach innen oder außen, Flüssigkeitsverluste, (z. B. bei Verbrennungen)
neurogener Schock	ausgelöst durch maximale Gefäßweitstellung, z. B. bei Schädel-Hirn-Trauma, Querschnittslähmung, Schmerzen
anaphylaktischer Schock	ausgelöst durch allergische Reaktionen mit maximaler Gefäßweitstellung auf: – Medikamente – Insektenstiche – sonstige Allergene
septischer Schock	ausgelöst durch reaktive Gefäßerweiterung bei Einschwemmung von Bakterientoxinen in die Blutbahnen

13 Die Beurteilung der Schwere des Schockgeschehens ist mithilfe des Schockindex möglich.

Erläutern Sie diesen.

$$\textit{Schockindex} = \frac{\text{Herzfrequenz}}{\text{systolischen Blutdruckwert}} = 0{,}5$$

$$\textit{Beispiel:}\ \frac{\text{Puls 60}}{\text{syst. Blutdruck 120}} = 0{,}5$$

Wenn der Schockindex beim Erwachsenen auf 1 ansteigt, ist dies ein deutliches Zeichen für ein Schockgeschehen.

Liegen die Werte über 1, besteht eine akut lebensbedrohende Situation.

14 Nennen Sie Symptome des Schockgeschehens bei einem hypovolämischen Schock.

a) Blutdruck abfallend
b) Puls ansteigend
c) blass-zyanotische, feuchte, kühle Haut
d) Übelkeit bis zum Erbrechen
e) eingefallenes Aussehen

Im Endstadium:
- ist der Blutdruck nicht mehr messbar
- Bewusstlosigkeit
- Krämpfe

15 Welche Erste-Hilfe-Maßnahmen ergreifen Sie bei einem hypovolämischen Schock?

a) Schocklagerung (Kopf tief – Beine hoch)
b) Blutung stillen
c) Patienten warm halten

In der Praxis zusätzlich:
- Notfallkoffer bereitstellen
- Medikamente und Infusion von Volumenersatzmitteln nach Anweisung des Arztes vorbereiten

16 Wann spricht man von einem Koma?

Von einem ***Koma*** spricht man bei tiefer Bewusstlosigkeit, aus der der Patient durch äußere Reize nicht mehr zu erwecken ist.

17 Nennen Sie drei verschiedene Arten von Vergiftungen.

a) Lebensmittelvergiftung
b) Vergiftung durch Haushaltsmittel (häufig Verätzungen)
c) Medikamentenvergiftung
d) Alkoholvergiftung

18 In welche Maßnahmen lässt sich das Vorgehen bei Vergiftungen gliedern?

a) Entfernung des Giftes (sofern möglich)
b) Überwachung der Vitalfunktionen
c) spezielle Maßnahmen in Abhängigkeit von der eingenommenen Substanz

19 Nennen Sie Fälle, bei denen der Patient nicht zum Erbrechen gebracht werden darf.

a) Bei Verätzungen
b) bei Bewusstseinstrübung oder Bewusstlosigkeit, z. B. nach Alkoholvergiftung, Barbituratvergiftung (Barbiturate sind Schlafmittel)

20 Eine Mutter ruft in der Praxis an und bittet den Arzt dringend, sofort zu kommen, da sich ihr Kind vergiftet habe.

Welche Fragen und Hinweise sollten bei diesem Telefongespräch auf alle Fälle geklärt werden?

Fragen:
- Welche Substanz wurde eingenommen (fest, flüssig, gasförmig)?
- Zeit der Einnahme?
- Alter des Kindes?
- Jetziger Zustand des Kindes?
- Pupillenweite?
- Geruch?

Hinweise:
- Flasche, Behälter, Packungen aufbewahren
- Erbrochenes aufbewahren

Weitere Maßnahmen in Absprache mit dem Arzt:
- Notarzt benachrichtigen
- Krankenhaus benachrichtigen
- Auskunft über das Gift von der Giftzentrale einholen

„Akutes Abdomen" siehe Seite 84 (Wichtige Erkrankungen der Verdauungssysteme)

Verbrennungen

1 Nach welcher Regel wird die Ausdehnung des Verbrennungsschadens angegeben?

Neunerregel
(es werden die % der Gesamtkörperoberfläche angegeben)

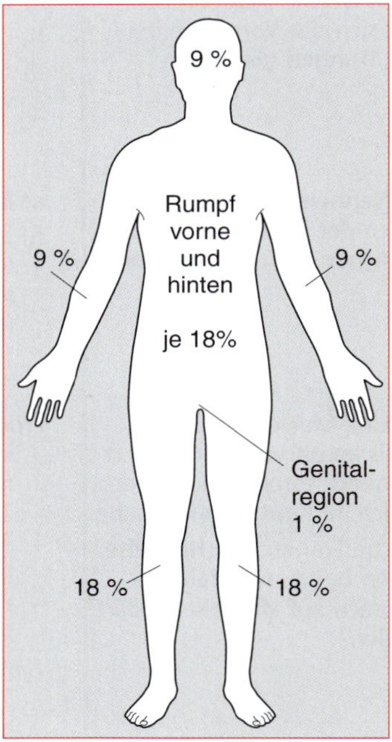

2 Welche Erste-Hilfe-Maßnahmen ergreifen Sie bei einer Verbrennung?

a) Kleiderbrände mit kaltem Wasser löschen, mit einer Decke ersticken oder den Brennenden auf dem Boden wälzen
b) bei Verbrühungen Kleidung sofort entfernen (sofern sie nicht mit der Wunde verklebt ist) →

▷ *Fortsetzung der Antwort* ▷

c) bei Verbrennungen geringer Ausdehnung (vor allem der Gliedmaßen) diese sofort unter kaltes Wasser halten
d) bei großflächigen Verbrennungen Brandwunden mit sauberen Tüchern (möglichst keimfrei) abdecken
e) Wärmeverluste verhindern, bewusstseinsklare Patienten Salzwasser trinken lassen (1 Teelöffel Kochsalz auf 1 l Wasser)

3 Die Tiefe des Verbrennungsschadens wird in 4 Grade eingeteilt.

Erklären Sie diese.

Verbrennung	
1. Grades	Rötung und Schwellung
2. Grades	Rötung, Schwellung und Blasenbildung (Brandblasen)
3. Grades	totale Gewebezerstörung (Nekrose) der Haut und evtl. auch tiefer gelegener Gewebeschichten
4. Grades	Verkohlung

4 Ihre Mutter hat sich beim Bügeln den Handrücken verbrannt.

Welche Maßnahmen ergreifen Sie?

a) Die Hand sofort unter kaltes Wasser halten (lindert die Schmerzen und kann schwere Brandschäden verhindern)
b) die Hand so lange im kalten Wasser belassen, bis beim Herausnehmen keine Schmerzen mehr auftreten ($^1/_2$–1 Stunde)

5 Ein Kind hat sich einen Topf mit kochendem Wasser über die Brust geleert.

Welche Maßnahmen ergreifen Sie?

a) Sofort Kleider entfernen (sind Kleidungsstücke schon an die Brandwunde geklebt, dürfen sie nicht abgerissen werden)
b) Hitzeeinwirkung durch Abschrecken mit kaltem Wasser beenden
c) Brandwunde mit sauberen, möglichst sterilen Tüchern abdecken
d) Notarzt verständigen

Hausbesuchstasche und Notfallkoffer

1 Für Hausbesuche benützt der Arzt eine Arzttasche. Was muss sie enthalten?

Diagnostische und therapeutische Hilfsmittel, Formulare und Medikamente

2 Zählen Sie die Gegenstände auf, die der Notfallkoffer *mindestens* enthalten sollte.

- Ambu-Beutel, Maske, Guedel-Tubus
- venöse Zugänge
- Infusionsbesteck
- Notfallmedikamente
- Infusionslösungen (Ringer-Lösung, Glukoselösung 5 % und 40 %, Plasmaexpander)

3 Wie können Sie sicherstellen, dass immer alle notwendigen Instrumente und Materialien in den Koffern sind?

Durch Erstellen von übersichtlichen Checklisten, anhand derer die Koffer kontrolliert und aufgefüllt werden

4 Worauf müssen Sie bei der Überprüfung des Arzt- und Notfallkoffers noch achten?

Verfallene Medikamente austauschen, Materialien auf schadhafte Verpackungen kontrollieren und ggf. austauschen. Medikamente und Infusionen können auch durch große Temperaturschwankungen im Kofferraum geschädigt werden → auf Trübungen und Flockungen achten!

Arzneimittelkunde

1 Was sind Arzneimittel und wozu dienen Sie?

Arzneimittel sind Wirk- und Hilfsstoffe, die zu verabreichungsfähigen Arzneiformen verarbeitet sind. Sie dienen zur Behandlung, Linderung und Verhütung von Krankheiten und Beschwerden.

2 Erklären Sie folgende Angaben:

Arzneimittel sind

a) frei verkäuflich

b) apothekenpflichtig

c) verschreibungspflichtig.

a) ***frei verkäuflich:***
Diese Arzneimittel können außer in Apotheken auch in Drogerien und Supermärkten verkauft werden.

b) ***apothekenpflichtig:***
Sie dürfen nur in Apotheken abgegeben werden.

c) ***verschreibungspflichtig:***
Die Arzneimittel dürfen in Apotheken nur gegen ein ordnungsgemäß ausgefülltes Rezept abgegeben werden.

3 Welche Angaben muss ein ordnungsgemäß ausgestelltes Rezept enthalten?

a) Anschrift des verschreibenden Arztes
b) Ausstellungsdatum
c) Angabe des Medikaments bzw. der Rezeptur
d) Applikationsart und -zeitpunkt
e) Name und Vorname des Patienten, bei Kassenpatienten auch Krankenkasse, Anschrift und Mitgliedsnummer des Stammversicherten
f) Unterschrift des Arztes

4 Nennen Sie mindestens fünf Arzneiformen.

a) Salben
b) Pasten
c) Tropfen
d) Tabletten
e) Dragees
f) Kapseln
g) Injektionslösungen
h) Inhalate
i) Suppositorien

5 Wie lautet die deutsche Bezeichnung für Applikation?

Verabreichungsform

6 Erläutern Sie die nachfolgenden Applikationsarten:
a) nasal
b) lingual
c) oral
d) per inhalationem
e) i. c. (intracutan)
f) i. v. Infusion
g) instillieren
h) intraartikulär
i) intralumbal
j) rektal
k) intravaginal

a) ***nasal***
in die Nase einbringen
b) ***lingual***
auf der Zunge zergehen lassen
c) ***oral***
zu schlucken
d) ***per inhalationem***
inhalieren
e) ***i. c. (intrakutan)***
in die Haut zu spritzen
f) ***i. v. Infusion***
als Dauertropf in die Vene
g) ***instillieren***
in eine Höhle einbringen (z. B. Blase)
h) ***intraartikulär***
in das Gelenk einspritzen
i) ***intralumbal***
in den Lumbalsack zu spritzen
j) ***rektal***
in den After einführen
k) ***intravaginal***
in die Scheide einführen

7 Wann ist bei nachfolgenden Applikationsarten mit dem Wirkungseintritt des Arzneimittels zu rechnen?
a) sublingual
b) i. v. Injektion
c) i. m. Injektion

a) sublingual:
innerhalb von Minuten
b) i. v. Injektion:
sofort
c) i. m. Injektion:
nach ca. 30 Minuten

8 Wovon hängen Applikationsart und -ort sowie die Wahl der Arzneiform ab?

a) Von den physikalischen und chemischen Eigenschaften des Arzneistoffs
b) vom gewünschten Wirkungseintritt und der gewünschten Wirkungsdauer →

▷ *Fortsetzung der Antwort* ▷

c) vom Ort, an dem das Arzneimittel wirken soll
d) vom Zustand des Patienten

[9] Nach welchen Gesichtspunkten müssen Arzneimittelbestände regelmäßig kontrolliert werden?

a) Vollständigkeit
b) Haltbarkeit
c) ordnungsgemäße Lagerung

[10] Betäubungsmittel müssen nach dem Betäubungsmittelgesetz aufbewahrt werden. Worauf ist hierbei zu achten?

a) Lagerung unter Verschluss
b) Über den Bestand der Betäubungsmittel müssen Aufzeichnungen geführt werden. Es müssen alle Ein- und Abgänge (mit Namen des Patienten und Mengenangabe) verzeichnet werden.
c) Betäubungsmittel können nur über spezielle Betäubungsmittelrezepte (Dreifachsatz nur über das Bundesinstitut für Arzneimittel und Medizinprodukte – Bundesopiumstelle in Berlin, erhältlich) angefordert oder verschrieben werden.
   - BtM-Rezepte ebenfalls unter Verschluss aufbewahren
   - rechtzeitig neue Rezepte (schriftlich oder per Fax – nicht telefonisch) anfordern

[11] Nennen Sie mindestens fünf Punkte, die Sie beim Aufbewahren von Arzneimitteln beachten sollen.

a) Ordentliche und übersichtliche Aufbewahrung
b) Herstellerangaben zur Aufbewahrung beachten wie z. B.:
   - vor Wärme schützen = unter 20 °C
   - kühl = 4–15 °C
   - kalt = 2–10 °C (z. B. für Sera, Impfstoffe, Gammaglobulin → sie dürfen auf keinen Fall im Gefrierfach gelagert werden)
   - Lichtschutz
c) angemessener Arzneimittelvorrat →

▷ Fortsetzung der Antwort ▷

d) regelmäßig die Haltbarkeit überprüfen (Verfalldatum)
e) Betäubungs- und Suchtmittel (nach Betäubungsmittelgesetz) unter Verschluss aufbewahren
f) Mehrdosisbehälter für Injektionsflüssigkeit und Augentropfen nach der Erstentnahme mit Anbruchsdatum versehen
g) Arzneimittel grundsätzlich in den Originalbehältern aufbewahren

12 Wie werden verfallene Medikamente entsorgt?

- Möglichst keine Medikamente horten
- kleine Mengen verfallener Medikamente kindersicher dem Hausmüll beigeben
- größere Mengen über die Apotheke oder von der Praxis direkt als Sondermüll entsorgen

13 Erläutern Sie, was man unter Nebenwirkungen von Arzneimitteln versteht.

Unerwünschte Nebenerscheinungen, die außer der Hauptwirkung auftreten. Bei fast allen Arzneistoffen muss mit Nebenwirkungen gerechnet werden, die mehr oder weniger schwerwiegend sein können.

14 Arzneimittel werden in verschiedene Gruppen eingeteilt.

Nennen Sie die Wirkungsweise folgender Gruppen:

a) Sedativa
b) Antitussika
c) Antikoagulanzia
d) Kontrazeptiva
e) Kardiaka
f) Hypnotika
g) Antipyretika
h) Analgetika
i) Diuretika
j) Laxanzien

a) ***Sedativa:*** Beruhigungsmittel
b) ***Antitussika:*** hustenstillende Mittel
c) ***Antikoagulanzia:*** Substanzen, die in den Vorgang der Blutgerinnung hemmend eingreifen
d) ***Kontrazeptiva:*** empfängnisverhütende Mittel
e) ***Kardiaka:*** Herzmittel
f) ***Hypnotika:*** Schlafmittel
g) ***Antipyretika:*** fiebersenkende Mittel
h) ***Analgetika:*** Schmerzmittel
i) ***Diuretika:*** Substanzen, die vermehrte Harnausscheidung bewirken
j) ***Laxanzien:*** Abführmittel

15 Inwieweit bestehen zwischen einzelnen Medikamenten Wechselwirkungen?

Werden dem Körper verschiedene Stoffe gleichzeitig zugeführt, so können sich diese in ihrer Wirkung verstärken (= Synergismus) oder auch abschwächen (= Kompetition), verlängern oder verkürzen.

16 Erläutern Sie den Vorgang der Kumulation.

Wird ein Medikament vom Körper nicht vollständig ausgeschieden, bevor ihm die nächste Dosis zugeführt wird, kann sich der Stoff im Blut und in den Geweben allmählich anreichern und die im Körper wirksame Medikamentenmenge wird immer größer: sie ***kumuliert.*** Im schlimmsten Falle kann es zu Vergiftungserscheinungen kommen. (Wichtig vor allem bei Herzglykosiden, die nur sehr langsam ausgeschieden werden.)

Alternative Therapieformen

1 Was versteht man unter Naturheilverfahren?

Als Naturheilverfahren bezeichnet man Methoden, die versuchen, die körpereigenen Heil- und Ordnungskräfte zu aktivieren und sie mit in der Natur vorkommenden Mitteln zu behandeln. Die Naturheilkunde versucht den Menschen in seiner Ganzheit zu erfassen.

2 Nennen Sie drei klassische Naturheilverfahren.

a) Homöopathie
b) Akupunktur
c) Neuraltherapie

3 Erklären Sie: Homöopathie.

Die Homöopathie ist eine von dem Arzt Samuel Hahnemann begründete Heilmethode. Dabei werden Krankheiten mit stark verdünnten Stoffen bekämpft, die, in größerer Menge gegeben, ähnliche Erkrankungen hervorrufen würden. Die Verdünnung der Stoffe erfolgt nach einem genauen Schema unter rhythmischen Schüttelprozessen.

4 Was geschieht bei der Akupunktur?

Die Akupunktur ist eine traditionelle chinesische Heilmethode vor allem zur Linderung von Schmerzen. Spezielle Akupunkturpunkte werden mit feinen Stahlnadeln punktiert, die damit gesetzten Reize beeinflussen auf Nevenleitungswegen die inneren Organe.

5 Sind rein pflanzliche Arzneimittel immer harmlos?

Nein.

Auch pflanzliche Arzneimittel können Nebenwirkungen, Vergiftungserscheinungen und allergische Reaktionen hervorrufen.

[6] Nennen Sie verschiedene Methoden der Entspannungstherapie.

a) autogenes Training
b) Muskelrelaxation nach Jacobsen
c) Meditation

[7] Bei welchen Erkrankungen ist eine Entspannungstherapie sinnvoll?

Bei chronischer Stressbelastung, Angststörungen, Schlafstörungen, psychosomatischen Störungen

[8] Was bedeutet Heilfasten für den Körper?

Unter Heilfasten versteht man den bewussten und zeitlich begrenzten Verzicht auf feste Nahrungsmittel. Dadurch wird der Körper entlastet, durch reichliches Trinken und Einläufe werden Giftstoffe ausgeschwemmt, der Fastende fühlt sich anschließend erleichtert, frischer und leistungsfähiger.

[9] Hydrotherapie

a) Was versteht man darunter?

b) Nennen Sie die verschiedenen Maßnahmen.

a) Systematische Anwendung von Wasser zu Heilzwecken

b) Bäder, Güsse, Waschungen, Wickel, Packungen

[10] Atemtherapie kann bei zwei grundsätzlich verschiedenen Krankheitsbereichen angewendet werden.

Nennen Sie diese.

1. Behandlung von Atemstörungen und chronischen Lungenerkrankungen zum Zweck der Optimierung der Atemvorgänge
2. Weg der Selbsterfahrung und Persönlichkeitsbildung, um Spannungszustände wahrzunehmen und auszugleichen.

Injektionen und Punktionen

Injektionen

1 Benennen Sie die Nummern 1–3 in der nachfolgenden Abbildung.

1 Konus
2 Gehäuse
3 Stempel

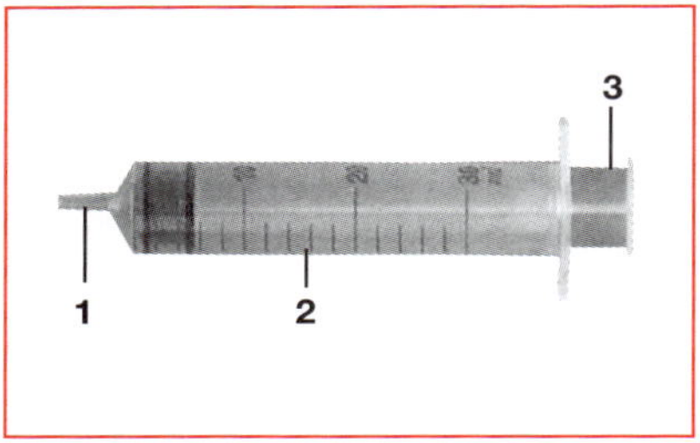

2 Über welche Besonderheiten verfügt eine Insulinspritze?

Die Stricheinteilung ermöglicht neben dem Ablesen des Volumens (1 oder 2 ml) auch das Ablesen der Insulineinheiten. Dabei entspricht 1 ml Volumen = 40 IE Insulin.

3 Beschreiben Sie kurz eine Tuberkulinspritze.

Tuberkulinspritzen fassen 1 ml Volumen. Sie sind besonders lang, sehr schmal und ermöglichen das exakte Aufziehen kleiner Flüssigkeitsmengen. Ein Teilstrich entspricht 0,01 ml.

4 Benennen Sie die Nummern 1–3 in der nachfolgenden Abbildung.

1 Kanülenansatz
2 Kanülenschaft
3 Kanülenspitze

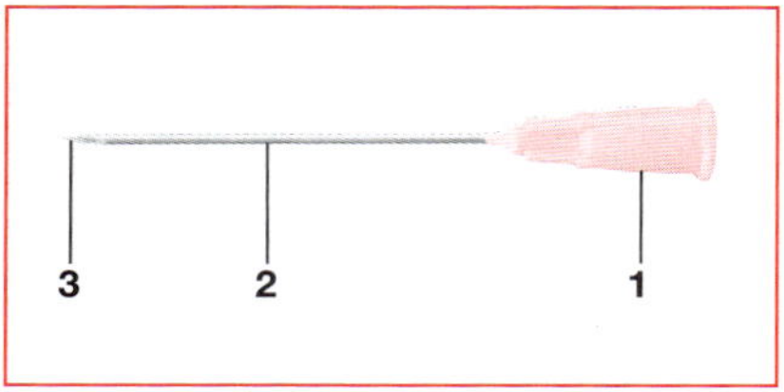

5 Erklären Sie, was man unter einer Injektion versteht.

Eine ***Injektion*** ist die Einspritzung eines flüssigen Medikamentes mittels Spritze und Hohlnadel in das Gewebe oder in die Blutbahn. Man umgeht mit dieser Methode den Magen-Darm-Trakt → parenterale Verabreichung.

6 Nennen Sie die allgemein gültigen Punkte bei der Vorbereitung einer Injektion in entsprechender Reihenfolge.

1. Hände waschen
2. Verordnung und Name des Patienten prüfen
3. Medikament kontrollieren auf:
   - Name
   - Dosierung
   - Verabreichungsart
   - Verfalldatum
   - Aussehen (klar, ausgeflockt, trübe)
4. Spritzen in der richtigen Größe und Aufziehkanüle (Nr. 1) bereitlegen
5. Ampullenhals und Feile desinfizieren
6. Ampulle auffeilen und/oder aufbrechen
7. Flüssigkeit mithilfe der Aufziehkanüle in die Spritze ziehen
8. Aufziehkanüle in entsprechenden Sicherheitsbehälter abwerfen
9. Spritze senkrecht halten und luftleer machen
10. Injektionskanüle aufsetzen und steril halten
11. Nach Hautdesinfektion Injektion verabreichen oder vorbereitete Spritze ***mit*** Ampulle dem Arzt zur Verabreichung übergeben.

7 Zählen Sie die fünf wichtigsten Injektionsarten auf.

a) ***intrakutan (i. c.):***
   = Injektion in die oberste Hautschicht (Epidermis)

b) ***subkutan (s. c.):***
   = Injektion in das Unterhautzellgewebe (Subcutis) →

▷ *Fortsetzung der Antwort* ▷

c) ***intramuskulär (i. m.):***
= Injektion in den Muskel

d) ***intravenös (i. v.):***
= Injektion in eine Vene

e) ***intraarteriell (i. a.):***
= Injektion in eine Arterie

8 Nennen Sie drei Stellen für die i. m. Injektion.

a) Mittlerer Gesäßmuskel (ventroglutäale Injektion)
b) Oberschenkelmuskel
c) Oberarmmuskel

9 Nennen Sie drei Stellen für die s. c. Injektion.

a) Vorder- und Außenseite des Oberschenkels
b) Region ober- und unterhalb des Schulterblattes
c) Bauchdecke

10 Welche Materialien werden für eine s. c. Injektion benötigt?

a) Verordnetes Medikament
b) Ampullenfeile
c) sterile Einmalkanüle Nr. 1 zum Aufziehen des Medikaments
d) sterile Einmalspritze entsprechender Größe
e) sterile Einmalkanüle Nr. 17 (oder entsprechend kürzere Kanüle) zur Injektion
f) sterile Alkoholtupfer
g) trockene Tupfer

11 Wie wird eine i. m. Injektion durchgeführt?

1. Der Patient liegt in Seitenlage und zieht die Knie leicht an
2. Injektionsstelle lokalisieren
3. Haut desinfizieren und spannen
4. Der Einstich erfolgt in einem Winkel von 90° zur Hautoberfläche. (Die Kanüle nicht ganz bis zum Kanülenansatz einführen, denn wenn →

▷ *Fortsetzung der Antwort* ▷

Kanülen brechen, dann in der Regel zwischen Kanülenschaft und Kanülenansatz.)

5. Kanülenansatz halten und die Kanüle nicht verschieben
6. Aspirieren
7. Medikament langsam und tief in den Muskel injizieren, dabei auf Reaktionen des Patienten achten
8. Nach beendeter Injektion trockenen Tupfer auf die Injektionsstelle drücken, die Kanüle schnell herausziehen und mit dem Tupfer durch Kreisbewegungen das injizierte Medikament etwas verteilen

12 Welche Gefahren sind mit einer Injektion verbunden?

a) *Folgen fehlerhafter Vorbereitung:* z. B. Spritzenabszess durch unsteriles Aufziehen des Medikamentes

b) *Folgen der Injektionstechnik:* z. B. Blutungen, Nervenverletzungen, Schmerzen

c) *Unverträglichkeitsreaktionen:* z. B. in Form einer allergischen Reaktion, lokal oder allgemein

13 Dürfen Restmengen in Einzeldosisampullen aufbewahrt werden?

Normalerweise werden diese Ampullen auch mit Restmengen sofort vernichtet. Nur in Sonderfällen dürfen sie kurzfristig aufbewahrt und weiterverwendet werden.

14 Wie lange dürfen Mehrdosisbehältnisse (z. B. Stechampullen mit Aqua dest., NaCl 0,9 %) verwendet werden?

Maximal einen Tag

Punktionen

1 Erläutern Sie, was man unter einer Punktion versteht.

Eine ***Punktion*** ist ein Einstich in das Körperinnere zur Entnahme von Körperflüssigkeit oder Gewebe. (Die Gewebeentnahme wird auch ***Biopsie*** genannt.)

2 Wozu dienen folgende Punktionen?
a) Venenpunktion
b) Lumbalpunktion
c) Sternalpunktion
d) Pleurapunktion

a) ***Venenpunktion:***
- Entnahme von Blut

b) ***Lumbalpunktion:***
- Entnahme von Gehirnrückenmarksflüssigkeit

c) ***Sternalpunktion:***
- Entnahme von Knochenmark

d) ***Pleurapunktion:***
- Entnahme von Flüssigkeit
- Ablassen von Flüssigkeitsansammlungen
- Entlastung bei Ventilpneumothorax

3 Erläutern Sie, was man unter einem Mandrin versteht.

Ein ***Mandrin*** ist ein Führungsstab für Punktionskanülen.

4 Erkären Sie den Begriff Trokar.

Ein ***Trokar*** ist eine dicke, scharf angeschliffene Kanüle, deren Mandrin mit einem Handgriff versehen ist.

5 Welche Venen eignen sich für eine Venenblutentnahme?

Die Venen in der Ellenbeuge, an der Unterarminnenseite oder auf dem Handrücken

6 Welche Materialien benötigen Sie für eine Venenblutentnahme?

a) flüssigkeitsdichte Unterlage
b) ggf. Unterarmpolster
c) Staubinde
d) Tupfer
e) Hautdesinfektionsmittel
f) Einmalhandschuhe
g) Kanüle Nr. 1
h) Spritze →

▷ *Fortsetzung der Antwort* ▷

i) Blutprobenröhrchen für die vorgesehenen Untersuchungen
j) Abwurfgefäße für Abfall und Kanülen
k) Wundschnellverband

7 Bringen Sie die folgenden Schritte der Venenpunktion in die richtige Reihenfolge*.

a) Haut desinfizieren
b) Wundschnellverband anlegen
c) Arm auf Polster lagern und Vene auswählen
d) Staubinde lösen
e) Patienten auffordern, den Tupfer auf die Punktionsstelle zu drücken
f) Vene punktieren
g) trockenen Tupfer auf die Punktionsstelle legen
h) Staubinde anlegen
i) Blut entweder mit einer Spritze entnehmen oder direkt in die Blutprobenröhrchen tropfen lassen
j) Einmalhandschuhe anziehen
k) Kanüle herausziehen und sofort den Tupfer auf die Einstichstelle drücken
l) Patienten hinlegen oder hinsetzen, Arm freimachen

l, c, j, h, a, f, i, d, g, k, e, b

* Siehe auch Abschnitt Labortechnologie, Kapitel „Untersuchungsmaterial"

8 Nennen Sie drei Indikationen für eine Gelenkpunktion.

a) Feststellung der Ursache eines Gelenkergusses durch anschließende Untersuchung des Punktats
b) zum Einbringen von Luft oder Kontrastmittel in den Gelenkinnenraum bei der Arthrographie
c) Einbringen von Medikamenten
d) Entlastung der Gelenkkapsel durch Abpunktieren eines Ergusses

9 Beschreiben Sie die Durchführung der Gelenkpunktion.

a) alle an der Punktion Beteiligten tragen Kopfhaube, Mundschutz
b) der Arzt oder die Ärztin tragen sterile Handschuhe
c) die Haut wird großflächig desinfiziert
d) das Knie wird mit einem Lochtuch abgedeckt, sodass die Punktionsstelle frei bleibt
e) ggf. Lokalanästhesie
f) die Haut wird nochmals desinfiziert
g) Arzt sticht die Punktionskanüle ein und schiebt sie bis ins Gelenk vor
h) der vorhandene Erguss wird abpunktiert
i) ein Teil der aspirierten Flüssigkeit wird in ein steriles Untersuchungsröhrchen gespritzt
j) Entfernen der Punktionskanüle
k) Punktionsstelle kurz komprimieren
l) sterilen Verband anlegen (ggf. Druckverband)

Patientenbetreuung

1 Welche Erwartungen werden an Sie als Arzthelferin gestellt

a) vom Arzt?

b) von den Patienten?

c) von den Kolleginnen?

a) ***Der Arzt oder die Ärztin erwarten:***
- selbstständiges, gewissenhaftes und verantwortungsbewusstes Arbeiten
- sicheres, gewandtes und freundliches Auftreten
- die Bereitschaft zur ständigen Weiterbildung
- Flexibilität und Aufgeschlossenheit gegenüber Neuerungen

b) ***Die Patienten erwarten:***
- eine gepflegte, hilfsbereite, warmherzige und verschwiegene Helferin
- eine sicher und gewandt arbeitende Helferin, die den Praxisablauf so organisiert, dass keine Wartezeiten entstehen
- dass keine Hektik und Arbeitsbelastung spürbar werden

c) ***Die Kolleginnen erwarten:***
- die Bereitschaft zur Teamarbeit, Hilfsbereitschaft und Einsatzbereitschaft
- keine mürrische, sondern eine ausgeglichene Mitarbeiterin, die im Kollegenkreis offen und ehrlich ist und eventuelle Fehler einsieht
- jemanden, der junge bzw. neue Kolleginnen (Auszubildende) freundlich und geduldig anleitet und einarbeitet

2 Teilen Sie die Entwicklung des Menschen von der Geburt bis zum Erwachsenenalter in die verschiedenen Entwicklungsabschnitte ein.

a) ***Säuglingsalter:***
von der Geburt bis zum Ende des 1. Lebensjahres

b) ***Kleinkindalter:***
2. Lebensjahr bis zum Ende des 6. Lebensjahres →

▷ *Fortsetzung der Antwort* ▷

c) ***Schulkindalter:***
7. Lebensjahr bis zum Beginn der Pubertät

d) ***Pubertät und Adoleszenz:***
vom Auftreten der ersten Geschlechtsmerkmale bis zum Abschluss des Körperwachstums

e) ***Erwachsenenalter:***
vom 20. bis zum 65. Lebensjahr

3 Mit welchem Alter kann ein Kind in der Regel

a) frei sitzen?

b) krabbeln?

c) frei laufen

d) Zwei- bis Dreiwortsätze sprechen?

a) 7.–8. Monat
b) ca. 8. Monat
c) ca. 1 1/2 Jahre
d) ca. 2 Jahre

4 Krankheit kann unterschiedlich erfahren werden.

Nennen Sie Beispiele, wovon das Krankheitserleben des Patienten abhängig ist.

1. ***Art der Erkrankung:***
   - leichte Erkrankung ohne Folgeerscheinungen (z. B. Infekte)
   - chronische Erkrankungen (z. B. Rheuma, Diabetes mellitus)
   - unheilbare Krankheiten (z. B. Aids)
2. ***Lebenssituation des Patienten:***
   - Alter
   - Familienstand, Familienbindung
   - berufliche und wirtschaftliche Situation (z. B. kann eine schwere chronische Erkrankung wie Multiple Sklerose von einem jungen, selbstständig arbeitenden Familienvater mit 2 Kindern ungleich härter empfunden werden als von einem allein stehenden 65-jährigen Patienten, dessen Lebensabend durch eine großzügige Rente gesichert ist)

[5] Zählen Sie Verhaltensweisen auf, die man bei Kranken häufig beobachtet, und erklären Sie diese.

1. ***Egoistisches Verhalten:***
   - Das Denken und Handeln kreist um das eigene Ich
   - Körperfunktionen und Symptome werden intensiv wahrgenommen und beobachtet
   - vermehrtes Bedürfnis nach Zuwendung
2. ***Regressives Verhalten:***
   - *Der Patient wird unselbstständig,* lässt mit sich geschehen, was andere für notwendig erachten
   - Interesse und Aktivitäten sind eingeschränkt
   - der Patient vernachlässigt sich, lässt sich „bedienen", zeigt Anklammerungstendenzen (will nicht allein sein)
3. ***Aggressives Verhalten:***
   - gereiztes, angespanntes Verhalten
   - Schimpfen, Nörgeln, Beschweren, Zornesausbrüche
4. ***Verleugnendes Verhalten:***
   - Schwerstkranke Patienten geben sich unbeschwert bis heiter
   - Patienten deuten bedrohliche Krankheitssymptome in harmlose um
   - die Krankheit wird als unwesentliches Ereignis betrachtet

[6] Krankheit kann für den Patienten auch positive Aspekte haben.

Erläutern Sie den Begriff „Krankheitsgewinn".

„Krankheitsgewinn" ist die Möglichkeit, dass sich der Patient unter Umständen von unangenehmen Pflichten entlasten kann, z. B. ermöglicht eine Krankschreibung das Fernbleiben vom Arbeitsplatz. Ebenso erhält er in der Regel mehr Aufmerksamkeit, Rücksichtnahme und Zuwendung von seiner Umgebung, was als sehr angenehm empfunden werden kann.

7 Welche Erwartungen stellt die Umgebung an den Kranken?

Es wird erwartet, dass der Kranke
- einen Arzt aufsucht und sich behandeln lässt
- die Therapieanweisungen befolgt
- Hilfen, sofern notwendig, in Anspruch nimmt
- wieder gesund werden will
- sich problemlos in die Praxis- oder Krankenhausroutine einfügt

8 Zählen Sie Ängste und Sorgen von Patienten auf.

- Wird der Eingriff, die Untersuchung schmerzhaft sein?
- Wird das Ergebnis der Untersuchung positiv oder negativ ausfallen?
- Müssen im weiteren Verlauf der Krankheit viele Schmerzen ertragen werden?
- Wird man wieder vollständig gesund?
- Wird man wieder arbeiten können?
- Wie wird die Familie während der Abwesenheit versorgt?
- Welche Kosten werden zu tragen sein?
- Kann man der Arbeit so lange fernbleiben?

9 Inwiefern kann eine Krankheit die Lebensweise des Patienten verändern?

Nennen Sie drei Beispiele.

a) Bei einem Patienten wird ein Diabetes mellitus diagnostiziert. Er muss in Zukunft einen geregelten Lebenswandel führen, evtl. Insulin spritzen, Diät einhalten.

b) Nach einem Autounfall ist ein junger Mann querschnittsgelähmt. Er kann seinen Beruf als Verkäufer nicht mehr ausüben, ist auf den Rollstuhl angewiesen und braucht pflegerische Hilfen. Er muss evtl. in eine andere (behindertengerechte) Wohnung umziehen, verliert evtl. seinen Freundeskreis, da er sich an vielen Aktivitäten nicht mehr beteiligen kann. →

▷ *Fortsetzung der Antwort* ▷

c) Eine Arzthelferin leidet unter einer Desinfektionsmittelallergie. Sie muss nach dem entsprechenden Nachweis unter Umständen den Beruf wechseln, eine neue Ausbildung beginnen.

10 Patienten haben vor unbekannten Eingriffen mehr oder weniger stark Angst.

Woran können Sie die Angst erkennen?

a) Besorgter Gesichtsausdruck
b) angstvoller, unruhiger Blick
c) schnelle, unruhige oder stockende Sprache
d) gehemmte oder gesteigerte Aktivität
e) Patient schwitzt oder friert
f) Patient zittert, Zähneklappern
g) Herzklopfen
h) Harn- und Stuhldrang

11 Wie können Sie ängstlichen Patienten helfen, ihre Angst zu beherrschen?

a) Den Patienten über den bevorstehenden Eingriff angemessen informieren

b) ihm seine Angst zugestehen und ihn mit seiner Angst akzeptieren

c) keine „Phrasen dreschen" wie z. B.
   - so schlimm wird's schon nicht werden
   - den Kopf lassen wir dran

d) dem Patienten Mut machen, ihn für seine Mitarbeit loben, ihm beistehen, „Hand halten"

e) ihn gegebenenfalls (wenn er dafür empfänglich ist) durch ein Gespräch und mit Humor ablenken

12 Kinder in der Arztpraxis.

Mit welchen Reaktionen und Verhaltensweisen müssen Sie rechnen?

Die Reaktionen sind altersabhängig.

- Kleinen Kindern fehlt meist die Einsicht und das Verständnis für die notwendigen Maßnahmen → sie wehren oft alle Maßnahmen brüllend ab.
- Größere Kinder sind oft zutraulich und machen in freundlicher Aufgeschlossenheit die Untersuchungen mit.

→

▷ *Fortsetzung der Antwort* ▷

– Manche Kinder reagieren weder positiv noch negativ → sie erdulden die Untersuchungen passiv.

Kommen größere Kinder alleine in die Arztpraxis, müssen sie von der Helferin beaufsichtigt werden. Dabei ist zu beachten, dass Kinder neugierig sind, nicht lange stillsitzen können und alle möglichen Dinge ausprobieren. (Günstig ist, wenn sich in der Praxis eine Spielecke befindet und Literatur für alle Altersgruppen.)

13 Wie können Sie mithelfen, dass die Untersuchung und Behandlung von Kindern möglichst ruhig und positiv für alle Beteiligten verläuft?

1. Sich möglichst Zeit nehmen für die Maßnahmen, Kinder nicht überrumpeln.
2. Eltern oder Begleitpersonen mit einbeziehen, ihnen zeigen, wie sie das Kind halten müssen, sich die Kinder selbst aus- und anziehen lassen.
3. Alle Maßnahmen und Untersuchungsgegenstände (Ohrenspiegel, Mundspatel, Spritzen usw.) altersentsprechend erklären, evtl. dem Kind zum Erkunden in die Hand geben.
4. Dem Kind zugestehen, dass es bei Angst und Schmerzen weinen darf.
5. Kinder nach der Behandlung mit einer Kleinigkeit belohnen, sich freundlich und liebevoll verabschieden, auch wenn das Kind „getobt" hat.

14 Im Alter verändert sich der Mensch körperlich und seelisch.

Beschreiben Sie die Veränderungen.

a) ***Körperliche Veränderungen:***
   - Zunehmender körperlicher Verfall mit Nachlassen wichtiger Organfunktionen führt zu körperlichen Beschwerden (z. B. zunehmende Bewegungsbehinderung, nachlassende körperliche Leistungsfähigkeit)
   - Nachlassen der Hörfähigkeit
   - Nachlassen des Sehvermögens →

▷ *Fortsetzung der Antwort* ▷

b) ***Seelische Veränderungen:***
Das ***Denken*** verlangsamt sich, richtet sich zunehmend auf das Wesentliche, aktuelle Geschehnisse belasten ihn weniger.
Die ***Gedächtnisleistung*** verlagert sich. Während das Frischgedächtnis abnimmt, beherrscht das Altgedächtnis Denken und Reden. Der alte Mensch wird im Allgemeinen ruhiger und milder, seine Ansprüche werden kleiner und er wird genügsamer.

[15] Nennen Sie fünf Punkte, wie Sie sich alten Menschen gegenüber verhalten sollten.

a) Betagte ernst nehmen und ihnen mit Achtung entgegentreten
b) Geduld aufbringen
c) Fragen, auch wenn immer wieder die gleichen gestellt werden, freundlich beantworten
d) beim Aus- und Ankleiden helfen
e) Anweisungen, Termine schriftlich mitgeben
f) wenn der Praxisablauf es zulässt, den Erzählungen aus der „guten alten Zeit" interessiert zuhören; andernfalls den Patienten freundlich darauf aufmerksam machen, dass man keine Zeit hat.

[16] Welche Ratschläge können Sie für den Umgang mit Blinden geben?

a) Sich bemerkbar machen, wenn man sich einem Blinden nähert.
b) Nicht mit der Begleitperson über den Blinden, sondern mit diesem selbst sprechen.
c) Wenn man Blinde anspricht, sich mit Namen und Funktion vorstellen.
d) Den Blinden auf Stufen aufmerksam machen und angeben, ob sie hinauf- oder hinunterführen. →

▷ *Fortsetzung der Antwort* ▷

e) Nichtsehende leicht und unauffällig führen, meist genügt eine leichte Berührung des Armes.
f) Bei Eingriffen (Blutentnahme, Blutdruckmessung usw.) alles Schritt für Schritt erklären.

17 Nennen Sie grundlegende Prinzipien für den Umgang mit Hörbehinderten.

a) Etwas lauter, nicht zu schnell, deutlich und ruhig sprechen.
b) Das Gesicht dem Schwerhörigen zuwenden, damit er das Gesprochene vom Mund ablesen kann.
c) Was der Schwerhörige nicht verstanden hat, freundlich wiederholen.
d) Bei wichtigen Abmachungen sich vergewissern, ob der Hörbehinderte alles richtig verstanden hat.
e) Evtl. mit Hilfe eines Notizblocks das Verständnis erleichtern.

18 Die Arzthelferin wird beim Umgang mit Patienten, die an schwer entstellenden Leiden erkrankt sind, besonders gefordert.

Worauf sollten Sie in diesem Zusammenhang achten?

1. Versuchen, den eigenen Schreck, die eigene Angst und Sorge beim Anblick des Leidens zu überwinden, um sich dem Patienten offen zuwenden zu können.
2. Blickkontakt zum Patienten aufnehmen, ihn jedoch nicht länger und neugieriger mustern als andere Patienten.
3. Den Patienten so behandeln wie andere auch.
4. Dort Rücksicht nehmen, wo dies geboten ist, z. B. Patienten nicht in einem überfüllten Wartezimmer warten lassen, wenn ihm dies offensichtlich unangenehm ist. Schamgefühle und Unsicherheit akzeptieren → Patienten nicht unnötig lange entblößt sitzen lassen

19 Der Umgang mit Behinderten erfordert Einfühlungsvermögen und Geduld.

Nennen Sie allgemein gültige Punkte für den Umgang mit Behinderten.

a) Den Behinderten als gleichwertigen Menschen ansehen
b) Kontakt zu ihm selbst aufnehmen, nicht zur Begleitperson
c) immer zuerst fragen, ob und wie man helfen kann
d) mehr Zeit für das Aus- und Ankleiden einplanen
e) den Behinderten nicht mit Mitleid, totaler Liebe und Hingabe überhäufen und so bei ihm ein schlechtes Gewissen verursachen

20 Was macht den Umgang mit unheilbar Kranken so schwierig?

a) Die eigene Hilflosigkeit, man weiß nicht, was man sagen soll
b) man leidet und „stirbt ein Stück weit mit"
c) man weiß nicht, was sie schon wissen und was man ihnen sagen darf
d) die eigene Angst vor Leiden und Tod
e) man hat evtl. ein schlechtes Gewissen, weil man selbst gesund ist und weiterleben darf

21 Wie sollte man sich gegenüber unheilbar Kranken verhalten?

1. Patienten nicht nur schnell „abfertigen"
2. den Fragen des Patienten nicht ausweichen (erfordert jedoch genaue Absprache mit dem Arzt)
3. dem Patienten zuhören, sich jedoch mit eigenen Kommentaren zurückhalten
4. Hoffnungen, die der Patient hat, nicht zerstören, sondern erhalten und den Patienten zur Mitarbeit anregen

22 Auf den Verlust eines geliebten Menschen können Angehörige im ersten Schock unterschiedlich reagieren.

Beschreiben Sie mögliche Reaktionen.

a) Die Angehörigen sind wie erstarrt und unfähig, etwas zu tun.
b) Manche reden mit dem Toten wie mit einem Kind, streicheln ihn, schluchzen und sind fassungslos.
c) Manche sind außer sich und fangen an zu schreien. →

▷ Fortsetzung der Antwort ▷

d) Manche bleiben nüchtern und geschäftsmäßig.

[23] Wie verhalten Sie sich, wenn Angehörige eines soeben verstorbenen Patienten in der Praxis erscheinen?

a) Anteilnahme ausdrücken
b) Angehörige in ein freies Zimmer bitten und für Ungestörtheit sorgen
c) Arzt benachrichtigen

[24] Erläutern Sie die drei in der Praxis vorkommenden Gesprächsformen.

a) Das ***unüberlegte Gespräch:*** alle sprachlichen Kontakte, die zwischen Patient und Arzthelferin hin und her gehen → Unterhaltungen ohne besonderen Aussagewert, „angenehmes Geplauder"
b) das ***überlegte Gespräch:*** Der Patient und seine Gesundung stehen im Vordergrund. Das überlegte Gespräch informiert sachgerecht, versucht den Patienten positiv zu beeinflussen (Gesundheitserziehung).
c) das ***helfende Gespräch:*** Es zentriert sich auf den Gesprächspartner, der Hilfe braucht. Diese Gesprächsform ist äußerst anspruchsvoll und muss erlernt werden. Sie erfordert, dass man für den Gesprächspartner ganz da ist und die eigene Person vollkommen zurücknimmt (siehe auch Frage [27]).

[25] Welche äußeren Bedingungen beeinflussen ein Gespräch?

a) ***Zeitpunkt*** des Gesprächs (günstig? ungünstig? Termin?)
b) ***Gesprächsort*** (ruhiger, behaglicher Raum oder ungemütlicher, unaufgeräumter Raum)
c) ***Sitzordnung*** (in einer Sitzecke, am runden Tisch oder vor und hinter dem „arbeitsbeladenen" Schreibtisch)
d) ***Gesprächsteilnehmer*** (Alter, Geschlecht, soziale Stellung)
e) ***Störungen*** (Telefon, Personen, die zufällig den Raum betreten)
f) ***Gesprächsdauer*** (nicht länger als 60 Minuten)

[26] Nennen Sie Gefahren und „Laster" der Gesprächsführung.

Geben Sie jeweils ein Beispiel dazu an.

a) ***Bagatellisieren:*** z. B.:
   - „Es wird schon wieder werden"
   - „Es ist halb so schlimm"

b) ***moralisieren:*** z. B.:
   - „Sie müssen versuchen, tapfer zu sein"
   - „Wenn Sie früher gekommen wären, wäre es nicht so weit gekommen"

c) ***monologisieren:*** z. B.:
   „Also, ich würde sagen..."
   → Es folgt eine nähere Ausführung der eigenen Sichtweise des Problems, wobei man den Gesprächspartner immer mehr aus dem Auge verliert.

d) ***emigrieren:***
   d. h. gleichgültig sein, abschalten, dem Gespräch innerlich und äußerlich nicht mehr folgen

e) ***debattieren:*** z. B.:
   „Ja, aber..."
   → Es folgt eine Überleitung zu einem Streitgespräch, in dem der eigene Standpunkt rechthaberisch vertreten wird.

[27] Zählen Sie wichtige Grundlagen für ein helfendes Gespräch auf.

a) Für die ***Probleme*** des Ratsuchenden offen sein und ein ehrliches Interesse daran haben
b) für die ***Person*** des Ratsuchenden offen sein, ihn akzeptieren, so wie er ist
c) Bereitschaft zum Zuhören
d) Bereitschaft, eigene Probleme, Meinungen, Wertungen zurückzustellen

[28] Außer über die gesprochenen Worte (verbal) kann Ihnen der Patient auch über nichtsprachliche (nonverbale) Äußerungen etwas über sein Befinden mitteilen.

Auf welche nichtsprachlichen Äußerungen achten Sie?

a) Mimik
b) Gestik
c) Körperhaltung
d) Blick
   (gesenkter Blick, ruheloser Blick usw.)

Hygiene und Gesundheit*

Grundlagen der Kommunikation

[1] Erklären Sie den Begriff „Kommunikation".

Alles, was wir bei anderen wahrnehmen und alles, was andere bei uns wahrnehmen, ist Kommunikation. Entsprechend heißt Kommunikation ***Mitteilung und Verständigung.***

[2] Kommunikation kann mit und ohne Worte stattfinden.

Nennen Sie jeweils den Fachausdruck und entsprechende Beispiele.

Kommunikation mit Worten nennt man verbale Kommunikation. Man meint damit Lautstärke, Tonfall, Tonhöhe, Betonung, Sprechgeschwindigkeit, Satzbau, Satzlänge, Wortwahl und Inhalt des Gesagten.
Kommunikation ohne Worte nennt man nonverbale Kommunikation. Darunter versteht man die Körpersprache, wie z. B. Gesichtsausdruck (Mimik), Gestik, Körperhaltung, Kleidung.

[3] Wann spricht man von einer stimmigen (= kongruenten) Äußerung?

Wenn der verbale Anteil einer Nachricht, die Art, wie sie geäußert wird, und die körpersprachlichen Signale zusammenpassen.

[4] Geben Sie ein Beispiel für eine nicht stimmige oder inkongruente Äußerung.

„Das ist ja ein sehr interessantes Thema!", sagt der Schüler ironisch, zieht die Augenbrauen hoch, blickt ins Leere und gähnt ausgiebig.

---

* Siehe auch Kapitel „Patientenbetreuung"

5 Paul Watzlawick sagt: „Man kann nicht nicht kommunizieren."

Was meint er damit?

Menschen teilen sich nicht nur durch das gesprochene Wort mit, sondern ***jedes menschliche Verhalten hat Mitteilungscharakter.***

6 Nach Watzlawick hat jedes Gespräch einen *Inhaltsaspekt* und einen *Beziehungsaspekt.*

Erklären Sie die Begriffe.

- Inhaltsaspekt meint
  → *Was* gesagt wird.
- Beziehungsaspekt meint
  → *Wie* es gesagt wird.

7 „Der Ton macht die Musik!"

Was meint man mit dieser Aussage?

Wie eine Nachricht verstanden wird, ist von vielen verschiedenen Faktoren abhängig. Das gesprochene Wort hat daran nur einen Anteil von 7 bis 10 %.

8 In der Kommunikationswissenschaft spricht man von Sender und Empfänger von Nachrichten.

Erklären Sie, was man damit meint.

Als Sender bezeichnet man den Gesprächspartner, von dem eine Mitteilung ausgeht. Der Empfänger ist der Gesprächspartner, der eine Mitteilung aufnimmt. Während eines Gesprächs ist jeder Teilnehmer wechselweise Sender und Empfänger.

9 Friedemann Schulz von Thun spricht in seinem Kommunikationsmodell von vier Botschaften, die eine Nachricht enthält.

Welche meint er damit?

Die Botschaft
- über die eigentliche Sache *(Sachinhalt)*
- über das momentane Befinden des Sprechers *(Selbstoffenbarung)*
- über die Beziehung der beiden Gesprächspartner *(Beziehungsaspekt)*
- über den Zweck, den der Sender erreichen möchte *(Appell)*

10 Entsprechend den vier Botschaften, die der Sender mit einer Nachricht aussendet, kann der Empfänger einer Nachricht auch auf vier verschiedene Arten hören. Nennen und erklären Sie die „vier Ohren" des Empfängers.

- *Sachohr* → Wie ist der Sachinhalt zu verstehen?
- *Selbstoffenbarungsohr* → Was ist das für einer? Was ist mit ihm?
- *Beziehungsohr* → Wie redet der mit mir? Wen glaubt er vor sich zu haben?
- *Appellohr* → Was soll ich tun, denken, fühlen aufgrund seiner Mitteilung?

11 Was versteht man unter Stress?

Stress ist die Reaktion auf Belastungen, denen der Mensch täglich ausgesetzt ist.

12 Unterscheiden Sie zwei Stressarten.

Eustress → „positiver Stress", Anspannung und Erregung, die uns für die Bewältigung schwieriger Aufgaben „beflügelt".

Disstress → „schädlicher Stress", Anspannung, die zunehmend als unangenehm empfunden wird und zu körperlichen und psychischen Krankheitssymptomen führen kann.

13 Was passiert bei Stress im Organismus?

Wir bemerken sofort Schweißausbruch, feuchte Hände, Herzrasen, evtl. Übelkeit, Härchen sträuben sich und die Pupillen weiten sich.

Im Körper geschieht Folgendes:

- Puls und Blutdruck sowie das Herzminutenvolumen erhöhen sich.
- Bronchien erweitern sich und die Atmung wird schneller.
- Muskeln werden stärker durchblutet und besser mit Sauerstoff und Nährstoffen versorgt.
- Gespeicherter Zucker wird ins Blut abgegeben.
- Die Verdauung wird gedrosselt

14 Was kann zu Stress am Arbeitsplatz führen?

- Zeit- und Termindruck
- überhöhte Arbeitsanforderungen
- zu geringe Arbeitsanforderungen
- Unklarheit über die von uns erwartete Leistung
- wenig Anerkennung für erbrachte Leistung
- Probleme mit Kollegen (Mobbing)
- Probleme mit Vorgesetzten

15 Geben Sie Ihrer neuen Kollegin Tipps zur Stressbewältigung im Praxisalltag.

- Betrachten Sie die Patienten nicht als Störfaktor, sondern als einzigen Grund ihres Daseins in der Praxis.
- Sprechen Sie klar ab, wer für welche Aufgaben zuständig ist.
- Setzen Sie sich für regelmäßige Teambesprechungen ein.
- Halten Sie alle Arbeitsbereiche in Ordnung.
- Machen Sie Kolleginnen nicht nur auf ihre Fehler, sondern auch auf ihre Stärken aufmerksam.
- Achten Sie auf Ausgleich in Ihrer Freizeit (körperliche Bewegung, Erholung, sich selbst was Gutes tun).

16 Erläutern Sie den Begriff Zeitmanagement.

Unter Zeitmanagement versteht man das systematische und disziplinierte Planen der zur Verfügung stehenden Zeit.

17 Zeit- und Termindruck führen zu Stress in der Arztpraxis. Nennen Sie je vier mögliche „Zeitfresser" und „Zeitgewinner".

Zeitfresser:

- Unordnung
- unklare Zielsetzungen
- nicht „Nein" sagen können
- mangelnde Verständigung untereinander
- der Versuch, viel auf einmal zu tun
- Störungen von außen

Zeitgewinner:

- klarer Zeitplan mit genauen Zielvorstellungen
- klare Aufgabenverteilung
- Sammeln und Bündeln der Aufgaben
- Setzen von Prioritäten
- Verzicht darauf, mehrere Ziele gleichzeitig zu verfolgen
- Ausschalten von Störfaktoren

18 Erläutern Sie, was man unter einem Konflikt versteht.

Unter einem Konflikt versteht man das Aufeinandertreffen zweier unterschiedlicher, sich gegenseitig ausschließender Positionen.

[19] Nennen Sie unterschiedliche Arten der Konfliktentstehung.

1. *Konflikte innerhalb einer Person:* Sie entstehen durch gegensätzliche Ziele und Bedürfnisse. Beispiel: Eigentlich sollte ich lernen, aber meine Freunde treffen sich, um eine Party zu feiern.
2. *Konflikte zwischen mehreren Personen:* Sie entstehen, wenn diese unterschiedliche Ziele verfolgen, oder solche Ziele verfolgen, die Rechte der anderen verletzen.
3. *Konflikte zwischen einer Person und Vorgesetzten* (Chef, Eltern, Lehrer) oder *Institutionen* (Schule, Ämter), die aufgrund ihrer besonderen Machtposition Regeln und Normen aufstellen können. Sie entstehen vor allem dann, wenn Macht- und Rollenunterschiede so eingesetzt werden, dass sich der Einzelne ohnmächtig und ausgeliefert fühlt.

[20] Geben Sie Tipps, wie Konflikte bewältigt werden können.

- Bleiben Sie im Gespräch miteinander.
- Finden Sie für alle Beteiligten tragbare Kompromisse.
- Nehmen Sie sich selbst ernst und teilen Sie sich mit.
- Suchen Sie im Konfliktfall nicht Schuldige, sondern Lösungen.
- Senden Sie Ich-Botschaften.

[21] Die HAIFA-Methode ist eine Methode zur Führung eines Konfliktgesprächs. Erläutern Sie die Schritte, die mit HAIFA gemeint sind.

H = *Halt* (erst einmal tief Luft holen und sich beruhigen)
A = *Anerkennung* (dem Gesprächspartner Anerkennung zeigen, indem man etwas Positives sagt, z. B. „Es ist nicht leicht, in diesem Fall ruhig zu bleiben...")
I = I*nteresse* zeigen (Ihr Problem ist für mich bedeutsam!)
F = *Fehler* zugeben
A = *Angebot* zur Konfliktbewältigung, Kompromiss finden („Was halten Sie davon, wenn...")

22 Nennen Sie drei Möglichkeiten, wie man das Arbeitsklima in der Praxis verbessern könnte.

Das Arbeitsklima kann verbessert werden
- durch einen höflichen und freundlichen Umgangston
- durch eine gerechte Verteilung der Arbeit
- wenn verlässliche Dienstpläne aufgestellt werden
- wenn bei Personalknappheit alle einspringen und Mehrarbeit leisten
- wenn Konflikte in angemessener Form angesprochen und gelöst oder Kompromisse gefunden werden
- wenn keine Gespräche über abwesende Personen geführt werden

23 Nennen Sie Regeln, die Sie beachten müssen, wenn Telefongespräche in der Praxis ankommen.

- Das Telefon möglichst sofort abnehmen.
- Zuerst den Praxisnamen, dann den eigenen Namen und die Grußformel nennen.
- Den Namen des Gesprächspartners merken, gegebenenfalls nachfragen.
- Den Patienten mit seinem Namen anreden.
- Laut und deutlich sprechen.
- Höflich bleiben, die Worte „bitte" und „danke" verwenden.
- Wichtige Einzelheiten aufschreiben.
- Bei erwünschtem Rückruf des Arztes den Namen und die Telefonnummer des Anrufers vermerken.

24 Worauf sollte beim Empfang eines Patienten geachtet werden?

a) Wenn möglich mit Namen ansprechen
b) Sich dem Patienten ganz zuwenden, nicht die „kalte Schulter" zeigen, Blickkontakt nicht auf den Computer, sondern auf den Patienten.
c) Freundlichkeit ausstrahlen! Kranke brauchen besonders viel Zuwendung.
d) Bei längerer Wartezeit den Patienten darüber informieren, Möglichkeit bieten, zu einem späteren Zeitpunkt wieder zu kommen. →

▷ *Fortsetzung der Antwort* ▷

e) zuhören können
f) nicht gestresst wirken, ruhig sprechen
g) keine Gespräche mit mehreren Patienten gleichzeitig führen
h) Nie im Beisein anderer Patienten über persönliche Dinge befragen.
i) Darauf achten, ob die verbalen und nonverbalen Äußerungen des Patienten voneinander abweichen.

Grundbegriffe aus der Physiologie

1 Erklären Sie folgende Begriffe:

a) Säuren

b) Basen

a) ***Säuren*** sind Verbindungen, die in Wasser in Protonen (H^+) und Säurerestionen zerfallen.
b) ***Basen*** sind Verbindungen, die in Wasser Hydroxidionen (OH^-) und positive Metallionen bilden.

2 Wodurch wird

a) die saure Reaktion,

b) die alkalische Reaktion einer Lösung bewirkt?

a) Durch die Konzentration an H^+-Ionen (genauer: H_3O^+-Ionen = Hydroniumionen)
b) durch die Konzentration an OH^--Ionen (= Hydroxidionen)

3 Nennen Sie drei Eigenschaften von Säuren.

- Schmecken sauer
- wirken ätzend
- leiten den elektrischen Strom
- greifen Metalle an
- färben blaues Lackmuspapier rot

4 Welche Eigenschaften haben Lösungen mit den folgenden pH-Werten?

a) 1

b) 7

c) 8

a) pH 1: stark sauer
b) pH 7: neutral
c) pH 8: schwach alkalisch

5 Worüber gibt der pH-Wert Auskunft?

Der ***pH-Wert*** gibt die Konzentration der H^+-Ionen an. Er ist ein Maß für die saure oder alkalische Reaktion einer Lösung.

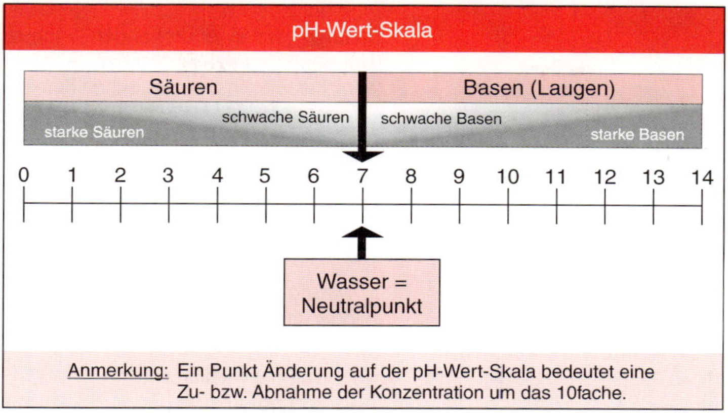

6 Geben Sie den pH-Wert folgender Körperflüssigkeiten an:

a) Blut

b) Magensäure

c) Urin

a) Blut: pH 7,39

b) Magensäure: pH 0,9–1,5

c) Urin: pH 5–7,5

7 Ein konstanter pH-Wert ist bei einigen Körperflüssigkeiten sehr wichtig.

a) Begründen Sie diese Aussage.

b) Wie werden Substanzen genannt, die für einen nahezu gleich bleibenden pH-Wert sorgen?

a) Es kommt sonst zu lebensgefährlichen Verschiebungen des pH-Wertes, da Enzyme nur in einem eng begrenzten pH-Wert-Bereich arbeiten können.

b) Die Substanzen heißen ***Puffer.***

8 Wie wird der pH-Wert des Blutes konstant gehalten?

Ein Beispiel für einen Puffer im Blut ist der Kohlensäure-Hydrogencarbonat-Puffer (H_2CO_3/HCO_3^-): →

▷ *Fortsetzung der Antwort* ▷

- Überschüssige H^+-Ionen können durch die HCO_3^--Ionen gebunden werden,
- OH^--Ionen werden an H_2CO_3 gebunden.

Dadurch wird einer drohenden Acidose (Übersäuerung des Blutes) bzw. Alkalose (Verschiebung in den alkalischen Bereich) entgegengewirkt.
Weitere Puffer sind Hämoglobin, Proteine und Phosphate.

9 a) Erklären Sie, was man unter einem Indikator versteht.
b) Nennen Sie drei häufig verwendete Indikatoren.

a) ***Indikatoren*** sind Farbstoffe, die durch Farbveränderungen anzeigen, ob eine wässrige Lösung basisch (= alkalisch) oder sauer ist.

b)
- Lackmus
- Universalindikator
- Phenolphthalein

10 Sowohl im menschlichen Organismus wie auch im Labor spielen Enzyme eine wichtige Rolle.
a) Erklären Sie den Begriff „Enzyme".
b) Warum sind für viele chemische Vorgänge in der lebenden Zelle Enzyme notwendig?

a) ***Enzyme (Fermente)*** sind kompliziert gebaute Eiweißstoffe. Sie beschleunigen als Biokatalysatoren Stoffwechselvorgänge im menschlichen Körper, ohne dabei selbst verbraucht zu werden.

b) Viele lebensnotwendige Reaktionen würden viel zu langsam ablaufen, da im Körperinneren relativ niedrige Temperaturen herrschen.

11 Erläutern Sie die Begriffe
a) Wirkungsspezifität
b) Substratspezifität von Enzymen.

a) ***Wirkungsspezifität:***
Enzyme besitzen die Eigenschaft, nur ganz bestimmte Reaktionen zu beschleunigen.

b) ***Substratspezifität:***
Enzyme besitzen die Eigenschaft, nur ganz bestimmte Stoffe (Substrate) umzusetzen. Die Umsetzung erfolgt nach dem „Schlüssel-Schloss-Prinzip".

[12] Wodurch kann die Wirkung von Enzymen gehemmt werden?

Nennen Sie mindestens vier Beispiele.

a) Hitze
b) Säuren
c) Alkohol
d) Schwermetallionen
e) Spülmittelrückstände

[13] Worauf muss geachtet werden, um im Labor Verfälschungen bei enzymatischen Analysen zu vermeiden?

a) Absolut saubere Gläser verwenden
b) Reagenzien kühl aufbewahren
c) vor Licht schützen
d) keine Metallbehälter verwenden

[14] Nennen Sie zwei Enzyme, die im Labor häufig bestimmt werden.

Wo kommen diese im Körper vor?

a) Glutamat-Oxalacetat-Transaminase (GOT); Vorkommen: Leber, Herz, Skelettmuskel
b) Alkalische Phosphatase (AP); Vorkommen: Knochen, Leber und Galle
c) Lactat-Dehydrogenase (LDH); Vorkommen: Skelettmuskel, Leber, Herz

[15] Erklären Sie, was man unter einer Diffusion versteht.

Unter ***Diffusion*** versteht man das gleichmäßige, selbsttätige Durchmischen verschiedener Gase oder Lösungen. Beispiel: Kaffee und Milch

[16] Was versteht man unter Osmose?

Osmose ist eine Diffusion von Lösungsmitteln durch eine semipermeable (= halb durchlässige) Membran. Hierbei erfolgt ein Konzentrationsausgleich vom Ort der niedrigeren zum Ort der höheren Konzentration.

[17] Unterscheiden Sie die Begriffe

a) hypotonische und

b) hypertonische Lösung.

a) Lösungen mit *niedrigerem* osmotischem Druck, als er in der Vergleichslösung herrscht, bezeichnet man als ***hypotonische Lösungen.***
b) Lösungen mit *höherem* osmotischem Druck, als er in der Vergleichslösung herrscht, bezeichnet man als ***hypertonische Lösungen.***

18 a) Welche Konzentration besitzt eine isotonische (physiologische) Kochsalzlösung?

b) Welche Bedeutung besitzt diese Lösung in der Medizin?

a) Die Lösung ist 0,9 %ig.

b) Sie wird als Infusionsflüssigkeit angewendet.

19 Erläutern Sie, was durch die Hämodialyse bewirkt wird.

Harnpflichtige Substanzen wie z. B. Harnsäure, Harnstoff usw. können aus dem Blut eines Nierenerkrankten mithilfe eines Hämodialysators entfernt werden.

20 Welches Prinzip liegt der Hämodialyse zu Grunde?

Niedermolekulare Stoffe, zu denen auch die harnpflichtigen Substanzen gehören, können durch eine semipermeable Membran hindurchdiffundieren, während hochmolekulare Teilchen wie Blutzellen, Eiweiß usw. zurückgehalten werden.

21 Wie verändern sich die Erythrozyten (= rote Blutkörperchen), wenn man dem Blut

a) Aqua dest.

b) 10 %ige Kochsalzlösung

c) physiologische Kochsalzlösung zugibt?

a) Die Erythrozyten nehmen Wasser auf und platzen (Hämolyse).

b) Die Erythrozyten geben Wasser ab und schrumpfen (Stechapfelform).

c) Die Erythrozyten verändern sich nicht.

Krankheitserreger, Übertragung von Krankheiten

1 Unterscheiden Sie anhand des Zusammenlebens von Mikroorganismen und Mensch die folgenden Begriffe

a) Parasitismus

b) Symbiose

c) Kommensalismus.

a) ***Parasitismus:***
Zusammenleben von Mensch und pathogenen (krankheitserregenden) Mikroorganismen, wobei die Mikroorganismen den Wirtsorganismus schädigen

b) ***Symbiose:***
Zusammenleben von Mensch und notwendigen Mikroorganismen zu gegenseitigem Nutzen →

▷ *Fortsetzung der Antwort* ▷

c) ***Kommensalismus:***
Zusammenleben von Mensch und unschädlichen Mikroorganismen ohne gegenseitigen Nutzen

2 Welche Bedeutung haben Mikroorganismen?

a) Erhaltung der Umwelt, z. B. Zersetzung (Fäulnis, Gärung, Verwesung) von organischem Material
b) Erhaltung der Gesundheit, z. B. Kolibakterien im Darm
c) Entstehung von Infektionskrankheiten, z. B. Grippe-Viren

3 Wie sind Viren aufgebaut?

Viren sind keine Zellen. Sie bestehen aus Erbmaterial, das von einem Eiweißmantel umgeben ist.

4 Beschreiben Sie drei wesentliche Unterschiede zwischen Bakterien und Viren.

a) Größe: Bakterien sind größer als Viren.
b) Nachweis: Bakterien z. B. mithilfe des Lichtmikroskops, Viren nur mithilfe des Elektronenmikroskops
c) Stoffwechsel: Bakterien besitzen einen eigenen Stoffwechsel, Viren haben keinen.

5 Nennen Sie vier Kinderkrankheiten, die durch Viren hervorgerufen werden.

a) Masern
b) Mumps
c) Windpocken
d) Röteln

6 Geben Sie die virusbedingten Krankheiten an, die in der medizinischen Praxis von besonderer Bedeutung sind.

a) Hepatitis B
b) Aids

7 Wie kann man virale Infektionen verhindern?

a) Schutzimpfung
b) Hygiene: Tragen von Hygienebekleidung, Desinfektion und Sterilisation
c) eigene Körperabwehr durch gesunde Lebensweise

[8] Beschreiben Sie den Ablauf der Virusvermehrung.

a) Anlagerung des Virus an eine bestimmte Wirtszelle
b) Einschleusen des Viruserbmaterials in die Wirtszelle
c) Der Stoffwechselapparat der Wirtszelle wird gezwungen Viren zu bilden.
d) Die neu gebildeten Viren verlassen die Zelle.

[9] Welche Aussagen stimmen?

a) Viren sind auf leblosen Nährböden züchtbar.
b) Viren befallen immer nur ganz bestimmte Zellen (= Wirtsspezifität).
c) Alle Viren sind Zellparasiten.
d) Durch Antibiotika können Viren vernichtet werden.
e) Als Folge einer Infektion durch HIV sind Antikörper nachweisbar.

b), c), e)

[10] Beschreiben Sie die Vorgänge im Körper, die bei einer Virusinfektion ablaufen.

Was soll damit erreicht werden?

Viren dringen in lebende Zellen ein und vermehren sich. Es kommt zur Antikörperbildung gegen die Viren (Antigen-Antikörper-Reaktion) und nachfolgend zur Immunität (= Unempfindlichkeit).

[11] Nach welchen Kriterien können Bakterien eingeteilt werden?

Einteilung nach
- der Form
- der Aktivität
- dem Stoffwechsel
- der Färbbarkeit
- der Fortbewegungsart
- der optimalen Vermehrungstemperatur

12 Nach der Form unterscheidet man drei Bakterienarten.

Nennen Sie diese.

a) Kugelförmige Bakterien (Kokken), z. B. Streptokokken, Staphylokokken
b) stäbchenförmige Bakterien, z. B. Bazillen
c) spiralförmige Bakterien, z. B. Spirillen, Leptospiren

13 Erklären Sie den Begriff „Bazillus".

Unter Bazillus versteht man eine stäbchenförmige Bakterienart, die bei schlechten Umweltbedingungen Sporen (Dauerform) bilden kann.

14 Unterscheiden Sie zwischen

a) bakterizid und

b) bakteriostatisch.

a) ***Bakterizid:*** Bakterien werden abgetötet.
b) ***Bakteriostatisch:*** Bakterien werden nur in ihrem Wachstum und in der Vermehrung gehemmt.

15 Geben Sie zwei Möglichkeiten zur Bekämpfung pathogener (krankheitserregender) Bakterien an.

a) Bakterizide Desinfektions- und Sterilisationsverfahren
b) bakteriostatische oder bakterizide Antibiotika

16 Nennen Sie vier bakterielle Erkrankungen und deren Erreger.

a) ***Angina:*** Streptokokken
b) ***Magengeschwür:*** Helicobacter pylori
c) ***Wundstarrkrampf:*** Clostridium tetani
d) ***eitrige Entzündungen:*** Staphylokokken, Streptokokken
e) ***Lues (Syphilis):*** Treponema pallidum

17 Viele Bakterien können Toxine (Giftstoffe) bilden.

Erläutern Sie die Begriffe „Exotoxine" und „Endotoxine".

a) ***Exotoxine*** = Hierbei handelt es sich um Gifte, die ständig von lebenden Bakterienzellen an die Umgebung abgegeben werden.
b) ***Endotoxine*** = Diese Gifte sind im Inneren der Bakterien und gelangen nur in die Umgebung, wenn die Bakterien absterben und platzen.

[18] Welche der nachfolgenden Aussagen sind richtig?

a) Spirillen sind stäbchenförmige Bakterien.

b) Staphylokokken sind Kettenkokken.

c) Bakterien, die keinen Sauerstoff zum Leben benötigen, werden als anaerob bezeichnet.

d) Staphylokokken sind traubenförmig angeordnet.

c), d)

[19] Wo findet man Pilze?

a) Käse
b) Hefe
c) Brot
d) auf der Haut
e) in Schwimmbädern usw.

[20] Welche medizinische Bedeutung haben die Pilze?

a) Verderb von Nahrungsmitteln, z. B. durch Schimmelpilze; bei Verzehr Krebsgefahr

b) Allergieauslöser

c) Bei Einatmung kann es zu Lungenentzündung kommen.

d) Mykosen (Pilzerkrankungen der Haut oder Schleimhaut)

[21] Nennen Sie einige wichtige Pilzarten.

a) Schimmelpilze

b) Hefepilze, z. B. Bierhefe, Soor-Pilze

c) Dermatophyten, verursachen Dermatomykosen, z. B. Fußpilz

[22] a) Was versteht man unter „Protozoen"?

b) Geben Sie drei Beispiele an.

a) Protozoen sind einzellige Lebewesen mit einem Zellkern. Sie besitzen keine Zellwand.

b) – Malaria-Erreger
– Trichomonaden
– Toxoplasmose-Erreger

23 Wie können Sie folgende Erkrankungen behandeln?

a) Wurminfektion

b) Infektion mit Krätzmilben

c) Kopfläuse

a) Verabreichung von Wurmmitteln (Antihelminthika)

b) und c)
Behandlung mit insektizid- bzw. akarizidhaltigen Präparaten, Einbeziehung aller Kontaktpersonen

24 Voraussetzung für die Ausbreitung einer Infektionskrankheit ist eine komplette Infektionskette.

Erklären Sie dies.

Infektionsquelle, Ausscheidung der Erreger

Infektionsweg, Art, wie der Erreger von der Quelle zum Infizierten kommt

Eintrittspforte, Eindringen der Erreger in den Wirt

25 Ordnen Sie die folgenden Beispiele den drei Teilen der Infektionskette zu.

a) Hände geben
b) Atemwege
c) verunreinigtes Trinkwasser
d) Geschlechtsverkehr
e) blutende Wunden
f) Luft

Infektionsquelle: c), e)
Infektionsweg: a), d), f)
Eintrittspforte: b)

26 Zwischen wem ist die Infektionskette möglich?

a) von Mensch zu Mensch

b) von Tier zu Mensch, z. B. Tollwut

c) von Lebensmitteln und Trinkwasser auf den Menschen, z. B. Salmonellen

d) vom Boden auf den Menschen, z. B. Tetanus

27 Nennen Sie drei verschiedene Möglichkeiten der Infektionsübertragung.

Infektionsübertragung	
Kontaktinfektion	z. B. Geschlechtsverkehr
Tröpfcheninfektion	z. B. Anhusten, Anniesen
Schmierinfektion	z. B. gemeinsame Benutzung von Hygienegegenständen (Zahnbürste, Handtücher)
hämatogene Übertragung	z. B. Verletzung an gebrauchter, blutverschmierter Kanüle, Blutkontakte
Übertragung durch Tiere, die Zwischenträger sind	z. B. Mückenstiche, Zeckenbisse

28 Erläutern Sie den Unterschied zwischen direkter und indirekter Infektionsübertragung.

Bei der ***direkten Übertragung*** gelangen die Infektionserreger direkt von der Infektionsquelle über die Eintrittspforte in den nächsten Organismus.
Beispiele: Kontaktinfektion, Tröpfcheninfektion

Bei der ***indirekten Übertragung*** gelangen die Infektionserreger über Gegenstände von der Infektionsquelle in den nächsten Organismus.
Beispiele: Schmierinfektion durch verunreinigte Instrumente

29 Im Behandlungsraum wurde ein Eiterherd eröffnet. Beim Versorgen der dabei benutzten Instrumente verletzen Sie sich an einem spitzen Instrument. Nach einigen Tagen bildet sich an dieser Wunde eine eitrige Entzündung.

a) Welche Infektionsart liegt vor?

b) Um welche Übertragungsart handelt es sich?

c) Beschreiben Sie den Übertragungsweg.

a) Schmierinfektion

b) indirekte Übertragung

c) *Infektionsquelle* (Eiterherd) → *Austrittspforte* (eröffneter Eiterherd) → *Überträger* (Instrument) → *Eintrittspforte* (Wunde der Arzthelferin) → *neuer Keimträger* (Arzthelferin)

30 Ihre Kollegin ist stark erkältet und hustet Sie unbeabsichtigt aus nächster Nähe an. Am nächsten Tag stellen Sie bei sich die gleichen Erkältungszeichen fest.

a) Welche Infektionsart liegt vor?

b) Um welche Übertragungsart handelt es sich?

c) Beschreiben Sie den Übertragungsweg.

a) Tröpfcheninfektion

b) direkte Übertragung

c) *Infektionsquelle* (Kollegin) → *Austritts pforte* (Atemwege der Kollegin [Tröpfchen]) → *Eintrittspforte* (Atemwege, Augenbindehäute der Arzthelferin) → *neuer Keimträger* (Arzthelferin)

31 Wie kann die Infektionskette unterbrochen werden?

Geben Sie fünf Beispiele.

- Desinfektion, Sterilisation
- Kontrollen des Gesundheitsamtes
- Lebensmittelkontrollen
- Schädlingsbekämpfung
- Hygienevorschriften der Berufsgenossenschaft (Schutzkleidung, -handschuhe, Mundschutz)
- Impfungen

32 Erklären Sie die Begriffe:

a) Resistenz

b) Immunität

c) Virulenz

a) Im Erbgut festgelegte, unspezifische Widerstandsfähigkeit gegenüber Fremdsubstanzen

b) Spezifisch erworbene Widerstandsfähigkeit gegen bestimmte Krankheitserreger oder Gifte durch vorangegangene Infektion oder Impfung.

c) Grad der Pathogenität eines Erregers, d. h. seine Vermehrungsfähigkeit, sein Ausbreitungsvermögen im Gewebe und/oder seine Fähigkeit, Toxine zu bilden.

33 Beschreiben Sie eine bakteriologische Untersuchungsmethode aus ihrer Praxis.*)

Untersuchung des Harns auf Bakterien mithilfe eines Eintauchnährbodens, der bei 35–37 °C für 16–24 Stunden bebrütet wird.

---

*) Siehe auch Abschnitt Labortechnologie „Harnuntersuchungen"

Praxishygiene

1 Grenzen Sie die nachfolgenden Begriffe gegeneinander ab:

a) primäre Prävention

b) sekundäre Prävention

c) tertiäre Prävention

a) ***Primäre Prävention*** (= Hygiene): Erfassung und Ausschaltung gesundheitsgefährdender Faktoren *vor* ihrem Wirksamwerden, z. B. Praxishygiene

b) ***Sekundäre Prävention:*** Krankheits*früh*erkennung und nachfolgende Behandlung, z. B. Krebsfrüherkennung.

c) ***Tertiäre Prävention:*** Verhinderung des Fortschreitens einer *bestehenden* Krankheit (Krankheitsnachsorge) z. B. Rehabilitation nach Herzinfarkt

2 Weshalb kann der Begriff Hygiene nicht mit Sauberkeit gleichgesetzt werden?

Hygiene ist ein wissenschaftliches Fach, das weit über den Begriff Sauberkeit hinausgeht. Sie erstreckt sich vor allem auf den Bereich der Präventivmedizin, um die menschliche Gersundheit zu erhalten.

3 Beurteilen Sie, ob die folgenden Aussagen zutreffen oder nicht, und begründen Sie Ihre Ansicht.

a) Entsprechend der Infektionsgefährdung muss der Arzt für die einzelnen Arbeitsbereiche Maßnahmen zur Desinfektion, Reinigung und Sterilisation sowie zur Ver- und Entsorgung <u>schriftlich</u> festlegen.

b) Durch Fortschritte, unter anderem in der Hygiene, ist die Lebenserwartung in den letzten Jahrhunderten enorm angestiegen.

c) Die Hygiene befasst sich mit der Therapie von Krankheiten.

a) Trifft zu, da nach den Vorschriften *der Berufsgenossenschaft für Gesundheitsdienst und Wohlfahrtspflege* der Arzt einen ***schriftlichen Hygieneplan*** erstellen ***muss***.

b) Trifft zu, da wichtige Infektionskrankheiten und Seuchen durch Hygiene erfolgreich bekämpft werden konnten.

c) Trifft nicht zu, da Hygiene präventive Medizin ist.

4 Die Unfallverhütungsvorschrift (BG-Vorschrift) „Gesundheitsdienst" schreibt Maßnahmen zur Infektionsverhütung vor.

Zählen Sie fünf davon auf.

a) Hygieneplan
b) Benutzung von Schutzkleidung
c) sicheres Sammeln von kontaminiertem Abfall und spitzen und scharfen Gegenständen
d) Vermeidung von Speiseeinnahme im infektionsgefährdeten Bereich
e) Immunisierung
f) Flüssigkeiten dürfen nicht mit dem Mund pipettiert werden.

5 Welche Angaben sollen im Hygieneplan enthalten sein (mind. drei Angaben)?

Angaben zu
- Händedesinfektion
- Flächendesinfektion
- Desinfektion von Apparaten und Instrumenten
- Abfallentsorgung
- Anzahl, Leistung, Betriebszeit und Ersatz von UV-Strahlern

6 Bestimmte Abfälle müssen sicher verschlossen werden.

Erklären Sie dies.

Spitze, scharfe und zerbrechliche Gegenstände müssen sich in geschlossenen Behältnissen befinden, deren Wände nicht durchstochen werden können.

7 Je nach den Anforderungen an die Gesundheit und die Umwelt unterscheidet man in medizinischen Einrichtungen fünf Kategorien von Müll.

a) Nennen Sie diese.

b) Geben Sie bei dem jeweiligen Abfall an, zu welcher Abfallart er gehört und wie er entsorgt wird.

1. Normale Wundverbände

2. Blutabnahmeröhrchen von Patienten mit Hepatitis B

3. Küchenabfälle

a) ***A-Müll:*** Abfälle, an deren Entsorgung keine besonderen Anforderungen zu stellen sind.

B-Müll: medizinische Abfälle, die mit Blut oder Sekreten behaftet sind, aber seuchenhygienisch unbedenklich sind

C-Müll: Abfälle, die mit Erregern meldepflichtiger Krankheiten behaftet sind

D-Müll: Abfälle, die aus umwelthygienischer Sicht besonders entsorgt werden müssen

E-Müll: medizinische Abfälle aus der Pathologie und aus dem Operationssaal

→

▷ *Fortsetzung der Antwort* ▷

b) *1. **B-Müll,*** in dicht verschlossenen Behältern, wie Hausmüll
*2. **C-Müll,*** nach Desinfektion Entsorgung wie B-Müll
*3. **A-Müll,*** wie Hausmüll, evtl. „Biotonne"

[8] Dürfen Jugendliche in Arbeitsbereichen mit erhöhter Infektionsgefährdung beschäftigt werden?

Nein
Ausnahme: Über 16-Jährige, bei denen diese Beschäftigung zur Erreichung des Ausbildungszieles erforderlich ist und die unter Aufsicht eines Fachkundigen stehen.

[9] In welchen Arbeitsbereichen ist eine erhöhte Infektionsgefahr vorhanden?
Nennen Sie drei Beispiele.

- Infektionskrankenhäuser
- Operationseinheiten
- Lungenfachpraxen
- medizinische Laboratorien
- Endoskopieeinheiten

[10] Welche Anforderungen werden an die Schutzkleidung gestellt?

- Bedeckung der Vorderseite des Rumpfes
- desinfizierbar (außer Einwegkleidung)
- nicht leicht entflammbar

[11] Warum sind die Beschäftigten des Gesundheitsdienstes in besonderem Maße der Gefahr einer Hepatitis-B-Infektion ausgesetzt?

Dieser Personenkreis hat bei der Arbeit Kontakt mit Blut, Serum, Gewebsflüssigkeit usw., z. B. beim Blutabnehmen, beim Verbandwechsel, bei medizinischen Laboratoriumsarbeiten.

[12] Wie kann man sich gegen eine Hepatitis-B-Infektion schützen?

a) Hepatitis-B-Schutzimpfung
b) bei möglichen Blutkontakten grundsätzlich Handschuhe tragen
c) richtige Durchführung der Praxishygiene

[13] Unterscheiden Sie Desinfektion und Sterilisation.

a) ***Desinfektion:*** Die Erreger übertragbarer Krankheiten werden abgetötet. Es werden ***nicht*** alle Mikroorganismen beseitigt. →

▷ *Fortsetzung der Antwort* ▷

b) ***Sterilisation:*** Abtötung, Inaktivierung oder Entfernung ***aller*** pathogenen und apathogenen Mikroorganismen (einschließlich Sporen)

14 Welche Formen der Desinfektion kennen Sie?

a) Chemische Desinfektion: Einsatz chemischer Substanzen
b) physikalische Desinfektion:
 – UV-Licht
 – thermisch

15 Welche vier Anforderungen muss ein Desinfektionsmittel mindestens erfüllen?

a) Rascher Wirkungseintritt
b) Unschädlichkeit für den Menschen
c) breites Wirkungsspektrum
d) Haltbarkeit

16 Wo wird die Desinfektion in der Praxis angewendet?

a) Haut und Hände
b) Instrumente und Geräte
c) Flächen und Inventar
d) Desinfektion von Ausscheidungen
e) Wäschedesinfektion

17 Die chirurgische und die hygienische Händedesinfektion unterscheiden sich in der Vorgehensweise.
Beschreiben Sie kurz diesen Unterschied.

a) ***Chirurgische Händedesinfektion:*** Zuerst werden die Hände gereinigt, dann desinfiziert.
b) ***Hygienische Händedesinfektion:*** Zuerst werden die Hände desinfiziert, dann gereinigt.

18 Weshalb darf die Arzthelferin nicht nach der so genannten „Schussmethode" Desinfektionsmittel verdünnen?

a) Wird zu schwach dosiert, werden die Keime nicht abgetötet.
b) Wird zu stark dosiert, dann
 – leiden die Instrumente
 – wird die Desinfektion zu teuer

19 Erläutern Sie, was man unter dem „Seifenfehler" versteht.

Hierunter versteht man den Wirkungsverlust eines Desinfektionsmittels bei Zugabe von Seife oder anderen Reinigungsmitteln.

[20] Desinfektionsmittel können verschiedene Wirkstoffe enthalten.

Nennen Sie vier davon.

a) Alkohole
b) Halogene (Chlor, Iod)
c) Formaldehyd
d) Wasserstoffperoxid

[21] Halten Sie es für vertretbar, Praxisinstrumente auszukochen?

Begründen Sie Ihre Aussage.

Es ist nicht vertretbar, da das Auskochen keine Sterilisation darstellt. Es werden beispielsweise keine Sporen vernichtet.

[22] Wie lange muss zwischen Desinfektion der Haut und Injektion gewartet werden?

Die vorgeschriebene Einwirkzeit beträgt mindestens 30 Sekunden.

[23] Erklären Sie stichpunktartig das Funktionsprinzip

a) eines Heißluftsterilisators

b) eines Autoklaven.

a) Trockene Hitze von ca. 180 °C (30 Min) – 200 °C (10 Min)
b) feuchte Hitze, gespannter, gesättigter Wasserdampf, 121 °C bei 1 bar Überdruck für 15 – 20 Min. oder 134 °C bei 2 bar Überdruck für 5 Min.

[24] Welchen Vorteil bieten Dampfdrucksterilisatoren (Autoklaven) gegenüber Heißluftsterilisatoren hinsichtlich der Verwendungsmöglichkeit?

Im Autoklaven können auch Gummiwaren und Textilien sterilisiert werden.

[25] Welche Auswirkungen hat bei einem Autoklaven die Erhöhung der Temperatur?

Je höher die Temperatur, desto höher der Druck und desto kürzer die Sterilisierzeit.

[26] Nach einem Eingriff soll ein Operationsinstrument keimfrei gemacht werden.

Schildern Sie die Reihenfolge der einzelnen Arbeitsschritte.

Zuerst desinfizieren → dann reinigen → anschließend sterilisieren

[27] Wie kann die Funktionsfähigkeit eines Sterilisators überprüft werden?

a) Sporenpäckchen
b) Thermoindikatoren

Weitere präventive Maßnahmen

1 Welchem Zweck dienen Impfungen?

Der Vorbeugung (Prävention)

2 Welche Arten von Schutzimpfungen werden unterschieden?

a) ***Aktive Schutzimpfung***
b) ***passive Schutzimpfung***
c) ***Simultanimpfung*** (= gleichzeitige Durchführung einer aktiven und einer passiven Impfung)
d) ***Mehrfachimpfung*** (= Impfung mit einem Impfstoff, der die Antikörperbildung gegen mehrere Krankheiten gleichzeitig bewirkt, wie z. B. Masern-Mumps-Röteln-Impfung)

3 Erläutern Sie die Unterschiede zwischen aktiver und passiver Immunisierung hinsichtlich
a) Impfstoff, b) Wirkungseintritt, c) Wirkungsdauer.

Schutzimpfung		
	passiv	*aktiv*
Impfstoff	enthält Antikörper	enthält abgeschwächte, abgetötete Krankheitserreger oder Gifte in unschädlicher Form, Antikörper werden vom Körper selbst gebildet
Wirkungseintritt	sofort	nach mehreren Wochen
Wirkungsdauer	3–4 Wochen	jahre- bis lebenslang

4 Wann wird die Simultanimpfung angewendet und welche Vorteile bietet sie?

a) ***Vorteile:***
- durch passive Immunisierung sofortiger Wirkungseintritt
- durch aktive Immunisierung lange Wirkungsdauer

b) ***Anwendung:***
bei Verletzungen, wenn noch keine Grundimmunisierung des Patienten gegen Wundstarrkrampf (Tetanus) erfolgt ist

5 Beschreiben Sie die Begriffe Vorsorge- und Früherkennungsuntersuchung.

Vorsorgeuntersuchung:
Untersuchung von Menschen, um sie vor bestimmten gesundheitlichen Gefahren zu bewahren.

Früherkennungsuntersuchung:
Evtl. bereits vorliegende Erkrankungen sollen in einem möglichst frühen Stadium erkannt und behandelt werden.

Anmerkung: Eine klare Trennung ist nicht immer möglich. So können auch bei Vorsorgeuntersuchungen behandlungsbedürftige Befunde entdeckt werden.

6 Geben Sie ein Beispiel für eine Vorsorgeuntersuchung.

Jugendarbeitsschutzuntersuchungen für Personen unter 18 Jahren:
Erstuntersuchung:
vor dem Berufseintritt
Erste Nachuntersuchung:
nach Ablauf eines Jahres
Weitere Nachuntersuchungen können nach Ablauf jedes weiteren Jahres stattfinden.

7 Nennen Sie drei Vorschriften, die arbeitsmedizinische Vorsorgeuntersuchungen für bestimmte Tätigkeiten im Gesundheitsdienst fordern.

a) Strahlenschutzverordnung
b) Röntgenverordnung
c) Gefahrstoffverordnung

8 Zählen Sie Früherkennungsuntersuchungen auf.

a) Krebsfrüherkennung bei Frauen vom Beginn des 20. Lebensjahres an *)
b) Krebsfrüherkennung bei Männern vom Beginn des 45. Lebensjahres an *)
c) Kinderfrüherkennung bis zum vollendeten 6. Lebensjahr
d) Jugendgesundheitsuntersuchung zwischen 13 und 14 Jahren
e) Gesundheitsuntersuchung ab dem vollendeten 35. Lebensjahr

*) Seit Oktober 2002 Möglichkeit der Darmspiegelung ab dem 56. Lebensjahr

9 Welche Leistungen umfassen die ärztlichen Maßnahmen bei der Gesundheitsuntersuchung?

a) Anamnese
b) Untersuchung (Ganzkörperstatus)
c) Laboruntersuchungen (Blut: Gesamtcholesterin, Glukose; Urin: Eiweiß, Glukose, Erys, Leukos, Nitrit)
d) Beratung
e) gegebenenfalls weitere Diagnostik und Therapie

10 Wie können Sie Krankheiten verhüten?

Machen Sie zwei Angaben.

Krankheiten können durch Vorbeugung verhütet werden:
- Änderung der Lebensgewohnheiten wie die (oft aus dem Elternhaus übernommenen) Essgewohnheiten
- Einschränkung von Genussmitteln
- regelmäßige sportliche Betätigung
- Abbau von schädlichem Stress, z. B. Ärger sofort abreagieren, Entspannung und Meditation

Verhaltensregeln bei Unfällen

1 Beschreiben Sie, welche Sofortmaßnahmen Sie bei Verletzungen durch Säuren und Laugen ergreifen.*)

a) ***Verletzungen an Haut und Augen***
   - mit viel Wasser spülen
   - Arzt rufen
b) ***Verletzungen von Mundschleimhaut, Speiseröhre und Magen:***
   - viel Wasser trinken
   - ***nicht*** zum Erbrechen bringen, da sonst eine doppelte Verätzung der Schleimhäute verursacht wird
   - für ärztliche Behandlung sorgen

*) Siehe auch unter „Verhaltensregeln im medizinischen Labor"

2 Nennen Sie die Erste-Hilfe-Maßnahmen bei Verbrennungen.

a) Die Kleidung entfernen, sofern sie nicht mit der Wunde verklebt ist.
b) Lokal begrenzte Brandwunden in kaltes Wasser tauchen, bis Schmerzlinderung eintritt.
c) Die Wunde keimfrei abdecken.
d) Bei größeren Verbrennungen Wärmeverlust verhindern, leicht salzhaltiges Wasser zu trinken geben.
e) Atmung und Puls kontrollieren.
f) Bei schweren Verbrennungen sofort den Arzt rufen.

3 Welche Sofortmaßnahmen ergreifen Sie bei Verdacht auf Gasvergiftung?

a) Fenster und Türen öffnen
b) offene Flammen löschen
c) keine Klingel, keinen Lichtschalter betätigen (Explosionsgefahr)
d) Wiederbelebungsmaßnahmen
e) Notruf, Hinweis auf Gasunfall

4 Wie hat die erste Hilfe bei Stichverletzungen zu erfolgen?

a) Wunde keimfrei abdecken
b) bei Blutung Druckverband; wenn nötig, oberhalb der Wunde die Extremität abbinden
c) Notruf

5 Welche erste Hilfe leisten Sie, wenn jemand mit verkrampfter Hand „am Strom hängt"?*)

a) Stecker ziehen, Strom ausschalten
b) Falls dies nicht sofort möglich ist:
   - auf trockene Bodenisolierung treten (Brett, Kleider, dicke Zeitung usw.)
   - mit nicht leitendem Material den Verletzten aus dem Stromkreis retten oder an seinen trockenen Kleidern wegziehen; jedoch ihn nicht unmittelbar berühren
c) Den Verletzten hinlegen, seinen Atem und Puls kontrollieren.
d) Arzt rufen.

---

*) Siehe auch Kapitel „Elektrizitätslehre"

6 Wie verhalten Sie sich am Telefon, wenn ein Unfall gemeldet wird?

Sie erfragen und notieren:

a) ***Wer*** meldet? Name, Standort!
b) ***Wo*** ist es passiert? Genaue Bezeichnung des Unfallortes!
c) ***Wann*** ist es passiert?
d) ***Was*** ist passiert?
e) ***Welche*** Art der Verletzung liegt vor?
f) ***Wie viele*** Verletzte sind zu versorgen?

Sofort den Arzt informieren!
Ruhig und zuversichtlich mit dem Anrufer sprechen!

Grundlagen der Ernährungslehre

1 Aus welchen drei Grundnährstoffen ist unsere Nahrung zusammengesetzt und aus welchen Bausteinen bestehen diese?

a) ***Eiweiße*** bestehen aus Aminosäuren.
b) ***Fette*** bestehen aus Fettsäuren und Glyzerin.
c) ***Kohlenhydrate*** bestehen aus Einfachzuckern (Monosacchariden).

2 Wie viel benötigt man pro Tag und kg Körpergewicht von den einzelnen Nährstoffen?

a) Eiweiß: 1 g/kg
b) Fett: 0,9 g/kg
c) Kohlenhydrate: 6,5 g/kg

3 Bei der täglichen Fettzufuhr ist die Fettzusammensetzung und die Menge von erheblicher Bedeutung.

Erklären Sie dies.

- An Stelle vieler gesättigter Fettsäuren sollten (mehrfach) ungesättigte Fettsäuren zugeführt werden, die cholesterinsenkend wirken.
  Vorkommen der ungesättigten Fettsäuren: besonders in pflanzlichen Ölen
- Einschränkung des Fettverbrauchs, vor allem der versteckten Fette, um Adipositas (Fettsucht) vorzubeugen.

4 Was versteht man unter essenziellen Fettsäuren?

Essenzielle Fettsäuren sind lebensnotwendige, mehrfach ungesättigte Fettsäuren, die im Organismus nicht synthetisiert werden können und deshalb mit der Nahrung zugeführt werden müssen.

5 Nennen Sie zwei Gründe, weshalb wir täglich Eiweiß essen müssen.

a) Eiweiß ist nicht im Körper speicherbar.
b) Eiweiß dient dem Aufbau der Körperzellen.

6 Welche Aufgaben erfüllen Mineralstoffe im menschlichen Organismus?

Mineralstoffe
- tragen zur Bildung des Skeletts und der Zähne bei
- regulieren den Zelldruck der Körperzellen
- sind Bestandteil wichtiger organischer Verbindungen, (z. B. Eisen*) im Blutfarbstoff, Iod*) im Schilddrüsenhormon)

7 Welches Vitamin fehlt bei den Mahlzeiten, wenn
a) Rachitits auftritt?
b) leichte Infektionsanfälligkeit und Müdigkeit erkennbar ist?
c) Nachtblindheit vorhanden ist?

a) Vitamin D
b) Vitamin C
c) Vitamin A

8 Welche Bedeutung haben Ballaststoffe in unserer Ernährung?
Geben Sie drei Lebensmittel an, in denen Ballaststoffe enthalten sind.

a) Sie sorgen für eine Anregung der Darmbewegung.
b) Beispiele: Obst, Gemüse, grobes Brot

9 Falsche Ernährung begünstigt das Auftreten mancher Zivilisationskrankheiten.
Nennen Sie drei Erkrankungen.

a) ***Diabetes mellitus*** als Folge von Übergewicht (hauptsächlich bedingt durch Bewegungsmangel und überkalorische Kost)
b) ***Obstipation*** (Verstopfung) durch ballaststoffarme Ernährung
c) ***Karies*** durch häufige Zuckeraufnahme (Zucker bildet den besten Nährboden für Bakterien)

---

*) Diese Elemente kommen im Körper nur in Spuren vor. Man nennt sie deshalb Spurenelemente.

10 Wie ermittelt man den „Body-Mass-Index" (BMI = Körpermassenzahl)?

$$BMI = \frac{\text{Körpergewicht (kg)}}{\text{Körperlänge}^2\ (\text{m}^2)}$$

Normalbereich: 20–25 kg/m^2

11 Wovon ist der Kalorienbedarf eines Menschen abhängig?

a) Körperbau
b) Alter
c) Geschlecht
d) Tätigkeit
e) Klima

12 Geben Sie vier Regeln für eine vernünftige Ernährung an.

a) Energiezufuhr an den Energiebedarf anpassen
b) für eine ausreichende Vitamin- und Mineralstoffzufuhr sorgen
c) genügend Ballaststoffe zuführen
d) Nahrungsmittel schonend zubereiten, um die Vitamine zu erhalten
e) öfter kleinere Mahlzeiten essen
f) weniger Fett und fettreiche Lebensmittel zuführen
g) nicht zu viel salzen
h) viel Mineralwasser, Gemüsesäfte oder ungesüßten Tee trinken
i) Einschränkung der gesättigten Fettsäuren, Bevorzugung der ungesättigten Fettsäuren

Elektrizitätslehre

1 Wie entstehen elektrische Ladungen?

Elektrische Ladungen entstehen, wenn zwei nicht leitende Körper aneinander gerieben werden.
Beispiel: Ein Acrylglasstab und ein Wolltuch werden aneinander gerieben. Bei diesem Vorgang wird der Acrylglasstab positiv, das Wolltuch negativ geladen.

2 Wann spricht man von einem ungeladenen Körper?

Wenn die positiven Ladungen in den Atomkernen (Protonen) den negativen Ladungen in den Atomhüllen (Elektronen) entsprechen.

3 Erklären Sie, was passiert, wenn ein ungeladener Acrylglasstab mit einem Wolltuch gerieben wird.

Von der Oberfläche des Acrylglasstabes werden durch das Reiben Elektronen (= negative Ladungsträger) entfernt, die auf dem Wolltuch haften bleiben. Im Acrylglasstab überwiegen nun die Protonen (= positive Ladungsträger). Die Folge: Er ist positiv geladen. Auf dem Wolltuch befinden sich jetzt mehr Elektronen als Protonen. Die Folge: Es ist negativ geladen. Demnach bedeutet:
- *positive Ladung*
  → Elektronenmangel
- *negative Ladung*
  → Elektronenüberschuss

4 Mit welchem Gerät kann man die entstandenen Ladungen nachweisen?

Mithilfe eines Elektroskops

5 Wie wirken positive und negative Ladungen aufeinander?

a) Gleichartige Ladungen stoßen sich ab
b) ungleichartige Ladungen ziehen sich an

6 Erklären Sie, was man unter folgenden Begriffen versteht:

a) freie Elektronen

b) Ionen

a) ***Freie Elektronen:***
= Elektronen der äußeren Schale eines Atoms, die sich vom Atom gelöst haben oder sich leicht lösen lassen

b) ***Ionen:***
= „geladene" Atome, die durch Elektronenaufnahme bzw. Elektronenabgabe entstehen

7 Wovon hängt die elektrische Leitfähigkeit eines Materials ab?

a) In festen Stoffen von der Zahl der freien Elektronen

b) In Flüssigkeiten und Gasen von der Zahl der Ionen

8 Weshalb leiten Salzlösungen den elektrischen Strom?

Salze liegen in Flüssigkeiten als frei bewegliche Ionen vor, die im elektrischen Feld wandern. Man nennt Salzlösungen deshalb auch ***Elektrolyte***.

9 Unterscheiden Sie

a) Leiter

b) Nichtleiter.

a) ***Leiter*** (Metalle, Elektrolytlösungen): Ein Ladungstransport ist möglich, da *frei bewegliche Ladungsträger* vorhanden sind.

b) ***Nichtleiter:*** Ein Ladungstransport ist nahezu *nicht* möglich, da nur *sehr wenige frei bewegliche Ladungsträger* vorhanden sind.

10 Nennen Sie mindestens drei Nichtleiter.

a) Glas
b) Gummi
c) Kunststoff
d) Keramik
e) Öl
f) Aqua destillata
g) Luft

11 Wie werden Nichtleiter noch genannt?

Nichtleiter werden als ***Isolatoren*** bezeichnet

12 Wozu verwendet man Nichtleiter?

Zum Isolieren freiliegender elektrischer Leitungen

13 a) Erläutern Sie, was man unter elektrischer Spannung versteht.
b) Nennen Sie das Formelzeichen und die Einheit für die elektrische Spannung.

a) Unter ***elektrischer Spannung*** versteht man den Unterschied zwischen dem Elektronenüberschuss am einen Pol und dem Elektronenmangel am anderen Pol.
b) Formelzeichen: ***U***
Einheit: ***V*** (*Volt*)

14 Wodurch entsteht elektrische Spannung?

Elektrische Spannung entsteht durch Ladungstrennung.

15 Nennen Sie drei Möglichkeiten der Spannungserzeugung.

Ladungstrennung kann erreicht werden durch
- chemische Wirkung, z.B. in Batterien, Akkumulatoren
- durch Licht, z. B. Fotoelemente in Taschenrechnern, Uhren
- durch Wärme, z. B. Thermoelemente zur Temperaturmessung
- durch Induktion, z. B. Generatoren

16 Was versteht man unter elektrischem Strom?

Unter elektrischem Strom versteht man jede gerichtete Bewegung von freien Elektronen oder anderen Ladungsträgern.

17 Welche Wirkungen des elektrischen Stroms werden bei den nachfolgenden Geräten ausgenutzt?
a) Bügeleisen
b) UV-Lampe
c) Defibrillator
d) Türöffner
e) Batterie
f) Herzschrittmacher

a) ***Bügeleisen*** – Wärmewirkung
b) ***UV-Lampe*** – Lichtwirkung
c) ***Defibrillator*** – biologische Wirkung
d) ***Türöffner*** – magnetische Wirkung
e) ***Batterie*** – chemische Wirkung
f) ***Herzschrittmacher*** – biologische Wirkung

18 Erläutern Sie
a) die Aufgabe und
b) die Funktionsweise eines Thermostaten.

a) ***Konstanthaltung der Temperatur***
b) Ein Thermostat enthält einen ***Bimetallstreifen,*** d. h. zwei miteinander verbundene Metallstreifen, die sich bei Erwärmung unterschiedlich stark ausdehnen. Der Stromkreis wird →

▷ *Fortsetzung der Antwort* ▷

unterbrochen, wenn eine bestimmte Temperatur erreicht ist.

19 a) Was versteht man unter elektrischer Stromstärke?

b) Nennen Sie das Formelzeichen und die Einheit der Stromstärke.

a) ***Stromstärke:*** Je mehr freie Elektronen in einer Sekunde durch einen Leiterquerschnitt fließen, umso größer ist die Stromstärke.

b) Formelzeichen: ***I***
Einheit: ***A*** (Ampere)

20 Welcher Zusammenhang besteht zwischen Stromstärke und Spannung?

Mit zunehmender Spannung steigt auch die Stromstärke.

21 Welche Voraussetzungen müssen gegeben sein, damit elektrischer Strom fließt?

a) Ein geschlossener Stromkreis

b) Vorhandensein einer Spannung

c) Vorhandensein von beweglichen Ladungsträgern

22 Zählen Sie die Bestandteile auf, die ein elektrischer Stromkreis mindestens enthalten muss.

a) Stromquelle (Batterie, Generator)

b) Hin- und Rückleiter

c) Verbraucher

23 a) Erläutern Sie, was man unter dem elektrischen Widerstand versteht.

b) Nennen Sie das Formelzeichen und die Einheit für den elektrischen Widerstand.

a) Unter ***elektrischem Widerstand*** versteht man die Bremswirkung des Leiters gegen den Ladungsfluss (abhängig von Material, Länge und Querschnitt des Leiters sowie der Temperatur).

b) Formelzeichen: ***R***
Einheit: Ω (Ohm)

24 Der Zusammenhang von Widerstand, Spannung und Stromstärke wird in einem Gesetz ausgedrückt.
Wie lautet dieses Gesetz?

ohmsches Gesetz:

$$R = \frac{U}{I}$$

$$\text{Widerstand} = \frac{\text{Spannung}}{\text{Stromstärke}}$$

25 Nennen Sie die Formelzeichen und Einheiten von
a) elektrischer Leistung
b) elektrischer Arbeit.

a) ***Elektrische Leistung:***
Formelzeichen: ***P***,
Einheit: Watt (W)

b) ***elektrische Arbeit:***
Formelzeichen: ***W***,
Einheit: Kilowattstunde (kWh)

26 Ein Heißluftsterilisator mit 900 Watt war 8 Stunden in Betrieb.
Berechnen Sie die Stromkosten, wenn eine Kilowattstunde 0,13 € kostet.

900 Watt = 0,9 kW
0,9 kW × 8 h = 7,2 kWh
7,2 kWh × 0,13 €/kWh = 0,94 €

27 Auf dem Typenschild eines Trockenschrankes befinden sich u. a. die folgenden Angaben: VDE, 230 V, 500 W.
a) Erklären Sie diese Angaben.
b) Welche maximale Stromstärke fließt durch dieses Gerät?

a) ***VDE*** = Prüfzeichen des Verbandes deutscher Elektrotechniker
230 V = Nennspannung 230 Volt
500 W = Leistungsaufnahme 500 Watt

b) $$\textbf{\textit{Stromstärke I}} = \frac{\text{P (Leistung)}}{\text{U (Spannung)}}$$

$$= \frac{500\ \text{W}}{230\ \text{V}} = 2{,}17\ \text{A}$$

28 Ein Schutzkontaktstecker (= Schuko-Stecker) enthält 3 Adern (Leitungen).
a) Nennen Sie diese und ihre Funktion.
b) Wozu dient die Erdung?

a)
- 1 brauner Außenleiter für die Stromzufuhr
- 1 blauer Neutralleiter für die Stromrückleitung
- 1 grün-gelber Schutzleiter für die Erdung

b) Steht das Metallgehäuse eines Elektrogerätes infolge eines Isolationsfehlers unter Spannung, so wird der Strom über den Schutzleiter sofort zum Neutralleiter abgeleitet. Es entsteht ein Kurzschluss und die Sicherung unterbricht den Stromkreis.

29 Wozu dienen Sicherungen?

Sicherungen (= Überstromschutzeinrichtungen) schützen Leitungen und Geräte vor Überlastung und Kurzschluss, indem sie den Stromkreis unterbrechen, wenn der Strom einen unzulässig hohen Wert annimmt.

30 Beschreiben Sie die Funktionsweise einer Schmelzsicherung.

In einer Porzellanpatrone befindet sich ein dünner Draht.
Bei Überbelastung schmilzt dieser durch und unterbricht somit den Stromkreis.

31 Welchen Hauptvorteil bietet der Sicherungsautomat gegenüber der Schmelzsicherung?

Ein Sicherungsautomat kann nach der Unterbrechung des Stromkreises wieder eingeschaltet werden; die Schmelzsicherung dagegen ist nicht mehr verwendbar.

32 In medizinisch genutzten Räumen und in Bädern muss ein Fehlerstrom-Schutzschalter (= FI-Schutzschalter) eingebaut werden.

Welche Aufgabe hat diese Einrichtung?

Ein FI-Schutzschalter reagiert auf Stromstärkeunterschiede in der Hin- und Rückleitung. Berührt z. B. ein Mensch, der im Bad auf nassem Fußboden steht, ein defektes Elektrogerät, so kann es sein, dass der Strom durch seinen Körper zur Erde fließt. In diesem Fall ist die Stromstärke in der Hinleitung deutlich stärker als in der Rückleitung. Beträgt der Unterschied mehr als 30 mA, schaltet der FI-Schutzschalter den Strom innerhalb von 0,03 bis 0,2 s ab.

33 Welche Veränderung bewirkt der elektrische Strom, wenn er durch den menschlichen Körper fließt?

a) *Elektrothermische Veränderungen:*
   - Strommarken (zum Teil tiefe Verbrennungen) an der Stromeintritt- und -austrittstelle
   - innere Verbrennungen, z. B. an Gelenken
   - Flüssigkeitsverluste, Verkochungen
   - oberflächliche Verbrennungen und Augenverblitzung bei Lichtbogen →

▷ *Fortsetzung der Antwort* ▷

b) *spezifisch elektrische Veränderungen:*
   - Muskelkontraktionen (sie können Muskelrisse, Verrenkungen und Knochenbrüche verursachen)
   - Nervenschäden
   - Muskelverkrampfung
   - Vorhofflimmern
   - Herzkammerflimmern bzw. Herzstillstand

34 Weshalb sind Menschen, die Stromunfälle erleiden, häufig nicht in der Lage, von den Strom führenden Teilen loszukommen?

Bei den Verunglückten verkrampft sich die Muskulatur.

35 Die Schwere eines Elektrounfalls hängt von verschiedenen Faktoren ab.

Nennen Sie diese.

Die Schwere eines Elektrounfalls hängt ab von

a) der Stromstärke und der Spannung
b) der Dauer der Durchströmung
c) dem Körperwiderstand: Je feuchter die Haut ist, desto geringer ist der Widerstand.

36 Nennen Sie drei mögliche Ursachen für Stromunfälle.

a) Benutzung von elektrischen Geräten im Bad
b) selbst reparierte Geräte
c) Isolationsfehler an Geräten

37 Zählen Sie in sinnvoller Reihenfolge die Erste-Hilfe-Maßnahmen bei einem Elektrounfall auf.

Vorsicht, Selbstgefährdung!

1. Stromkreis unterbrechen (z. B. Stecker aus der Steckdose ziehen, NOT-AUS-Taste am Gerät bedienen, Sicherung herausnehmen, Hauptschalter betätigen und gegen Wiedereinschalten sichern).
2. Verunglückten aus der Gefahrenzone bergen →

▷ *Fortsetzung der Antwort* ▷

3. Atemwege freimachen, stabile Seitenlage
4. Reanimation bei Herz- und/oder Atemstillstand
5. Notarzt rufen
6. Wundversorgung

Wichtig:
Rekonstruktion des Unfallhergangs (Lage des Verunglückten, verursachendes Elektrogerät) ermöglicht Rückschlüsse auf den Stromweg durch den menschlichen Körper. Dies ist für die weitere Behandlung des Verletzten sehr wichtig.

38 Zählen Sie fünf Schutzmaßnahmen auf, die Stromunfälle verhindern sollen.

a) Nur geprüfte Geräte verwenden
b) Elektrogeräte nicht selbst reparieren
c) keine Geräte mit schadhaften Steckern oder Leitungen verwenden
d) Steckdosen mit Kindersicherungen sichern
e) Elektrogeräte nicht mit nassen Händen bedienen
f) Sicherungen und Sicherungsautomaten einbauen
g) FI-Schutzschaltung

Geräte in der Praxis zur Untersuchung und Therapie

Elektrokardiographie*)

1 Was wird mit dem EKG untersucht?

Es werden die Ströme des Erregungsleitungssystems des Herzens gemessen. Störungen der Erregungsausbreitung und -rückbildung können dadurch festgestellt werden.

2 a) Welche Aufgabe haben die Elektroden?
b) Welche Arten von Elektroden werden unterschieden?

a) Elektroden nehmen die sehr schwachen Herzströme an festgelegten Ableitungspunkten des Körpers ab.
b) Es gibt Saug-, Klebe- oder Klammerelektroden.

3 Die Farben an den Elektrodensteckern sind für die Ableitungspunkte an den Extremitäten ausschlaggebend.
Nennen Sie diese vier Farben.

a) roter Stecker – rechter Arm
b) gelber Stecker – linker Arm
c) grüner Stecker – linkes Bein
d) schwarzer Stecker – rechtes Bein

4 Welche zwölf Standardableitungen werden üblicherweise in der Praxis angefertigt?

a) 3 bipolare Extremitätenableitungen nach Einthoven: I, II, III
b) 3 unipolare Extremitätenableitungen nach Goldberger: aVR, aVL, aVF
c) 6 unipolare Brustwandableitungen nach Wilson: VI–V6

5 Wodurch unterscheiden sich unipolare und bipolare Ableitungen?

a) Unipolare Ableitungen: Es wird die Spannungsdifferenz zwischen <u>einem</u> Ableitungspunkt und einem Nullpunkt gemessen.
b) Bipolare Ableitungen: Es wird die Spannungsdifferenz zwischen <u>zwei</u> Ableitungspunkten gemessen.

---

*) Siehe auch Kapitel „Kreislaufapparat"

6 Erklären Sie folgende Zeichnungen zu den Standardableitungen nach Einthoven.

Ableitung I: Differenz zwischen dem linken und rechten Arm

Ableitung II: Differenz zwischen rechtem Arm und linkem Bein

Ableitung III: Differenz zwischen linkem Bein und linkem Arm

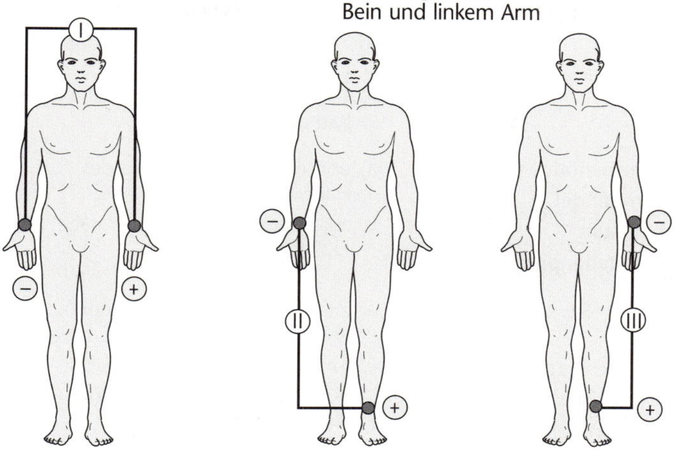

7 Wozu dient die Elektrode am rechten Bein?

Sie dient zur Erdung.

8 Beschreiben Sie die drei Goldberger-Ableitungen.

aVR: Die Spannung des rechten Armes wird aufgezeichnet. Die indifferente Elektrode besteht aus dem Zusammenschluss von linkem Arm und linkem Bein.

aVL: Die Spannung des linken Arms wird aufgezeichnet. Die indifferente Elektrode besteht aus dem Zusammenschluss von rechtem Arm und linkem Bein.

aVF: Die Spannung des linken Fußes wird aufgezeichnet. Die indifferente Elektrode besteht aus dem Zusammenschluss von rechtem und linkem Arm.

9 Auf dem EKG-Streifen sieht man verschiedene Phasen des Kurvenverlaufs.

Zählen Sie diese auf.

a) P-Welle: Erregungsausbreitung in den Vorhöfen
b) PQ-Strecke: Zeit der Überleitung vom Vorhof zur Kammer
c) QRS-Komplex: Erregungsausbreitung in den Kammern
d) ST-Strecke: Erregung der Herzkammern
e) T-Welle: Erregungsrückbildung in den Kammern

10 Wozu benötigt man
a) Elektrodengel
b) Kabelbaum
c) Elektrodenpapier?

a) und c) zur Herabsetzung des Hautwiderstandes
b) zur besseren Lagerung der Kabel beim EKG-Schreiben

11 Nennen Sie je einen Fehler, der
a) durch die Arzthelferin,
b) durch technische Störungen,
c) durch den Patienten
zur Störung beim EKG-Schreiben führt.

a) zu locker angelegte Elektroden, Folge: Abrutschen der EKG-Linien
b) ein anderes Praxisgerät stört, Folge: Wechselstromüberlagerung
c) – heftiges Atmen: Schwankung der Nulllinie
– Muskelzittern, Folge: Verzitterung ohne Wanderung der Nulllinie

Reizstromtherapie

1 Die therapeutisch wirksamen Ströme werden in drei Frequenzbereiche eingeteilt.

Nennen Sie diese und geben Sie jeweils zwei Beispiele an.

a) ***Niederfrequenzbereich***
galvanischer Strom, gleich gerichtete Wechselströme
b) ***Mittelfrequenzbereich***
Interferenzströme, Sinusströme
c) ***Hochfrequenzbereich***
Mikrowelle, Kurzwelle

2 Erklären Sie, was man unter Galvanisation versteht.

Die *Galvanisation* ist ein Gleichstromtherapieverfahren, das durch einen konstant fließenden Strom gleicher Stromrichtung und gleich bleibender Stromstärke gekennzeichnet ist.

3 Zählen Sie die wichtigsten Wirkungen der Gleichstrombehandlung auf.

a) Schmerzdämpfung (= Analgesie)
b) Verbesserung der motorischen Erregbarkeit der Muskelzellen unter der Kathode (Minuspol)
c) Durchblutungssteigerung (= Hyperämie)

4 Erläutern Sie den Begriff Iontophorese.

Unter Iontophorese versteht man das Einbringen von Medikamenten in den Körper mithilfe des elektrischen Stroms.

5 Iontophorese:
a) Welche Stromart wird hierzu verwendet?
b) Welche wichtige Voraussetzung muss erfüllt sein, um ein Medikament mithilfe des elektrischen Stroms in den Körper einzubringen?
c) Wovon ist die in den Körper hineintransportierte Medikamentenmenge abhängig?

a) Gleichstrom
b) Voraussetzung ist, dass die Medikamente elektrisch positiv oder negativ geladen, d. h. in Ionenform, vorliegen
c) Zeit, Stromstärke

6 Nennen Sie mindestens zwei Vorteile und zwei Nachteile der Iontophorese.

a) ***Vorteile der Iontophorese:***
   - Es entstehen keine Schmerzen durch Hautverletzungen und Stiche
   - Hautnahe Herde können direkt behandelt werden.
   - Die Medikamentenwirkung wird durch den elektrischen Strom verstärkt.
   - Der Verdauungstrakt wird nicht belastet.

b) ***Nachteile der Iontophorese:***
   - Eine genaue Dosierung ist nicht möglich.
   - Es dürfen nur Medikamente angewendet werden, die nicht überdosiert werden können.

[7] Zählen Sie drei wichtige Gesichtspunkte auf, die bei der Iontophorese zu beachten sind.

a) Zwischen Medikament und Schwamm muss Zellophanfolie gelegt werden.
b) Die Polung des Medikaments muss beachtet werden.
c) Die Medikamente müssen flüssig sein oder in Gelform (keine Salben).
d) Die Elektroden sind sanft zu fixieren – nicht stauend.

[8] a) Erklären Sie den Begriff „modulierter Gleichstrom".
b) Nennen Sie mindestens zwei Formen des modulierten Gleichstroms.

a) Wird ein konstanter Gleichstrom immer wieder unterbrochen, dann entstehen Impulsströme (= „zerhackter Gleichstrom"). Diese Impulsströme lassen sich als Impulse unterschiedlicher Form, Frequenz und Dauer darstellen.
b) – Rechteckstrom
– Dreieckstrom
– Träbert-Strom
– Schwellstrom

[9] a) Welche Stromform ist für die so genannte Elektrogymnastik geeignet?
b) Wann wird sie eingesetzt?

a) Schwellstrom
b) bei Interaktivitätsatrophien

[10] Erklären Sie, was man unter diadynamischen Strömen versteht.

Diadynamische Ströme sind gleich gerichtete Wechselströme, d. h., der negative Teil der Sinuswelle wird durch einen Gleichrichter „herausgefiltert". Aus dem Wechselstrom wird ein pulsierender Gleichstrom.*)

*) Diadynamische Ströme werden in Verbindung mit (untergelagertem) Gleichstrom als Basisstrom angewendet.

11 Wie entstehen Interferenzströme nach Nemec?

Dem Patienten werden gleichzeitig zwei mittelfrequente sinusförmige Wechselströme, die höchstens um 100 Hz differieren, verabreicht. Hierfür werden vier Elektroden benötigt. Dabei kreuzen sich die beiden Wechselströme am Krankheitsort. Im Kreuzungsbereich kommt es zu einer Überlagerung (= Interferenz) der beiden Wechselströme. Dadurch entsteht der Interferenzstrom mit einer Frequenz von ca. 100 Hz.

12 Welche Vorteile bietet das Interferenzstromverfahren?

a) Der Einsatz höherer Stromstärken mit entsprechend größerer Tiefenwirkung ist möglich.
b) Keine Reizwirkung auf äußere Haut- und Gewebeschichten

13 Warum werden Reizströme
a) bei Durchblutungsstörungen,
b) bei Muskelatrophien eingesetzt?

a) Reizströme steigern die Durchblutung (= Hyperämie) durch eine Gefäßerweiterung (= Vasodilatation).
b) Durch Reizströme erfolgt eine künstliche Reizung der Muskeln.

14 Nennen Sie vier Kontraindikationen einer Reizstrombehandlung.

a) Entzündliche Hautveränderungen im Behandlungsbereich
b) Fieber
c) Gravidität
d) Metallimplantate im Behandlungsbereich, Herzschrittmacher
e) Emboliegefahr

15 Im Zusammenhang mit der Reizstrombehandlung spricht man vom „Einschleichen“ bzw. vom „Ausschleichen“.

Beschreiben Sie diese Vorgänge.

– Einschleichen am Behandlungsbeginn:
  Die Stromstärke wird ganz allmählich bis zur ersten Wahrnehmung erhöht.
– Ausschleichen am Behandlungsende:
  Die Stromstärke wird langsam auf null zurückgenommen.

16 Nennen Sie vier Elektrodenarten.

a) Plattenelektroden
b) Elektrodenbügel
c) Saugelektroden
d) Punktelektroden

17 Worauf ist beim Anlegen der Elektroden bei der Reizstromtherapie zu achten? (Mindestens drei Angaben)

a) Die Elektroden müssen mit einem feuchten Schwamm unterlegt werden.
b) Die Elektroden müssen sorgfältig befestigt werden.
c) Die Elektroden dürfen nicht auf Hautverletzungen aufgebracht werden.
d) Beschädigte oder verbrauchte Schwämme sowie korrodierte Elektroden dürfen nicht mehr verwendet werden.

18 Worauf muss bei der Elektroden- und Kabelpflege geachtet werden?

a) Die Beläge auf den Elektroden müssen regelmäßig mit einem herkömmlichen Stahlputzmittel gereinigt werden.
b) Die Patientenkabel sind nach der Behandlung in geeignete Kabelhalterungen zu hängen, damit Kabelbrüche vermieden werden.
c) Schlauchleitungen und Saugelektroden müssen bei Nichtbenutzung getrennt und so aufgehängt werden, dass evtl. angesaugtes Wasser abtropfen kann.
d) Die Gummischalen der Saugelektroden müssen alle 3 Monate mit Talkum (Puder oder Spray) gepflegt werden, damit sie nicht brüchig werden.

Hochfrequenztherapie

1 Wie wirkt Wärme auf den Körper?

a) ***durchblutungsfördernd***
b) stoffwechselsteigernd
   – bessere Ernährung und Sauerstoffversorgung der Gewebe
   – besserer Abtransport von Abbaustoffen, Bakterien, Bakteriengiften sowie eine bessere Resorption von Wundsekreten →

▷ *Fortsetzung der Antwort* ▷

c) schmerzlindernd
d) entspannend

2 Zählen Sie die unterschiedlichen Wärmespender auf.

a) ***trockene Wärme:***
   - Heizkissen
   - Wärmflasche
   - Lichtkasten

b) ***feuchte Wärme:***
   - Wickel
   - Heilpackung (z. B. Fango)
   - Kataplasma (= Breiumschlag)

c) ***Bestrahlungen:***
   - Infrarotbestrahlung
   - Kurzwellenbestrahlung
   - Dezimeterwellenbestrahlung
   - Mikrowellenbestrahlung

d) ***Ultraschallbehandlung***

3 Unterscheiden Sie die Wärmetherapie mit einem elektrischen Heizkissen von der HF-Wärmebehandlung*) hinsichtlich ihrer Wirkung auf den menschlichen Organismus.

Das Heizkissen erwärmt nur die Körperoberfläche.
Die HF-Therapie erreicht dagegen eine Erwärmung ***unter*** der Haut (Tiefenwirkung).

4 Welcher Zusammenhang besteht zwischen Wellenlänge und Strahlungsenergie?

Je kleiner die Wellenlänge, desto größer ist die Strahlungsenergie (und umgekehrt).

5 Nennen Sie die Hochfrequenzbehandlungsverfahren, die in Arztpraxen verwendet werden.

a) Kurzwelle
b) Dezimeterwelle (Ultrahochfrequenztherapie)
c) Mikrowelle

---

*) HF = Hochfrequenz

6 Welches physikalische Prinzip liegt der HF-Therapie zu Grunde?

Geladene Teilchen im Körper richten sich nach den elektromagnetischen Wellen aus und werden in Schwingungen versetzt. Durch Reibung der Teilchen entsteht Wärme.

7 Worin unterscheidet sich die Hochfrequenztherapie von der Reizstromtherapie?

Im Gegensatz zur Reizstromtherapie kommt es bei der HF-Therapie weder zu chemischen noch zu elektrischen Reizwirkungen im Organismus, sondern nur zu einer Erwärmung des Gewebes.

8 Welche Applikationsformen (Anwendungsformen) der Kurzwellentherapie gibt es und wodurch unterscheiden sie sich?

a) ***Die Kondensatorfeldmethode:***
   - das Fettgewebe wird stärker erwärmt als die Muskulatur
   - bipolar

b) ***die Spulenfeldmethode:***
   - die Muskulatur wird stärker erwärmt als das Fettgewebe
   - unipolar

9 Bei welcher der genannten Methoden empfindet der Patient die Wärmeeinwirkung stärker?

Bei der Kondensatorfeldmethode

10 Bei der Dezimeterwelle ist es besonders wichtig, dass spezielle Vorschriften bei der Dosierung beachtet werden.
Begründen Sie diese Aussage.

Bei dieser Therapieform wird die Haut und damit auch die Wärmerezeptoren nur in geringem Maße erwärmt. Dadurch fehlt das subjektive Wärmeempfinden des Patienten, sodass Schädigungen möglich sind.

11 Nennen Sie Strahlerarten, die in der Mikrowellentherapie verwendet werden.

a) ***Distanzstrahler***
   Rundfeldstrahler
   Langfeldstrahler
   Muldenstrahler
   (= Dreiflächenstrahler)

b) ***Kontaktstrahler***
   Fokusstrahler

12 Zählen Sie die Kontraindikationen der Hochfrequenztherapie auf.

a) akute Entzündungen
b) Blutungen, Blutungsgefahr
c) Tuberkulose
d) Herzschrittmacher
e) Metallfremdkörper im Bestrahlungsbereich (dazu gehört auch die Intrauterinspirale)
f) gestörte Wärmeempfindung
g) Schwangerschaft
h) Tumorleiden

13 Worauf müssen Sie bei der Durchführung einer Mikrowellenbehandlung im Gesichtsbereich unbedingt achten?

Der Patient muss eine Teesiebgeflechtschutzbrille tragen, da sonst die Gefahr einer Linsentrübung oder des Glasbläserstars besteht.

Sonographie

1 Definieren Sie den Begriff „Ultraschall".

Ultraschall:
vom menschlichen Ohr nicht wahrnehmbare Schallwellen mit einer Frequenz über 20 kHz

2 Erläutern Sie, wie Ultraschallwellen erzeugt werden.

Legt man an einen piezoelektrischen Kristall eine Wechselspannung an, dann verformt sich der Kristall im Dickendurchmesser entsprechend der Frequenz der angelegten Wechselspannung. Diese Verformungen können als Ultraschallwellen an das angrenzende Medium abgegeben werden.

3 Beschreiben Sie die physikalischen Grundlagen der Ultraschalldiagnostik.

Der von einem Kristall (= piezoelektrischer Wandler) erzeugte Ultraschall wird an den Grenzflächen des Körpers unterschiedlich stark reflektiert.
Die reflektierten Schallwellen werden von einem Schallempfänger aufgenommen und in elektrische Impulse umgewandelt, die auf einem Bildschirm dargestellt werden.

4 Beim Impulsechoverfahren werden zwei Methoden unterschieden.

Erläutern Sie die A-Bild-Methode (A-Scan) und B-Bild-Methode (B-Scan).

a) ***A-Bild-Methode:*** Ein Ultraschallwellenbündel wird vom Schallkopf wie ein Messstab in das Gewebe gesandt. Die Reflexionen dieser Ultraschallwellen werden über den Schallkopf wieder aufgenommen und auf dem Bildschirm als Zackenkurve dargestellt (eindimensionales Bild).

b) ***B-Bild-Methode:*** Vom Schallkopf werden nebeneinander zahlreiche Ultraschallstrahlen in das Gewebe gesandt, die jeweils eine Schnittfläche des Körpers abtasten. Die reflektierten Ultraschallwellen werden als unterschiedlich helle Lichtpunkte auf dem Monitor abgebildet. Durch die Bewegung des Schallkopfes kann ein zweidimensionales Schnittbild aufgebaut werden, mit dem sogar Bewegungsabläufe dargestellt werden können.*)

5 Wo wird die Sonographie (B-Bild-Methode) angewendet?

Nennen Sie zwei Beispiele.

a) ***Gynäkologie:***
z. B. Mutterschaftsvorsorge

b) ***innere Medizin:***
z. B. Sonographie von Pankreas, Leber, Nieren usw.

6 a) Wodurch unterscheidet sich M-Scan von der B-Bild-Methode?

b) Nennen Sie ein Beispiel des Einsatzes von M-Scan.

a) M-Scan (= Time-motion-Verfahren) ist die eindimensionale Form der B-Bild-Methode mit einem ortsfesten Schallkopf.

b) Darstellung von Bewegungen der Herzklappen im Rahmen der Echokardiographie (Herzsonographie).

7 Nennen Sie mindestens zwei Vorteile der Sonographie.

a) Gefahrlos (keine Strahlenbelastung)

b) schmerzlos

c) Weichteile können dargestellt werden.

d) Bewegungen können im Körper beobachtet werden.

---

*) Die im medizinischen Alltag übliche Methode ist B-Scan.

[8] Dopplersonographie:
a) Wie entsteht der Doppler-Effekt?
b) Geben Sie hierzu zwei Anwendungsmöglichkeiten an.

a) Bewegt sich eine Schallquelle auf den Schallempfänger zu, so wird eine höhere Schallfrequenz (d. h. ein höherer Ton) wahrgenommen, als die Schallquelle in Wirklichkeit aussendet. Bei zunehmendem Abstand der Schallquelle wird dagegen eine geringere Frequenz (niederer Ton) empfangen.

b) – Messung der Blutströmungsgeschwindigkeit
– Überwachung der Herztöne des Ungeborenen (Kardiotokographie)

[9] Definieren Sie den Begriff „Lithotripsie".

Es handelt sich dabei um ein Verfahren zur Zertrümmerung von Nieren- und Gallensteinen durch Ultraschall ohne operativen Eingriff.

[10] Was versteht man unter der dreidimensionalen Sonographie?

Mittels eines speziellen Schallkopfes wird das Volumen einer Struktur erfasst und dann dreidimensional dargestellt.

Inhalationen

[1] Erläutern Sie, was man in der Medizin unter einer Inhalation versteht.

Die ***Inhalation*** ist die Einatmung von Heilmitteln in Form von Dämpfen und fein zerstäubten Flüssigkeiten, insbesondere bei Erkrankungen der Atemwege.

[2] Was versteht man unter Aerosolen?

Aerosole sind feste oder flüssige Schwebstoffe, die fein verteilt in der Luft vorliegen.

[3] Welcher Zusammenhang besteht zwischen der Tröpfchengröße eines Inhalats und dessen Eindringtiefe in den Körper?

Je feiner die Teilchen zerstäubt (vernebelt) werden, desto größer ist die Eindringtiefe.

4 Man unterscheidet verschiedene Formen der Inhalation.

Ordnen Sie die verschiedenen Formen entsprechend der Teilchengröße.

a) ***große Teilchengröße*** (→ erreichen nur den Nasen-Rachen-Raum und obere Bereiche der Luftröhre)
   - Wasserdampferzeuger (z. B. Kopfdampfbad, Bronchitiskessel)

b) ***geringe Teilchengröße*** (→ erreichen auch Bronchien und Alveolen, sind zur Medikamentenvernebelung geeignet)
   - Ultraschallvernebler
   - pressluftbetriebener Düsenvernebler
   - Treibgasaerosole aus Sprühdosen

5 Um welche Inhalationsart handelt es sich bei dem nachfolgend abgebildeten Gerät?

Um einen pressluftbetriebenen Düsenvernebler.

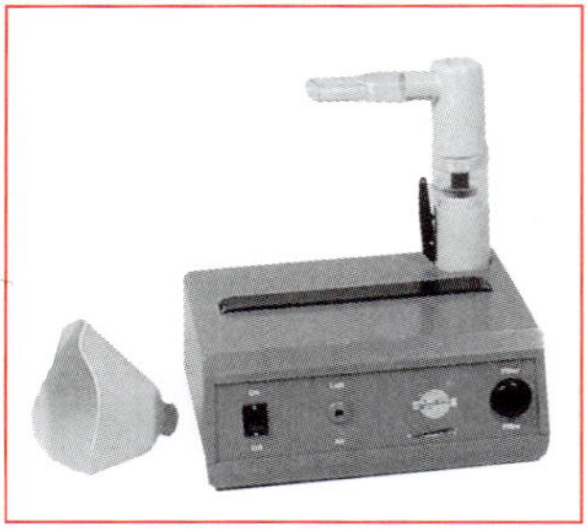

Spirometrie*

1 Was versteht man unter „Spirometrie"?

Verfahren zur Lungenfunktionsprüfung; dabei werden die Lungenvolumina gemessen und grafisch im Spirogramm dargestellt.

*) Siehe auch Kapitel „Atmungssystem"

2 Ordnen Sie den Begriffen ①–⑥ die Erklärungen zu.

① **Vitalkapazität**
② **inspiratorisches Reservevolumen**
③ **exspiratorisches Reservevolumen**
④ **Residualvolumen**
⑤ **Totalkapazität**
⑥ **Atemzugvolumen**

a) Nach maximaler Einatmung in der Lunge enthaltenes Volumen.
b) Volumen, das nach maximaler Einatmung maximal ausgeatmet werden kann.
c) Volumen, das nach einer normalen Einatmung noch maximal eingeatmet werden kann.
d) Volumen, das nach maximaler Ausatmung in der Lunge bleibt.
e) Volumen, das nach einer normalen Ausatmung noch maximal ausgeatmet werden kann.
f) Das ein- bzw. ausgeatmete Volumen bei normalem Atemzug.

Lösung: ① b, ② c, ③ e, ④ d, ⑤ a, ⑥ f

3 Wie führen Sie den Atemstoßtest (Tiffeneau-Test) durch?

Der Patient bekommt eine Nasenklemme. Er umschließt das Mundstück fest mit den Lippen.
Sie fordern den Patienten auf, ganz tief einzuatmen. Es wird dann diejenige Luftmenge gemessen, die innerhalb einer Sekunde maximal abgegeben werden kann. Der Wert wird auf die Vitalkapazität bezogen (= Tiffeneau-Index)

Wärme-*) und Lichttherapie

1 Ordnen Sie die folgenden elektromagnetischen Wellen nach zunehmender Frequenz:

sichtbares Licht, UV-Strahlen und IR-Strahlen.

1. IR-Strahlen
2. sichtbares Licht
3. UV-Strahlen

2 Welche therapeutische Wirkung besitzt die Infrarotbestrahlung?

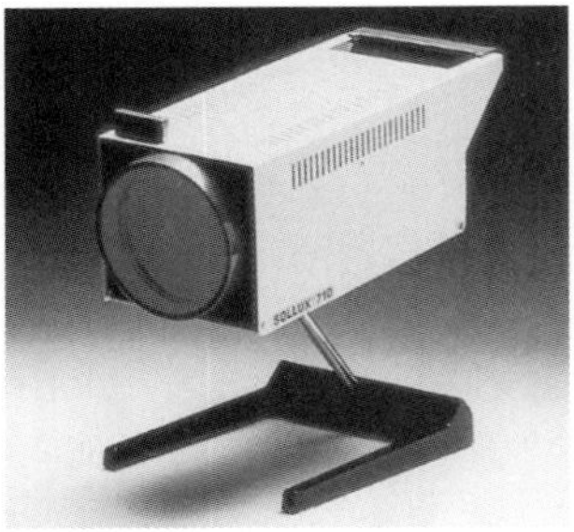

Es werden die oberen Schichten des Körpers erwärmt. Dies bewirkt eine verstärkte ***Durchblutung (Hyperämie)***.

Die Wirkung der Infrarotstrahlung wird
a) zur Muskelrelaxierung (Entspannung der Muskeln)
b) zur Schmerzlinderung
c) zur Stoffwechselsteigerung
d) zur Durchblutungsförderung
eingesetzt.

3 Nach einer Infrarotbestrahlung darf der Patient die Praxis nicht sofort wieder verlassen.

Begründen Sie diese Maßnahme.

Es besteht sonst die Gefahr einer Unterkühlung oder einer unwirksamen Therapie.

4 Ultraviolette Strahlen können in 3 Bereiche eingeteilt werden.

Nennen Sie diese.

a) ***UV-A*** mit einer Wellenlänge von 400 bis 315 nm
b) ***UV-B*** mit einer Wellenlänge von 315 bis 280 nm
c) ***UV-C*** mit einer Wellenlänge von 280 bis 200 nm

---

*) Siehe auch „Hochfrequenztherapie"

5 Welche der genannten UV-Strahlen sind für den Menschen am schädlichsten?

Die UV-C-Strahlen

6 Nennen Sie die Wirkungen der UV-Bestrahlung.

a) Hautrötung
b) Hautbräunung
c) bakterizide Wirkung und Verstärkung der Infektabwehr des Organismus
d) antirachitische Wirkung durch Vitamin-D-Bildung
e) Krebs erzeugende Wirkung (vor allem UV-C)
f) positive Wirkung auf alle Lebensvorgänge, die Psyche und das vegetative Nervensystem
g) positive Wirkung bei Schuppenflechte (Psoriasis) und Akne

7 Nennen Sie die wesentlichen Punkte, die bei der Durchführung der UV-Bestrahlung zu beachten sind.

a) Lampe vorheizen
b) Mindestabstand von 1 m einhalten (bzw. Anweisung des Geräteherstellers beachten)
c) Schutzbrille tragen
d) mit kurzen Bestrahlungszeiten (1–2 min) beginnen und langsam steigern
e) nach ca. 1 000 Stunden Betriebsdauer die Lampe wechseln

Endoskopie, Laser

1 Beschreiben Sie die Endoskopie.

Mit Endoskopie bezeichnet man eine Untersuchung der inneren Flächen von Hohlorganen und evtl. die Vornahme kleiner operativer Eingriffe mithilfe von Endoskopen, die starr oder flexibel sein können.

2 Woraus besteht ein (flexibles) Endoskop?

a) Lichtquelle und Lichtleitbündel
b) Optik (Okular und Objektiv) und Bildleitbündel (Glasfaseroptik)
c) Arbeitskanäle für Zusatzinstrumente, zum Einleiten und Absaugen von Spülflüssigkeit, Luft usw.

3 Nennen Sie fünf Einsatzmöglichkeiten der Endoskopie.

a) ***Gastroskopie*** (Magenspiegelung)
b) ***Koloskopie*** (Dickdarmspiegelung)
c) ***Ösophagoskopie*** (Speiseröhrenspiegelung)
d) ***Laparoskopie*** (Bauchspiegelung)
e) ***Bronchoskopie*** (Spiegelung des Bronchialsystems)
f) ***Arthroskopie*** (Gelenkspiegelung)
g) ***Zystoskopie*** (Blasenspiegelung)

4 Beschreiben Sie, wie die Aufbereitung flexibler Endoskope durchgeführt wird.

- *Vorreinigung* direkt im Anschluss an die Untersuchung im Untersuchungsraum, d. h. Abwischen des Endoskop-Außenmantels und Durchspülung der Kanäle
- *Bürstenreinigung* der Kanäle im Aufbereitungsraum. Vorsicht: Schutzmaßnahmen einhalten!
- *Reinigungsspülung*, entweder manuell oder mit einem Reinigungs- und Desinfektionsgerät für Endoskope (RDG-E)
- *Desinfektion* durch luftblasenfreies Einlegen in ein Desinfektionsmittel, Durchspülen mit Desinfektionsmittellösung oder maschinell im RDG-E
- *Schlussspülung*, manuell oder mit RDG-E
- *Trocknung*, manuell (Durchblasen mit Druckluft) oder mit RDG-E

  Anmerkung: Instrumente, die in Gewebe oder in sterile Hohlräume eindringen, müssen sterilisiert, Instrumente, die intakte Schleimhaut berühren, desinfiziert werden. Auch Biopsiezangen, Schlingen etc. müssen nach der Desinfektion sterilisiert werden.

5 Wie bewahrt man die Endoskope nach der Aufbereitung auf?

Aufbewahrung *hängend* in einem geschlossenen Endoskopschrank (arbeitsplatznah). Endoskope für Eingriffe in mikrobiell nicht besiedelte Körperregionen werden in Sterilgutverpackung mit Gas sterilisiert und so kontaminationsgeschützt in einem geschlossenen Schrank aufbewahrt (Einsatz im Krankenhaus)

6 a) Was versteht man unter „Laser"?

b) Nennen Sie zwei Einsatzmöglichkeiten.

a) Laser = Gerät zur Erzeugung und Verstärkung von kohärentem (zusammenhängendem) Licht einer bestimmten Wellenlänge bzw. zur Erzeugung eines scharf gebündelten Lichtstrahls, mit dem bei Operationen u. a. krankhaftes Gewebe verdampft wird.

b) Einsatz in der Laserchirurgie bei
- Entfernung von Tumoren
- Stillung massiver Blutungen
- „Anschweißen" abgelöster Netzhaut

Audiometrie

1 Welche Frequenzen sind vom menschlichen Ohr wahrnehmbar?

16 Hz bis maximal 20 000 Hz

2 Nennen Sie die drei Teile des Ohrs und geben Sie an, auf welche Art jeweils die Schallübertragung erfolgt.

a) ***Äußeres Ohr:***
Schwingung gasförmiger Körper (Luft)

b) ***Mittelohr:***
Schwingung fester Körper (Trommelfell, Gehörknöchelchen, ovales Fenster)

c) ***Innenohr:***
Schwingung flüssiger Körper (Endolymphe und Perilymphe)

3 Erklären Sie den Begriff „Audiometrie“.

Audiometrie:
Prüfung des Hörvermögens mithilfe eines Audiometers (Hörschwellenmessgeräts), mit dem Schwingungen unterschiedlicher Frequenz und unterschiedlicher Lautstärke erzeugt werden können.

4 Wie wird die Tonaudiometrie in der HNO-Praxis durchgeführt?

Der Patient bekommt über einen Kopfhörer oder Knochenleitungshörer einen bestimmten Ton zugespielt. Dieser Ton wird zuerst so leise eingestellt, dass er vom Patienten nicht gehört wird. Dann wird er langsam verstärkt, bis der Patient ihn gerade hört. Diese Hörschwelle wird noch für mehrere Töne ermittelt und in ein Audiogramm eingetragen. Die Eintragungen für das rechte Ohr werden in roter, die für das linke Ohr in blauer Farbe vorgenommen.

5 Man unterscheidet zwei Audiogrammarten. Nennen Sie diese.

a) Luftleitungsaudiogramm
b) Knochenleitungsaudiogramm

6 Mit welcher Audiogrammart können Sie eine Mittelohrschwerhörigkeit erfassen?

Mit dem Luftleitungsaudiogramm

7 Zählen Sie Fehlermöglichkeiten bei der Audiometrie auf.

a) Störgeräusche von außen
b) technische Fehler am Gerät (Eichung)
c) mangelndes Einfühlungsvermögen der Arzthelferin
d) mangelnde Mitarbeit des Patienten

Radiologie

1 Röntgen

1.1 Erklären Sie, was man unter Röntgenstrahlen versteht.

Röntgenstrahlen sind kurzwellige elektromagnetische Strahlen. Sie werden in Röntgenröhren erzeugt.

1.2 Nennen Sie fünf Eigenschaften der Röntgenstrahlen.

Röntgenstrahlen
- sind für den Menschen nicht wahrnehmbar.
- durchdringen feste Körper und werden dabei abgeschwächt.
- können fotografische Platten schwärzen.
- können bestimmte Salze zur Lichtemission anregen.
- haben ionisierende Wirkung.

1.3 Wie ist eine Röntgenröhre aufgebaut?

Eine Röntgenröhre besteht aus einer Heizwendel ([–] Glühkathode) und einer gegenüberliegenden Anode (+) mit Wolframscheibe. Beide sind von einer Hochvakuumröhre aus Bleiglas umgeben.

1.4 Bezeichnen Sie die einzelnen Teile der Abbildung.

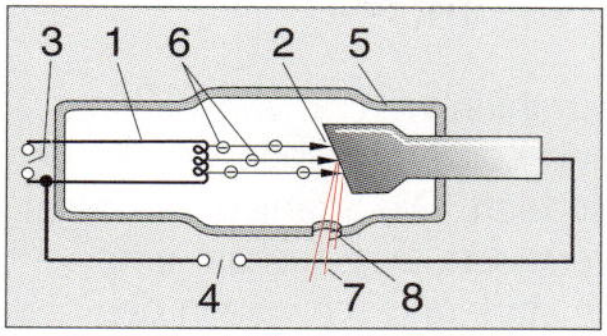

1 Heizwendel (Kathode)
2 Wolframscheibe (Anode)
3 Heizspannung
4 Hochspannung
5 hoch evakuierter Bleiglashohlkörper
6 beschleunigte Elektronen
7 Röntgenstrahlen
8 Strahlenaustrittsfenster

1.5 Beschreiben Sie, wie in der Röntgenröhre Röntgenstrahlen erzeugt werden.

Durch die Erhitzung der Heizwendel (= Kathode) werden Elektronen von der Heizwendel abgesprengt. Wegen der angelegten Hochspannung werden sie auf die Anode zu beschleunigt und treffen dort mit hoher Geschwindigkeit auf. Die schlagartige Abbremsung verursacht Wärme (99 %) und Röntgenstrahlen (1 %).

1.6 Was bedeuten folgende Angaben auf einer Röntgenröhre:

a) 10 mA?

b) 70 kV?

a) 10 mA = Angabe der maximalen Heizstromstärke der Heizwendel

b) 70 kV = Angabe der maximalen Hochspannung zwischen Anode und Kathode

1.7 Wie können Sie die Bildqualität eines Röntgenbildes verändern?

a) Die Erhöhung der Stromstärke in der Heizwendel und die Verlängerung der Belichtungszeit (= mAs-Produkt) bewirken, dass mehr Elektronen beteiligt sind. Die Folge: die Strahlenmenge wird größer (Strahlenquantität). *Das Bild wird deutlicher bei gleich bleibender Durchdringungsfähigkeit.*

b) Die Erhöhung der Hochspannung zwischen Kathode und Anode bewirkt, dass die Elektronen schneller auf die Anode hin beschleunigt werden. Der Aufprall ist härter. Die Folge: Es entstehen harte Röntgenstrahlen mit hoher Durchdringungsfähigkeit (Strahlenqualität).

1.8 Nennen Sie zwei Anwendungsmöglichkeiten der Röntgenstrahlen.

a) Strahlendiagnostik
b) Strahlentherapie

1.9 Auf welchem Prinzip beruht die Röntgendiagnostik?

Röntgenstrahlen werden von den verschiedenen Körpergeweben verschieden stark absorbiert. Die Strahlen, die den Körper verlassen, sind deshalb unterschiedlich stark und schwärzen den Röntgenfilm entsprechend mehr oder weniger. Es entsteht ein Schattenbild, bei dem z. B. Knochen und Zähne (Gewebe mit hoher Strahlenabsorption) hell und Fett- und Bindegewebe (Gewebe mit geringer Strahlenabsorption) dunkler dargestellt werden.

1.10 Warum erscheint ein Knochen auf einer (fertigen) Röntgenaufnahme hell?

Knochen absorbieren Röntgenstrahlen sehr stark, sodass es zu keiner Belichtung (Schwärzung) des Röntgenfilms kommt.

1.11 Nennen Sie jeweils den hauptsächlichen Vor- und Nachteil der Röntgendurchleuchtung.

Vorteil: Der Untersucher kann die verschiedenen Organe in Aktion sehen (z. B. Darmperistaltik, Herzaktion).

Nachteil: Die Strahlenbelastung ist höher als bei einer Röntgenaufnahme. Allerdings wird sie in neuerer Zeit durch den Einsatz von Röntgenbildverstärkern herabgesetzt.

1.12 Die beim Röntgen auftretenden Strahlen werden in drei Arten eingeteilt.

Nennen und beschreiben Sie diese kurz.

a) ***Primärstrahlen***
(= Nutzstrahlen) sind die Strahlen, die vom Gerät direkt auf den Patienten gestrahlt werden.
b) ***Sekundärstrahlen***
(= Streustrahlen) sind Strahlen, die vom Patienten, von Teilen des Gerätes oder der Raumeinrichtung nach allen Seiten hin gestreut werden.
c) ***Leckstrahlen***
(= Störstrahlen) sind Strahlen, die durch Defekte am Gerät austreten.

1.13 Erläutern Sie folgende Aussage:
Röntgenstrahlen haben eine ionisierende Wirkung.

Röntgenstrahlen können Atome ionisieren, indem sie Elektronen aus dem Atomverband herauslösen. Dadurch können die Moleküle in ihrer Struktur verändert oder zerstört werden und neue, zellfremde Substanzen entstehen.

1.14 Welche Zellen sind besonders empfindlich für Strahlenschäden?

Zellen mit hoher Teilungsfähigkeit wie z. B. Blut bildende Organe, lymphatische Organe, Schleimhautzellen, Keimdrüsen, embryonales Gewebe.

1.15 Welche Arten von Strahlenschäden werden unterschieden?

a) ***Somatische Schäden:***
Schäden am Körper des bestrahlten Patienten
- *Frühschäden:* z. B. Übelkeit, Erbrechen, Müdigkeit, Hauterscheinungen, Blutbildveränderungen
- *Spätschäden:* z. B. Leukämie, Krebs, grauer Star

b) ***Genetische Schäden:***
Veränderungen des Erbgutes (Mutationen der DNS), die erst in der nächsten oder in einer späteren Generation sichtbar werden

c) ***Teratogene Schäden:***
Schädigung des Ungeborenen

1.16 Zu welcher Art Schaden gehört
a) eine Röntgenverbrennung?
b) die Schädigung des Embryos während der Schwangerschaft?

a) Somatischer Strahlenschaden
b) teratogener Strahlenschaden

2 Radiologische Untersuchungen mit Kontrastmitteln

2.1 Wozu dienen Kontrastmittel (KM)?

Röntgenkonstrastmittel sind Stoffe mit einer geringeren oder höheren Strahlendurchlässigkeit als die Körperweichgewebe. Man bringt sie in die Hohlräume von Organen, um deren Umrisse sichtbar zu machen.

2.2 Was versteht man unter
a) positiven und
b) negativen Kontrastmitteln?

a) Stoffe mit hoher Strahlendichte, z. B. Barium- und Iodverbindungen
b) Gase mit sehr niedriger Strahlendichte, z. B. Sauerstoff (O_2), Stickstoff (N_2), Luft

2.3 Welche Anforderungen werden an positive Kontrastmittel gestellt?
(Drei Angaben)

a) Verbesserung des Bildkontrastes
b) einfache Verabreichung:
   - oral
   - rektal
   - parenteral
c) organspezifische Anreicherung
d) gute Verträglichkeit für den Patienten
e) Das Mittel soll nach der Untersuchung vollständig und chemisch unverändert ausgeschieden werden:
   - wasserlösliche Kontrastmittel über die Niere oder Leber und Gallenwege
   - wasserunlösliche Kontrastmittel über den Magen-Darm-Trakt

2.4 Bei Kontrastmittelinjektionen, die nur vom Arzt durchgeführt werden, können beim Patienten Überempfindlichkeitsreaktionen auftreten.
Zählen Sie
a) drei leichte Kontrastmittelzwischenfälle
b) drei schwere Kontrastmittelzwischenfälle
bei der Verabreichung von positiven KM auf.

a)
   - Juckreiz
   - Kopfschmerzen
   - Schwindelgefühl
   - Husten

b)
   - Pulslosigkeit
   - Atemnot
   - Bewusstlosigkeit
   - Blutdruckabfall

2.5 Ein Patient leidet bei einer Kontrastmitteluntersuchung unter Übelkeit und Juckreiz.

Welche Therapie wird der Arzt einleiten?

Frischluft, Beruhigung des Patienten, wegen des Juckreizes 2 ml Tavegil i. v., ärztliche Weiterbeobachtung des Patienten

2.6 Todesfälle bei schweren Kontrastmittelzwischenfällen sind heute fast immer durch geeignete Maßnahmen zu vermeiden.

Nennen Sie drei Therapiemaßnahmen, die der Arzt sofort einleiten wird.

a) Atemwege freihalten und O_2-Zufuhr sichern
b) externe Herzmassage bei Herzstillstand
c) Mund-zu-Mund-Beatmung
d) fortwährende Kontrolle der Kreislauffunktion
e) venöse Zugänge suchen
f) medikamentöse Behandlung je nach Symptomatik

2.7 Auch bei unsachgemäßer Zuführung negativer KM kann das Leben des Patienten gefährdet werden.

Nennen Sie zwei Komplikationen.

- embolischer Verschluss der Lungenkapillaren
- Verstopfung der Herzkranzgefäße

2.8 Geben Sie zwei Beispiele für Kontrastmitteldarstellungen.

a) Urographie: Darstellung der Nierenkelche, des Nierenbeckens, der Harnleiter und der Blase
b) Cholezystographie: Darstellung der Gallenblase nach oraler Kontrastmittelgabe

2.9 Erläutern Sie die Angiographie.

Röntgendarstellung von Blutgefäßen mithilfe von nierengängigen Kontrastmitteln im strömenden Blut, wobei durch einen Katheter oder durch Punktionskanülen die Injektion durchgeführt wird.

3 Röntgenverordnung und Strahlenschutz

3.1 Welche Bedeutung hat das folgende internationale Symbol?

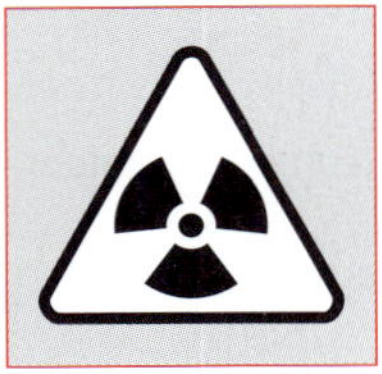

Dieses Symbol ist der Warnhinweis auf ionisierende Strahlung.

3.2 Arzthelferinnen dürfen nach der neuen Röntgenverordnung (2002) unter bestimmten Voraussetzungen röntgen.

Nennen Sie diese Voraussetzungen.

a) abgeschlossene Berufsausbildung

b) Arzthelferinnen dürfen ausschließlich unter ständiger Aufsicht und Verantwortung eines fachkundigen Arztes röntgen.

c) Arzthelferinnen müssen über Kenntnisse im Strahlenschutz verfügen (Vorlage einer Bescheinigung). Die Kenntnisse müssen alle fünf Jahre durch eine anerkannte Fortbildungsmaßnahme aktualisiert werden.

d) Sie müssen vorher unterwiesen werden. Die Unterweisung muss einmal jährlich wiederholt werden.

3.3 Wer darf in der Arztpraxis Röntgenaufnahmen anordnen?

Nur der Arzt

3.4 Welche drei Grundregeln müssen von jeder Helferin eingehalten werden, um Strahlenschäden zu vermeiden?

a) Einhaltung des Abstands

b) Begrenzung der Aufenthaltszeit

c) Verwendung einer Abschirmung (z. B. Bleischutz)

3.5 Wie verändert sich die Strahlenbelastung, wenn der Abstand verdoppelt wird?

Bei Verdoppelung des Abstands sinkt die Strahlenbelastung auf ein Viertel. Begründung: Die Strahlenintensität →

▷ *Fortsetzung der Antwort* ▷

nimmt quadratisch mit der Entfernung ab (Abstandsquadratgesetz).

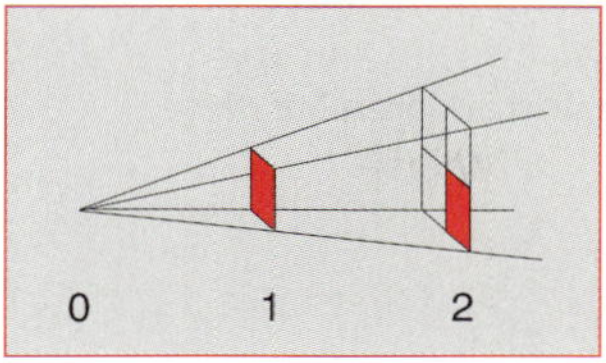

3.6 Warum verwendet man Blei zur Abschirmung von Röntgenstrahlen?

Die hohe Dichte von Blei führt zu einer starken Absorption von Röntgenstrahlen.

3.7 Welchen Bleigleichwert muss die Röntgenschutzkleidung für Patienten mindestens haben?

0,4 mm

3.8 Welche Daten sind bei jeder Röntgenaufnahme, die in der Praxis hergestellt wird, aufzuzeichnen?

a) ***Personenbezogene Daten:***
→ Name, Vorname, Geburtsdatum

b) ***Ergebnis der Befragung:***
→ frühere Anwendung von Röntgenstrahlen? Bestehende Schwangerschaft?

c) ***Standarddaten:***
→ technische Daten der Röntgen-Einrichtung, festgelegte Untersuchungsparameter

d) ***variable Daten:***
→ Zeitpunkt, Art der Anwendung, untersuchte Körperregion
→ Angaben zur rechtfertigenden Indikation
→ den erhobenen Befund
→ Strahlenexposition des Patienten (soweit erfasst)

3.9 Die Röntgenverordnung (RöV) unterscheidet zwei wichtige Strahlenschutzbereiche.

Nennen und erklären Sie diese.

a) ***Kontrollbereich:*** In diesem Bereich können Personen im Kalenderjahr eine effektive Dosis von mehr als 6 mSv (Millisievert) oder höhere Organdosen von mehr als 45 mSv für die Augenlinse, 150 mSv für die Haut, die Hände, die Unterarme, die Füße und Knöchel erhalten.
Der Kontrollbereich muss mit einem Warnschild ***„Kein Zutritt – Röntgen"*** gekennzeichnet sein.

b) ***Betrieblicher Überwachungsbereich:*** Dieser umfasst die an den Kontrollbereich angrenzenden Räume. Hier können Personen im Kalenderjahr eine effektive Dosis von mehr als 1 mSv bzw. Organdosen von mehr als 15 mSv für die Augenlinse oder 50 mSv für die Haut, die Hände, die Unterarme, die Füße und Knöchel erhalten.

3.10 Dürfen Schwangere den Kontrollbereich betreten?

Ein grundsätzliches Betretungsverbot gibt es nach der neuen RöV nicht mehr. Allerdings sind die Grenzwerte für die Strahlenexposition zum Schutz des Ungeborenen sehr niedrig.

3.11 Unterscheiden Sie die beiden Personenkreise „Strahlenschutzverantwortliche" und „Strahlenschutzbeauftragte".

a) ***Strahlenschutzverantwortliche:*** Dies sind die Betreiber der Röntgeneinrichtung (z. B. der Arzt in der Arztpraxis). Sie übernehmen die Verantwortung für die Durchführung und die Einhaltung des Strahlenschutzes.

b) ***Strahlenschutzbeauftragte:*** Sie werden vom Strahlenschutzverantwortlichen schriftlich bestellt und übernehmen die Leitung und Beaufsichtigung der Röntgentätigkeit.
Strahlenschutzbeauftragte müssen die erforderliche ***Fachkunde*** im Strahlenschutz besitzen (Aktualisierung alle fünf Jahre).

3.12 Die Röntgenverordnung unterscheidet beruflich strahlenexponierte Personen der Kategorie A und beruflich strahlenexponierte Personen der Kategorie B.

a) Welche Personen gehören der Kategorie A, welche gehören der Kategorie B an?

b) Zu welcher Personengruppe gehören ArzthelferInnen, die Röntgenaufnahmen anfertigen?

a) ***Kategorie A:***
Personen, die im Kontrollbereich tätig sind. Sie sind verpflichtet, ein Dosimeter zu tragen und einen vollständig geführten und von der zuständigen Behörde registrierten Strahlenpass vorzulegen.

Kategorie B:
Personen, die im Überwachungsbereich tätig sind.

b) Zur Kategorie B

3.13 Ionendosis, Energiedosis, Äquivalentdosis sind Begriffe aus der Dosimetrie (= Strahlendosis-Messverfahren).

Erklären Sie diese Begriffe.

a) Die ***Ionendosis*** gibt an, wie viel Ionen in einer bestimmten Menge Luft durch Strahlung erzeugt werden. Sie wird folgendermaßen ausgedrückt:

$$\frac{C}{kg} = \frac{\text{Coulomb (= Ladung der erzeugten Ionen)}}{\text{Kilogramm (= Masse der Luftmenge)}}$$

b) Mit der ***Energiedosis*** wird das Verhältnis zwischen der vom durchstrahlten Stoff absorbierten Energie (= Strahlenmenge) und seiner Masse ausgedrückt. Die Energiedosis wird in Gray (Gy) angegeben.

$$1\ \text{Gy} = \frac{\text{Joule (= absorbierte Strahlenenergie)}}{\text{Kilogramm (= Masse des durchstrahlten Stoffes)}}$$

c) Den Begriff ***Äquivalentdosis*** verwendet man nur im Strahlenschutz von Personen. Da die verschiedenen Strahlenarten entsprechend ihrer Masse und Energie sehr unterschiedlich auf den menschlichen Körper wirken, wird für die Berechnung der Äquivalentdosis die Energiedosis →

▷ *Fortsetzung der Antwort* ▷

mit dem so genannten Schädigungsfaktor (q) multipliziert. Die Äquivalentdosis wird in Sievert (Sv) ausgedrückt.

$$\text{Sievert (Sv)} = \frac{\text{Joule} \cdot \text{Schädigungsfaktor}}{\text{kg}}$$

(Der Schädigungsfaktor wurde nach biologischen Erkenntnissen vereinbart und festgesetzt. Er beträgt für Röntgenstrahlen 1 und kann deshalb in der Röntgenlehre vernachlässigt werden.)

3.14 Unterscheiden Sie effektive Dosis und Organdosis.

a) *Effektive Dosis*:
Organe sind unterschiedlich strahlensensibel, deshalb werden die bestrahlten Körperbereiche jeweils mit einem speziellen Gewebe-Wichtungsfaktor multipliziert. Man erhält damit ein Maß für die Ganzkörperdosis, mit dem das Strahlenrisiko bezüglich einer Erkrankung an Leukämie oder Krebs abgeschätzt werden kann.

b) *Organdosis*:
Die Strahlendosis, die von einem bestimmten Organ aufgenommen wurde.

3.15 Dosismessung:

a) Wie wird die Körperdosis für Personen, die sich im Kontrollbereich aufhalten, bestimmt?

b) Wo werden die Messungen vorgenommen?

a) Zur ***Dosismessung*** dienen
- Filmplaketten
- Stabdosimeter

b) Die Messungen erfolgen am Rumpf unter der Schutzkleidung. (gegebenenfalls können zusätzliche Dosimeter, z. B. an den Armen, notwendig werden)

3.16 Unterweisung gemäß § 36 RöV:

a) Wann sind Personen, die Röntgenstrahlen anwenden, zu unterweisen?

b) Worüber sind sie zu unterweisen?

c) Welche Vorschriften bestehen hinsichtlich der Dokumentation der Unterweisungen?

a) Die genannten Personen sind vor dem Zutritt zum Kontrollbereich und anschließend jährlich zu unterweisen.

b)
- Sie müssen unterwiesen werden über
  - Arbeitsmethoden
  - mögliche Gefahren
  - anzuwendende Schutzmaßnahmen
  - die für sie wesentlichen Teile der Röntgenverordnung und der Strahlenschutzanweisung
- Frauen müssen darauf hingewiesen werden, dass eine Schwangerschaft wegen möglicher Gefährdung des ungeborenen Kindes so früh wie möglich mitzuteilen ist.

c) Zeitpunkt und Inhalt müssen aufgezeichnet und von den unterwiesenen Personen unterschrieben werden.
Die Aufzeichnungen über die erste Unterweisung müssen fünf Jahre, alle weiteren ein Jahr lang aufbewahrt werden.

3.17 a) Wer führt die Abnahmeprüfung einer Neueinrichtung durch?

b) Wer führt die Konstanzprüfung einer Röntgenanlage durch?

a) Hersteller bzw. Lieferant in Verbindung mit einem Sachverständigen (z. B. TÜV)

b) Anwender

3.18 Wie lange müssen die Aufzeichnungen über das Ergebnis der Abnahmeprüfung aufbewahrt werden?

Für die Dauer des Betriebs, mindestens jedoch bis zwei Jahre nach Abschluss der nächsten Abnahmeprüfung.

3.19 Konstanzprüfung des Röntgengeräts:

a) Wozu dient sie?

b) Wie wird sie durchgeführt?

c) Wie oft muss sie durchgeführt werden?

d) Wie lange müssen die Aufzeichnungsdaten inkl. Prüfkörperaufnahmen aufbewahrt werden?

a) Die Konstanzprüfung dient der Qualitätssicherung.

b) Bei der Konstanzprüfung werden Röntgenaufnahmen von einem speziellen Prüfkörper mit verschiedenen Dichtestufen unter genau festgelegten Bedingungen (Belichtungszeit, Spannungswert, Filmmaterial) angefertigt und mit den Bildern und Angaben der Abnahmeprüfung verglichen. Die Bildqualität und die Höhe der Strahlenexposition müssen den Angaben der Abnahmeprüfung entsprechen.

c) Die Konstanzprüfung muss mindestens monatlich, die Konstanzprüfung für die Filmverarbeitung arbeitstäglich durchgeführt werden.

d) 2 Jahre

3.20 Wie oft muss eine Röntgenanlage von einem Sachverständigen überprüft werden?

Alle 5 Jahre

3.21 Weshalb ist es sinnvoll, wenn Patienten einen Röntgenpass (Röntgennachweisheft) mit sich führen?

Durch den ***Röntgenpass*** können unnötige Röntgenaufnahmen vermieden werden, da der Arzt oder Zahnarzt sich über bereits vorliegende Aufnahmen informieren kann (Röntgenpässe müssen vom Arzt bereitgehalten und der untersuchten Person angeboten werden).

3.22 Wie lange müssen

a) Röntgenaufnahmen bzw. Aufzeichnungen über Röntgenuntersuchungen

b) Aufzeichnungen über Röntgenbehandlungen

aufbewahrt werden?

a) 10 Jahre
Bei Personen, die das 18. Lebensjahr noch nicht vollendet haben, müssen die Aufzeichnungen bis zur Vollendung des 28. Lebensjahres aufbewahrt werden.

b) 30 Jahre

4 Nuklearmedizin

4.1 Womit beschäftigt sich die Nuklearmedizin?

Die Nuklearmedizin ist ein eigenständiges medizinisches Fachgebiet, in dem man offene radioaktive Nuklide zu therapeutischen und diagnostischen Zwecken anwendet.

4.2 a) Was versteht man unter radioaktiven Nukliden?
b) Erklären Sie den Begriff „Radiopharmaka".

a) Als Nuklide bezeichnet man Isotope, also Atome gleicher Ordnungszahl mit unterschiedlicher Massenzahl. Radioaktive Nuklide können unter Aussendung von Strahlung spontan zerfallen.

b) Radiopharmaka sind Arzneimittel, die Radionuklide enthalten und deren Strahlungsaktivität diagnostisch oder therapeutisch genutzt wird.

4.3 Erklären Sie, was man unter Radioaktivität versteht.

Radioaktivität ist die Eigenschaft der instabilen Atomkerne, ohne äußere Beeinflussung zu zerfallen. Bei diesem Vorgang werden radioaktive Strahlen ausgesendet.

4.4 Man unterscheidet verschiedene Arten von radioaktiven Strahlen.

Nennen Sie diese.

1. ***Teilchenstrahlen:***
   a) Alpha-Strahlen (α) (Heliumatomkerne)
   b) Beta-Strahlen (β) (Elektronen)
2. ***Elektromagnetische Strahlen:***
   Gamma-Strahlen (γ)

4.5 Iod-131 besitzt eine Halbwertszeit von 8 Tagen.
a) Erklären Sie, was man unter der Halbwertszeit versteht.
b) In welcher Zeit vermindert sich die Stoffmenge auf ein Viertel?

a) ***Die Halbwertszeit*** ist die Zeit, nach der die Hälfte einer radioaktiven Stoffmenge zerfallen ist.

b) In 16 Tagen

4.6 Beschreiben Sie kurz die Szintigraphie.

Unter ***Szintigraphie*** versteht man eine Untersuchungsmethode, bei der dem Patienten kurzlebige radioaktive Substanzen (= Isotope) verabreicht werden. Diese reichern sich in bestimmten Organen an. Die radioaktive Strahlung, die vom betreffenden Organ ausgeht, wird von einem Messgerät registriert und aufgezeichnet.

4.7 Was versteht man unter der „Strahlenexposition"?

Diejenige Dosis an ionisierender Strahlung, die ein Mensch durch die verschiedenen natürlichen und zivilisationsbedingten (künstlichen) Strahlungsquellen erhält.

4.8 Nennen Sie natürliche und zivilisatorische Strahlenquellen.

a) ***natürliche Strahlenquellen:***
   - kosmische Strahlung, z. B. von der Sonne
   - radioaktive Bestandteile der Erdkruste

b) ***zivilisatorische Strahlenquellen:***
   - technologisch erzeugte ionisierende Strahlung, z. B. durch Kernkraftwerke, Erzeugung von Röntgenstrahlung
   - Einsatz von Baumaterialien

4.9 Auf welchem Prinzip beruht die Strahlentherapie?

Durch die ionisierende Wirkung der Röntgen-, Gamma- oder Elektronenstrahlung werden Gewebe mit hoher Teilungsfähigkeit besonders geschädigt. Bösartige Tumorgewebe haben eine sehr hohe Teilungsfähigkeit.
Deshalb können sie durch die Bestrahlung zum Absterben gebracht werden, ohne dass dabei auch das gesunde Gewebe zerstört wird.

5 Computertomographie (CT) und Magnetresonanztomographie (MRT)

5.1 Beschreiben Sie das Prinzip der Computertomographie.

Computertomographie: Methode, die bestimmte Schichten im Körper sichtbar macht. Hierbei wird aber nicht der Röntgenfilm geschwärzt, sondern der die Körperstrukturen durchdringende Röntgenstrahl mit EDV ausgewertet.
Dabei werden mit einem mathematischen Rechenverfahren sämtliche Messsignale in einer Großrechenanlage verarbeitet, wodurch die Gewebedichteverteilung der durchstrahlten Patientenschicht ermittelt werden kann. Die auf dem Monitor sichtbaren Bilder zeigen höhere Kontraste und geringere Strukturauflösung als bei normalen Schichtaufnahmen.

5.2 Wozu dient das Detektorsystem?

Die austretende Röntgenstrahlung trifft auf den Patienten und danach – absorbiert und gestreut – auf ein ***Detektorsystem.*** Dieses ermittelt die Strahlenabschwächung gegenüber dem Ursprungsstrahl. Die abgeschwächte Röntgenstrahlung wird als Signal empfangen, elektronisch aufbereitet und einem Rechner zugeführt. Anschließend dreht sich das System Röhre – Detektoren geringfügig weiter.*)
So werden viele Projektionen derselben Schicht erzeugt und im Rechner zu einem Bild verarbeitet.

*) **Anmerkung:** Je nach Konstruktion gibt es auch Geräte mit einem fest stehenden Detektorring und einer rotierenden Röntgenröhre (= CT-Scanner der 4. Generation)

5.3 Wie wird die Untersuchung mit CT durchgeführt?

a) Der Patient liegt auf einer bequemen, beweglichen Liege.
b) Die Liege wird ungefähr 1 bis 2 m in die ca. 70 cm große Öffnung des Gerätes geschoben.
c) Eine auf einer Kreisbahn bewegliche Röntgenröhre rotiert 360 Grad um die Körperlängsachse des Patienten.
d) Je nach Umfang der Untersuchung beträgt die Untersuchungszeit 10 – 30 Minuten. Während der Aufnahmezeiten, die jeweils nur Sekunden dauern, muss der Patient ruhig liegen.
e) Der Arzt entscheidet nach Auswertung der ersten Bilder am Bildschirm, ob evtl. ein Kontrastmittel benötigt wird.

5.4 Wo wird die Computertomographie eingesetzt? (Drei Einsatzgebiete)

a) Schwere Verletzungen von Schädel (Schädelhirntrauma), Wirbelsäule, Brustkorb, Bauchraum und Becken
b) Bandscheibenvorfälle
c) Nachweis von Tumoren
d) entzündliche und gefäßbedingte Erkrankungen des Gehirns

5.5 Wodurch unterscheidet sich die Magnetresonanztomographie (MRT, auch Kernspintomographie genannt) von der Computertomographie grundsätzlich?

Die ***MRT*** arbeitet ***ohne*** Röntgenstrahlen (die Strahlenbelastung entfällt). Vielmehr wird die unterschiedliche Reaktion von Körperstrukturen auf starke magnetische Felder gemessen.

5.6 Welche Nachteile des Magnetresonanzverfahrens gibt es?

- hohe Anschaffungs- und Betriebskosten
- erforderliche Raumgröße und Abschirmung des Magneten

5.7 Bei welchen Patienten sollte keine MRT durchgeführt werden?

- Patienten mit Herzschrittmachern
- Patienten mit ferromagnetischen Substanzen im Körper

5.8 Vergleichen Sie die Schnittbildverfahren mit dem konventionellen Röntgen hinsichtlich

a) der diagnostischen Aussagekraft

b) der Untersuchungsbedingungen

c) der Kosten

	CT/MRT	*konventionelles Röntgen*
a) diagnostische Aussagekraft	sehr hoch, sehr gute Kontrastauflösung, überlagerungsfreie Schichtaufnahmen	in der Auflösung von Knochenstrukturen besser geeignet
b) Untersuchungsbedingungen	geringe Strahlenbelastung bei CT, keine Strahlenbelastung bei MRT; evtl. Klaustrophobie* in Röhre bei MRT; schwierig bei der Untersuchung von Kindern * heute Reduzierung durch offene MRT	Strahlenbelastung, aber üblicherweise kürzere Untersuchungsdauer
c) Kosten	höhere Geräte- und Betriebskosten	kostengünstiger

5.9 Eine Weiterentwicklung in der CT ist die so genannte Spiral-CT. Erklären Sie kurz das Aufnahmeprinzip.

Die Röntgenröhre beschreibt eine spiralförmige Bahn um den Patienten bei gleichzeitigem kontinuierlichem Tischvorschub. Dadurch werden nicht nur einzelne Schichten untersucht und ausgewertet, sondern das ganze Volumen eines Körperabschnitts.

6 Digitale Bildverarbeitung

1 Worin besteht der Unterschied zwischen dem herkömmlichen und dem digitalen Röntgenverfahren?

Durch das digitale Röntgensystem kann auf den klassischen Röntgenfilm und die damit verbundene aufwändige Entwicklungstechnik verzichtet werden.
An die Stelle des Films tritt ein ***digitaler Röntgensensor,*** der über einen bildgebenden Computer das Röntgenbild auf dem Bildschirm darstellt. Das Bild ist sofort verfügbar. Es kann am Bildschirm ausgewertet und gegebenenfalls bearbeitet werden (Vergrößerung von Details).

2 Nennen Sie Vor- und Nachteile von digitalen Röntgenaufnahmen.

Vorteile:
- keine Dunkelkammer
- keine Filme
- geringere Strahlendosis
- schneller Bildzugriff (Vernetzung)
- Platz sparende Archivierung

Nachteile:
- geringere Auflösung (Bild ist unschärfer)
- Druckerleistung ist evtl. nicht ausreichend

3 Welche Vorschriften gelten nach der Röntgenverordnung für die Aufzeichnung digitaler Röntgenaufnahmen?

Röntgenaufzeichnungen und Röntgenaufnahmen müssen so gespeichert werden können, dass ihre Wiedergabe mit den Primäraufzeichnungen bildlich und inhaltlich übereinstimmen, wenn sie wieder lesbar gemacht werden.
Während der Aufbewahrungsfrist müssen sie jederzeit verfügbar sein und lesbar gemacht werden können.

Labortechnologie

Medizinisch-technischer Arbeitsraum Labor

Verhaltensregeln im medizinischen Labor

1 Die Arzthelferin muss bei ihrer Laborarbeit bestimmte Anforderungen erfüllen.

Nennen Sie diese.

a) Sorgfaltspflicht

b) Hygiene

c) gewissenhafte Dokumentation:
- das Untersuchungsmaterial muss mit Namen und Geburtsdatum des Patienten versehen werden
- die Messergebnisse sind im Laborprotokoll zu vermerken

2 Beim Umgang mit Chemikalien müssen bestimmte Vorsichtsmaßnahmen beachtet werden, um einen Unfall zu verhüten.

Nennen Sie mindestens vier davon.

a) Schutzkleidung tragen

b) Essen, Trinken und Rauchen unterlassen

c) Niemals zwei unbekannte Chemikalien zusammenschütten

d) Beim Arbeiten mit giftigen Dämpfen muss für gute Belüftung (Abzug) gesorgt werden.

e) Niemals mit dem Mund pipettieren. Pipettierhilfen und Sicherheitspipetten verwenden.

3 Wie bewahrt man Chemikalien auf?

a) Gut verschlossen in einem gesonderten Schrank abstellen.

b) Schrank und Raum müssen belüftbar sein.

c) Ätzende Stoffe dürfen nie über Augenhöhe abgestellt werden.

d) Niemals Lebensmittelbehälter zur Aufbewahrung benutzen.

e) Folgende Angaben auf jedem Behälter vermerken:
- Inhalt
- Herstellungsdatum
- Haltbarkeitsdatum

4 Auf den Gefäßen mit gefährlichen Stoffen findet man folgende Gefahrensymbole:

a)

b)

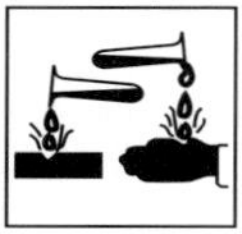

c)

Welche Bedeutung haben die einzelnen Symbole?

a) ***Giftig,***
kann nach Einatmen, Verschlucken oder Aufnahme durch die Haut erhebliche akute oder chronische Gesundheitsschäden oder den Tod zur Folge haben.

b) ***Ätzend,***
kann bei Einwirkung auf lebendes Gewebe (z. B. Haut) dessen Zerstörung zur Folge haben.

c) ***Leicht entzündlich,***
es besteht Explosions- und Brandgefahr.

5 Worauf ist beim Verdünnen einer Säure zu achten?

Immer die Säure in das Wasser geben, nie umgekehrt!

6 Welche Regeln müssen bei der Desinfektion eingehalten werden?

a) Beim Desinfizieren von Flächen, Apparaten usw. Gummihandschuhe verwenden.

b) Nur sprühen, wo es nötig ist, da dabei das Mittel in die Atemwege gelangt.

c) Reinigungs- und Desinfektionsmittel nicht willkürlich miteinander mischen. Die Desinfektionswirkung wird sonst herabgesetzt.

7 Wie können unbrauchbar gewordene Chemikalien umweltfreundlich entsorgt werden?

Es dürfen nur Chemikalien in den Laborausguss gegossen werden, die nicht umweltschädigend sind. Die übrigen Stoffe werden als Sondermüll beseitigt oder gehen an die Herstellerfirma zurück.

Arbeitsbereiche und Laborgeräte

[1] Die Ausstattung des Labors und die Arbeitsgeräte müssen bestimmte Anforderungen erfüllen.

Geben Sie hierzu mindestens fünf Beispiele an.

a) Leicht zu reinigende Arbeitsfläche
b) erhöhter Rand des Labortisches
c) getrenntes Laborspülbecken
d) Feuerlöscher
e) ausreichende Arbeitsplatzbeleuchtung
f) Abzug
g) Schutzkleidung

[2] Das Labor ist in mehrere Arbeitsbereiche eingeteilt.

Zählen Sie diese auf.

a) Mikroskopplatz
b) Photometerplatz
c) Reinigungsplatz (Spülbecken, Wasserstrahlpumpe, Abstellflächen)
d) Zentrifugenplatz

[3] Was muss

a) am Photometerplatz

b) am Zentrifugenplatz

beachtet werden?

a) Das Photometer nicht ins direkte Licht stellen (mögliche Ablesefehler)
b) Die Zentrifuge muss fest stehen; nicht neben empfindlichen Geräten aufstellen.

[4] Mithilfe der Zentrifuge kann man unechte Lösungen voneinander trennen.

a) Wie wird dies erreicht?

b) Worauf muss man beim Zentrifugieren achten? (Zwei Angaben)

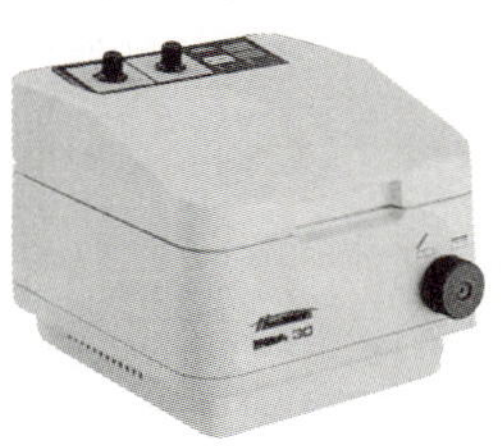

a) Die Zentrifugalkraft (= Fliehkraft) treibt bei der Zentrifuge die schwersten Teile einer Flüssigkeit nach außen (z. B. das Harnsediment oder die festen Bestandteile des Blutes).
b) – einem mit Lösung gefüllten Zentrifugalglas muss ein mit Wasser oder Lösung gefülltes Glas gegenüber eingebracht werden, das die gleiche Füllmenge hat.
   – Nach dem Einfüllen die Zentrifuge verschließen und erst wieder öffnen, nachdem sie zum Stillstand gekommen ist.

5 Benennen Sie die Bauteile 1–12 des abgebildeten Mikroskops.

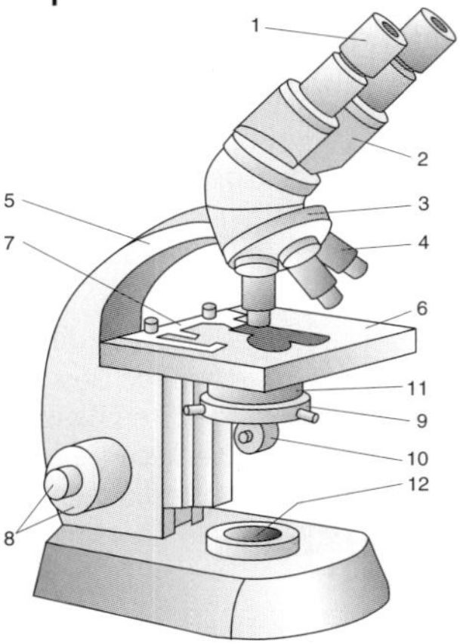

1 Okular
2 Tubus
3 Objektivrevolver
4 Objektive
5 Stativ
6 Kreuztisch (Objekttisch)
7 Objekthalterung
8 Makrometer-, Mikrometerschraube (Grob- und Feintrieb)
9 Kondensor
10 Schraube zur Verstellung der Kondensorhöhe
11 Blende
12 Lichtquelle

6 Wozu dienen
a) die Objektive,
b) die Makro- und Mikrometerschraube,
c) der Kondensor?

a) Für unterschiedliche Vergrößerungen des Objekts
b) zur Auf- und Abbewegung des Objekttisches und somit zur Einstellung der Mikroskopierebene (Scharfeinstellung des Präparates)
c) zur gleichmäßigen Ausleuchtung des Objekts

7 Ein Mikroskop hat ein Okular mit 10facher Vergrößerung. Sie setzen ein Objektiv mit 40facher Vergrößerung ein.
Welche Gesamtvergrößerung erreichen Sie dadurch?

Gesamtvergrößerung = Objektvergrößerung × Okularvergrößerung

$10 \times 40 = 400$fache Vergrößerung

8 Nennen Sie drei Ursachen, warum das Bild zu dunkel sein kann.

a) Ölrückstände an den Objektivlinsen
b) Verschmutzung des Okulars
c) heruntergeschraubter Kondensor

9 Beschreiben Sie, wie Sie die Linsen des Mikroskops reinigen.

Säuberung mit weichem Fensterleder, bei der Ölimmersionslinse spezielle Reinigung mit Xylol

Hygienemaßnahmen*

1 Der Arzt ist verpflichtet, einen schriftlichen Hygieneplan zu erstellen und die Durchführung zu überwachen.

a) In welcher Vorschrift ist dies geregelt?

b) Welche Maßnahmen umfasst dieser Plan?

c) Nennen Sie drei Beispiele.

a) Unfallverhütungsvorschrift (BG-Vorschrift) § 9 der Berufsgenossenschaft für Gesundheitsdienst und Wohlfahrtspflege

b) Schriftliche Festlegung, welche Maßnahmen und Verfahren für die einzelnen Arbeitsbereiche zur Desinfektion, Reinigung und Sterilisation sowie zur Ver- und Entsorgung eingesetzt werden und welche Personen damit beauftragt sind.

c) Angaben über:
z. B.
- Händedesinfektion
- Flächendesinfektion
- Desinfektion von Instrumenten
- Reinigung der Räume
- Abfallentsorgung

2 Bei den Hygienemaßnahmen werden entweder die Desinfektion oder die Sterilisation angewendet.

Erklären Sie die beiden Begriffe.

Desinfektion: Krankheitserreger werden abgetötet oder in der Vermehrung gehemmt.

Sterilisation: Alle Mikroorganismen und ihre Dauerformen werden abgetötet.

3 In welchen Fällen muss der Arzt den Beschäftigten neben der Schutzkleidung

a) dünnwandige, flüssigkeitsdichte Handschuhe

b) flüssigkeitsdichte Schürzen

c) Gesichts- oder Kopfschutz

zur Verfügung stellen (§ 7 (3) Unfallverhütungsvorschrift)?

a) Wenn die Hände mit Blut, Eiter, Ausscheidungen oder hautschädigenden Stoffen in Kontakt kommen können.

b) Wenn die Schutzkleidung durchnässt werden kann.

c) Wenn damit zu rechnen ist, dass infektiöse Stoffe verspritzt oder versprüht werden und keine genügende Abschirmung vorhanden ist.

---

*) Siehe auch Medizin „Hygiene und Gesundheit"

4 Wie müssen Instrumente und Laborgeräte gereinigt werden (§ 11 Unfallverhütungsvorschrift)?

Benutzte Instrumente und Laborgeräte müssen vor der Reinigung desinfiziert werden, wenn eine Verletzungsgefahr beim Reinigen besteht.

5 Wovon hängt die Wahl eines Desinfektionsmittels ab?

a) Art und Beschaffenheit des zu desinfizierenden Gegenstandes
b) Keimart
c) Resistenz der Keime

6 Wie wird die hygienische Händedesinfektion durchgeführt?

Die Hände werden zuerst desinfiziert, danach mit Wasser und Seife gereinigt. Einmal-Handschuhe verwenden!

7 Am häufigsten wird im Labor die chemische Desinfektion eingesetzt.
Was versteht man darunter?

Hierbei werden die Krankheitserreger durch den Einsatz chemischer Substanzen so verändert, dass sie keine Erkrankungen mehr verursachen können.

8 Nennen Sie drei Maßnahmen zur Entsorgung von Untersuchungsabfällen.

- Sicheres Verschließen von spitzen, scharfen und zerbrechlichen Gegenständen
- Für Kanülen Auffangboxen verwenden
- Abfälle, die kontaminiert sind, als Sondermüll entsorgen oder vor der Beseitigung sterilisieren

Volumenmessgeräte

1 Unterscheiden Sie Ex- und In-Pipetten.

a) ***Ex-Pipetten*** sind auf „Auslauf" geeicht. Nach dem Auslaufen der Pipette sammelt sich ein Flüssigkeitsrest in der Spitze, der nicht zum Abmessungsvolumen gehört.
b) ***In-Pipetten*** sind auf „Einguss" geeicht. Der Pipetteninhalt wird in die Flüssigkeit im Reagenzglas hineinpipettiert und die Pipette durch mehrmaliges Aufziehen der Lösung ausgewaschen.

2 Zu den Ex-Pipetten zählen die Mess- und Vollpipetten.

Unterscheiden Sie diese Pipettenarten.

Mit einer ***Messpipette*** sind verschiedene Mengen messbar. Sie besitzen eine durchgehende Graduierung.

Mit einer ***Vollpipette*** kann man ***nur*** die eingravierte Menge pipettieren.

3

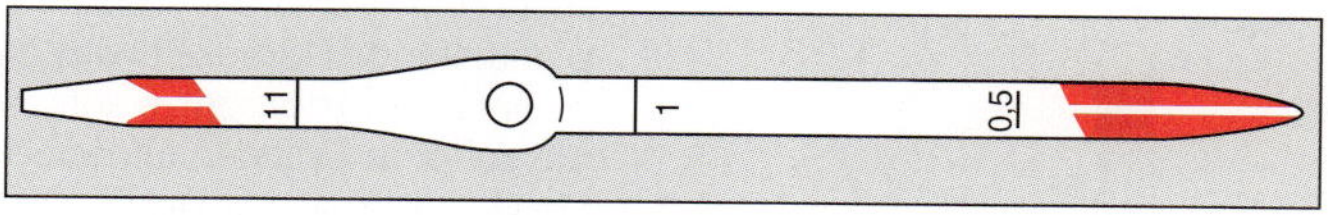

a) Welche Pipette ist hier abgebildet?

b) Beschreiben Sie diese Pipette näher.

a) Die Abbildung zeigt eine ***Blutmischpipette,*** hier Leukozytenmischpipette.

b) Sie besitzt eine bauchartige Erweiterung, den sog. Mischbauch, der eine kleine Mischperle enthält. Nachdem man das Blut bis zu einer bestimmten Marke pipettiert und danach die Verdünnungslösung aufgezogen hat, werden beide Flüssigkeiten im Mischbauch durchmischt.

4 Kapillarpipetten:

a) Erklären Sie, was man unter Kapillarpipetten versteht.

b) Wie kommt die Erscheinung, die in den Kapillaren festzustellen ist, zustande?

c) Gehören Kapillarpipetten zu den In- oder Ex-Pipetten?

d) Was sind end-to-end Kapillaren?

a) ***Kapillarpipetten*** sind aus Einwegmaterial und füllen sich bei leicht schräger Haltung von selbst.

b) Diese Erscheinung beruht auf der Kapillarität: Da die Kapillaren sehr eng sind, wird Flüssigkeit selbstständig durch Ädhäsion (Anhangskraft zwischen Flüssigkeit und Kapillare) aufgesaugt.

c) Sie gehören zu den In-Pipetten, da sie ausgewaschen werden.

d) End-to-end Kapillaren sind dünne Kunststoffröhrchen, die komplett gefüllt z. B. in eine Miniküvette mit Lösung gelegt und geschüttelt werden, um den Inhalt zu entleeren (Einsatz bei Miniphotometern).

5 a) Um welche Pipette handelt es sich bei dieser Abbildung?

b) Erklären Sie die Handhabung dieser Pipette.

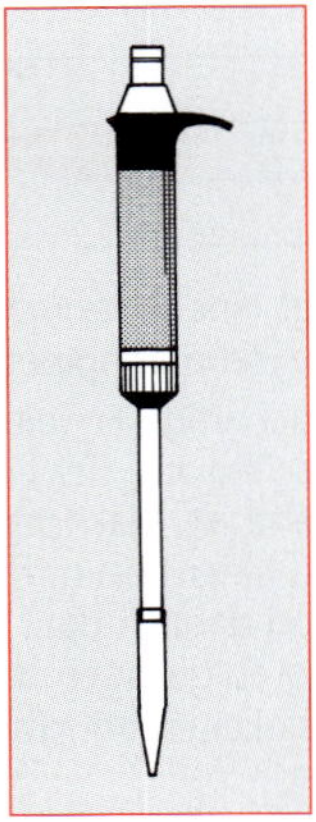

a) Die Abbildung zeigt eine ***Kolbenhubpipette.***

b) Durch Daumendruck wird ein Kolben in einem Kunststoffzylinder nach unten bewegt. Lässt man den Druck nach, wird der Kolben durch Federspannung wieder angehoben. Die zu pipettierende Flüssigkeit wird dadurch in einer Kunststoffspritze aufgezogen, die auf dem Zylinder aufgesteckt ist. Durch nochmaligen Druck auf den Kolben wird die Flüssigkeit ausgeblasen.

6 Beschreiben Sie Messzylinder.

Messzylinder sind durchgehend graduiert. Sie werden für das Abmessen größerer Flüssigkeitsmengen verwendet oder zur Herstellung von Lösungen.

7 Beim Pipettieren müssen bestimmte Regeln beachtet werden.

a) Bei welcher der folgenden Abbildungen wurde richtig pipettiert?

a) mittlere Abbildung

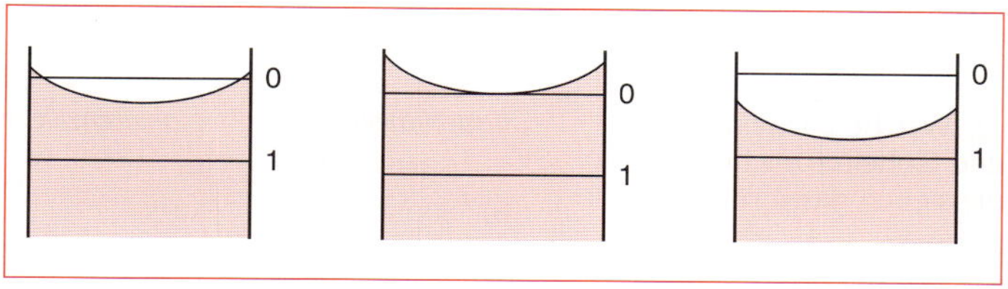

b) Nennen Sie die weiteren Pipettierregeln.

b)
- In Augenhöhe ablesen
- das obere Pipettenende mit aufgesetzter Pipettierhilfe verschließen
- Luftblasen vermeiden
- die Spitze der Pipette abwischen
- die Pipettenspitze beim Auslassen dicht über den Flüssigkeitsspiegel an Gefäßwand halten*)
- immer die richtige Pipettenart und -größe verwenden

8 Wie wird eine Pipette gereinigt?

Nach dem Gebrauch stellt man die Pipetten in einen Pipettenstandzylinder mit Reinigungslösung. Später spült man die Pipetten mit Wasser an der Wasserstrahlpumpe gut durch und spült dann das Pipetteninnere mehrmals mit destilliertem oder demineralisiertem Wasser nach. Zuletzt trocknet man die Pipetten im Pipettentrockner.

*) Nur bei Ex-Pipetten

Physikalische Größen und Maßeinheiten

1 Seit 1969 sind in der Bundesrepublik Deutschland die SI-Einheiten verbindlich.

Warum wurde dieses Maßsystem eingeführt?

SI-Einheiten gibt es, um Analyseergebnisse auch international miteinander vergleichen zu können.

2 Welche Basiseinheiten und Einheitenzeichen haben die sieben Basisgrößen?

a) Länge
b) Masse
c) Zeit
d) elektrische Stromstärke
e) Temperatur
f) Lichtstärke
g) Stoffmenge

Basiseinheiten	*Einheitenzeichen*
a) Meter	m
b) Kilogramm	kg
c) Sekunde	s
d) Ampere	A
e) Kelvin	K
f) Candela	cd
g) Mol	mol

3 Wie viel Grad Celcius entsprechen 0 Kelvin?

–273 °C

4 Welche Bedeutung haben die folgenden Vorsilben, die vor Einheiten stehen?

a) Tera (T)
b) Giga (G)
c) Mega (M)
d) Milli (m)
e) Mikro (µ)
f) Nano (n)
g) Piko (p)

a) 10^{12}	(billionenfach)
b) 10^{9}	(milliardenfach)
c) 10^{6}	(millionenfach)
d) 10^{-3}	(Tausendstel)
e) 10^{-6}	(Millionstel)
f) 10^{-9}	(Milliardstel)
g) 10^{-12}	(Billionstel)

5 Ein Patient hat eine Erythrozytenzahl von 4,5 T/l. Erläutern Sie diese Angabe näher.

4,5 T/l = 4,5 Billionen Erythrozyten pro 1 l Blut

6 Für photometrische Untersuchungen benötigt man Licht bestimmter Wellenlängen, beispielsweise 560 nm.

Wie viel mm sind dies?

560 nm = 0,000000560 m
= 0,000560 mm

7 Erythrozyten haben einen mittleren Durchmesser von 7,5 μm.

Rechnen Sie diese Angabe in mm um.

7,5 μm = 0,0000075 m = 0,0075 mm

Untersuchungsmaterial

1 Nennen Sie die Probenmaterialien, die im Labor häufig untersucht werden.

a) Blut (Vollblut, Plasma, Serum)
b) Harn
c) Stuhl
d) Punktat
e) Sputum
f) Abstriche

2 Was muss der Patient vor der Untersuchung von okkultem (unsichtbarem) Blut im Stuhl mittels Haemoccult®-Testbriefchen beachten?

a) 3 Tage vor der Testdurchführung bis zum Testende ballaststoffreiche Nahrung
b) bluthaltige Nahrungsmittel wie z. B. Blutwurst meiden
c) keine Vitamin-C-Präparate

3 Der Patient sollte bei der Blutentnahme nüchtern sein.
a) Erklären Sie, was „nüchtern" bedeutet.
b) Warum ist dies wichtig?

a) Nüchtern: Die letzte Nahrungsaufnahme muss mind. 12 Stunden zurückliegen, ebenso der Zigarettenkonsum.
b) Nahrungs- und Genussmittel beeinflussen die Laborergebnisse.

4 Beschreiben Sie die Durchführung der Venenblutentnahme.

a) Stauschlauch am Oberarm anlegen, Entnahmestelle mit Alkohol abreiben, Patient soll Faust schließen. Wichtig: max. 30 s stauen!
b) Vene punktieren, erforderliche Blutmenge entnehmen.*
c) Stauschlauch wieder öffnen
d) Kanüle vorsichtig herausziehen, Tupfer auf Wunde pressen

* Besonders für hämatologische oder gerinnungsphysiologische Untersuchungen wird ungestautes Blut verwendet.

5 Wie verhält man sich, wenn die Venen eines Patienten, dem man Blut entnehmen will, nicht deutlich sichtbar sind?

a) auf die Punktionsstelle klopfen
b) Sie bitten den Patienten, die Faust zu öffnen und zu schließen.
c) Bei ganz „schlechten" Venen wird ein heißes Unterarmbad nötig.

Anmerkung: Nur eine besonders qualifizierte Arzthelferin darf (unter Aufsicht) Blut entnehmen, d. h., die Blutentnahme kann im Einzelfall delegiert werden.

6 Nennen Sie zwei Fehlerquellen bei der Venenblutentnahme, die zu einer Hämolyse führen.

a) zu starke bzw. zu lange Stauung
b) zu dünne Kanüle
c) zu schnelle Blutentnahme

7 Beschreiben Sie, wie man nach der Blutentnahme Blutserum gewinnt.

a) Das Blut ca. 30 Minuten stehen lassen. Oft werden Probenröhrchen mit Gerinnungsbeschleunigern verwendet.
b) Danach etwa 10 Minuten bei ca. 3000/min zentrifugieren.
c) Das Serum vom Blutkuchen abpipettieren bzw. Serumfilter verwenden.

8 Warum darf Serum nicht durch Dekantieren (Abkippen) vom Blutkuchen getrennt werden?

Dies würde zu einer Blutzellenbeimischung und damit zu falschen Laborwerten führen.

9 Wodurch unterscheidet sich Blutserum von Blutplasma?

Das Serum unterscheidet sich vom Blutplasma dadurch, dass es den Gerinnungsfaktor Fibrinogen nicht mehr enthält.

10 Nennen Sie zwei auffällige Farbveränderungen des Blutserums und deren Ursache.

a) ***hämolytisch:*** Auslaufen von Hb aus zerstörten Erythrozyten
b) ***lipämisch:*** erhöhte Fettwerte
c) ***ikterisch:*** erhöhter Gallenfarbstoff im Blut

11 Zählen sie zwei gerinnungshemmende Substanzen (Antikoagulanzien) und deren Einsatz im Labor auf.

- Heparin: Beschichtung der Hämatokritkapillaren
- EDTA (Ethylendiamintetraacetat): hämatologische Untersuchungen
- Natriumcitrat: Gerinnungsanalytik, BKS

12 Wie muss man das Blut, das zur Plasmagewinnung dient, behandeln?

Das Blut muss sofort durch Gerinnungshemmer (Antikoagulanzien) ungerinnbar gemacht werden. Hier gibt es entsprechend präparierte Röhrchen, die den gerinnungshemmenden Stoff schon enthalten (gut mischen!). Danach kann das Blut zentrifugiert werden.

13 Häufig reichen für Blutuntersuchungen wenige Mikroliter Kapillarblut aus.

Erklären Sie, wie man hierzu Blut entnimmt.

a) Die Entnahmestelle (Ohrläppchen oder Fingerbeere, bei Säuglingen: Ferse) wird mit 70 %igem Alkohol desinfiziert.

b) Mit der Einmallanzette oder Autoclix wird ca. 3 mm tief eingestochen.

c) Der erste Blutstropfen wird mit einem trockenen Tupfer abgewischt. Die weiteren Tropfen werden mit der Pipette aufgenommen.

d) Die Wunde wird mit einem Pflaster versehen.

14 Wie müssen Sie bei der Kapillarblutgewinnung vorgehen, um Fehler zu vermeiden?

a) Die Entnahmestelle darf nicht gedrückt werden, da sonst das Blut mit Gewebsflüssigkeit verdünnt wird.

b) Das Kapillarblut sollte immer an derselben Stelle entnommen werden, da die Ergebnisse bei der Entnahme aus dem Ohrläppchen von denen aus der Fingerbeere abweichen können.

15 Zählen Sie die Einsatzgebiete für Kapillarblutentnahmen auf.

a) Blutzuckerbestimmung

b) Trockenchemie (Reflexionsphotometrie)

c) Hämoglobinbestimmung

d) Erythrozyten-, Leukozyten-, Thrombozyten-, Retikulozytenbestimmung

e) Differentialausstrich

16 Wie wird Untersuchungsmaterial wie Urin oder Blutserum aufbewahrt?

- Aufbewahrung in geschlossenen Gefäßen (max. 90 % füllen)
- Proben vor Lichteinwirkung schützen
- kühl lagern
- sofortiges Einfrieren von Urin und Serum bei längeren Aufbewahrungszeiten

17 Was muss man beim Versand von Untersuchungsmaterial beachten?*)
(Drei Angaben)

a) Gut verschließbare Probengefäße aus Kunststoff
b) Beschriftung mit Datum und dem Namen des Patienten
c) Aufsaugendes Material, falls das Probengefäß beschädigt werden sollte
d) Probengefäß in Schutzgefäß (nicht aus Glas) geben
e) Begleitschein (z. B. Überweisung) und Schutzgefäß in Versandhülle geben
f) Bei Verdacht auf Infektionsgefahr Vermerk anbringen: „Medizinisches Untersuchungsgut – Vorsicht infektiös!"
g) Möglichst schneller Versand (es empfiehlt sich der Versand mit Post-Express)
h) Versandhüllen persönlich am Postschalter abgeben

---

*) Viele Großlabors haben einen Abholdienst.

Harnuntersuchungen

1 Erklären Sie, was man unter
a) Sammelurin
b) Mittelstrahlurin
versteht.

a) ***Sammelurin:***
Urin, der über einen Zeitraum von 24 Stunden vollständig gesammelt wird. Hierbei wird die erste Portion verworfen, die letzte zugegeben!

b) ***Mittelstrahlurin:***
Nach Reinigung der Harnröhrenöffnung wird die erste Urinportion in die Toilette gelassen, der zweite Strahl im Harngefäß aufgefangen. Der Rest wird wieder verworfen.

2 Warum sollte Urin nur in Ausnahmefällen mittels Katheter entnommen werden?

Bei der Katheterisierung können Keime in die ableitenden Harnwege gelangen.

3 Wie viel ml Harn scheidet ein Gesunder innerhalb 24 Std. aus?

Ca. 1 200–1 800 ml

4 Erklären Sie folgende Begriffe:
a) Polyurie
b) Oligurie
c) Anurie

a) ***Polyurie:*** vermehrte Harnausscheidung (über 2,5 l/24 h)

b) ***Oligurie:*** verminderte Harnausscheidung (unter 400 ml/24 h)

c) ***Anurie:*** fast keine Harnausscheidung (unter 100 ml/24 h)

5 Wovon hängt die Farbe des Urins ab?

Sie ist abhängig von:

a) der Farbe der Inhaltsstoffe

b) der Urinkonzentration: Trinkt man wenig, ist der Harn konzentriert und daher dunkelgelb, trinkt man viel, dann ist der Urin wenig konzentriert und daher hellgelb.

6 Wie werden Harnproben aufbewahrt?

a) In chemisch sauberen Gefäßen

b) im Kühlschrank (sonst Bakterienvermehrung)

c) nicht mehr als 4 Stunden

7 Worauf können folgende Urinverfärbungen zurückgeführt werden:
a) bierbrauner Harn mit gelbem Schüttelschaum
b) sehr heller, blassgelber Harn
c) orangegelber Harn

a) Starke Bilirubinausscheidung, z. B. bei Hepatitis
b) starke Harnverdünnung, z. B. Polyurie bei Diabetes mellitus
c) zu geringe Flüssigkeitsaufnahme oder zu hoher Flüssigkeitsverlust, z. B. durch Erbrechen, Durchfall

8 Wodurch kann makroskopisch eine stärkere Trübung des Urins bedingt sein?

a) Durch Salze
b) Blutkörperchen
c) Bakterien
d) Schleim
e) Fettbeimengungen usw.

9 Beim entgleisten Diabetes mellitus tritt ein obstähnlicher Geruch auf.

Wie kommt dieser zu Stande?

Dieser Geruch kommt durch das Aceton zu Stande, das im Harn in größeren Mengen enthalten ist.

10 a) Wie prüft man das spezifische Gewicht (= Dichte) des Urins?
b) Wovon ist das spezifische Gewicht (= Dichte) abhängig?
c) Warum schwankt das spezifische Gewicht (= Dichte) in einzelnen Urinproben bei einem Gesunden zwischen 1 003 und 1 040?

a) Das spezifische Gewicht (= Dichte) wird mit einem ***Urometer*** bestimmt.
b) Es ist von der Menge der im Urin gelösten Substanzen abhängig.
c) Es schwankt aufgrund der unterschiedlich aufgenommenen Flüssigkeitsmengen.

11 Wie unterscheiden sich qualitative und quantitative Proben?

a) Ein ***qualitativer Nachweis*** zeigt an, ob sich überhaupt der zu untersuchende Stoff in einer Flüssigkeit befindet.
b) Ein ***quantitativer Nachweis*** gibt an, wie viel sich von diesem Stoff in der Flüssigkeit befindet.

[12] Handelt es sich bei den Harnuntersuchungen mit Teststreifen um einen qualitativen, einen semiquantitativen oder einen quantitativen Nachweis?

„Normale" Harnteststreifen (Sticks bzw. Stix) erlauben eine qualitative bzw. semiquantitative Untersuchung.

[13] Wie müssen Teststreifen verwendet und aufbewahrt werden?

a) Die Testzone nicht berühren.
b) Die Teststreifenröhre nach der Entnahme von Teststreifen sofort wieder verschließen.
c) Die vorgegebene Wartezeit bis zur Ablesung beachten.
d) Bei gutem Licht ablesen.
e) Die Packung unter 30 °C lagern.
f) Das Verfallsdatum beachten.

[14] Normalerweise kommen Ketonkörper im Harn nur in minimaler Konzentration vor.

In welchen Fällen wird beim Teststreifennachweis ein positiver Befund ermittelt?

Nennen Sie zwei Beispiele.

a) Stoffwechselentgleisung beim Diabetes mellitus
b) Hungerzustände
c) chronisches Erbrechen

[15] Der Nitritnachweis*:

a) Warum ist es wichtig, den ersten Morgenurin auf Nitrit zu untersuchen?

b) Der Nitritstreifen fällt negativ aus.
Kann dadurch ein Infekt ausgeschlossen werden?

a) Der erste Morgenurin wird verwendet, da die Nitritbildung eine Verweildauer des Harns innerhalb des Körpers von mindestens 4–6 Std. voraussetzt.
b) Nein, da ein Harnwegsinfekt auch von nicht Nitrit bildenden Bakterien ausgelöst werden kann.

---

* Siehe auch Aufgabe [28] (bakteriologische Harnuntersuchungen)

16 Womit werden folgende Erkrankungen nachgewiesen?

a) Hämaturie

b) Leukozyturie

c) Urobilinogenurie

a) Mit Teststreifen, Mikroskop
b) mit Teststreifen, Mikroskop
c) mit Teststreifen

17 Wie weist man im Urin qualitativ Eiweiß ohne Teststreifen nach?

Man gibt in ein Reagenzglas mit zentrifugiertem Urin einige Tropfen Sulfosalicylsäure. Bei Vorhandensein von Eiweiß flockt dieses aus. Dieser nasschemische Nachweis wurde vor allem früher angewandt.

18 Welche Materialien benötigt man zur Anfertigung und Beurteilung eines Harnsediments?

a) Zentrifugenröhrchen
b) Zentrifuge
c) Objektträger und Deckgläschen
d) Mikroskop mit den Objektiven 10 : 1 und 40 : 1

19 Worauf müssen Sie bei der Herstellung eines Harnsediments achten?

a) Saubere Objektträger
b) sauberes Deckgläschen
c) richtige Harnmenge (ca. 10 ml) zentrifugieren
d) richtige Zentrifugierzeit und Tourenzahl (3–5 min bei ca. 2 000/min)
e) richtig dekantieren

20 Wie verhalten sich die Harnbestandteile, wenn man

a) zu hochtourig

b) zu niedertourig

zentrifugiert?

a) Das Sediment kann nicht wieder aufgeschüttelt werden; die Erythrozyten können platzen.
b) Die Bestandteile werden nicht genügend abzentrifugiert.

21 Welche organischen Bestandteile dürfen in einem normalen Sediment nicht vorkommen?

a) Erythrozyten
b) mehr als vereinzelt auftretende Leukozyten
c) alle Zylinderformen
d) massenhaft Plattenepithelien
e) Nierenepithelien
f) Krankheitserreger wie Trichomonaden und massenhaft Bakterien

22 Welche organischen Harnbestandteile enthält die folgende Abbildung?

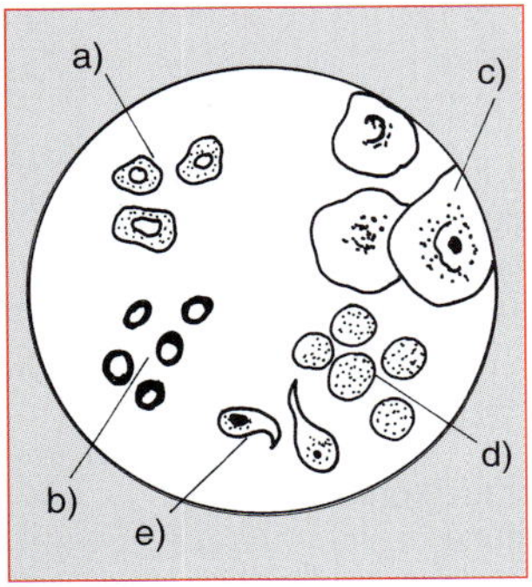

a) Nierenepithelien
b) Erythrozyten
c) Plattenepithelien
d) Leukozyten
e) geschwänzte Epithelien

23 Die Abbildungen (a–c) zeigen rote Blutkörperchen, die unterschiedlich aussehen.
Erklären Sie diese Erythrozyten.

a) Normale Erythrozyten:
Sie erscheinen als scharf konturierte Scheiben.
b) Stechapfelförmige Erythrozyten:
Sie kommen in stark konzentriertem Harn vor.
c) Erythrozytenschatten:
Sie kommen in niedrig konzentriertem Harn vor.

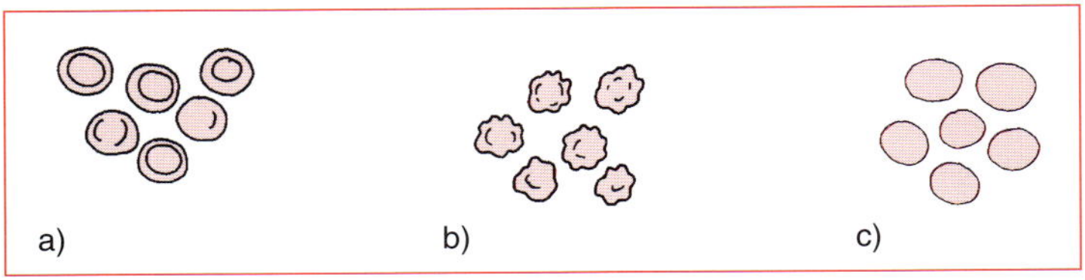

24 Unterscheiden Sie Leukozyten und Erythrozyten im Sediment.

a) Leukozyten haben einen Kern, Erythrozyten ***nicht***.
b) Leukozyten haben eine unregelmäßige, unscharf begrenzte Zellmembran, Erythrozyten haben eine Doppelkontur. →

▷ *Fortsetzung der Antwort* ▷

c) Leukozyten sind größer als Erythrozyten.

d) Leukozyten sind granuliert, bei den Erythrozyten ist das Plasma nicht gekörnt.

25 Im Harnsediment finden sie folgende Zylinder.

Geben Sie an, um welche es sich handelt.

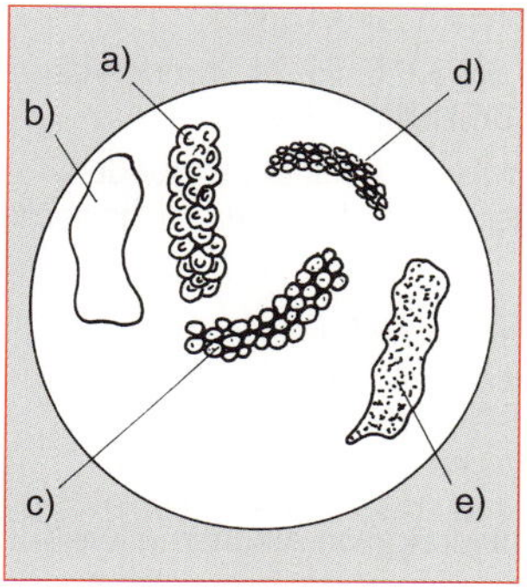

a) Epithelzylinder
b) hyaliner Zylinder
c) Leukozytenzylinder
d) Erythrozytenzylinder
e) granulierter Zylinder

26 Welche Kristalle zeigen im Sediment oft die Form eines Briefumschlags?

Calciumoxalate

27 Was versteht man unter „Addis-Count"?

Auszählung der Leukozyten und Erythrozyten im Harn während einer definierten Urinsammelperiode mittels einer Zählkammer

28 Bakteriologische Harnuntersuchungen:

a) Wann wird eine Keimzahlbestimmung des Harns nötig?

a) – Bei Vorhandensein von Bakterien im Sediment
– Bei positivem Teststreifenbefund von Nitrit und Leukozyten

→

▷ Fortsetzung der Frage und Antwort ▷

b) Beschreiben Sie die Vorgehensweise beim Anlegen einer Kultur mit einem Eintauchnährboden (Uricult®).

Beachten Sie:
Hemmstoffe im Urin (z. B. Antibiotika) können das Ergebnis verfälschen. Deshalb ist ein gleichzeitiger Hemmstofftest empfehlenswert.

b)
- Den Nährbodenträger aus dem Röhrchen nehmen und in den frischen Mittelstrahlurin tauchen, sodass beide Agarschichten vollständig benetzt sind.
- Überschüssigen Harn abtropfen lassen, restliche Tropfen mit einem Tupfer absaugen.
- Test wieder in das beschriftete Röhrchen zurückgeben.
- Bei 35–37 °C 16–24 Stunden lang im Brutschrank bebrüten
- Auswertung beider Nährbodenseiten anhand der Vergleichstabelle

[29] Wie werden die Nährbodenträger nach der Auswertung vernichtet?

Sie werden entweder verbrannt, autoklaviert oder chemisch desinfiziert.

[30] Der frühe Nachweis einer Mikroalbuminurie stellt ein wichtiges prognostisches (vorhersagendes) Hilfsmittel dar.

a) Was versteht man unter einer Mikroalbuminurie?

b) Wie kann man einfach testen, ob die Albuminausscheidung zu hoch ist?

c) Bei welchen Patientengruppen wird dieser semiquantitative Eiweißtest in der Praxis angeordnet?
(Zwei Angaben)

d) Warum sind gewöhnliche Urinteststreifen für die Eiweißausscheidung bei dieser Untersuchung nicht geeignet?

a) Ausscheidung von Albumin (Eiweißstoff) im Urin in geringen Mengen.

b) Mit einem Teststreifen, dem ***Micraltest II***®, kann die Mikroalbuminurie spezifisch, zuverlässig und schnell bestimmt werden. Der erste Morgenurin von 3 Tagen soll untersucht werden. Der Teststreifen wird bis zur Eintauchtiefenmarkierung in den Urin getaucht, waagerecht abgelegt und nach 1 min abgelesen.

c)
- Bei ***Diabetikern*** mit Verdacht auf eine beginnende *Nephropathie* (Schädigung der glomerulären Kapillaren der Niere)
- bei ***Hypertonikern***

d) Das Testfeld der gewöhnlichen Teststreifen ist für die Mikroalbuminurie nicht empfindlich genug.

Hämatologische Untersuchungen

Blutkörperchensenkungsgeschwindigkeit (BKS, BSG)

1 Wie wird die BKS nach Westergren durchgeführt?

0,4 ml 3,8 %iges Natriumcitrat werden in einer 2-ml-Spritze*) aufgezogen und mit 1,6 ml Venenblut bis zur Marke 2 aufgefüllt.
Anschließend wird der Inhalt der Spritze gut gemischt. Danach wird das Blut luftblasenfrei in eine Senkungspipette im Senkungsständer bis zur Marke 0 gefüllt. Nach 1 und 2 Stunden liest man ab, um wie viel mm die roten Blutkörperchen abgesunken sind.

2 Weshalb gibt man dem Blut Natriumcitrat bei?

Natriumcitrat verhindert die Gerinnung des Blutes.

3 Wie sind die Normalwerte der BKS bei Frauen und Männern?

Frauen:
3–10 mm nach 1 Stunde
6–20 mm nach 2 Stunden

Männer:
3–8 mm nach 1 Stunde
5–18 mm nach 2 Stunden

4 Worüber gibt eine erhöhte Senkung Auskunft?

Sie gibt Auskunft über Entzündungsvorgänge im Körper.

5 Bei der Durchführung der Blutsenkung können verschiedene Fehler gemacht werden.

Zählen Sie drei solcher Fehler auf.

a) Falsches Mischungsverhältnis von Blut und Natriumcitrat
b) ungenügendes Mischen von Blut und Natriumcitrat
c) Wärme beschleunigt die BKS, Kälte verlangsamt sie fälschlich

---

*) Heute gibt es spezielle BSG-Monovetten mit Natriumcitrat. Die Monovette ist zugleich Blutabnahmesystem und Aufnahmegefäß für die Senkungspipette.

Mikroskopische Zellzählung

1 a) Welche Lösung wird dem Blut für die Erythrozytenbestimmung in der Zählkammer beigegeben?

b) Welche Wirkung hat diese Lösung?

a) *Hayem'sche Lösung*

b) Sie bewirkt:
- eine Verdünnung des Blutes
- eine Verhinderung der Blutgerinnung
- die Auflösung der weißen Blutkörperchen

2 Blut und Lösung werden in der Erythrozytenmischpipette (mit roter Perle) bis zu verschiedenen Marken aufgezogen.

a) Nennen Sie diese.

b) Welche Verdünnung wird dadurch erreicht?

a) Blut bis Marke 0,5
Lösung bis Marke 101
↓
Verdünnung 1 : 200

oder bei Anämieverdacht

b) Blut bis Marke 1,0
Lösung bis Marke 101
↓
Verdünnung 1 : 100

3 Berechnen Sie die Erythrozytenzahl (Verdünnung 1 : 200). Gezählt wurden: 93, 96, 94, 100, 95 Erythrozyten.

Formel:

$$\frac{\text{gezählte Erythrozyten} \times \text{Verdünnungsfaktor}}{\text{ausgezähltes Volumen der Zählkammer}} = \textbf{Erythrozytenzahl/}\mu\textbf{l}$$

$$93 + 96 + 94 + 100 + 95 = 478 \text{ Erythrozyten}$$

$$\frac{478 \text{ E.} \times 200}{0{,}02\ \mu l} = 478 \times \mathbf{10\,000}$$

$$= 4\,780\,000 \text{ Erythrozyten}/\mu l \text{ Blut}$$

$$= 4{,}78 \text{ Mio.}/\mu l \text{ Blut}$$

$$= \underline{\underline{4{,}78 \text{ T/l}}}$$

4 Warum ist es wichtig, dass sich beim Aufschieben des Deckgläschens auf die Zählkammer so genannte Newton'sche Ringe bilden?

Nur dann haftet das Deckglas richtig, sodass korrekte Zellzählungen vorgenommen werden können. Es ist ein Hohlraum entstanden, der immer die Höhe $^{1}/_{10}$ mm besitzt.

5 Wie füllt man die Zählkammer?

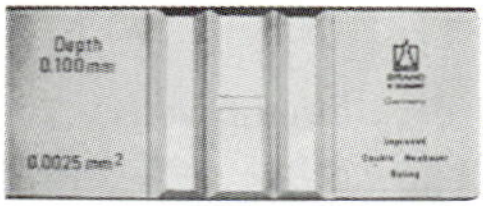

Die ersten drei Tropfen des Pipetteninhalts werden verworfen. Den nächsten Tropfen bringt man an den Mittelsteg der Zählkammer heran. Er fließt sofort in den Hohlraum.

6 Nennen Sie drei Fehlermöglichkeiten bei der Erythrozyten- bzw. Leukozytenzählung.

a) Das Deckglas wurde nicht richtig befestigt.
b) Die Zählkammer wurde nicht luftblasenfrei beschickt.
c) Der Pipetteninhalt wurde nicht gut gemischt.

7 Wie viele Felder der Neubauer-Zählkammer werden
a) bei den Erythrozyten
b) bei den Leukozyten
ausgezählt?

a) 5 Gruppenquadrate
b) 4 Eckquadrate

8 Mit welcher Lösung wird das Blut für die Leukozytenzählung vermischt?

Man verwendet hierzu ***3 %ige Essigsäurelösung*** oder ***Türk'sche Lösung.***

9 Welche Verdünnung wird erreicht, wenn man das Blut in der Leukozytenmischpipette
a) bis zur Marke 0,5
b) bis zur Marke 1 aufzieht und bis zur Marke 11 mit Verdünnungsflüssigkeit auffüllt?

a) 20fache Verdünnung
b) 10fache Verdünnung

[10] Beschreiben Sie die Einstellung des Mikroskops für die Leukozytenzählung.

Kondensor nach unten drehen, abblenden, mit dem Objektiv 10 : 1 die Kammerebene einstellen.

[11] Wie nennt man
a) eine Vermehrung der Leukozyten,
b) eine Verminderung der Leukozyten?

a) ***Leukozytose***
b) ***Leukopenie***

[12] Berechnen Sie die Leukozytenzahl bei einer Verdünnung von 1 : 20. Gezählt wurden in der Neubauer-Zählkammer: 90, 85, 83, 87 Leukozyten.

Formel:

$$\frac{\textit{gezählte Leukozyten} \times \textit{Verdünnungsfaktor}}{\textit{ausgezähltes Volumen der Zählkammer}} = \textbf{\textit{Leukozytenzahl/}}\boldsymbol{\mu}\textbf{l}$$

$$90 + 85 + 83 + 87 = 345 \text{ Leukozyten}$$

$$\frac{345 \text{ L.} \times 20}{0{,}4\ \mu l} = 345 \times \mathbf{50} = 17\,250 \text{ Leukozyten}/\mu l \text{ Blut} = \underline{\underline{17{,}25 \text{ G/l Blut}}}$$

[13] Nennen Sie die Normwerte der Thrombozyten.

150–400 G/l Blut
150 000–400 000/µl Blut

Hämatokrit

[1] Erklären Sie, was man unter dem Hämatokritwert versteht.

Der Hämatokritwert gibt den Erythrozytenanteil in Prozent des gesamten Blutes an.

[2] Wie wird die Hämatokritbestimmung durchgeführt (konventionelle Methode)?

a) Zwei heparinisierte Glaskapillaren werden zu 3/4 mit Blut gefüllt.
b) Die blutfreien Kapillarenden werden mit Kitt waagerecht verschlossen.*) →

---

*) **Anmerkung:** Mikrohämatokrit-Zentrifugen wie Compur Microspin® verfügen über ein spezielles Verschluss-System für End-to-end-Kapillaren am Zentrifugenteller. Der Wert kann an den Skalen neben den Kapillaren direkt abgelesen werden.

▷ *Fortsetzung der Antwort* ▷

c) Die Kapillaren außen abwischen.
d) Die Kapillaren gegenüber mit dem verschlossenen Ende nach außen in die Zentrifuge legen. Bei 10 000–15 000 Umdrehungen pro Minute 5 Minuten zentrifugieren.
e) Das untere Ende der Erythrozytensäule wird bei der Ablesevorrichtung auf 0 gestellt, das obere Ende der Plasmasäule auf 100. (s. Anmerkung S. 308)
f) Der Hämatokritwert wird am oberen Ende der Erythrozytensäule in Prozent abgelesen.
g) Aus beiden abgelesenen Werten Mittelwert bilden (Ergebnisse dürfen nicht mehr als 2 % auseinander liegen).

Differentialblutbild

1 Herstellung eines Blutausstriches

1.1 Wie führt man einen Ausstrich durch?

a) Einen Tropfen Blut auf einen sauberen und fettfreien Objektträger geben.
b) Ein geschliffenes Deckglas in einem Winkel von etwa 45° an den Blutstropfen heranführen und warten, bis sich das Blut gleichmäßig an der Deckglaskante ausgebreitet hat. (Siehe Zeichnung unten)
c) Das Deckglas gleichmäßig über den Objektträger führen, sodass ein dünner Ausstrich entsteht. Idealer Ausstrichwinkel 45°, dann flacher werdend (30°).
d) Das Präparat lufttrocknen lassen.

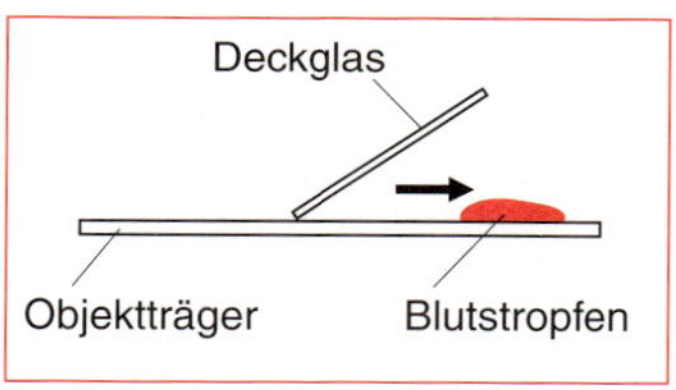

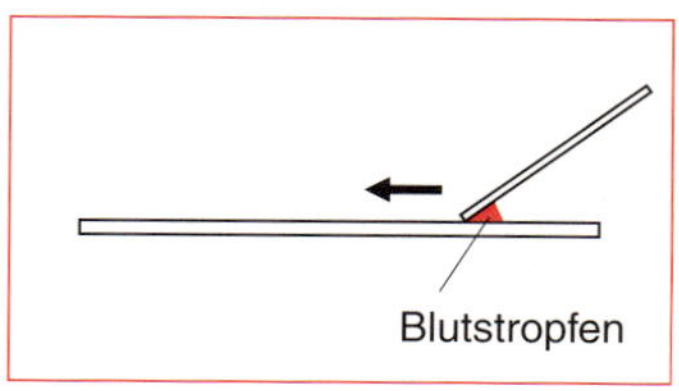

1.2 Wie erhält man einen dünnen Ausstrich?

Je spitzer der Winkel des Deckglases zum Objektträger ist, umso dünner wird der Blutausstrich.

1.3 Blutausstriche können folgende Mängel aufweisen:
a) Stufenbildung
b) Längsstreifen und zerrissene Zellen
c) Lücken im Ausstrich.
Geben Sie an, welche Fehler jeweils gemacht wurden.

a) Ruckartiges Ausstreichen
b) Deckglas mit beschädigtem Rand
c) fettiger Objektträger

1.4 Beschreiben Sie die panoptische Färbung nach Pappenheim.

a) Die getrockneten Blutausstriche waagerecht auf die Färbebank legen
b) 3 Minuten lang mit May-Grünwald-Lösung bedecken
c) Danach die gleiche Menge Aqua destillata zugeben und 2 Minuten einwirken lassen
d) Die Lösung abgießen
e) Mit Giemsa-Gebrauchslösung 15 Minuten färben
f) Mit Aqua destillata aus einer Spritzflasche abspülen
g) Die Unterseite der Objektträger von Farbresten reinigen
h) Lufttrocknen durch Schrägstellen

1.5 Nennen Sie die Ursache für einen rot- oder blaustichig gefärbten Blutausstrich.

Es wurde kein neutrales Aqua destillata verwendet.

1.6 Neben der Färbung nach Pappenheim gibt es noch andere Färbemöglichkeiten, wie z. B. die Färbung mit farbbeschichteten Objektträgern.
a) Wie wird diese Färbung durchgeführt?

a) – Ein kleiner Blutstropfen wird auf die Mitte eines Deckglases aufgebracht.
– Das Deckglas wird so auf den Objektträger gelegt, dass der Blutstropfen in der Mitte des Farbfeldes ist.
– Die Auswertung erfolgt nach 15 Minuten. →

▷ *Fortsetzung der Frage und Antwort* ▷

b) Welchen Vorteil bieten diese farbbeschichteten Objektträger?

b) Innerhalb kurzer Zeit können diese Differentialblutbilder ausgewertet werden.

1.7 Eine weitere Schnellfärbemethode ist das Diff-Quick.*)

a) Wie viele Reagenzien werden hierfür benötigt?

b) Wie erreichen Sie bei dieser Methode eine intensivere eosinophile Färbung?

a) 3 Reagenzien:
- Diff-Quick-Fixierlösung
- Farblösung I (Diff-Quick-Xanthen-Farbstoff)
- Farblösung II (Diff-Quick-Thiazin-Farbstoff)

b) Man taucht den Objektträger statt 5 × 1 Sekunde 6- oder 7-mal in die Farblösung I.

2 Unterscheidung der Leukozyten im Blutausstrich

2.1 Wie viele Leukozyten werden unter dem Mikroskop ausgezählt?

100 Leukozyten = 100 %

2.2 In welchem Teil des Blutausstriches wird ausgezählt?

Es wird an der dünnsten Stelle des Blutausstriches ausgezählt.

2.3 Wie mustert man den Blutausstrich durch, um ein doppeltes Zählen der Leukozyten zu vermeiden?

Man wandert mit dem Ölimmersionsobjektiv in rechtwinklig gebrochenen Linien, also ***mäanderförmig***, über den Ausstrich.

2.4 Wodurch unterscheiden sich die einzelnen Leukozytenarten?

Sie unterscheiden sich in:
- der Anfärbbarkeit und Granulierung des Plasmas
- der Kernform
- der Größe

*) Die Methodik dieser Färbung trifft auch auf andere Schnellfärbungen, wie z. B. Hemafix, zu.

2.5 Nennen Sie die Normbereiche folgender Leukozyten:

a) segmentkernige neutrophile Granulozyten

b) eosinophile Granulozyten

c) Lymphozyten

d) Monozyten

a) 50–70 %

b) 2–4 %

c) 25–40 %

d) 2–6 %

2.6 Bei der Auszählung eines Differentialblutbildes werden 10 Eosinophile ermittelt.

a) Woran erkennen Sie eosinophile Granulozyten?

b) Auf welche Erkrankungen deutet diese Vermehrung hin?

a) Sie sind im Zytoplasma rot getupft.

b) Sie treten bei allergischen Reaktionen und Wurmbefall vermehrt auf.

2.7 Erklären Sie folgende Begriffe:

a) Linksverschiebung

b) Eosinophilie

c) Monozytose

a) ***Linksverschiebung:*** ein vermehrtes Auftreten von stabkernigen neutrophilen und jugendlichen Granulozyten im Differentialblutbild

b) ***Eosinophilie:*** eine Vermehrung der eosinophilen Granulozyten

c) ***Monozytose:*** eine Vermehrung der Monozyten

2.8 Welche Zellen sind hier abgebildet?

a) Monozyt
b) Lymphozyt
c) stabkerniger neutrophiler Granulozyt

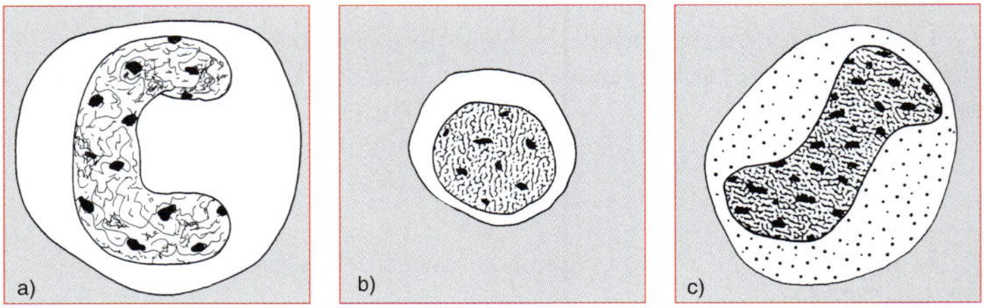

3 Mikroskopische Beurteilung der Erythrozyten

3.1 Im Differentialblutbild finden sich neben den normalen Erythrozyten (Abbildung 1) folgende Zellen (Abbildung 2 und 3).

Welche Erythrozyten sind jeweils abgebildet?

Abbildung 1:
normale Erythrozyten

Abbildung 2:
Mikrozyten

Abbildung 3:
Makrozyten

(1)

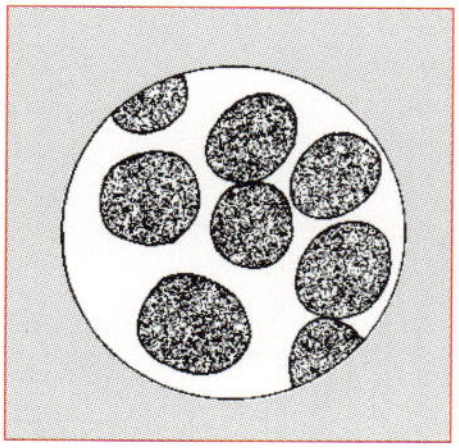

(2)

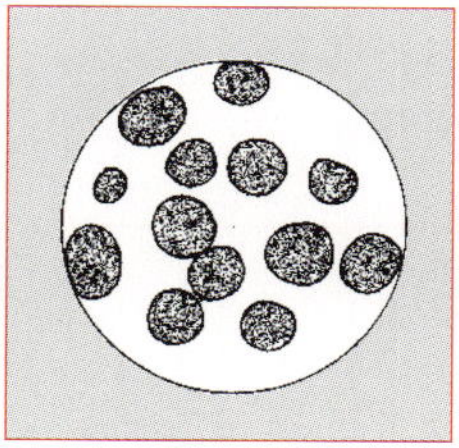

(3)

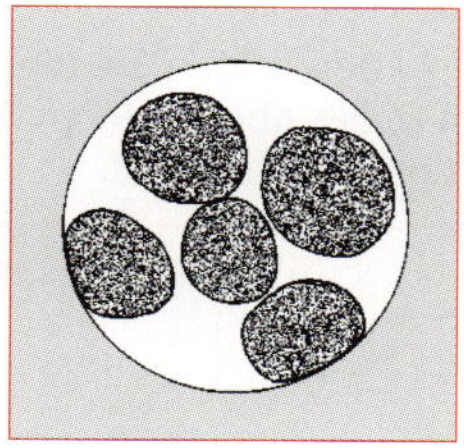

3.2 Erläutern Sie, was die folgenden Begriffe bedeuten:

a) Anisozytose

b) Poikilozytose

c) Polychromasie

a) ***Anisozytose:*** Ungleich große Erythrozyten; im Ausstrich befinden sich Mikro- und Makrozyten.

b) ***Poikilozytose:*** In der Gestalt veränderte Erythrozyten (Birnen-, Keulenform usw.)

c) ***Polychromasie:*** Die Erythrozyten sind im Gegensatz zu normalen Erythrozyten mit einem leichten Blauton gefärbt.

Photometrische Untersuchungen

Arbeiten mit dem Photometer

1 Was bedeutet „Photometrie"?

Lichtmessung

2 Beschriften Sie die Teile 1–7 des abgebildeten Absorptionsphotometers.

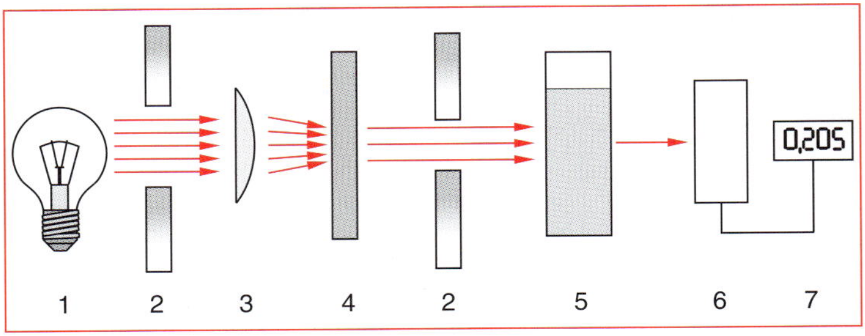

1 Lichtquelle (häufig Quecksilberdampflampe) sendet polychromatisches (vielfarbiges) Licht aus
2 Blende
3 Linse zur Lichtbündelung
4 Filter, erzeugt monochromatisches (einfarbiges) Licht
5 Küvette mit Untersuchungsflüssigkeit
6 Photozelle wandelt das ankommende Restlicht in elektrische Energie um.
7 Messung des Stroms: digitale oder analoge Anzeige als Extinktion. Moderne Photometer berechnen mithilfe eines eingegebenen Faktors die Konzentration.

3 Wozu verwendet man im medizinischen Labor ein Photometer?

Es dient zur exakten Konzentrationsbestimmung von Körperflüssigkeiten wie Blut, Serum, Plasma, Urin usw.

4 Welche Voraussetzungen müssen für jede photometrische Untersuchung gegeben sein?

a) Die Untersuchungsflüssigkeit muss stark verdünnt vorliegen.
b) Die Untersuchungsflüssigkeit muss farbig oder trüb sein.
c) Das zur Messung verwendete Licht muss monochromatisch sein.

5 Definieren Sie folgende Fachausdrücke:

a) Absorption
b) Transmission
c) Extinktion
d) Monochromatisches Licht
e) Leerwertbestimmung
f) Standard

a) ***Absorption:*** Maßangabe für den prozentualen Anteil der in der Untersuchungsflüssigkeit *zurückgehaltenen* (= absorbierten) Lichtmenge
b) ***Transmission:*** Maßangabe für den prozentualen Anteil der durch die Untersuchungsflüssigkeit *hindurchtretenden* (= transmittierten) Lichtmenge
c) ***Extinktion:*** Maß für die Lichtauslöschung eines Lichtstrahls beim Durchgang durch eine gefärbte, verdünnte Untersuchungsflüssigkeit
d) ***Monochromatisches Licht:*** einfarbiges Licht, Licht einer einzigen Wellenlänge
e) ***Leerwertbestimmung:*** Der Leerwert besteht meist aus Aqua destillata oder einer Reagenzlösung und ist der Ausgangswert einer Messung. Die Leerwertbestimmung dient der Nullpunkteinstellung des Photometers (Extinktion = 0,000)
f) ***Standard:*** Bekannte Vergleichslösung

6 Welcher Zusammenhang besteht zwischen Konzentration, Absorption und Transmission?

Je höher die Konzentration, desto höher wird die Absorption und umso geringer die Transmission.

7 Wovon ist die Extinktion abhängig?

a) Von der Schichtdicke der Küvette
b) von der Konzentration der Untersuchungslösung

8 Worauf ist beim Umgang mit Küvetten zu achten?

a) Die Küvetten müssen sauber und dürfen nicht zerkratzt sein.
b) Sie müssen mit gut gemischter Lösung ausreichend gefüllt sein.
c) Lichtdurchlassflächen müssen im Strahlengang stehen und dürfen nicht berührt werden.

9 Beschreiben Sie die Vorgehensweise bei photometrischen Messungen.

a) Filter wählen
b) Berechnungsfaktor wählen
c) Leerwert auf „0" stellen
d) Leerwert absaugen
e) Probe in Küvette füllen, Konzentration oder Extinktion ablesen
f) Gegebenenfalls Berechnung der Konzentration:

Extinktion × Faktor

10 Wie funktioniert das Prinzip der Reflexionsphotometrie?

Zur Messung dient eine Kugel (Ulbricht'sche Kugel) mit einer reflektierenden Innenwand sowie einer Leuchtdiode als Lichtquelle. Ein Teil des Lichts trifft auf den Reagenzträger (Reaktionsfeld des Teststreifens) und wird je nach Intensität des entstandenen Farbstoffes unterschiedlich stark reflektiert. Diese reflektierte Lichtmenge wird gemessen und mit der Lichtmenge verglichen, die an der Innenfläche der Kugel reflektiert wird. Hieraus errechnet ein Mikroprozessor die Konzentration des Stoffes.

11 Nennen Sie zwei Vorteile, die Reflexionsphotometer gegenüber den Absorptionsphotometern bieten.

a) Leichtere Handhabung
b) schnellere Testergebnisse

12 Geben Sie drei mögliche Parameter an, die mit dem Reflexionsphotometer ermittelt werden können.

a) Hämoglobin
b) Glukose
c) Cholesterin
d) Triglyceride
e) Harnstoff
f) Harnsäure
g) Kreatinin

Hämoglobinbestimmung

1 Die Hämoglobinbestimmung erfolgt im Photometer.
a) Welche Lösung wird für die Hämoglobinbestimmung mit der Zyan-Hämiglobin-Methode verwendet?
b) Wie viel Blut wird zur Bestimmung benötigt?
c) Geben Sie die Normalwerte bei Männern und Frauen an.

a) ***Transformationslösung***
b) 20 µl Blut
c) *Männer:*
14–18 g/dl (8,7–11,2 mmol/l)
Frauen:
12–16 g/dl (7,5–9,9 mmol/l)

2 Nennen Sie drei Fehler, die bei der Hämoglobinbestimmung zu falschen Ergebnissen führen können.

a) Der Ansatz wurde ungenügend gemischt.
b) Ein falscher Filter wurde verwendet.
c) Verschmutzte Küvetten wurden verwendet.

3 Beschreiben Sie die Durchführung der Messung.

a) Filter 546 nm einstellen
b) Faktor 36,77 eingeben, sofern möglich*)
c) Mit Leerwert (Aqua destillata) Extinktion 0 einstellen
d) Ansatz in Küvetten geben
e) Küvette in Küvettenhalter stellen und Ergebnistaste drücken
f) Hb-Wert ablesen

---

*) Wenn keine Faktoreingabe möglich: Extinktion · 36,77 = Hb in g/dl

Erythrozytenbestimmung

1 Wie können die roten Blutkörperchen bestimmt werden?

a) photometrisch
b) mikroskopisch mithilfe der Zählkammer
c) automatisiert mithilfe von elektronischen Zählgeräten

2 Welche Lösung wird bei der photometrischen Bestimmung verwendet?
Weshalb wird diese Lösung dem Blut beigegeben?

Die ***Gower'sche Lösung*** lässt die Erythrozyten kugelförmig werden und ermöglicht deren gleichmäßige Verteilung in der Lösung, wodurch es zu einer Trübung kommt, die photometrisch gemessen wird.

*) **Anmerkung:** Meist wird die Bestimmung mit Miniphotometern durchgeführt, bei denen bereits vorpipettierte Lösungen in Einmalküvetten eingesetzt werden.

3 Wann ist die Zählkammermethode der photometrischen Erythrozytenbestimmung vorzuziehen?

Bei pathologisch niedrigen Werten oder Veränderungen in der Erythrozytengröße

4 Ein Patient hat einen Hb_E-Wert (= MCH) von 25 pg.
a) Worüber gibt der Hb_E-Wert Auskunft?
b) Liegt dieser Wert im Normbereich?

a) ***Hb_E-Wert:*** durchschnittlicher Hämoglobingehalt eines einzelnen Erythrozyten
b) Nein, ein Hb_E-Wert unter 27 pg ist hypochrom.

5 Ein Kind hat einen Hämoglobingehalt von 16 g Hb/dl Blut. Außerdem besitzt es 5 Tera Erythrozyten pro Liter Blut. Errechnen Sie den Hb_E-Wert.

Formel: $$Hb_E = \frac{Hb \text{ in } g/dl \times 10}{\text{Erythrozyten in Mio.}/\mu l \text{ bzw. } T/l}$$

$$Hb_E = \frac{16\ g\ Hb/dl \times 10}{5\ T/l} = \frac{160}{5}\ pg = \underline{\underline{32\ pg}}$$

6 Welchen Wert berechnet man aus dem Hämatokrit und der Erythrozytenzahl?
Was besagt dieser Wert?

MCV-Wert (= mittleres corpusculäres Volumen); durchschnittliches Volumen eines einzelnen Erythrozyten

Blutzuckerbestimmung

[1] Unterscheiden Sie bei den enzymatischen Analysen
a) Substratbestimmung und
b) Aktivitätsbestimmung

a) ***Substratbestimmung:*** Die Menge eines Stoffes (Substrats) wird durch Zusatz eines bestimmten substratumsetzenden Enzyms bestimmt, z. B. Glukose-Bestimmung.

b) ***Aktivitätsbestimmung:*** Bestimmung eines Enzyms mithilfe eines entsprechenden Substrats. Es wird die Geschwindigkeit der Umwandlung des Substrats durch das Enzym gemessen, z. B. GOT- und GPT-Bestimmung.

[2] Welche Lösung dient bei der GOD-Perid-Methode als Eiweißfällungsmittel?

Uranylacetat

[3] Welche Blutzuckerbestimmungen kennen Sie außer dem Nüchternblutzucker?

a) Postprandialer Blutzucker (Bestimmung nach der Mahlzeit)
b) Blutzucker-Belastung
c) Blutzucker-Tagesprofil

[4] Nennen Sie den Normalbereich
a) für einen Nüchternblutzucker,
b) für einen Blutzucker postprandial.

a) 70–100 mg/dl (= 3,89–5,55 mmol/l)
b) Obergrenze bei 130 mg/dl (= 7,22 mmol/l)

[5] Beschreiben Sie stichpunktartig die Durchführung einer oralen Glukosebelastung.

a) Nüchterner Patient lässt Urin.
b) Danach (Kapillar-)Blutentnahme für die Bestimmung des Nüchternblutzuckers.
c) Daraufhin wird der Glukose-Trank verabreicht (innerhalb von 5 min trinken!).
d) Der Patient ruht. →

▷ *Fortsetzung der Antwort* ▷

e) (Kapillar-)Blutentnahme nach 60, 120 und evtl. 180 Minuten zur Blutzuckerbestimmung

f) Erneutes Wasserlassen des Patienten zur Harnzuckerbestimmung

6 Bei der Blutzuckerbestimmung mit dem Absorptionsphotometer werden folgende Extinktionen gemessen:

Ext. Standard:	**0,229**
Ext. Patientenprobe:	**0,315**
Ext. Kontrollprobe:	**0,215**

Berechnen Sie die Glukose-Werte des Patienten und der Kontrolle in mg/dl.

$$\frac{\textit{Ext. Probe}}{\textit{Ext. Standard}} \times 100 = \textit{Konzentration der Probe}$$

Patient: $\frac{0{,}315}{0{,}229} \times 100 = 137{,}55\ \text{mg/dl} \approx 138\ \text{mg/dl}$

Kontrolle: $\frac{0{,}215}{0{,}229} \times 100 = 93{,}89\ \text{mg/dl} \approx 94\ \text{mg/dl}$

7 Nennen Sie drei Punkte, die Sie bei der Blutzuckermessung (Trockenchemie) beachten müssen.

a) Richtige Größe des Blutstropfens

b) zum Gerät passende Teststreifen verwenden

c) Reaktionszeit beachten

8 Beschreiben Sie die Glukosebestimmung mit dem Reflexionsphotometer.

a) Gerät (z. B. Reflotron®) einschalten

b) Kapillarblutentnahme beim Patienten (oder Verwendung von venös entnommenem Vollblut mit Antikoagulanz)

c) einen Blutstropfen auf das Testfeld des bereitgelegten Glukose-Reagenzträgers geben

d) Reagenzträger in das Messgerät einlegen und Klappe schließen

e) nach Ablauf der Reaktionszeit das Analysenergebnis mit Konzentrationseinheit auf dem Display ablesen

Qualitätssicherung

1 Wer ist zur Qualitätssicherung im Labor verpflichtet?

Verpflichtung für Personen, die quantitative laboratoriumsmedizinische Untersuchungen in Ausübung der Heilkunde durchführen (z. B. Ärzte).

2 Beschreiben Sie zwei Arten der Qualitätssicherung.

a) ***Interne Qualitätssicherung:*** Jede Arztpraxis muss bei selbst durchgeführten Laboruntersuchungen *praxisintern* Kontrollen durchführen. Hierbei werden nach der RiliBÄK (Richtlinie der Bundesärztekammer) 2002 nur noch *Richtigkeitskontrollproben* eingesetzt (Zielwert bekannt).
b) ***Externe Qualitätssicherung (Ringversuch):*** Jedem Labor werden Proben mit unbekannten Werten zugesandt. Die Ringversuchsleitung erteilt bei guten Ergebnissen ein Zertifikat, das nötig ist, um die betreffenden Parameter abrechnen zu können.

3 a) Wie oft müssen die Praxen nach der RiliBÄK Ringversuche durchführen?
b) Wie lange ist das Zertifikat gültig?
c) Wohin müssen die Zertifikate geschickt werden?

a) Einmal im Quartal
b) Gültigkeitsdauer: 6 Monate
c) Einreichung bei der zuständigen Ärztekammer (oder zuständigen KV bei entsprechenden vertragsärztlichen Regelungen)

4 Erklären Sie die folgenden Begriffe:
a) Unpräzision
b) Unrichtigkeit

a) Unter *„Unpräzision" (zufällige Messabweichung)* versteht man die Abweichung der Messergebnisse vom Mittelwert. Die Standardabweichung (Maß der Streuung um den Mittelwert) oder der Variationskoeffizient (Standardabweichung in %) muss kleiner/gleich der maximal zulässigen Unpräzision sein.
b) Unter *„Unrichtigkeit" (systematische Messabweichung)* versteht man die Differenz zwischen Mittelwert und wahrem Wert (Zielwert). Die Differenz muss kleiner/gleich der maximal zulässigen Unrichtigkeit sein.

5 a) Woran erkennen Sie systematische Fehler bei der Laborarbeit?
b) Geben Sie zwei Beispiele für systematische Fehler an.

a) Die Ergebnisse fallen alle entweder fälschlich zu hoch oder zu niedrig aus.
b) – falsche Reaktionstemperatur
– Fehljustierung des Photometers
– falsch aufgelöste Reagenzien

6 Welche zwei weiteren Fehlerarten kennen Sie? Nennen Sie jeweils ein Beispiel

1. *Grobe Fehler*: z. B. Verwechslung von Probe und Patient
2. *Zufällige Fehler*: z. B. Anzeigeschwankungen am Messgerät

7 Wie ermittelt man die laboratoriumsinternen Fehlergrenzen für die Kontrollprobeneinzelmessung?

Für jede Kontrollprobe werden 20 Kontrollprobenmesswerte aus 20 aufeinander folgenden Serien ausgewählt. Es werden Mittelwert, Standardabweichung und Variationskoeffizient berechnet und eine ***Kontrollkarte*** mit Mittelwert und Mittelwert zuzüglich und abzüglich der 3fachen Standardabweichung als laboratoriumsinterne Kontrollgrenzen angelegt.

8 Welche Fehler sind beim Auflösen des Kontrollserums möglich?

a) Pulververlust beim Öffnen der Flasche
b) Auflösung mit falscher Wassermenge
c) ungeeignetes Wasser bei der Auflösung

9 a) Was versteht man unter „patientennaher Sofortdiagnostik"?
b) Wie häufig muss hier eine Kontrollprobe für die interne Qualitätssicherung gemessen werden?
c) Ist bei der „patientennahen Sofortdiagnostik" in der Praxis niedergelassener Ärzte ein Ringversuch verpflichtend?

a) *Patientennahe Sofortdiagnostik*: Laboratoriumsuntersuchungen (m. Geräten u. Teststreifenverwendung) ohne Vorbereitung als *Einzelprobenmessung*, es ist keine besondere Qualifikation nötig; z. B. Glukosemessung beim Hausbesuch oder schnellen Untersuchungen in der Praxis, um sofort mit der Therapie zu beginnen.
b) Mindestens einmal pro Woche
c) Nein*), unter folgenden Bedingungen:
– 1× täglich Kontrolle mit Standard
– 1× wöchentlich Kontrollprobe
– Protokollierung der Kontrollprobeneinzelmessungen
– Ursachenbehebung bei zu großer Abweichung des Einzelwertes vom Ziel bzw. Sollwert

*) Bei *Serienmessungen* aber Pflicht zur internen *und* externen Qualitätssicherung

10 Wie lange sind die Messwerte der internen Qualitätssicherung aufzubewahren?

Aufbewahrungspflicht 5 Jahre

Immunologische Suchtests

1 Grundlage aller immunologischen Nachweisverfahren ist die Antigen-Antikörper-Reaktion.

Erläutern Sie diese.

Antigene sind für den Organismus fremde Substanzen (z. B. Krankheitserreger), gegen die die Plasmazellen ***Antikörper (Immunglobuline [Ig])*** bilden. Abhängig vom Zeitpunkt nach der Infektion und vom Ort der Infektionsabwehr werden verschiedene Immunglobulinklassen unterschieden. Unter der ***Antigen-Antikörper-Reaktion*** versteht man die Verbindung eines Antigens mit dem spezifischen, gegen dieses Antigen gerichteten Antikörper zum ***Antigen-Antikörper-Komplex (= Immunkomplex).***

2 a) Erklären Sie, was ein Latextest ist.

b) Nennen Sie drei Latexteste.

a) Der Latextest ist eine immunologische Nachweismethode, bei der die Antigen (AG)-Antikörper (AK)-Reaktion durch Agglutination (Verklumpung) von AG- oder AK-beladenen Latexpartikeln*) sichtbar gemacht wird. So werden beim qualitativen Latexschnelltest unverdünntes Patientenserum und Latexreagenz auf einer Testplatte bzw. einem Objektträger in Reaktion gebracht (Suchreaktion). Nach kurzer Zeit kommt es zu einer eindeutigen Agglutination.

b)
- ***Latex-CRP-Test:*** Der Laborwert CRP (C-reaktives Protein) informiert über Entzündungsprozesse und Gewebeschädigungen. Besonders bei bakteriellen Entzündungen ist der Wert erhöht.
- ***Latex-ASL-Test:*** ASL (Antistreptolysine) sind Antikörper, die gegen Toxine (Streptolysine) von Streptokokken gerichtet sind. Bei Streptokokkeninfekten und deren Folgeerkrankungen ist der Test positiv. →

*) Latex = natürlicher Kautschuk: Trägermaterial von AG oder AK.

▷ *Fortsetzung der Antwort* ▷

– ***Latex-RF-Test:*** Agglutinationsreaktion zwischen Rheumafaktor und an Latexpartikel gebundenem IgG.
– ***IM-Latextest:*** zum IgM-Antikörpernachweis der infektiösen Mononucleose (Pfeiffer'sches Drüsenfieber)

3 a) Was versteht man unter den Rheumafaktoren (RF)?
b) Worüber kann ein positiver RF Aufschluss geben?
c) Können auch bei Gesunden Rheumafaktoren nachgewiesen werden?

a) Rheumafaktoren sind Immunglobuline, meist IgM. Sie verhalten sich als Antikörper gegen körpereigenes IgG (Autoantikörper).
b) Rheumafaktoren können bei einer ganzen Reihe von Autoimmunerkrankungen nachgewiesen werden. Bei Patienten mit rheumatoider Arthritis ist der RF besonders nachweisbar.
c) Ja, mit zunehmenden Alter können auch bei völlig gesunden Menschen RF nachgewiesen werden.

4 a) Wozu wird in der Praxis ein Rachenabstrich vorgenommen?
b) Nennen Sie drei Vorteile des Streptokokken-A-Schnelltests.

a) Ein Rachenabstrich, bei dem mit einem Wattetupfer die hintere und seitliche Rachenwand abgestrichen wird, dient insbesondere zur bakteriologischen Diagnostik.
So kann beispielsweise mittels einer Farbreaktion Scharlach durch den Nachweis der Gruppe-A-Streptokokken diagnostiziert werden.
b) – einfache und schnelle Bestimmung von Streptokokken-A-Antigenen
– kein Pipettieren nötig
– sofortige gezielte Therapie möglich

5 Wie kann eine Genitalentzündung durch Chlamydien mittels eines Schnelltests nachgewiesen werden?

Durch qualitative Bestimmung (Farbreaktion) des Chlamydien-Antigens mittels Abstrichtupfer.

6 Wie kann im Labor mittels eines Suchtests ein Magen- oder Zwölffingerdarmgeschwür diagnostiziert werden?

Mithilfe des Helicobacter-pylori-Tests kann ein Nachweis von Helicobacter-pylori-spezifischen IgG-Antikörpern im Vollblut, Serum oder Plasma erfolgen.

Fachmathematik

Bitte beachten Sie:
Hier unterscheiden sich die Lehrpläne der einzelnen Bundesländer zum Teil erheblich. In manchen Bundesländern wird z. B. gar keine Fachmathematik unterrichtet, in anderen dagegen wird sie mit Buchführung als Rechnungswesen zusammengefasst.

Maßeinheiten

1 Wie können die dezimalen Maßeinheiten eingeteilt werden?

Dezimale Maßeinheiten			
Längenmaße	**Flächenmaße**	**Gewichtsmaße**	**Volumenmaße**
z. B.	z. B.	z. B.	z. B.
km, m, dm, cm, mm	m^2, dm^2, cm^2, mm^2	t, kg, g, dg, cg	hl, l, dl, cl, ml

2 Erläutern Sie den allgemeinen Aufbau der dezimalen Maßeinheiten.

Die **Basis** der dezimalen Maßeinheiten ist 10. Die kleineren Einheiten sind
deshalb immer $\frac{1}{10}$, $\frac{1}{100}$, $\frac{1}{1000}$ usw. der größeren Einheiten. Die größeren Einheiten betragen immer ein 10faches, 100faches, 1000faches usw. der kleineren Einheiten.

Beispiele: 1 hl = 100 l, 1 l = 10 dl

3 Rechnen Sie folgende Längen in die gesuchte Einheit um.

a) 1 200 cm = ? m **c) 70 cm = ? mm** **e) 6 km = ? cm**
b) 800 cm = ? dm **d) 1 300 m = ? km**

a) 12 m c) 700 mm e) 600 000 cm
b) 80 dm d) 1,3 km

4 **Wandeln Sie die angegebenen Flächen in die gesuchte Einheit um.**

a) 5 m^2 = ? cm^2 c) 150 dm^2 = ? m^2 e) 90 000 mm^2 = ? cm^2
b) 7 000 cm^2 = ? m^2 d) 3 m^2 = ? mm^2

a) 50 000 cm^2 c) 1,5 m^2 e) 900 cm^2
b) 0,7 m^2 d) 3 000 000 mm^2

5 **Der Teppichboden eines Wartezimmers, das 3,20 m breit und 3,85 m lang ist, soll erneuert werden.**

Ermitteln Sie die anfallenden Kosten (ohne Verschnitt), wenn für 1 m^2 Teppichboden 48,00 € einschließlich Arbeitslohn anfallen.

Berechnung der zu verlegenden Fläche:

Fläche = *Länge × Breite*
= 3,85 m · 3,20 m
= 12,32 m^2

Berechnung der Renovierungskosten:

1 m^2 kostet 48,00 €
12,32 m^2 kosten (12,32 · 48,00 €)
= 591,36 €

6 **Eine Toilette Ihrer Praxis soll neue Wand- und Bodenfliesen erhalten. Folgende Angaben sind zu berücksichtigen: Länge 2,20 m, Breite 1,75 m, Höhe 2,40 m. Auf Fenster und Türen entfallen 2,35 m^2. Mit dem Fliesenleger wurde für die Verlegearbeiten ein Pauschalbetrag von 500,00 € vereinbart.**

Ermitteln Sie die Renovierungskosten (ohne Verschnitt), wenn 1 Fliese (20 × 20 cm) 3,70 € kostet.

Berechnung der zu verkleidenden Fläche:

Boden	2,20 m	·	1,75 m	=		3,85 m^2
1 Wand	2,20 m	·	2,40 m	=	5,28 m^2	
2 Wände	5,28 m^2	·	2	=		10,56 m^2
1 Wand	1,75 m	·	2,40 m	=	4,20 m^2	
2 Wände	4,20 m^2	·	2	=		8,40 m^2
Gesamtfläche				=		22,81 m^2
– Abzug für Fenster und Tür				=		2,35 m^2
zu verkleidende Gesamtfläche				=		20,46 m^2

Berechnung der Fliesenfläche:

0,20 m · 0,20 m = 0,04 m^2 →

Berechnung der benötigten Fliesenanzahl:

$$\frac{\text{zu verkleidende Gesamtfläche}}{\text{Fliesenfläche}} = \text{Fliesenanzahl}$$

$$\frac{20{,}46\,\text{m}^2}{0{,}04\,\text{m}^2} = 511{,}5 = 512 \text{ Fliesen}$$

Berechnung der Renovierungskosten:

1 Fliese kostet 3,70 €		
512 Fliesen kosten (512 · 3,70 €)	=	1 894,40 €
+ Verlegekosten		500,00 €
Renovierungskosten		2 394,40 €

7 **Eine Arzneimittelgroßhandlung erhält eine 473,3 kg schwere Sendung. Die Tara beträgt 38,2 kg.**

Berechnen Sie das Nettogewicht der Sendung.

Bruttogewicht	(Gewicht der Ware einschließlich Verpackung)
– Tara	(Gewicht der Verpackung)
= Nettogewicht	(Reingewicht der Ware)

473,3 kg Bruttogewicht
– 38,2 kg Tara
435,1 kg Nettogewicht

8 **Wandeln Sie die folgenden Gewichte in die gesuchten Einheiten um.**

a) 1 345 kg = ? t **c) 0,3 g = ? mg** **e) 22,5 g = ? kg**
b) 0,25 kg = ? g **d) 18 g = ? kg**

a) 1,345 t c) 300 mg e) 0,0225 kg
b) 250 g d) 0,018 kg

9 **Wandeln Sie die folgenden Raummaße in die gesuchte Einheit um.**

a) 3 m³ = ? dm³ **d) 3 hl = ? l** **g) 1 200 ml = ? cm³**
b) 6 dm³ = ? cm³ **e) 1,3 l = ? ml**
c) 73 cm³ = ? mm³ **f) 8 300 m³ = ? l**

a) 3 000 dm³ d) 300 l g) 1 200 cm³
b) 6 000 cm³ e) 1 300 ml
c) 73 000 mm³ f) 8 300 000 l

10 Für die Desinfektion von Instrumenten wird eine Schale mit folgenden Maßen verwendet: Länge 25 cm, Breite 20 cm, Höhe 15 cm. Damit für die Instrumente genügend Platz vorhanden ist, wird die Schale nur zur Hälfte mit Desinfektionslösung gefüllt.

Welche Menge Desinfektionslösung wird benötigt?

Berechnung des Rauminhaltes:

Rauminhalt (Volumen)
= *Grundfläche × Höhe*

= (Länge × Breite) × Höhe
= (25 cm · 20 cm) · 15 cm
= 500 cm^2 · 15 cm
= 7 500 cm^3 (bzw. 7 500 ml)

Berechnung der benötigten Menge:

7 500 ml : 2 = 3 750 ml
= 3,75 l

11 Wie viel Liter muss ein Gefäß mindestens fassen, wenn 3,75 kg Alkohol (Dichte 0,79) hineingehen sollen?

$$\textbf{Volumen} = \frac{\textit{Gewicht (Masse)}}{\textit{Dichte}}$$

$$\text{Volumen} = \frac{3\,750\,\text{g}}{0{,}79\,\text{g/cm}^3} = 4\,746{,}84\ \text{cm}^3 \approx 4{,}747\ \text{l}$$

12 Eine 500 cm^3 fassende Flasche Äther wiegt bei einem Eigengewicht der Flasche von 0,1 kg 460 g.

Berechnen Sie die Dichte des Äthers.

Berechnung des Äthergewichtes:

Gewicht der Flasche inkl. Äther	460 g
– Flaschengewicht	100 g
Äthergewicht	360 g

Berechnung der Dichte:

$$\textbf{Dichte} = \frac{\textit{Gewicht (Masse)}}{\textit{Volumen}}$$

$$\text{Dichte} = \frac{360\,\text{g}}{500\,\text{cm}^3} = 0{,}72\ \text{g/cm}^3$$

Dreisatz

[1] Bei der einfachen Dreisatzrechnung unterscheidet man den Dreisatz mit geradem Verhältnis sowie den Dreisatz mit ungeradem Verhältnis.

Erklären Sie den Unterschied anhand von zwei selbst gewählten Beispielen.

Einfacher Dreisatz	
gerades Verhältnis	**ungerades Verhältnis**
Ansatz: 10 Tabletten kosten 30,00 € 120 Tabletten kosten x,00 €	**Ansatz:** 2 Helferinnen benötigen 16 Std. 4 Helferinnen benötigen x Std.
Bruchsatz: $x = \frac{30 \cdot 120}{10} = \underline{\underline{360{,}00 \text{ €}}}$	**Bruchsatz:** $x = \frac{16 \cdot 2}{4} = \underline{\underline{8 \text{ Std.}}}$
Die linke Seite des Ansatzes verändert sich in der gleichen Richtung wie die rechte Seite.	Die linke Seite des Ansatzes verändert sich in die entgegengesetzte Richtung wie die rechte Seite.
↑ **mehr** Tabletten kosten **mehr** Geld ↑	↑ **mehr** Helferinnen benötigen **weniger** Zeit ↓

[2] Ein Arzt kann bei einer täglichen Arbeitszeit von 8 Stunden durchschnittlich 48 Patienten behandeln.

a) Wie viel Patienten könnten während einer 7-stündigen Arbeitszeit behandelt werden?

b) Welche Dreisatzart liegt vor?

a) 8 Stunden = 48 Patienten
7 Stunden = x Patienten

$x = \frac{48 \cdot 7}{8} = \underline{\underline{42 \text{ Patienten}}}$

b) Es handelt sich um
- einen ***einfachen Dreisatz***
- ein ***gerades Verhältnis*** (je *weniger* Stunden, desto *weniger* Patienten)

3 Ein Homöopath bestellt 3 kg Bronchialtee zu je 18,00 €.

a) Wie viel kg erhält er für den gleichen Betrag, wenn der Lieferant mitteilt, dass infolge einer Preiserhöhung der Kilopreis nunmehr 21,60 € beträgt?

b) Geben Sie die entsprechende Dreisatzart an.

a) 3 kg à 18,00 € = 54,00 €
3 kg à 21,60 € = 64,80 €

64,80 € = 3 kg
54,00 € = x kg

$$x = \frac{3 \cdot 54}{64{,}80} = \underline{\underline{2{,}5\ \text{kg}}}$$

b) Es handelt sich um
- einen ***einfachen Dreisatz***
- ein ***gerades Verhältnis*** (je *weniger* €, desto *weniger* kg)

4 Für die Kassenabrechnung einer Praxis benötigen 2 Helferinnen 3 Arbeitstage.

a) Um wie viele Tage verkürzt sich die Arbeit, wenn eine weitere Helferin eingesetzt werden soll?

b) Um welchen Dreisatz handelt es sich?

a) **Berechnung der Arbeitszeit bei 3 Helferinnen:**

2 Helferinnen = 3 Tage
3 Helferinnen = x Tage

$$x = \frac{3 \cdot 2}{3} = 2 \text{ Tage}$$

Berechnung der Arbeitszeitverkürzung:

Arbeitszeit bei 2 Helferinnen	3 Tage
Arbeitszeit bei 3 Helferinnen	2 Tage
Arbeitszeitverkürzung	1 Tag

b) Es handelt sich um
- einen ***einfachen Dreisatz***
- ein ***ungerades Verhältnis*** (je *mehr* Helferinnen, desto *weniger* Tage)

5 Der Insulinvorrat einer Klinik reicht für 28 Patienten 15 Tage, wenn jedem Kranken täglich 14 Einheiten gespritzt werden.

a) Wie viel Tage würden 35 Patienten bei einem täglichen Insulinverbrauch von 16 Einheiten mit dieser Menge auskommen?

b) Um welche Art von Dreisatz handelt es sich?

a) 28 Patienten – 14 Einh. – 15 Tage
35 Patienten – 16 Einh. – x Tage

$$x = \frac{28 \cdot 14 \cdot 15}{35 \cdot 16} = \underline{\underline{10{,}5 \text{ Tage}}}$$

b) Es handelt sich um einen ***zusammengesetzten Dreisatz:***
→ der ***erste Dreisatz*** hat ein ***ungerades Verhältnis*** (je *mehr* Patienten, desto *weniger* Tage)
→ der ***zweite Dreisatz*** hat ein ***ungerades Verhältnis*** (je *mehr* Einheiten, desto *weniger* Tage)

Währungsrechnen

1 Erläutern Sie, was man unter dem Wechselkurs versteht.

Der **Wechselkurs** gibt an, wie viele Einheiten einer ausländischen Währung auf einen € (Euro) entfallen.
Beispiel: Kurs 1,49 für Schweizer Franken besagt, dass man für 1,49 Schweizer Franken einen € (Euro) erhält.

2 Unterscheiden Sie zwischen Verkaufskurs und Ankaufskurs.

Der **Verkaufskurs**, auch **Briefkurs** genannt, ist der Preis, zu dem die Bank eine fremde Währung **verkauft**. Er ist der **niedrigere Kurs**, d. h., der Bankkunde erhält weniger Auslandswährung für einen €.
Beispiel: Briefkurs USD 1,01.

Der **Ankaufskurs**, auch **Geldkurs** genannt, ist der Preis, zu dem die Bank eine fremde Währung **ankauft**. Er ist der **höhere Kurs**, d. h., der Bankkunde muss mehr Auslandswährung eintauschen, um einen € zu erhalten.
Beispiel: Briefkurs USD 1,08.

3 Ein Arzt fährt zu einer Messe nach Genf. Für seine Reise tauscht er bei seiner Bank 1 800,00 € zum Kurs von 1,52 um.

Wie viele Schweizer Franken (CHF) erhält er?

$$1{,}00\ € = 1{,}52\ \text{CHF}$$
$$1.800{,}00\ € = x\ \text{CHF}$$
$$x = \frac{1{,}52 \cdot 1.800}{1} = \underline{\underline{2.736{,}00\ \text{CHF}}}$$

4 Ein Skiurlauber aus Deutschland verunglückt in einem slowenischen Skiort. Die Rechnung des Unfallarztes beträgt 138.810,00 Tolar (SIT).

Wie viel macht dies in €, wenn der Kurs 231,35 beträgt?

$$231{,}35\ \text{SIT} = 1\ €$$
$$138.810{,}00\ \text{SIT} = x\ €$$
$$x = \frac{1 \cdot 138.810}{231{,}35} = \underline{\underline{600\ €}}$$

5 Für ihren Dänemarkurlaub möchte eine Arzthelferin bei ihrer Bank 450,00 € in DKK (Dänische Kronen) umwechseln.

a) In der Schalterhalle der Bank hängt die nachfolgende Kurstafel. Mit welchem Kurs rechnet die Bank?

b) Welchen Betrag in DKK erhält die Arzthelferin?

c) Nach der Urlaubsreise möchte sie 580,00 DKK zurücktauschen. Welchen Kurs wird die Bank hierfür ansetzen?

d) Welchen Betrag erhält die Helferin für die 580,00 DKK ausbezahlt?

a) Für den Verkauf von Währung berechnet die Bank den Briefkurs (= Verkaufskurs).

b) 1,00 € = 7,08 DKK
450,00 € = x DKK

$$x = \frac{7{,}08 \cdot 450}{1} = \underline{\underline{3.186{,}00 \text{ DKK}}}$$

c) Für den Ankauf von Währung berechnet die Bank den Geldkurs (= Ankaufskurs).

d) 7,77 DKK = 1,00 €
580,00 DKK = x €

$$x = \frac{1 \cdot 580}{7{,}77} = \underline{\underline{74{,}65 \text{ €}}}$$

Sortenkurse vom 15. Juni 20..

Land	**Währung**		**Kurs**	
			Geld Der Kunde zahlt für 1 €	**Brief** Der Kunde erhält für 1 €
Australien	AUD	(Australischer Dollar)	1,94	1,74
Dänemark	DKK	(Dänische Krone)	7,77	7,08
Großbritannien	GBP	(Britisches Pfund)	0,67	0,62
Japan	JPY	(Yen)	131,00	122,00
Kanada	CAD	(Kanadischer Dollar)	1,70	1,55
Kroatien	HRK	(Kuna)	8,60	7,16
Norwegen	NOK	(Norwegische Krone)	7,85	6,85
Polen	PLZ	(Zloty)	4,45	3,81
Schweden	SEK	(Schwedische Krone)	9,77	8,67
Schweiz	CHF	(Schweizer Franken)	1,49	1,42
Slowenien	SIT	(Tolar)	278,63	220,31
Tschechische Rep.	CZK	(Tschechische Krone)	33,10	29,79
Türkei	TRL	(Türkische Lira)	1.900.000,00	1.300.000,00
Ungarn	HUF	(Forint)	290,00	195,00
USA	USD	(Amerikanischer Dollar)	1,08	1,01
Zypern	CYP	(Zypern-Pfund)	0,65	0,53

6 Ein bestimmter Discman wird in Deutschland für 169,00 € angeboten. In Großbritannien wird das gleiche Gerät für 94,80 GBP verkauft.

Wo ist der Discman günstiger zu erwerben?

0,62 GBP = 1,00 €
94,80 GBP = x €

$$x = \frac{1 \cdot 94{,}8}{0{,}62} = \underline{\underline{152{,}90\ €}}$$

Der Discman ist in Großbritannien mit 152,90 € preisgünstiger.

7 Tanja sieht in einer Boutique in Antalya eine Goldkette die 162.838.000,00 Türkische Lira kosten soll. Wie viel macht dies in Euro?

1.300.000,00 TRL = 1,00 €
162.838.000,00 TRL = x €

$$x = \frac{1 \cdot 162.838.000}{1.300.000} = \underline{\underline{125{,}26\ €}}$$

Durchschnittsrechnung

1 Die privatärztliche Verrechnungsstelle überwies einem Dermatologen folgende Honorare:

1. Quartal 15 457,28 €
2. Quartal 16 235,37 €
3. Quartal 18 325,21 €
4. Quartal 15 895,48 €

Wie hoch waren die monatlichen Einnahmen des Arztes im Jahresdurchschnitt?

1. Quartal	15 457,28 €
2. Quartal	16 235,37 €
3. Quartal	18 325,21 €
4. Quartal	15 895,48 €
gesamt	65 913,34 €

Durchschnitt:
65 913,34 € : 12 = 5 492,78 €

2 Ein Bronchialtee wird aus 3 verschiedenen Kräutern hergestellt. Hierbei werden folgende Mengen benötigt:
Sorte I 900 g, Sorte II 1 800 g, Sorte III 2 700 g.

a) Was kostet die Herstellung von einem 50-g-Beutel dieser Mischung, wenn folgende Preise zu Grunde gelegt werden müssen?
Sorte I 1,75 € je 100 g, Sorte II 1,40 € je 100 g, Sorte III 1,55 € je 100 g

b) Wie viele Beutel können aus der gegebenen Menge hergestellt werden?

a)

Sorte I	900 g zu 1,75 € je 100 g	=	15,75 €
Sorte II	1 800 g zu 1,40 € je 100 g	=	25,20 €
Sorte III	2 700 g zu 1,55 € je 100 g	=	41,85 €
	5 400 g kosten		82,80 €
	50 g kosten		x €

$$x = \frac{82{,}80 \cdot 50}{5\,400} = 0{,}77 \text{ €}$$

b) 5 400 g Gesamtmenge : 50 g = 108 Beutel

3 In einer Klinik werden 40 Diabetiker behandelt, welche folgende Einheiten Insulin benötigen:

4 Patienten benötigen jeweils 7 Einheiten pro Tag
5 Patienten benötigen jeweils 8 Einheiten pro Tag
9 Patienten benötigen jeweils 9 Einheiten pro Tag
7 Patienten benötigen jeweils 10 Einheiten pro Tag
8 Patienten benötigen jeweils 12 Einheiten pro Tag
7 Patienten benötigen jeweils 15 Einheiten pro Tag

a) Ermitteln Sie den durchschnittlichen Tagesverbrauch pro Patient.

b) Wie hoch sind die täglichen Kosten für diese Medikamente, wenn eine Packung mit 24 Einheiten 10,24 € kostet?

a)

4 Patienten mit	7 Einheiten pro Tag	=	28 Einheiten
5 Patienten mit	8 Einheiten pro Tag	=	40 Einheiten
9 Patienten mit	9 Einheiten pro Tag	=	81 Einheiten
7 Patienten mit	10 Einheiten pro Tag	=	70 Einheiten
8 Patienten mit	12 Einheiten pro Tag	=	96 Einheiten
7 Patienten mit	15 Einheiten pro Tag	=	105 Einheiten
40 Patienten		=	420 Einheiten
1 Patient		=	x Einheiten

$$x = \frac{420 \cdot 1}{40} = \underline{\underline{10{,}5 \text{ Einheiten}}}$$

b)

24 Einheiten – 10,24 €
420 Einheiten – x €

$$x = \frac{10{,}24 \cdot 420}{40} = \underline{\underline{179{,}20\ €}}$$

Verteilungsrechnen

1 Drei Kaufleute betreiben gemeinsam ein Versandhaus für Praxisbedarf, wobei A mit 200 000,– €, B mit 320 000,– € und C mit 800 000,– € beteiligt ist.

Der diesjährige Gewinn von 108 083,25 € soll entsprechend den Kapitaleinlagen verteilt werden.

A: 200 000,00 € = 20 = 5 Teile · 3 275,25 = 16 376,25 €
B: 320 000,00 € = 32 = 8 Teile · 3 275,25 = 26 202,00 €
C: 800 000,00 € = 80 = 20 Teile · 3 275,25 = 65 505,00 €

33 Teile = 108 083,25 €
1 Teil = 3 275,25 €

A erhält 16 376,25 € Gewinn, B 26 202,– € und C 65 505,– €.

2 Anlässlich des 20-jährigen Bestehens seiner Praxis will ein Arzt an seine Helferinnen eine Gratifikation von insgesamt 5 875,00 € zahlen, die nach der Dauer der Praxiszugehörigkeit verteilt werden soll. Helferin A ist sei $8^1/_3$ Jahren in der Praxis tätig, B sei $7^1/_2$ Jahren, C seit $3^3/_4$ Jahren.

Die Jahre werden in Monate umgewandelt:
$8^1/_3$ Jahre = 100 Monate
$7^1/_2$ Jahre = 90 Monate
$3^3/_4$ Jahre = 45 Monate

Helferin A: 100 = 20 Teile · 125,00 € = 2 500,00 €
Helferin B: 90 = 18 Teile · 125,00 € = 2 250,00 €
Helferin C: 45 = 9 Teile · 125,00 € = 1 125,00 €

47 Teile = 5 875,00 €
1 Teil = 125,00 €

A erhält eine Gratifikation von 2 500,00 €, B erhält 2 250,00 € und C 1 125,00 €.

3 Ein Sanatorium wird von den Ärzten A, B und C gemeinsam betrieben, wobei A 1/4, B 2/5 und C 420 000,00 € eingebracht haben.

a) Berechnen Sie die Einlagenhöhe von A und B.

b) Verteilen Sie den Jahresgewinn von 480 000,00 €. Berücksichtigen Sie dabei, dass C für die Leitung der Verwaltung vorab 40 000,00 € erhalten soll. Der Rest soll im Verhältnis der Kapitaleinlagen verteilt werden.

a)

A: $\frac{1}{4} = \frac{5}{20}$ Teile = 300 000,00 €

B: $\frac{2}{5} = \frac{8}{20}$ Teile = 480 000,00 €

C: Rest = $\frac{7}{20}$ Teile = 420 000,00 €

7 Teile = 420 000,00 €

1 Teil = 60 000,00 €

Die Einlagenhöhe von A beträgt 300 000,00 €, die von B beläuft sich auf 480 000,00 €.

b)

A:	5 Teile · 22 000 =	110 000,00 €	= 110 000,00 €
B:	8 Teile · 22 000 =	176 000,00 €	= 176 000,00 €
C:	7 Teile · 22 000 =	154 000,00 € + 40 000,00 €	= 194 000,00 €
	20 Teile	= 440 000,00 € + 40 000,00 €	= 480 000,00 €
	1 Teil	= 22 000,00 €	

A erhält einen Anteil am Jahresgewinn in Höhe von 110 000,00 €, B erhält 176 000,00 €, C erhält 154 000,00 € Gewinnanteil und 40 000,00 € für die Leitung der Verwaltung.

Mischungsrechnen

1 Eine Helferin soll 4 Liter einer 3 %igen Sagrotanlösung aus einer 75 %igen herstellen.

a) Wie lautet das Mischungsverhältnis?

b) Wie viel ml der 75 %igen Lösung werden benötigt?

c) Wie viel ml Wasser müssen dazugegeben werden?

a) **Berechnung des Mischungsverhältnisses:**

	Teile:				*Teile gekürzt:*
vorhandene Lösung	75		3	=	1
benötigte Lösung		3			
Wasser	0		72	=	24

Das Mischungsverhältnis beträgt 1 : 24, d. h., es werden 1 Teil vorhandene Lösung und 24 Teile Wasser benötigt.

b) und c) **Ermittlung der benötigten Mengen:**

25 Teile Lösung	= 4 000 ml
1 Teil Lösung	= 160 ml
1 Teil 75 % Sagrotanlösung	= 160 ml
24 Teile Wasser	= 3 840 ml
Mischung	= 4 000 ml

Für 4 l Lösung werden 160 ml 75 %iges Sagrotan und 3 840 ml Wasser benötigt.

2 Von einer 36 %igen Lösung kostet der Liter 8,40 €. In einer 18 %igen Konzentration kostet die Lösung 7,30 €.

Welchen Preis haben 600 ml einer 24 %igen Konzentration?

→

▷ *Antwort* ▷

a) **Berechnung des Mischungsverhältnisses:**

	Teile:			*Teile gekürzt:*
Konzentration der stärkeren Lösung	36 ↘		↗ 6	= 1
gewünschte Konzentration		24		
Konzentration der schwächeren Lösung	18 ↗		↘ 12	= 2

Das Mischungsverhältnis beträgt 1 : 2, d. h., es werden 1 Teil 36 %ige Lösung und 2 Teile 18 %ige Lösung benötigt.

b) **Berechnung der erforderlichen Teilmengen:**

1 Teil 36 %ige Lösung	= 200 ml
2 Teile 18 %ige Lösung	= 400 ml
3 Teile 24 %ige Lösung	= 600 ml

Berechnung des Preises:

1 000 ml 36 %ige Lösung kosten 8,40 €
200 ml 36 %ige Lösung kosten x €

$$x = \frac{8{,}40 \cdot 200}{1\,000} = 1{,}68\ €$$

1 000 ml 18 %ige Lösung kosten 7,30 €
400 ml 18 %ige Lösung kosten x €

$$x = \frac{7{,}30 \cdot 400}{1\,000} = 2{,}92\ €$$

1,68 € + 2,92 € = <u>4,60 €</u>

3 Ein Hersteller von homöopathischen Arzneimitteln verwendet zur Herstellung eines Kräutertees zwei Sorten, wobei Sorte I 2,30 € und Sorte II 1,80 € kostet.

a) Berechnen Sie das Mischungsverhältnis, wenn 1 kg der Mischung 2,10 € kosten soll.

b) Wie viel kg müssen von Sorte I genommen werden, wenn von der II. Sorte ein Restbestand von 36 kg verarbeitet werden soll? →

a) **Berechnung des Mischungsverhältnisses:**

	Teile:				*Teile gekürzt:*
Sorte I	2,30 ↘		↗ 0,30	=	3
Mischung		2,10			
Sorte II	1,80 ↗		↘ 0,20	=	2

Das Mischungsverhältnis beträgt 3 : 2, d. h., es werden 3 Teile von Sorte I und 2 Teile der Sorte II benötigt.

b) **Berechnung der benötigten Mengen:**

54 kg von Sorte I = 3 Teile
36 kg von Sorte II = 2 Teile

90 kg Mischung = 5 Teile

4 Für Blutsenkungen wird im Labor eine 3,8 %ige Natriumcitrat-Lösung benötigt. Diese soll durch Mischung von 650 ml einer 10 %igen Lösung sowie einer 2,5 %igen Lösung hergestellt werden.
a) Berechnen Sie das Mischungsverhältnis.
b) Welche Menge muss von der 2,5 %igen Lösung zugemischt werden? Geben Sie die Gesamtmenge der Mischung an.

a) **Berechnung des Mischungsverhältnisses:**

	Teile:				*Teile gekürzt:*
Konzentration der stärkeren Lösung	10 ↘		↗ 1,3	=	13
gewünschte Konzentration		3,8			
Konzentration der schwächeren Lösung	2,5 ↗		↘ 6,2	=	62

Das Mischungsverhältnis beträgt 13 : 62, d. h., es werden 13 Teile 10 %ige Lösung und 62 Teile 2,5 %ige Lösung benötigt.

b) **Berechnung der benötigten Mengen:**

650 ml 10 %ige Lösung = 13 Teile
3 100 ml 2,5 %ige Lösung = 62 Teile

3 750 ml Gesamtmenge = 75 Teile

Prozentrechnen

1 Bei einer schulzahnärztlichen Untersuchung nahmen 350 Kinder teil. 112 davon, also 32%, hatten ein gesundes Gebiss.

Ordnen Sie den einzelnen Angaben die drei Grundbegriffe der Prozentrechnung zu.

Die Grundbegriffe der Prozentrechnung

Der Prozentsatz	Der Grundwert	Der Prozentwert
Er gibt die Anzahl der Teile von 100 an.	Er entspricht 100 Hundertstel oder dem Ganzen, also 100 %.	Er ist ein Teil des Ganzen, also des Grundwertes.
z. B.	z. B.	z. B.
32 %	**von 350 Kindern**	**= 112 Kinder**

2 Prozentwert, Prozentsatz und Grundwert können grundsätzlich auf zwei verschiedene Arten berechnet werden.

Nennen Sie diese.

a) Lösung mithilfe eines einfachen Dreisatzes ***im geraden Verhältnis.***

b) Lösung unter Anwendung folgender ***Formeln:***

$$\textbf{Prozentsatz} = \frac{\text{Prozentwert} \cdot 100}{\text{Grundwert}}$$

$$\textbf{Grundwert} = \frac{\text{Prozentwert} \cdot 100}{\text{Prozentsatz}}$$

$$\textbf{Prozentwert} = \frac{\text{Grundwert} \cdot \text{Prozentsatz}}{100}$$

3 Ein Arzt erhält eine Rechnung über 1 956,00 € für seinen neuen Schreibtisch. Bei Bezahlung innerhalb von 14 Tagen erhält er 3 % Skonto.

a) Wie viel € kann der Arzt sparen, wenn er innerhalb der Skontofrist bezahlt?

b) Geben Sie an, ob Grundwert, Prozentwert oder Prozentsatz errechnet werden müssen.

a) 100 % = 1 956,00 €
3 % = x €

$$x = \frac{1956 \cdot 3}{100} = \underline{\underline{58{,}68\ €}}$$

b) Es musste der Prozentwert berechnet werden.

4 Ein Arzt bestellt für seine Helferinnen 4 neue Schreibtische zu je 980,00 €. Der Händler räumt folgende Nachlässe ein: 10 % Mengenrabatt und 2 % Skonto für Barzahlung bei Lieferung. Die gesetzliche Mehrwertsteuer beträgt 16 %.

Berechnen Sie den Barzahlungspreis.

Listenpreis für 4 Schreibtische (980,00 · 4)	3 920,00 €
– 10 % Mengenrabatt	392,00 €
= Nettopreis	3 528,00 €
+ 16 % Mehrwertsteuer	564,48 €
= Bruttopreis	4 092,48 €
– 2 % Skonto	81,85 €
= Barzahlungspreis	4 010,63 €

5 Ein tragbares Farbfernsehgerät, das vor einem Jahr 449,00 € gekostet hatte, wird jetzt für 328,00 € angeboten.

Berechnen Sie, um wie viel Prozent der Preis gesenkt wurde.

Berechnung der Preissenkung in €:

alter Preis	449,00 €
– neuer Preis	328,00 €
= Preissenkung	121,00 €

Berechnung der Preissenkung in Prozent:

449,00 € = 100 %
121,00 € = x %

$$x = \frac{100 \cdot 121}{449} = \underline{\underline{26{,}95\ \%}}$$

6 **Ein Arzt verhandelt mit einem Vertreter über die Anschaffung eines neuen Röntgengerätes. Es soll 195 693,75 € kosten. Im Verlauf des Gesprächs bedauert der Vertreter, dass erst vor 14 Tagen die Preise um 6,5 % erhöht wurden.**

Wie viel € hätte der Arzt gespart, wenn er das Röntgengerät vor 3 Wochen gekauft hätte?

	alter Preis	100 %
+	Preiserhöhung	6,5 %
=	neuer Preis	106,5 %

106,5 % = 195 693,75 €
100 % = x €

$$x = \frac{195\,693{,}75 \cdot 100}{106{,}5} = 183\,750{,}00 \text{ €}$$

	neuer Preis	195 693,75 €
–	alter Preis	183 750,00 €
=	versäumte Ersparnis	11 943,75 €

7 **Beschreiben Sie anhand der vorigen Aufgabe (6) den Rechenweg bei der Prozentrechnung mit vermehrtem Grundwert.**

Prozentrechnung mit vermehrtem Grundwert

Grundwert	← **alter Preis** →	**= 100,0 %**
+		
Prozentwert	← **+ Preiserhöhung** →	**= 6,5 %**
=		
vermehrter Grundwert	← **= neuer Preis** →	**= 106,5 %**

8 Der Preis für ein medizinisches Gerät wurde zweimal erhöht. Zuerst um 8 % und danach nochmals um 6 %. Die Ware kostet jetzt 799,07 €. Welchen Preis hatte das Gerät vor der ersten Preiserhöhung?

ursprünglicher Preis	100 %
+ 1. Preiserhöhung	8 %
= neuer Preis	108 % / 100 %
+ 2. Preiserhöhung	6 %
= jetziger Preis	106 %

106 % = 799,07 €
100 % = x €

$$x = \frac{799{,}07 \cdot 100}{106} = 753{,}84\ €$$

108 % = 753,84 €
100 % = x €

$$x = \frac{753{,}84 \cdot 100}{108} = \underline{\underline{698{,}00\ €}}$$

9 Ein Arzt verhandelt mit einem Vertreter über die Anschaffung eines neuen Röntgengerätes. Es soll 189 125,00 € kosten. Im Verlauf des Gesprächs betont der Vertreter, dass bei diesem Preis sogar ein Sonderrabatt von 15 % gewährt worden sei.

Berechnen Sie den ursprünglichen Preis.

ursprünglicher Preis	100 %
− Sonderrabatt	15 %
= Angebotspreis	85 %

85 % = 189 125,00 €
100 % = x €

$$x = \frac{189\,125 \cdot 100}{85} = \underline{\underline{222\,500{,}00\ €}}$$

10 **Beschreiben Sie anhand der vorigen Aufgabe (9) den Rechenweg bei der Prozentrechnung mit vermindertem Grundwert.**

Prozentrechnung mit vermindertem Grundwert			
Grundwert	←	alter Preis →	= 100 %
–			
Prozentwert	←	– Sonderrabatt →	= 15 %
=			
verminderter Grundwert	←	= neuer Preis →	= 85 %

11 **Bei einem Einstellungsgespräch verlangt eine erfahrene Helferin ein Nettogehalt von 900,00 €.**

Welches Bruttogehalt muss der Arzt zahlen, wenn ca. 36 % Abzüge zu berücksichtigen sind?

	Bruttogehalt	100 %
–	Abzüge	36 %
=	Nettogehalt	64 %

64 % = 900,00 €
100 % = x €

$$x = \frac{900 \cdot 100}{64} = \underline{\underline{1\,406{,}25\ €}}$$

12 **Ein Computer kostet einschließlich Mehrwertsteuer 1 026,00 €.**

a) Berechnen Sie, wie viel € Mehrwertsteuer in dem Preis enthalten sind.

b) Geben Sie an, ob es sich um eine Prozentrechnung mit vermehrtem oder vermindertem Grundwert handelt.

a)

	Verkaufspreis ohne Mehrwertsteuer	100 %
+	Mehrwertsteuer	16 %
=	Verkaufspreis mit Mehrwertsteuer	116 %

116 % = 1 026 €
16 % = x €

$$x = \frac{1\,026 \cdot 16}{116} = \underline{\underline{141{,}52\ €}}$$

b) Es liegt eine Prozentrechnung mit vermehrtem Grundwert vor.

Zinsrechnen

[1] Eine Helferin erhält auf ihrem Sparbuch 3 % Zinsen. Dies macht 36,00 € bei einem Kapital von 1 200,00 €.

Ordnen Sie den einzelnen Angaben die vier Grundbegriffe der Zinsrechnung zu.

Grundbegriffe der Zinsrechnung

Zinsfuß (p)	Kapital (k)	Zeit (t)	Zinsen (z)
Er gibt in Prozent an, wie viel € Zinsen für 100,– € Kapital bezahlt werden.	Der Betrag, der verzinst wird.	Zeitraum (Jahre, Monate, Tage), für den das Kapital verzinst wird.	Der Betrag, der für ein bestimmtes Kapital bezahlt wird.
z. B.	z. B.	z. B.	z. B.
3 %	**von 1 200,00 €**	**in einem Jahr**	**= 36,00 €**

Berechnen der Zinsen

[2] Wie lautet die Formel für die Berechnung der Zinsen?

$$\textbf{Zinsen} = \frac{k \cdot p \cdot t}{100 \cdot 360}$$

[3] Eine Helferin legt einen Lottogewinn von 4 378,00 € für $2^1/_2$ Jahre fest auf ihrem Sparbuch an. Der Zinssatz beträgt 6 %.

Wie viel Zinsen bekommt sie nach Ablauf der $2^1/_2$ Jahre?

$$z = \frac{k \cdot p \cdot t}{100 \cdot 360}$$

$$z = \frac{4\,378 \cdot 6 \cdot 900}{100 \cdot 360} = \underline{\underline{656{,}70\text{ €}}}$$

Merke: *Centbeträge bleiben bei der Zinsrechnung unberücksichtigt.*

4 Wie werden die Zinstage berechnet?

a) Ein *Jahr* entspricht *360 Tagen*

b) Ein *Monat* entspricht *30 Tagen.*
→ Der 31. eines Monats wird nicht berücksichtigt.*)

c) Bei einem Abrechnungsdatum 28. 2. (bzw. 29. 2. in Schaltjahren) wird mit 28 (bzw. 29) Tagen gerechnet.

d) Bei der Berechnung der Tage wird der erste nicht mitgezählt, der letzte Tag dagegen zählt.

---

*) In manchen Fällen (z. B. bei Termingeldeinlagen) ermitteln die Banken die Zeit nach der **Euro-Zinsmethode**. Dabei werden die Monate genau nach dem Kalender berechnet. Dadurch wird z. B. der Januar oder der März mit 31 Tagen gezählt, der Februar mit 28 bzw. mit 29 Tagen.

5 Berechnen Sie die Zinstage für die folgenden Zeiträume.

a) 18. 1.–22. 3. **b) 22. 2.–24. 7.** **c) 31. 8.–31. 12.** **d) 28. 2.–17. 4.** **e) 31. 1. 03–28. 2. 04**

a)	18. 1.–18. 3.	= 2 Monate	=	60 Tage
	18. 3.–22. 3.		=	4 Tage
	18. 1.–22. 3.		=	64 Tage
b)	22. 2.–22. 7.	= 5 Monate	=	150 Tage
	22. 7.–24. 7.		=	2 Tage
	22. 2.–24. 7.		=	152 Tage
c)	31. 8.–31. 12.	= 4 Monate	=	120 Tage
d)	28. 2.–28. 3.	= 1 Monat	=	30 Tage
	28. 3.–30. 3.		=	2 Tage
	30. 3.–17. 4.		=	17 Tage
	28. 2.–17. 4.		=	49 Tage
e)	31. 1. 03–31. 1. 04	= 1 Jahr	=	360 Tage
	31. 1. 04–28. 2. 04		=	28 Tage
	31. 1. 03–28. 2. 04		=	388 Tage

6 Nennen Sie die entsprechenden Formeln zur Berechnung von

a) dem Kapital (*k*)
b) der Zeit (*t*)
c) dem Zinssatz (*p*).

a) **Kapital (*k*)** $= \dfrac{z \cdot 100 \cdot 360}{p \cdot t}$

b) **Zeit (*t*)** $= \dfrac{z \cdot 100 \cdot 360}{k \cdot p}$

c) **Zinssatz (*p*)** $= \dfrac{z \cdot 100 \cdot 360}{k \cdot t}$

7 Eine Helferin nimmt bei ihrem Chef ein Darlehen auf. Sie erhält 7 500,00 € auf 14 Monate. Als Zinsen wurden 850,00 € vereinbart.

Berechnen Sie den Zinssatz.

$$p = \frac{z \cdot 100 \cdot 12}{k \cdot t}$$

$$p = \frac{850 \cdot 100 \cdot 12}{7\,500 \cdot 14} = \underline{\underline{9{,}71\,\%}}$$

8 Martina musste kurzfristig ihr Konto überziehen. Die Bank berechnet 14,95 € für 30 Tage bei einem Zinssatz von 11,5 %.

Berechnen Sie die Höhe des Überziehungskredits.

$$k = \frac{z \cdot 100 \cdot 360}{p \cdot t}$$

$$k = \frac{14{,}95 \cdot 100 \cdot 360}{11{,}5 \cdot 30} = \underline{\underline{1\,560{,}00\text{ €}}}$$

9 Eine Helferin legt 25 000,00 € zu 6 % als Festgeld an. Bei Fälligkeit erhält sie 25 375,00 € zurück.

Wie lange hat sie das Geld angelegt?

$$t = \frac{z \cdot 100 \cdot 360}{k \cdot p}$$

$$t = \frac{375 \cdot 100 \cdot 360}{25\,000 \cdot 6} = \underline{\underline{90\text{ Tage}}}$$

10 Ein Internist hat am 6. 1. für 8 320,00 € ein medizinisches Gerät gekauft. Als Zahlungsbedingungen wurden vereinbart: 3 % Skonto bei Zahlung innerhalb von 14 Tagen oder 45 Tage Ziel. Bei verspäteter Zahlung müssen 6 % Verzugszinsen bezahlt werden.

a) Trotz der vorhandenen Barmittel wird die pünktliche Zahlung übersehen. Welcher Betrag wird in der Mahnung vom 24. 5. berechnet?

b) Wie viel hätte der Internist sparen können, wenn er innerhalb der Skontofrist bezahlt hätte?

a) **Berechnung der Verzugszinsen:**

6. 1. + 45 Tage = 21. 2.
vom 21. 2. bis 24. 5. = 93 Tage

$$z = \frac{k \cdot p \cdot t}{100 \cdot 360}$$

$$z = \frac{8\,320 \cdot 6 \cdot 93}{100 \cdot 360} = 128{,}96 \text{ €}$$

Berechnung des Mahnbetrags:

Rechnungsbetrag	8 320,00 €
+ Verzugszinsen	128,96 €
Mahnbetrag	8 448,96 €

b) **Berechnung der versäumten Ersparnis:**

Skonto	249,60 €
+ Verzugszinsen	128,96 €
versäumte Ersparnis	378,56 €

11 Ein Arzt kauft sich zum Preis von 1 800,00 € neue Stühle für das Wartezimmer. Laut Rechnung kann er innerhalb von 10 Tagen 2 % Skonto abziehen oder innerhalb von 30 Tagen ohne Abzug zahlen. Bei verspäteter Zahlung wird ein Aufschlag von 40,00 € erhoben.

a) Wie hoch ist der Skontobetrag?

b) Der Arzt bezahlt 20 Tage nach dem gewährten Zahlungsziel. Welchem Zinssatz entsprechen der nicht ausgenutzte Skonto und der Aufschlag?

→

▷ Antwort ▷

a) **Berechnung des Skontobetrages:**

$$\begin{aligned} 100\,\% &= 1\,800{,}00\ € \\ 2\,\% &= x\ € \end{aligned}$$

$$x = \frac{1\,800 \cdot 2}{100} = \underline{\underline{36{,}00\ €}}$$

b) ***Gegeben:***

k = 1 764,00 € (1 800,00 € – 36,00 € Skonto)

t = 40 Tage (30 Tage Zahlungsziel + 20 Überziehungstage – 10 Tage Skontofrist)

z = 76,00 € (36,00 € Skonto + 40,00 € Aufschlag)

Gesucht: p

$$\boldsymbol{p} = \frac{z \cdot 100 \cdot 360}{k \cdot t} = \frac{76 \cdot 100 \cdot 360}{1\,764 \cdot 40} = \underline{\underline{38{,}78\,\%}}$$

Buchführung

Bitte beachten Sie:
Hier unterscheiden sich die Lehrpläne der einzelnen Bundesländer zum Teil erheblich. In manchen Bundesländern wird z. B. gar keine Buchführung unterrichtet, in anderen dagegen wird sie mit Fachmathematik als Rechnungswesen zusammengefasst.

Notwendigkeit der Buchführung

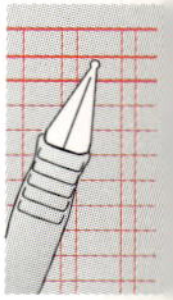

1 Unterliegen auch Ärzte der gesetzlichen Buchführungspflicht?

Nein. Ärzte unterliegen weder nach Handelsrecht noch nach Steuerrecht der Buchführungspflicht.

2 Welche Gründe veranlassen einen Arzt, freiwillig Buchführung zu betreiben?

a) Übersicht über die wirtschaftliche Lage einer Praxis
b) Nachweis der Praxiseinnahmen (Betriebseinnahmen)
c) Nachweis der Praxisausgaben (Betriebsausgaben)
d) Feststellung des Praxisgewinnes bzw. Praxisverlustes
e) Grundlage für die Steuerberechnung
f) Nachweis über Kreditwürdigkeit
g) Beweismittel vor Gericht
h) informiert Teilhaber, Gesellschafter etc.

3 Welche steuerlichen Folgen können sich aus fehlenden oder mangelhaften Aufzeichnungen ergeben?

Bei fehlenden oder mangelhaften Aufzeichnungen schätzt das Finanzamt die Steuerschuld. Der so ermittelte Betrag ist meist sehr ungünstig für den Steuerpflichtigen.

Vorschriften über Inhalte und Form der Buchführung

1 Für eine korrekte Buchführung müssen verschiedene gesetzliche Grundlagen beachtet werden.

Geben Sie hierzu drei Beispiele.

a) Das Handelsgesetzbuch (HGB)
b) das Einkommensteuergesetz (EStG)
c) das Umsatzsteuergesetz (UStG)
d) die Abgabenordnung (AO)

2 Damit eine Buchführung ordnungsgemäß ist, müssen bestimmte Grundsätze eingehalten werden.

Nennen Sie die wichtigsten Buchführungsgrundsätze.

a) Sämtliche Buchungen müssen der Wahrheit entsprechen.
b) Alle Buchungen müssen klar, übersichtlich und in chronologischer Reihenfolge ausgeführt werden.
c) Jeder Buchung muss ein Beleg zu Grunde liegen.
d) Die Seiten der Buchführungsbücher werden fortlaufend nummeriert.
e) Keine Eintragungen mit Bleistift, sondern mit Tinte, Kugelschreiber oder Schreibmaschine.
f) Keine Radierungen.
g) Fehleintragungen werden so gestrichen, dass die ursprüngliche Eintragung noch lesbar ist.
h) Leerräume werden durch Winkelstrich (Buchhalternase) entwertet.

3 Wie werden irrtümlich gemachte Eintragungen berichtigt?

Irrtümlich gemachte Eintragungen müssen leserlich durchgestrichen werden.

4 Erklären Sie, was man unter einer „Ist-Buchführung" versteht.

Zahlungen werden erst dann buchhalterisch erfasst, wenn sie tatsächlich geleistet worden sind, d. h.:

→ ***Einnahmen*** werden erst dann gebucht, wenn der Geldbetrag eingegangen *„ist"*

→ ***Ausgaben*** werden erst dann gebucht, wenn der Geldbetrag ausgegangen *„ist"*

5 Wann werden die folgenden Fälle verbucht?

a) Dr. Bauer bezahlt am 16. 5. eine Rechnung für Büromaterial. Die Ware wurde am 14. 5. geliefert, die ausgestellte Rechnung datiert vom 13. 5.

b) Herr Obermaier überweist am 17. 5. das Geld für eine am 2. 5. ausgestellte Liquidation. Die Bank schreibt den Betrag am 19. 5. gut.

a) Die Buchung erfolgt unter dem 16. 5.

b) Die Buchung erfolgt unter dem 19. 5.

6 Nennen Sie eine Ausnahme der Ist-Buchführung.

Im Bestandsverzeichnis werden Praxisanschaffungen am Tag der Anschaffung eingetragen, unabhängig vom Zeitpunkt der Zahlung.

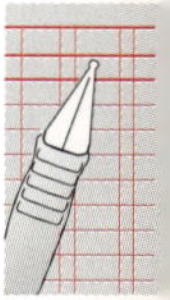

7 Geben Sie an, durch welche Rechnung der Gewinn einer Arztpraxis ermittelt wird, und erläutern Sie diese.

Durch ***Überschussrechnung*** (§ 4 Abs. 3 EStG), d. h., indem man die Praxiseinnahmen den Praxisausgaben gegenüberstellt und so den Gewinn bzw. Verlust ermittelt.

Unterlagen der Buchführung

1 Welche Bücher werden für Aufzeichnungen in einer Arzt-Buchhaltung benötigt?

a) Das Einnahmebuch
b) das Ausgabenbuch
c) das Kassenbuch (Sprechstunden-einnahmebuch)
d) das Bestandsverzeichnis

2 Wie lange müssen die Belege und Buchführungsbücher aufbewahrt werden?

10 Jahre

3 Belege sind die Voraussetzung für jede Buchung. Deshalb müssen aus Belegen bestimmte Daten ersichtlich sein.

Welche sind dies?

a) Datum der Zahlung
b) Höhe der Zahlung
c) Zahlungsgrund
d) Zahlungsempfänger
e) Zahlungspflichtiger

4 Man unterscheidet verschiedene Belege.

Nennen Sie

a) vier Einnahmebelege

b) vier Ausgabebelege

a) ***Einnahmebelege:***
- Liqudationsdurchschriften
- Quittungsdurchschriften
- Kontoauszüge
- Postabschnitte
- Abrechnungsbescheide

b) ***Ausgabenbelege:***
- Gehaltsabrechnungen
- Lieferantenrechnungen
- Überweisungsdurchschriften
- Postabschnitte
- Quittungen
- Kassenbons

5 Nennen Sie die wichtigsten Angaben, die Sie einem Kontoauszug entnehmen können.

a) Kontonummer
b) alter Kontostand
c) neuer Kontostand
d) Gutschriften
e) Lastschriften
f) Buchungstag

6 Eine Privatliquidation wird durch Banküberweisung bezahlt.

Welche Belege fallen an?

a) Die Liquidationsdurchschrift
b) der Kontoauszug der Bank

7 Ein Patient begleicht die Liquidation mit einem Verrechnungsscheck.

Welche Belege fallen an?

a) Die Liquidationsdurchschrift
b) die Empfangsbestätigung für die Scheckeinlieferung
c) der Kontoauszug der Bank

8 Eine Lieferantenrechnung wird durch Überweisung bezahlt.

Welche Belege fallen an?

a) Die Lieferantenrechnung
b) die Durchschrift der Überweisung
c) der Kontoauszug der Bank

9 Wann fertigen Sie einen Eigenbeleg an?

Ein ***Eigenbeleg*** wird angefertigt, wenn für eine Ausgabe keine Quittung vorhanden ist.

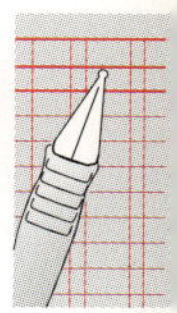

10 Welche Unterlagen muss der Arzt bei einer steuerlichen Betriebsprüfung bereitlegen?

a) Bestandsverzeichnis
b) Kassenbuch
c) Einnahmebuch
d) Ausgabenbuch
e) Gehaltskonten
f) Belege
g) Kontoauszüge
h) Verträge

11 Nach welchen Ordnungskriterien sollten Belege abgelegt werden?

a) ***Unbezahlte Liquidationsdurchschriften*** alphabetisch

b) ***übrige Belege*** chronologisch, evtl. Unterteilung nach Sachgebieten, z. B.:
   - *KV-Abrechnungsbescheide*
   - *Personalunterlagen*
   - *Versicherungsbescheide*
   - *Steuerbescheide*
   - *Belege über Praxisgegenstände des Bestandsverzeichnisses entsprechend dortiger Nummerierung*

c) ***Kontoauszüge*** nach Auszugsnummern

[12] Weshalb sind Kontoauszüge lückenlose Belege?	Jede Veränderung des Kontostandes wird durch einen Kontoauszug angezeigt. Die fortlaufende Nummerierung der Kontoauszüge ermöglicht eine leichte Kontrolle.
[13] Welche Eintragungen enthält das Kassenbuch?	Einnahmen, die der Arzt ohne Erteilung einer besonderen Rechnung sofort liquidiert.
[14] Welche Angaben können dem Kassenbuch entnommen werden?	a) Datum b) Name des Patienten c) Anschrift des Patienten d) Grund der Zahlung e) Betrag
[15] Die private Nutzung eines Geschäftswagens wird vom Finanzamt in der Regel pauschal angesetzt. **Wie muss ein Arzt vorgehen, wenn er alle beruflich gefahrenen Kilometer geltend machen will?**	Der Arzt sollte ein ***Fahrtenbuch*** führen, das folgende Eintragungen enthält: – Datum – Zielort – Anzahl der gefahrenen Kilometer

Honorare für ärztliche Leistungen

1 Geben Sie drei Beispiele für Einnahmen aus ärztlichen Leistungen.

a) Honorarzahlungen von Privatpatienten
b) Honorare für ärztliche Gutachten
c) Überweisungen der Privatärztlichen Verrechnungsstelle
d) Zahlungen der Kassenärztlichen/Zahnärztlichen Vereinigung
e) Zahlungen von Berufsgenossenschaften

2 a) Nennen Sie zwei Beispiele für eine ärztliche Nebentätigkeit.
b) Wie werden diese Nebentätigkeiten besteuert?

a) ***Ärztliche Nebentätigkeiten sind z. B.:***
- Vertrauensarzt
- Bahnarzt
- Hilfsarzt beim Gesundheitsamt
- Erstellen von Gutachten zu therapeutischen Zwecken
- zahnärztliche Kontrolluntersuchungen

b) Da der Arzt in *Ausübung seines Berufes selbstständig* tätig ist, unterliegen diese Tätigkeiten nur der Einkommensteuer und nicht der Umsatzsteuer.

3 Welche Nebentätigkeiten des Arztes unterliegen der Umsatzsteuer?

a) Schriftstellerische Tätigkeit
b) Prüfungstätigkeit
c) Lehrtätigkeit

4 Wann ist die Lehrtätigkeit eines Arztes nicht umsatzsteuerpflichtig?

Zählt die Lehrtätigkeit zu den Einkünften aus nicht selbstständiger Arbeit ***(Arbeitnehmertätigkeit)***, dann unterliegt sie der Lohnsteuer und nicht der Umsatzsteuer. Die Zahlung von Lohnsteuer schließt immer die Umsatzsteuerzahlung aus.

Praxisausgaben

[1] In einer Arztpraxis werden verschiedene Ausgabenarten unterschieden.

Zählen Sie die wichtigsten Arten auf.

Ausgaben für:

a) Praxisräume
b) Praxispersonal
c) Bürobedarf
d) Sprechstundenbedarf
e) Laborbedarf
f) Praxisversicherungen
g) Praxisfahrten
h) sonstige Ausgaben

[2] Ordnen Sie den Ausgabenarten aus Aufgabe [1] die nachfolgend aufgeführten Ausgaben zu.

a) Sozialversicherungsbeiträge
b) Miete
c) Reinigungsmittel für Praxisräume
d) Kittel für Helferin
e) Berufshaftpflichtversicherung
f) Schreibmaschinenpapier
g) Heizung
h) Benzinkosten
i) Kfz-Steuer u. -Versicherung

Personalkosten
- Sozialversicherungsbeiträge
- Kittel für Helferin

Praxisräume
- Miete
- Reinigungsmittel für Praxisräume
- Heizung

Bürobedarf
- Schreibmaschinenpapier

Praxisversicherungen
- Berufshaftpflichtversicherung

Praxisfahrten
- Benzinkosten
- Kfz-Steuer und -Versicherung

[3] Vom Gehalt einer Helferin müssen die gesetzlichen Abzüge einbehalten werden.

Nennen Sie diese.

Gesetzliche Abzüge:

a) die Lohnsteuer*
b) die Kirchenlohnsteuer
c) die Arbeitnehmeranteile (50 %) zur Sozialversicherung, dies sind im einzelnen Beiträge für:
   - Arbeitslosenversicherung
   - Krankenversicherung
   - Rentenversicherung
   - Pflegeversicherung

*) Seit 1. 1. 1995 wird zusätzlich ein Solidaritätszuschlag erhoben. Dieser Zuschlag beträgt zurzeit 5,5 % von der Lohnsteuer.

4 Wer bezahlt die Sozialversicherungsbeiträge?

Sozialversicherungsbeiträge				
Unfall-versicherung	Kranken-versicherung	Renten-versicherung	Arbeitslosen-versicherung	Pflege-versicherung
100 % der Arbeitgeber	50 % der Arbeitnehmer*) 50 % der Arbeitgeber**)			

5 Wer erhält die einbehaltenen Lohnabzüge?

a) Die *Lohnsteuer, die Kirchenlohnsteuer* und den *Solidaritätszuschlag* erhält das zuständige Finanzamt.

b) Die *Sozialversicherungsbeiträge* erhält die zuständige Krankenkasse. Diese behält die Krankenversicherungsbeiträge und die Pflegeversicherungsbeiträge, die Beiträge zur Arbeitslosen- und Rentenversicherung leitet sie weiter.

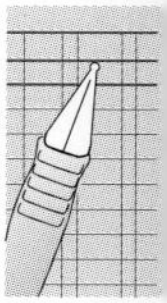

6 Welche Ausgaben kennen Sie aus der Gehaltsabrechnung?

Folgende Zahlungen kommen bei der Gehaltsabrechnung vor:

a) Gehaltszahlungen
b) Urlaubsgeld
c) Weihnachtsgeld
d) Überstundenvergütung
e) vermögenswirksame Leistungen
f) Heiratsbeihilfen
g) Geburtshilfen
h) Ausbildungsvergütungen
i) Fahrtkosten

---

*) Bei Auszubildenden, die nicht mehr als 325 € Ausbildungsvergütung erhalten, übernimmt der Arbeitgeber allein die Sozialversicherungsbeiträge.
Bei Beschäftigten, die nicht mehr als 400,00 € pro Monat verdienen (***geringfügige Beschäftigung***, sog. Minijobs), trägt der Arbeitgeber die gesetzlichen Abzüge allein, und zwar 11 % für die Krankenversicherung sowie 12 % für die Rentenversicherung und 2 % Pauschalsteuer. Leistungsansprüche erwachsen dem Versicherten daraus jedoch nicht. (Stand: 1. 1. 2004)

**) In Sachsen bezahlen die Arbeitnehmer die Pflegeversicherungsbeiträge zu 100 %.

7 Was versteht man unter Personalkosten?

Personalkosten sind sämtliche Aufwendungen, die einem Arbeitgeber durch sein Personal entstehen, wie z. B.
- Bruttogehälter
- Arbeitgeberanteil zur Sozialversicherung
- sonstige Bezüge

8 Von welchem Betrag muss der Arzt die Lohnsteuer seiner Beschäftigten berechnen?

Vom Bruttoarbeitsentgelt

9 Aufgrund welcher Unterlage berechnet der Arzt die Lohnabzüge seines Personals?

Anhand der Lohnsteuerkarte

10 Der Arzt muss für jeden seiner Arbeitnehmer für jedes Jahr ein Gehaltskonto führen.
a) Welche Eintragungen erfolgen auf diesem Gehaltskonto?
b) Wie lange muss das Gehaltskonto aufbewahrt werden?

a) Auf dem Gehaltskonto müssen alle Gehaltszahlungen sowie die einbehaltenen Abzüge eingetragen werden.
b) Das Gehaltskonto muss 10 Jahre aufbewahrt werden.

11 Unterscheiden Sie Bruttogehalt und Bruttoarbeitsentgelt.

Bruttogehalt
\+ sonstige Bezüge
= ***Bruttoarbeitsentgelt***

12 Nennen Sie drei Beispiele für sonstige Bezüge.

Sonstige Bezüge sind z. B.:
- Überstundenzuschläge
- Urlaubsgeld
- vermögenswirksame Leistungen

13 Unterscheiden Sie zwischen Vermögensbildung und vermögenswirksamer Leistung.

Vermögensbildung
verringert das Nettogehalt.

Vermögenswirksame Leistungen
vermehren das Bruttogehalt.

[14] Nennen Sie jeweils ein Beispiel für Versicherungen,

a) die Praxisausgaben sind

b) die Privatausgaben sind und als Vorsorgeaufwendungen geltend gemacht werden können

c) die Privataufwendungen sind und nicht als Vorsorgeaufwendungen geltend gemacht werden können.

a) – Berufshaftpflichtversicherung
   – Inventarversicherung
   – gesetzliche Unfallversicherung

b) – Krankenversicherung
   – Lebensversicherung

c) – Hausratversicherung
   – Reisegepäckversicherung

[15] Hat der Arzt die Praxisräume gemietet, dann fallen neben der vereinbarten Miete weitere Kosten an.

Nennen Sie vier dieser Betriebskosten für Praxisräume.

Betriebskosten für Praxisräume:

a) Hausreinigung
b) Heizungskosten
c) Gebäudeversicherungen
d) Wasserkosten und Abwassergebühren
e) Kaminreinigung
f) Hausmeister
g) Hausbeleuchtung
h) Grundsteuer
i) Müllabfuhr

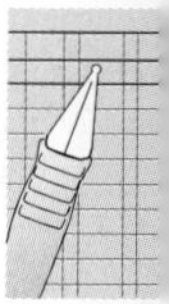

Verbuchung von Praxisausgaben und Praxiseinnahmen

1 Was versteht man unter einer Inzahlungnahme und wie wird sie buchhalterisch erfasst?

Bei einer ***Inzahlungnahme*** von Praxisgegenständen wird der Wert des alten Gegenstandes auf den Preis des Neugeräts angerechnet. Der Verkauf des alten Geräts wird als Praxiseinnahme verbucht, der Kauf des Neugeräts dagegen mit dem Nennwert als Praxisausgabe.

2 Erklären Sie, was man unter Hilfsgeschäften versteht?

Hilfsgeschäfte sind

- *der Verkauf von Praxisgegenständen*
- *die Inzahlunggabe von Praxisgegenständen*
- *die Übernahme von Praxisgegenständen in den Privathaushalt des Arztes (sog.* ***Privatentnahme****)*

Beispiele:

- Beim Kauf eines neuen Pkw wird der alte in Zahlung gegeben
- Verkauf eines gebrauchten Schreibtisches
- Ein Aktenschrank wird in den Privathaushalt entnommen

Wegen der Einkommensteuer sind Hilfsgeschäfte aufzeichnungspflichtig, von der Umsatzsteuer jedoch sind sie befreit.
Hilfsgeschäfte müssen als *Praxiseinnahmen* verbucht werden.

3 **Die Abbildung auf der nächsten Seite zeigt ein Beispiel eines Einnahmen-Ausgaben-Buches*).**

Geben Sie für die folgenden Buchungsvorgänge (a–e) die entsprechenden Spalten an.

a) Patient Bauer bezahlt eine Liquidation vom 12. 5. 2004 über 234,00 € durch Postanweisung.

b) Die Kassenärztliche Vereinigung überweist für die Abrechnung des letzten Quartals die zweite Vorauszahlung über 19 000,00 €.

c) Die Telefonrechnung für den August wird vom Bankkonto abgebucht.
In dem Betrag von 189,00 € sind 35,00 € Privatanteil enthalten.

d) Mit Banküberweisung bezahlen wir 430,00 € an unsere Versicherung. Und zwar 170,00 € für die Berufshaftpflichtversicherung, 260,00 € für die private Krankenversicherung.

e) Die Miete für die Praxisräume in Höhe von 900,00 € wird überwiesen.

a) Spalte 4:	234,00 €	Spalte 9:	234,00 €
b) Spalte 6:	19 000,00 €	Spalte 9:	19 000,00 €
c) Spalte 18:	189,00 €	Spalte 23:	154,00 €
Spalte 44:	35,00 €		
d) Spalte 18:	430,00 €	Spalte 25:	170,00 €
Spalte 40:	260,00 €		
e) Spalte 18:	900,00 €	Spalte 21:	900,00 €

*) Das hier verwendete Musterformular kann von dem an Ihrer Schule gebräuchlichen Vordruck abweichen. In diesem Fall müssen Sie die entsprechenden Abweichungen berücksichtigen.

Monat .... 2004 **Einnahmen aus:**

Tag	Buchungstext Name des Zahlenden (Einnahmen) Name des Zahlungsempfängers (Ausgaben)	Beleg	Kasse	Postbank	Bank		selbständiger Arbeit umsatzsteuerfrei Kassenpraxis	selbständiger Arbeit umsatzsteuerfrei Privatpraxis	selbständiger Arbeit umsatzsteuerpflichtig	nicht selbständiger Arbeit Gehalt	Kapitalvermögen	Vermietung Verpachtung
1	2	3	4	5	6	7	8	9	10	11	12	13
	Übertrag											
	1											
	2											

Ausgaben **für:**

Sonstige	Innere Überweisung	Kasse	Postbank	Bank			Praxisräume Miete Strom, Gas Heizung	Praxisräume Reinigung Dekoration Reparatur	Telefon Porto	Praxisbetrieb Bücher Zeitschriften Bürobedarf	Praxisbetrieb Praxis-Versicherungen Beiträge Gebühren	Praxis-Personal Lohn Sozialbeiträge Sachbezüge	Praxiseinrichtung Reparaturen Wäsche Berufskleidung	Praxiseinrichtung kleine Anschaffungen bis 800,- DM
14	15	16	17	18	19/20		21	22	23	24	25	26	27	28
						1								
						2								

Praxiseinrichtung Labor Medikamente Sprechstundenbedarf	Praxiseinrichtung Röntgen-, Zahnmaterial	Praxisfahrten Garage Steuer Versicherung	Praxisfahrten Treibstoff Reparaturen Reinigung	Praxisfahrten fremde Beförderungsmittel	Fortbildung Tagungen Reisespesen Bewirtungssp. Geschenke	Sonst. Praxis-Ausgaben Umsatzsteuer Zinsen usw.	Neuanschaffung über 800,-DM **aktivierungspflichtig**		Hauskosten	Sonderausgaben z.B. Kirchensteuer Spenden Renten	Sonderausgaben Vorsorge-Aufwand Versicherungsprämien Bausparkasse		innere Überweisung	Persönl. St. Einkommen-St. Kap.-Ertr.-St. Lohn-St. Vermög.-St.	Privat
29	30	31	32	33	34	35	36	37	38	39	40	41	42	43	44

Ausgaben für höherwertige Wirtschaftsgüter der Praxis

1 Die Steuergesetze unterscheiden zwischen Anlagegütern mit einem Anschaffungswert über 410,– € und solchen, deren Anschaffungswert bis 410,– € beträgt.

Wie wirkt sich diese Unterscheidung steuerlich für den Arzt aus?

Anlagegüter, deren Anschaffungspreis ohne Umsatzsteuer ***bis 410,– €*** beträgt, ***können*** am Zahlungstag ins Ausgabenbuch eingetragen werden.
Am Jahresende dürfen sie in voller Höhe von den Einnahmen abgezogen werden.
Anlagegüter, deren Anschaffungswert ohne Umsatzsteuer ***über 410,– €*** liegt, ***müssen*** am Tag der Anschaffung in das Bestandsverzeichnis eingetragen werden und über mehrere Jahre abgeschrieben werden. Am Jahresende darf deshalb nur der jährliche Abschreibungsbetrag die Einnahmen mindern.

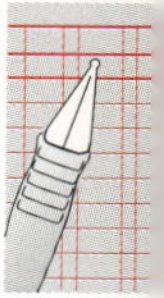

2 Wie werden Praxisgegenstände genannt, deren Anschaffungswert ohne Umsatzsteuer bis 410,– € beträgt?

Geringwertige Anlagegüter

3 Welche Gegenstände müssen in das Bestandsverzeichnis eingetragen werden?

Alle Praxisgegenstände, deren Anschaffungswert ohne Umsatzsteuer über 410,– € liegt.

4 Welche Informationen enthält das Bestandsverzeichnis?

a) Die laufende Nummer
b) den Anschaffungsgegenstand
c) das Datum der Anschaffung
d) die Nutzungsdauer
e) den AfA-(Abschreibungs-)Prozentsatz
f) den Anschaffungspreis
g) den Abschreibungsbetrag
h) den Buchwert

5 Erläutern Sie, was man unter dem „Buchwert" versteht?

Der ***Buchwert*** ist der Anschaffungspreis, der um die Abschreibungsbeträge vermindert wurde.

[6] Welche Berechnungen müssen am Jahresende im Bestandsverzeichnis vorgenommen werden?

a) Die jährlichen Abschreibungsbeträge

b) die Buchwerte nach erfolgter Abschreibung

[7] Die nachfolgende Abbildung zeigt einen Auszug aus einem Bestandsverzeichnis.

Das Bestandsverzeichnis

Gegenstand	Datum der Anschaffung	Nutzdauer	Afa %	Anschaffungspreis	Afa 20..	Bestand am 1. Jan. 20..	Afa 20..	Bestand am 1. Jan. 20..	Afa 20..	Bestand am 1. Jan. 20..	Afa 20..	Bestand am 1. Jan. 20..

Am 12. 3. 2004 wird ein Computer für 1 650,00 € gekauft. Die voraussichtliche Nutzungsdauer beträgt 5 Jahre, als Abschreibungsmethode wird das lineare Verfahren gewählt.

Nehmen Sie die Eintragungen für die ersten 3 Jahre vor.

Das Bestandsverzeichnis

Gegenstand	Datum der Anschaffung	Nutzdauer	Afa %	Anschaffungspreis	Afa 20..	Bestand am 1. Jan. 20..	Afa 20..	Bestand am 1. Jan. 20..	Afa 20..	Bestand am 1. Jan. 20..	Afa 20..	Bestand am 1. Jan. 20..
Computer	*12.03.04*	*5*	*20*	*1650.–*	*275.–*)*	*1375.–*	*330.–*	*1045.–*	*330.–*	*715.–*		

*) Anmerkung:
Im Jahr der Abschreibung darf nicht der volle Abschreibungsbetrag abgesetzt werden. Einschließlich dem Anschaffungsmonat darf für jeden verbleibenden Monat ein Zwölftel des Jahres-AfA-Betrags angesetzt werden.

Abschreibungen

1 Erklären Sie, was man unter Abschreibung versteht.

Wegen betriebswirtschaftlicher Gründe und gesetzlicher Vorschriften werden die Anschaffungskosten eines Gegenstandes auf die vermutliche Nutzungsdauer verteilt.
Die Abschreibung ist der Anschaffungskostenanteil, der auf ein Jahr entfällt.
Hauptursachen der Abschreibung sind:
- technischer Fortschritt
- Verschleiß

2 Erläutern Sie den Begriff AfA.

AfA = Absetzung für Abnutzung. Dieser Begriff ist die steuerliche Bezeichnung für Abschreibung.

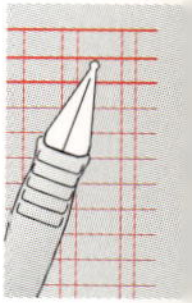

3 Man unterscheidet hauptsächlich zwei Abschreibungsmethoden.
Nennen Sie diese.

a) Die lineare Abschreibung
b) die degressive Abschreibung

4 Wie wird die lineare AfA berechnet?

Lineare AfA:	
$\frac{100}{\text{Nutzungsdauer}} = \underline{\underline{\text{AfA in \%}}}$	*Der jährliche Abschreibungsprozentsatz wird immer vom Anschaffungswert berechnet.*
$\frac{\text{Anschaffungspreis}}{\text{Nutzungsdauer}} = \underline{\underline{\text{AfA in €}}}$	*Der jährliche Abschreibungsbetrag bleibt stets gleich hoch.*

5 Ein Pkw wurde für 77 625,00 € angeschafft.
Berechnen Sie den jährlichen Abschreibungsbetrag bei linearer Abschreibung sowie den entsprechenden Abschreibungsprozentsatz.
Die voraussichtliche Nutzungsdauer beträgt 5 Jahre.

AfA in € $= \frac{77\,625{,}00\ €}{5\ \text{Jahre}}$

$= \underline{\underline{15\,525{,}00\ €/\text{Jahr}}}$ *)

AfA in % $= \frac{100}{5\ \text{Jahre}}$

$= \underline{\underline{20\,\%/\text{Jahr}}}$

6 a) Nach welcher Formel wird die degressive AfA bei beweglichen Wirtschaftsgütern ermittelt?
b) Von welchem Wert wird der Abschreibungsbetrag immer berechnet?
c) Wie wirkt sich dies auf den jährlichen Abschreibungsbetrag aus?

a) Der Abschreibungsprozentsatz der degressiven AfA darf 2-mal so hoch sein wie bei linearer Abschreibung, jedoch *höchstens 20 %* des Anschaffungswertes.
Die Formel lautet deshalb:

Degressive AfA:

$$\frac{100}{\text{Nutzungsdauer}} \times 2 = \underline{\underline{\text{AfA in \%}}}$$

höchstens jedoch 20 % vom Anschaffungswert

b) Vom jeweiligen Rest- bzw. Buchwert
c) ***Der Abschreibungsbetrag vermindert sich jedes Jahr,*** weil er prozentual vom jeweiligen Restwert berechnet wird und nicht vom Anschaffungswert.

7 Der Anschaffungswert eines medizinischen Gerätes beträgt 1 650,00 €, die Nutzungsdauer 5 Jahre.
a) Ermitteln Sie den zulässigen degressiven Abschreibungsprozentsatz.
b) Wie hoch sind die jeweiligen Abschreibungsbeträge im ersten und zweiten Jahr?

a) ***Zulässiger Abschreibungsprozentsatz:***

$$\frac{100}{5\ \text{Jahre}} \cdot 2 = \underline{\underline{40\,\%}}$$

höchstens jedoch 20 %

b) **AfA im 1. Jahr:**
20 % von 1 650,00 € = 330,00 € *)
AfA im 2. Jahr:
20 % von 1 320,00 € = 264,00 €

---

*) Siehe auch Anmerkung zu 7 S. 366 und 11 S. 369

8 Wo kann die Nutzungsdauer eines Praxisgegenstandes nachgeschlagen werden?

In der amtlichen AfA-Tabelle für die freien Berufe der Gesundheitspflege

9 Darf die gewählte Abschreibungsmethode im Verlauf des Abschreibungszeitraumes gewechselt werden?

- Der nachträgliche Wechsel von der linearen zur degressiven AfA ist nicht gestattet.
- Der nachträgliche Wechsel von der degressiven zur linearen AfA ist möglich.

10 Weshalb wird die degressive Abschreibung oft der linearen vorgezogen?

Viele Anschaffungsgegenstände erleiden in den ersten Nutzungsjahren einen höheren Wertverlust als in den Folgejahren.
Beispiele: Autos, EDV-Anlagen. Die degressive Abschreibungsmethode kann den tatsächlichen Wertverlust solcher Gegenstände besser erfassen.

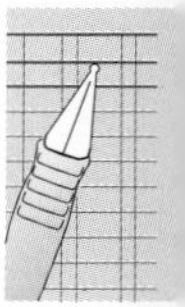

11 Das Anschaffungsdatum von Praxisgegenständen wirkt sich auf die Höhe der AfA im Anschaffungsjahr aus.

Erläutern Sie diese Aussage.

Praxisgegenstände über 410,– € zuzüglich Umsatzsteuer
Bei Anschaffungen darf nicht der volle Jahresbetrag abgesetzt werden. Für jeden verbleibenden Monat kann ein Zwölftel des Jahres-AfA-Betrags angesetzt werden.

12 Ein Anschaffungsgegenstand wird überraschend unbrauchbar und erreicht die vorgesehene Nutzungsdauer nicht.

Wie verfahren Sie?

Als ***außergewöhnliche Abschreibung*** kann der Restwert im letzten Nutzungsjahr als Betriebsausgabe abgesetzt werden.

Wirtschafts- und Betriebskunde

Der Eintritt in das Berufsleben im Gesundheitswesen

Berufsausbildung

1 Welche Gesetze regeln die Berufsausbildung?

a) Berufsbildungsgesetz
b) Handwerksordnung

2 Die staatlich anerkannten Ausbildungsberufe sind 13 verschiedenen Berufsfeldern zugeordnet.
Nennen Sie vier davon.

a) I Wirtschaft und Verwaltung
b) II Metalltechnik
c) X Gesundheit
d) XI Körperpflege
e) XII Ernährung und Hauswirtschaft
f) XIII Agrarwirtschaft

3 Um in anerkannten Ausbildungsberufen eine einheitliche Ausbildung sicherzustellen, werden vom jeweils zuständigen Bundesministerium Ausbildungsordnungen erlassen.
Welche Mindestinhalte haben solche Ausbildungsordnungen?

Eine ***Ausbildungsordnung*** enthält:
a) Bezeichnung des Ausbildungsberufs
b) ***Ausbildungsdauer***
c) ***Ausbildungsberufsbild*** (Kenntnisse, Fertigkeiten)
d) ***Ausbildungsrahmenplan*** (sachliche und zeitliche Gliederung)
e) ***Prüfungsanforderungen***

4 Dürfen Jugendliche in nicht anerkannten Ausbildungsberufen ausgebildet werden?

Nein, nur in staatlich anerkannten Ausbildungsberufen

5 Wo ist festgelegt, ob ein Ausbildungsberuf „anerkannt" ist?

Anerkannte Ausbildungsberufe sind im „Verzeichnis der anerkannten Ausbildungsberufe" aufgeführt. Dieses Verzeichnis wird jedes Jahr neu veröffentlicht.

Berufsausbildungsvertrag

6 Wer sind die vertragschließenden Parteien beim Berufsausbildungsvertrag?

Der Ausbildungsvertrag wird zwischen dem ***Ausbildenden*** und dem ***Auszubildenden*** („Lehrling") geschlossen. Bei Minderjährigkeit des Auszubildenden ist die Unterschrift des *gesetzlichen Vertreters* erforderlich.

7 Worauf muss beim Abschluss eines Ausbildungsvertrages geachtet werden?

Der Vertrag ist vor Ausbildungsbeginn ***schriftlich*** niederzulegen und der zuständigen Stelle vorzulegen, damit die Eintragung in das Verzeichnis der Ausbildungsverhältnisse vorgenommen werden kann.

8 Welche Mindestangaben muss ein Berufsausbildungsvertrag enthalten?

Mindestangaben eines Berufsausbildungsvertrages:

- Art, sachliche und zeitliche Gliederung der Ausbildung
- Beginn und Dauer der Ausbildung
- Dauer der Probezeit
- Vergütung (Höhe, Termin)
- Urlaubstage
- regelmäßige tägliche Arbeitszeit
- Kündigungsvoraussetzungen

9 Die Überwachung der Berufsausbildung erfolgt nach dem Berufsbildungsgesetz durch die zuständigen Stellen.

Nennen Sie diese für die folgenden Bereiche:

a) Arzthelferinnen

b) Zahnmedizinische Fachangestellte

a) ***Arzthelferinnen:*** Ärztekammer

b) ***Zahnmedizinische Fachangestellte:*** Zahnärztekammer

10 Welche weiteren Aufgaben neben der Überwachung der Berufsausbildung haben die zuständigen Stellen?

a) Überwachung der persönlichen und fachlichen Eignung der Ausbilder

b) Erlassen von Prüfungsordnungen

→

▷ Fortsetzung der Antwort ▷

c) Verzeichnis der Berufsausbildungsverhältnisse führen
d) Prüfungsausschüsse bilden und Prüfungen durchführen
e) Beratung von Auszubildenden und Ausbildenden

[11] Weshalb ist nach Berufsbildungsgesetz und Handwerksordnung eine Probezeit vorgeschrieben?

Beide Vertragspartner, Auszubildender ***und*** Ausbildender, sollen sehen, ob der Auszubildende für diese Tätigkeit geeignet ist und ob sie ihm gefällt.

[12] Wie lange dauert die Probezeit?

Die ***Probezeit*** beträgt mindestens einen Monat und höchstens drei Monate.

[13] Auch nach Ablauf der Probezeit kann ein Berufsausbildungsverhältnis gekündigt werden.

Nennen Sie drei Gründe und geben Sie jeweils die entsprechende Kündigungsfrist an.

a) Aus ***wichtigem Grund*** können beide Vertragspartner kündigen, z. B. Diebstahl, Beleidigung, Tätlichkeiten.
Kündigungsfrist: fristlos
b) Bei ***Berufswechsel***
Kündigungsfrist: 4 Wochen
c) Bei ***Berufsaufgabe***
Kündigungsfrist: 4 Wochen

[14] Die Rechte und Pflichten des Auszubildenden sind in Berufsbildungsgesetz und Handwerksordnung festgelegt.

Nennen Sie jeweils vier davon.

a) ***Pflichten des Auszubildenden:***
- Berufsschulpflicht
- Lernpflicht
- Pflicht zur Arbeitsleistung
- Sorgfaltspflicht
- Schweigepflicht
- Wettbewerbsverbot
- Gehorsamspflicht

b) ***Rechte des Auszubildenden:***
- Recht auf Ausbildung
- Recht auf Ausbildungsvergütung
- Recht auf Fürsorge
- Recht auf Zeugnis

Aufgaben von Arzthelferinnen

15 Berufsbild der Helferin

a) Beschreiben Sie den Begriff „Ausbildungsberufsbild".

b) In welcher Bestimmung ist dieses Berufsbild für die Arzthelferinnen geregelt?

a) Unter dem ***Ausbildungsberufsbild*** versteht man die zu vermittelnden Kenntnisse und Fertigkeiten, die Gegenstand der Berufsausbildung sind.

b) In der ***Verordnung über die Berufsausbildung zum Arzthelfer/zur Arzthelferin*** (Arzthelfer-Ausbildungsverordnung) vom 10. 12. 1985, § 4

16 Die Tätigkeit der Arzthelferin ist in verschiedene Arbeitsgebiete unterteilbar.

Nennen Sie diese.

a) Praxisverwaltung, z. B. Durchführung der Quartalsabrechnung

b) Hilfeleistung bei Diagnose und Therapie, z. B. Assistenz bei chirurgischen Eingriffen

c) Hilfeleistung in Notfällen (erste Hilfe)

d) Durchführung von Laborleistungen

e) Durchführung der Praxishygiene

f) Anwendung und Pflege medizinischer Geräte

17 Geben Sie Beispiele für Verwaltungsarbeiten, die eine Arzthelferin duchführt.

a) Erfassung von Patientendaten auf Karteikarte oder Computer

b) Abwicklung der Telefonate mit Patienten

c) Durchführung der Quartalsabrechnung

d) Terminplanung

e) Buchführung

f) Steuerung des Praxisablaufs (von der Anmeldung aus)

g) Ausstellung von Formularen (Rezepten, Überweisungen usw.)

h) Erledigung des Schriftverkehrs

Ausbildungsformen

18 Die Berufsausbildung in der Bundesrepublik Deutschland erfolgt üblicherweise im „dualen System". Erklären Sie diesen Begriff.

Im ***dualen System*** sind ***zwei Träger*** gemeinsam für die berufliche Ausbildung zuständig, nämliche der ***Ausbildungsbetrieb*** und die ***Berufsschule.***

19 Welche Hauptaufgaben haben Berufsschule und Ausbildungsbetrieb bei der Ausbildung im dualen System?

Die ***Berufsschule*** vermittelt vorwiegend Allgemeinbildung und Fachtheorie. Der ***Ausbildungsbetrieb*** ist hauptsächlich für die fachpraktische Ausbildung zuständig.

20 Welche Vorteile bietet die Ausbildung im dualen System?

a) Sie verbindet die Praxis im Betrieb mit der Theorie in der Schule.

b) Ziel der Schule ist die Vermittlung einer möglichst breiten Berufsausbildung und die Förderung der Allgemeinbildung. Dadurch wird der Gefahr einer ausschließlich betriebsbezogenen Ausbildung vorgebeugt.

c) Eine rein schulische Ausbildung wäre für den Steuerzahler zu teuer.

d) Die Ausbildung wird abwechslungsreicher.

21 Nennen Sie zwei mögliche Nachteile des „dualen Systems".

1. Unterschiedliche Qualität der Ausbildungsbetriebe
2. Ausbildungsbetriebe sind oft zu spezialisiert
3. teilweise mangelnde Abstimmung zwischen Ausbildungsbetrieben und Schulen

22 Berufliche Qualifikationen können auch durch berufliche Vollzeitschulen erworben werden.

Welche Vollzeitschulen bieten eine

a) Berufsvorbereitung,

b) berufliche Grundbildung,

c) volle Berufsausbildung?

a) ***Berufsvorbereitung:***
- Berufsvorbereitungsjahr

b) ***berufliche Grundbildung:***
- das Berufsgrundbildungsjahr
- die einjährige Berufsfachschule
- die zweijährige Berufsfachschule

c) ***volle Berufsausbildung:***
- die dreijährige Berufsfachschule
- das Berufskolleg

Möglichkeiten beruflicher Fortbildung und Umschulung

23 Zählen Sie verschiedene Möglichkeiten der allgemeinen und beruflichen Fortbildung auf.

1. Fortbildungslehrgänge einzelner Verbände und Kammern
2. Meisterschulen
3. Fachschulen
4. Volkshochschulen
5. Abendrealschulen
6. Abendgymnasien

24 Weshalb ist eine berufliche Fortbildung für jeden Arbeitnehmer empfehlenswert?

Gründe für eine berufliche Fortbildung:
- Anpassung an den technischen Fortschritt
- Wer beruflich aufsteigen will, muss zusätzliche Qualifikationen vorweisen können.
- Persönlicher Beitrag zur Sicherung des Arbeitsplatzes.

25 Nennen Sie drei Fälle, in denen für Arbeitnehmer eine berufliche Umschulung erforderlich sein kann.

Gründe für eine berufliche Umschulung können sein:
- längere Arbeitslosigkeit,
- Berufsunfähigkeit durch Krankheit oder Unfall,
- Unzufriedenheit mit dem erlernten Beruf,
- Aussterben des erlernten Berufs.

[26] Die Förderung der Berufsausbildung ist gesetzlich geregelt. Welches sind in diesem Zusammenhang die drei wichtigsten Gesetze?

a) Das Bundesausbildungsförderungsgesetz ***(BAföG)***
b) Das Sozialgesetzbuch III – Arbeitsförderung – ***(SGB)***
c) Aufstiegsfortbildungsförderungsgesetz ***(AFBG)***, sog. „MeisterBAföG

[27] Welche Bildungsmaßnahmen werden im Rahmen der Arbeitsförderung nach dem Sozialgesetzbuch unterstützt?

Die ***Arbeitsförderung*** fördert die ***berufliche*** Ausbildung in einem anerkannten Ausbildungsberuf sowie gerechtfertigte Fortbildungs- und Umschulungsmaßnahmen.

[28] Für welche Bildungsmaßnahmen kann ein Bildungswilliger finanzielle Unterstützung nach dem Bundesausbildungsförderungsgesetz (BAföG) beantragen?

Durch ***BAföG*** werden ***schulische*** Bildungs- und Fortbildungsmaßnahmen gefördert wie z. B. Berufsfachschulen, Berufskollegs, Hochschulen, Fachhochschulen.

[29] Das Berufsbildungsgesetz beinhaltet die Bereiche Fortbildung und Umschulung. Unterscheiden Sie diese beiden Begriffe und führen Sie je ein Beispiel aus Ihrem Berufsleben an.

a) ***Fortbildung:*** Die Fortbildungsmaßnahmen erfolgen ***auf der Grundlage des erlernten Berufes.*** Sie sollen die beruflichen Kenntnisse und Fertigkeiten erweitern und die Anpassung an die technische Entwicklung sowie den beruflichen Aufstieg ermöglichen, z. B. die Ärztekammer bietet einen Kurs über Hygienemaßnahmen in der Arztpraxis an.
b) ***Umschulung:*** Die Umschulungsmaßnahmen sollen zu einer neuen beruflichen Tätigkeit befähigen, z. B. Umschulung einer Helferin zur Hebamme.

[30] Welche Aufstiegsfortbildungen sind für eine Arzthelferin möglich?

- ***Arztfachhelferin***
  Voraussetzung:
  - bestandene Prüfung als Arzthelfer/-in
  - z. T. Nachweis mehrerer Berufsjahre
- ***Gesundheitspädagogin***
- ***Ernährungs- und Diätberaterin***
- ***Präventionsfachkraft***

Einflüsse auf die menschliche Arbeitsleistung

31 Unterscheiden Sie zwischen inneren und äußeren Arbeitsbedingungen.

Geben Sie zusätzlich jeweils zwei Beispiele an.

a) ***Innere Arbeitsbedingungen:***
Voraussetzungen, die der Arbeitnehmer mitbringt, wie z. B.
- Einstellung zur Arbeit
- Leistungsfähigkeit
- Leistungsschwankungen
- Leistungsbereitschaft

b) ***äußere Arbeitsbedingungen:***
Voraussetzungen, die der Arbeitnehmer am Arbeitsplatz vorfindet, wie z. B.
- Arbeitszeit
- Arbeitsplatzgestaltung
- Betriebsklima
- neue Technologien

32 Wovon hängt die Leistungsfähigkeit eines Arbeitnehmers ab?

Die ***Leistungsfähigkeit*** hängt ab von
- der Berufsausbildung,
- den Fachkenntnissen,
- der körperlichen Eignung bzw. Verfassung,
- der Berufserfahrung,
- dem Lebensalter.

33 Welche Faktoren erhöhen die Leistungsbereitschaft eines Arbeitnehmers?

Die ***Leistungsbereitschaft*** eines Arbeitnehmers kann erhöht werden durch
- angemessenen Verdienst,
- Freude an der Arbeit,
- gute Aufstiegschancen,
- gutes Betriebsklima,
- Selbstständigkeit.

34 Einen besonderen Einfluss auf die Arbeitsleistung hat die Gestaltung des Arbeitsplatzes.

Geben Sie fünf Anforderungen an, die ein Arbeitsplatz erfüllen sollte.

1. ausreichende Beleuchtung
2. Sauberkeit
3. Schutz vor Lärm
4. Schutz vor Unfallgefahren
5. ansprechende Farben
6. angenehme Temperaturen
7. ausreichende Belüftung
8. ausreichende Größe

35 Ein schlechtes Betriebsklima kann sich negativ auf die einzelne Helferin sowie auf die gesamte Praxis auswirken.

Führen Sie jeweils zwei Auswirkungen an.

a) ***Helferin:***
- Zunahme der Krankmeldungen
- geringe Leistungsbereitschaft
- erhöhte Neigung zum Arbeitsplatzwechsel

b) ***Praxis:***
- mögliche Abschreckungswirkung auf Patienten
- schlechte Arbeitsleistungen
- erhöhte Unfallgefahr

36 Die tägliche Leistungsfähigkeit eines Arbeitnehmers unterliegt erheblichen Schwankungen.

Wie versuchen viele Betriebe diese individuellen Leistungsschwankungen zu berücksichtigen?

Durch die Einführung der gleitenden Arbeitszeit

37 Einen erheblichen Einfluss auf die menschliche Arbeit haben moderne Technologien.

a) Welche Vorteile sehen Sie darin?

b) Welche Probleme sehen Sie in modernen Technologien?

a) ***Vorteile:***
- *wesentlich schnellere und exaktere Arbeit* (z. B. bei EDV-Anlagen, Industrierobotern)
- *Humanisierung der Arbeit,* sie verrichten Arbeiten, die für Menschen monoton oder gesundheitsschädigend sind

b) ***Probleme:***
- *steigende Arbeitslosigkeit*
- *erhöhte Konzentrationsanforderungen* bei Kontrolltätigkeiten
- *sich ständig ändernde Qualifikationsanforderungen* erfordern lebenslange Weiterbildung

Rechtliche Rahmenbedingungen und Schutzvorschriften in der Arbeitswelt

38 Wodurch werden die meisten Arbeitsunfälle verursacht?

a) Menschliches Versagen (80 % der Fälle)
b) fehlende Schutzvorrichtungen
c) technisches Versagen
d) Materialfehler

39 Wie können Arbeitsunfälle verhindert werden?

a) Beachtung der Unfallverhütungsvorschriften
b) Schutzvorrichtungen an Maschinen
c) regelmäßige Wartung und Überprüfung von Arbeitsmitteln und Geräten

40 Durch zahlreiche Vorschriften soll der technische Arbeitsschutz die Gefahren am Arbeitsplatz und an den betrieblichen Einrichtungen vermindern.

Nennen Sie vier solcher Vorschriften.

1. *Gewerbeordnung*
2. *Arbeitsstättenverordnung*
3. *Arbeitssicherheitsgesetz* (Gesetz über Betriebsärzte, Sicherheitsingenieure und andere Fachkräfte der Arbeitssicherheit)
4. *Gerätesicherheitsgesetz* (Gesetz über technische Arbeitsmittel)
5. *Chemikaliengesetz* (Gesetz zum Schutz vor gefährlichen Stoffen)
6. *Gefahrstoffverordnung* (Verordnung über gefährliche Stoffe)
7. *Medizingeräteverordnung*
8. *Unfallverhütungsvorschriften* (BG-Vorschriften)
9. *Arbeitsschutzgesetz*
10. *Infektionsschutzgesetz*

41 Welches Gesetz ist die Grundlage des Unfallschutzes?

Die ***Gewerbeordnung*** von 1869 ist die Grundlage des Unfallschutzes. Sie wurde seitdem mehrfach durch zeitgemäße Regelungen ersetzt und erweitert. Ergänzende Gesetze sind z. B. die Arbeitsstättenverordnung, das Gerätesicherheitsgesetz, die Gefahrstoffverordnung, Unfallverhütungsvorschriften oder das Arbeitsschutzgesetz.

42 a) Wer erlässt die Unfallverhütungsvorschriften (BG-Vorschriften)?
b) Wie wird die Einhaltung dieser Vorschriften überwacht?

a) ***Unfallverhütungsvorschriften*** (BG-Vorschriften) erlassen die Berufsgenossenschaften der einzelnen Wirtschaftszweige.
b) Durch die staatlichen Gewerbeaufsichtsämter und durch Aufsichtsbeamte der Berufsgenossenschaften. Beide können Geldbußen verhängen, wenn die Schutzvorschriften missachtet wurden.

43 Warum wurde in der Bundesrepublik eine Gefahrstoffverordnung erlassen?

Derzeit werden schätzungsweise mehr als 45 000 chemische Stoffe in mehr als 1 000 000 Zubereitungen auf dem Markt angeboten. Die Folge des zunehmenden Gebrauchs von Chemikalien: mehr als 18 000 Berufskrankheiten werden jährlich auf die Einwirkung gefährlicher Stoffe zurückgeführt.

44 Bei der Schädigung durch Gefahrstoffe unterscheidet man
a) Sofortschäden
b) Spätschäden
Erläutern Sie diese Begriffe.

a) ***Sofortschäden*** treten direkt nach der Einwirkung oder kurz danach auf. Hierbei kann es sich um „harmlose Übelkeit", „ungefährliche Betäubungen" oder um schwere Schädigungen für das ganze Leben handeln.
b) ***Spätschäden*** werden erst nach jahrelanger Einwirkung bemerkt. Bei Krebs beispielsweise können Jahrzehnte vergehen, bis die Krankheit ausbricht, selbst wenn man nur kurz mit dem Krebs erzeugenden Stoff gearbeitet hat.

45 Welche Aufgabe hat die Gefahrstoffverordnung?

Sie soll Gesundheits- und Umweltgefahren verhindern, indem sie regelt,
- wie gefährliche Stoffe in den Verkehr gebracht werden
- wie mit diesen Stoffen umgegangen wird
- wie die Stoffe aufbewahrt werden
- wie die Stoffe beseitigt werden

46 Welches Gesetz enthält Sicherheitsvorschriften für technische Arbeitsmittel (Maschinen bzw. Geräte) und verpflichtet die Hersteller, nur solche Arbeitsmittel in den Verkehr zu bringen, die den Unfallverhütungsvorschriften sowie den sicherheitstechnischen Erkenntnissen entsprechen?

Das Gerätesicherheitsgesetz

47 Was regelt die Arbeitsstättenverordnung?

Die Arbeitsstättenverordnung regelt die Anforderungen an die menschenfreundliche Gestaltung der Arbeitsräume, d. h., sie enthält z. B. Vorschriften über Temperatur, Raumgröße, Lärmschutz, Beleuchtung usw.

48 Welche Aufgabe hat der soziale Arbeitsschutz?

Der ***soziale Arbeitsschutz*** soll die Belastung durch die Arbeit begrenzen.

49 Zählen Sie drei wichtige Vorschriften oder Gesetze auf, die Regelungen zum Arbeitszeitschutz enthalten.

1. Das Arbeitszeitgesetz
2. die Gewerbeordnung
3. das Bundesurlaubsgesetz
4. das Ladenschlussgesetz

50 Für bestimmte Personengruppen bestehen besondere Schutzgesetze.

Nennen Sie drei solcher Schutzgesetze.

1. Jugendarbeitsschutzgesetz
2. Schwerbehindertengesetz
3. Mutterschutzgesetz

51 Welche Schutzvorschriften gelten für berufstätige werdende Mütter?

a) Verbot schwerer körperlicher Arbeiten
b) Verbot von Akkord- und Fließbandarbeit
c) Verbot von Nacht-, Sonntags- und Feiertagsarbeit
d) Gewährung von Sonderpausen
e) Kündigungsschutz
f) Beschäftigungsverbot ***6 Wochen*** vor der Entbindung und ***8 Wochen*** danach.

52 Nennen Sie vier wichtige Bestimmungen des Arbeitszeitgesetzes.

1. Die tägliche Arbeitszeit ist auf 8 Stunden begrenzt.
2. Die tägliche Arbeitszeit kann auf 10 Stunden ausgedehnt werden, wenn innerhalb von 6 Monaten im Durchschnitt nicht mehr als 8 Stunden pro Werktag gearbeitet wird.
3. Sonntags- und Feiertagsarbeit sind verboten.
4. In bestimmten Bereichen ist Sonntagsarbeit und Feiertagsarbeit erlaubt.
5. Bei einer Arbeitszeit von 6 bis 9 Stunden beträgt die Ruhezeit 30 Minuten, 45 Minuten bei einer Arbeitszeit von mehr als 9 Stunden.
6. Im Tarifvertrag können Überstunden vereinbart werden, z. B. gegen Mehrarbeitszuschlag.

53 Nennen Sie vier Bereiche, in denen das Arbeitszeitgesetz die Sonntagsarbeit und Feiertagsarbeit gestattet.

1. Bäckereien und Konditoreien
2. Gastgewerbe
3. Verkehrsbetriebe
4. Krankenhäuser
5. Rundfunk- und Fernsehanstalten
6. Theater
7. Betriebe der Eisen- und Stahlerzeugung

54 Welches Einkommen erhält eine werdende Mutter während ihrer Mutterschutzfrist?

Mutterschaftsgeld, das von der Krankenkasse und vom Arbeitgeber bezahlt wird. Es entspricht dem durchschnittlichen Nettoarbeitsentgelt der letzten 3 Monate.

55 Elternzeit

a) Wer kann Elternzeit erhalten?

b) Wie lange wird Elternzeit gewährt?

c) Wie hoch ist das Erziehungsgeld, das während der Elternzeit gewährt wird?

d) Kann ein Arbeitgeber während der Elternzeit kündigen?

a) Die Mutter und der Vater können gleichzeitig Elternzeit (früher: Erziehungsurlaub) nehmen.

b) Elternzeit wird 3 Jahre gewährt. Wenn der Arbeitgeber einverstanden ist, kann das dritte Jahr bis zum achten Geburtstag des Kindes genommen werden.

c) Das Erziehungsgeld beträgt höchstens 460,– € pro Monat. Die Höhe der Zahlung hängt vom Einkommen ab. Erziehungsgeld wird höchstens 24 Monate gezahlt (Stand: 1. 1. 2004)

d) Nein, frühestens nach deren Ablauf.

56 Durch das Jugendarbeitsschutzgesetz sollen jugendliche Arbeitnehmer vor körperlichen und sittlichen Gefahren geschützt werden.

Nennen Sie fünf Bestimmungen dieses Gesetzes.

Wichtige Bestimmungen des ***Jugendarbeitsschutzgesetzes:***

a) ***Arbeitszeit:***
höchstens $8^1/_2$ Std. am Tag, 40 Std. in der Woche

b) ***Verbot*** der Kinderarbeit

c) ***Verbot*** von Akkordarbeit, gefährlichen Arbeiten und Nachtarbeit

d) ***Ein Schultag*** mit mehr als 5 Unterrichtsstunden gilt als Arbeitstag

e) ***Urlaub:***
- 15-Jährige = 30 Werktage
- 16 Jährige = 27 Werktage
- 17-Jährige = 25 Werktage

f) ***Ärztliche Untersuchungen:***
- Erstuntersuchung
- Nachuntersuchung

g) ***Ruhepausen:***
- $4^1/_2$–6 Std. Arbeitszeit = 30 Min.
- mehr als 6 Std. Arbeitszeit = 60 Min.

57 Dürfen jugendliche Arzthelferinnen, Zahnmedizinische Fachangestellte und Pharmazeutisch-Kaufmännische Angestellte an Samstagen und Sonntagen beschäftigt werden?

Im Notdienst und in Krankenanstalten ist die Beschäftigung erlaubt.
Allerdings ***müssen*** 2 Sonntage im Monat beschäftigungsfrei sein. Zwei Samstage im Monat *sollen* beschäftigungsfrei sein.

58 Welche Institutionen überwachen die Einhaltung des Arbeitsschutzes?

a) Das Gewerbeaufsichtsamt
b) der Technische Überwachungsverein (TÜV)
c) die Berufsgenossenschaft

Sozialversicherungen

59 Nennen Sie die fünf Zweige der Sozialversicherung.

1. Krankenversicherung (KV)
2. Rentenversicherung (RV)
3. Arbeitslosenversicherung (ALV)
4. Unfallversicherung (UV)
5. Pflegeversicherung (PV)

60 Ordnen Sie den einzelnen Sozialversicherungsarten deren wichtigste Träger zu.

a) ***Krankenversicherung:***
Träger: Orts-, Innungs-, Ersatz-, Betriebskrankenkassen und Bundesknappschaft

b) ***Rentenversicherung:***
Träger: Bundesversicherungsanstalt für Angestellte, Landesversicherungsanstalten für Arbeiter, Bundesknappschaft

c) ***Arbeitslosenversicherung:***
Träger: Bundesagentur für Arbeit

d) ***Unfallversicherung:***
Träger: Berufsgenossenschaften

e) ***Pflegeversicherung:***
Träger: Pflegekassen, die bei den Krankenkassen eingerichtet wurden, siehe auch a)

61 Wer zahlt die Beiträge zu den einzelnen Sozialversicherungsarten?

	Arbeitgeber	Arbeitnehmer
KV	50 %	50 %
RV	50 %	50 %
ALV	50 %	50 %
UV	100 %	–
PV	50 %	50 % *)

*) Um die Kosten der Arbeitgeber auszugleichen, strichen die Länder zunächst einen Feiertag, der stets auf einen Werktag fiel. In fast allen Bundesländern ist deshalb der Buß- und Bettag entfallen. In Sachsen wurde kein Feiertag gestrichen, deshalb zahlen die Arbeitnehmer hier den gesamten Beitrag.

62 Obwohl die Sozialversicherung eine Pflichtversicherung für alle Arbeitnehmer ist, gelten Ausnahmeregelungen für bestimmte Personengruppen.

Nennen Sie diese Gruppen.

a) Beamte
b) Selbstständige
c) Rentner
d) Angestellte und Arbeiter ab einer bestimmten Einkommenshöhe (sog. Beitragsbemessungsgrenze und Versicherungspflichtgrenze)

63 Erläutern Sie die wesentlichen Merkmale unseres Sozialversicherungssystems.

a) Die Versicherten zahlen die Hälfte der Versicherungsbeiträge.
b) Die andere Hälfte zahlt der Arbeitgeber.
c) Die Sozialversicherungen erhalten erhebliche Staatszuschüsse.
d) Versicherte haben einen Rechtsanspruch auf Versicherungsleistungen.
e) Sozialversicherungen sind nach dem Selbstverwaltungsgrundsatz aufgebaut.

64 Wovon hängt die Höhe der Sozialversicherungsbeiträge ab?

Die Sozialversicherungsbeiträge sind abhängig

- von den *Beitragssätzen*
- vom *Verdienst* des Versicherten,
- von der *Beitragsbemessungsgrenze.*

65 Erklären Sie, was man unter der *Beitragsbemessungsgrenze* versteht.

Höchstbetrag für die Beitragsberechnung. Liegt der Verdienst über der Beitragsbemessungsgrenze, dann wird der Beitrag nur bis zu dieser Grenze berechnet. Die Beitragsbemessungsgrenze wird jährlich neu festgelegt.

Ihre Höhe am 1. 1. 2004:

- monatlich 5 150,– € in der ***Rentenversicherung*** und ***Arbeitslosenversicherung***
- monatlich 3 487,50 € in der ***Krankenversicherung*** und ***Pflegeversicherung***

66 Unterscheiden Sie zwischen Regelleistungen und Mehrleistungen der Krankenkassen.

Regelleistungen sind gesetzlich vorgeschriebene Mindestleistungen, zu denen jede Krankenkasse verpflichtet ist. ***Mehrleistungen*** übersteigen die Regelleistungen, wie z. B. zusätzliche Kuren.

67 Nennen Sie die wichtigsten Regelleistungen der Krankenkassen.

a) Maßnahmen zur Vorsorge und Früherkennung von Krankheiten
b) Krankenhilfe
c) Mutterschaftshilfe
d) Familienhilfe
e) Krankengeld

68 Welche Leistungen umfasst die Krankenhilfe? (Mindestens vier Beispiele)

Die Krankenhilfe umfasst z. B. ärztliche Behandlung, zahnärztliche Behandlung*), Arzneimittel, Verbandmittel, Heilmittel, Krankenhauspflege, häusliche Krankenpflege

69 In welcher Höhe wird Krankengeld bezahlt?

Es beträgt 70 % des regelmäßigen Bruttoeinkommens.

Anmerkung: Ab 1. Januar 2006 wird das Krankengeld vom Arbeitnehmer allein abgesichert. Dafür soll er 0,5 Prozent Sonderbeitrag leisten.

70 Wer ist in der Krankenversicherung pflichtversichert?

a) Arbeiter und Angestellte, deren Verdienst die Versicherungspflichtgrenze nicht übersteigt.
b) Studenten und Auszubildende
c) Rentner
d) Landwirte
e) Arbeitslose

71 Erläutern Sie die Bedeutung der Versicherungspflichtgrenze in der Krankenversicherung.

Arbeitnehmer sind nur dann pflichtversichert, wenn ihr Einkommen die ***Versicherungspflichtgrenze*** nicht überschreitet (2004: 3.862,50 €). Arbeitnehmer, die der Versicherungspflicht nicht mehr unterliegen, können sich freiwillig versichern, auch bei einer privaten Krankenkasse.

---

*) Ab 2005 soll Zahnersatz keine normale Kassenleistung mehr sein. Versicherte sollen dann eine Zusatzversicherung bei ihrer Kasse oder einer Privatversicherung abschließen.

[72] Wer bezahlt für Arbeitslose die Krankenkassenbeiträge?

Die Bundesagentur für Arbeit

[73] Wer ist in der Rentenversicherung pflichtversichert?

a) Alle Arbeitnehmer und Auszubildenden
b) Wehrdienstleistende

Selbstständige wie Ärzte, Rechtsanwälte, Apotheker usw. können sich freiwillig versichern.

[74] Welche Leistungen erbringt die Rentenversicherung?

Zählen Sie drei Beispiele auf.

a) ***Rehabilitationsmaßnahmen,*** um die Arbeitskraft zu sichern oder wiederherzustellen (z. B. Umschulung, Kur)
b) ***Rentenleistungen***
   - Altersrente
   - Rente wegen Erwerbsminderung
   - Berufsunfähigkeitsrente
   - Waisenrente
   - Witwen- bzw. Witwerrente

[75] Ein wichtiger Begriff aus dem Rentenrecht ist die „Wartezeit".

Erklären Sie, was man darunter versteht.

Die ***Wartezeit*** ist die Mindestzeit, die man der Rentenversicherung angehören muss, um Rentenleistungen zu beanspruchen.

Die Wartezeit wird erfüllt durch:
- Beitragszeiten
- Kindererziehungszeiten
- Ausfallzeiten (z. B. Krankheit/Berufsausbildung)
- Ersatzzeiten (z. B. Wehrdienst)
- Zeiten nach dem Versorgungsausgleich bei Scheidungen

[76] Man unterscheidet die große und die kleine Wartezeit.

Nennen Sie hierzu jeweils die entsprechenden Rentenleistungen.

a) Die ***kleine Wartezeit*** beträgt derzeit ***60 Versicherungsmonate.***
   Sie wird verlangt für:
   - Rente wegen Erwerbsminderung
   - Altersrente nach 65. Lebensjahr
   - Hinterbliebenenrente
b) Die ***große Wartezeit*** beträgt derzeit ***180 Versicherungsmonate.*** Sie ist Voraussetzung für Altersrenten vor dem 65. Lebensjahr.

77 Im Zusammenhang mit der Rentenversicherung ist immer wieder vom „Generationenvertrag" die Rede.

a) Erläutern Sie diesen Begriff.

b) Welche Probleme sehen Sie in diesem Zusammenhang?

c) Machen Sie drei Lösungsvorschläge.

a) Die Beiträge der jeweils arbeitenden Generationen ermöglichen die Renten der im Ruhestand befindlichen Generationen.

b) Die arbeitende Bevölkerung wird immer geringer, während die Zahl der Rentner immer mehr zunimmt, d. h., immer weniger Arbeitnehmer müssen für immer mehr Rentner zahlen.

c) *Lösungsmöglichkeiten:*
- Erhöhung der Beiträge
- geringere Rentenerhöhungen
- Verlängerung der Lebensarbeitszeit
- staatliche Familienförderung zur Hebung der Geburtenzahl
- Teilrenten (Altersteilzeit)
- Absenkung des Rentenniveaus
- Der Staat fördert die freiwillige private Vorsorge durch Zulagen und Steuervorteile (Rentenreform 2001)

78 Wer ist in der Arbeitslosenversicherung pflichtversichert?

Alle Arbeitnehmer und Auszubildenden

79 Neben der Zahlung von Arbeitslosenunterstützung hat die Arbeitslosenversicherung weitere Aufgaben.

Geben Sie hierzu drei Beispiele.

a) Arbeitsmarkt- und Berufsforschung
b) Arbeitsvermittlung
c) Berufsberatung
d) Unterstützung von:
- Ausbildung
- Fortbildung
- Umschulung

e) Kurzarbeitergeld

80 Welcher Unterschied besteht zwischen Arbeitslosengeld und Arbeitslosengeld II?

a) ***Arbeitslosengeld:***
- ist prozentual höher als Arbeitslosenhilfe. Versicherte mit Kind erhalten 67 % des pauschalierten Nettoverdienstes, Versicherte ohne Kind 60 % (Stand: 1. 1. 2004)
- erfordert eine längere Anwartschaftszeit →

▷ Fortsetzung der Antwort ▷

- Es besteht ein Rechtsanspruch auf Arbeitslosengeld.
- Die Dauer der Zahlung ist begrenzt. Sie hängt ab vom Alter des Versicherten sowie von dessen Beschäftigungszeit (bis zum 55. Lebensjahr 12 Monate, über 55 max. 18 Monate).

b) ***Arbeitslosengeld II:***
- erhalten ab 2005 alle erwerbsfähigen Sozialhilfeempfänger sowie alle Arbeitslosen, deren Anspruch auf Arbeitslosengeld abgelaufen ist (= Langzeit-Arbeitslose).
- ist identisch mit der Sozialhilfe
- beträgt monatlich 345 € im Westen und 331 € im Osten. Hinzu kommen noch andere Leistungen wie Wohngeld.
- wird nur ausbezahlt bei Bedürftigkeit.
- Die Zahlung ist bei älteren Arbeitnehmern zeitlich unbegrenzt.

Anmerkung: Um den Übergang von Arbeitslosengeld bzw. Arbeitslosenhilfe zu erleichtern, wird bis 2006 ein Zuschlag zum Arbeitslosengeld II gezahlt.

81 Welche Ereignisse sind durch die gesetzliche Unfallversicherung abgedeckt?

a) *Wegeunfall* (auf dem direkten Weg zum und vom Arbeitsplatz)
b) *Unfall am Arbeitsplatz*
c) *Berufskrankheit*

82 Welche Leistungen erbringt die gesetzliche Unfallversicherung?

a) ***Unfallverhütung*** durch Erlass von Unfallverhütungsvorschriften (BG-Vorschriften) sowie die Überwachung von deren Einhaltung
b) ***Heilbehandlung*** (ärztl. Behandlung, Arzneimittel, Krankenhausaufenthalt usw.)
c) ***Verletztengeld*** (entspricht dem Krankengeld)
d) ***Verletztenrente***
e) ***Hinterbliebenenrente***
f) ***Sterbegeld***

83 Wer ist in der Pflegeversicherung versicherungspflichtig?

Versicherungspflichtig ist jeder, der krankenversichert ist, gleichgültig, ob bei einer gesetzlichen oder bei einer privaten Krankenversicherung.

84 Welche Leistungen erbringt die Pflegeversicherung?

Je nach Pflegebedürftigkeit unterschiedliche Zuschüsse zur ambulanten Pflege oder zur stationären Pflege

85 Welches Gericht ist für Streitigkeiten aus dem Sozialversicherungsrecht zuständig?

In erster Instanz das ***Sozialgericht.*** Die Berufungsinstanz bildet das ***Landessozialgericht.*** Gegen dessen Urteile kann beim ***Bundessozialgericht*** Revision eingelegt werden.

86 Welcher bedeutende Grundsatz gilt für die Verfahren vor den Sozialgerichten?

Die Verfahren vor den Sozialgerichten sind ***kostenfrei.***

Private Zusatzversicherungen (Individualversicherungen)

87 Wie unterscheiden sich Sozialversicherungen von Privatversicherungen (Individualversicherungen)?

a) ***Sozialversicherungen:***
   - sind gesetzliche Pflichtversicherungen.
   - Es gilt das *Solidaritätsprinzip,* d. h., die Beiträge richten sich nach dem Verdienst, die Leistungen nach den Erfordernissen.
   - Die Leistungen sind gesetzlich geregelt.

b) ***Individualversicherungen:***
   - werden freiwillig abgeschlossen, keine Pflicht.
   - Es gilt das *Leistungsprinzip,* d. h., die Beiträge (Prämien) richten sich nach versichertem Risiko und Leistungsumfang.
   - Im Gegensatz zu den Sozialversicherungen decken sie nicht nur die personenbezogenen Risiken ab, sondern auch sachbezogene und vermögensbezogene.

88 In welche drei Gruppen können Privatversicherungen eingeteilt werden?

Geben Sie jeweils zwei Beispiele an.

a) ***Personenversicherungen:***
   - private Krankenversicherung
   - private Unfallversicherung
   - private Rentenversicherung
   - Lebensversicherung

b) ***Sachversicherungen***
   - Feuerversicherung
   - Reisegepäckversicherung
   - Hausratversicherung

c) ***Vermögensversicherungen***
   - Privathaftpflichtversicherung
   - Berufshaftpflichtversicherung
   - Kfz-Haftpflichtversicherung
   - Rechtsschutzversicherung

89 Welche Aufgabe hat die Haftpflichtversicherung?

Sie übernimmt Schäden, die der Versicherte aus unerlaubter Handlung einem Dritten zugefügt hat.
Beispiel: verschuldeter Verkehrsunfall bei der Kfz-Haftpflicht

90 Welche Schäden werden normalerweise durch eine verbundene Hausratversicherung abgedeckt?

1. Feuer
2. Einbruch – Diebstahl
3. Leitungswasser
4. Glasbruch

91 Manche Individualversicherungen sind für bestimmte Personen Pflicht.

Nennen Sie hierzu zwei Beispiele.

1. Die Kfz-Haftpflicht
2. die Gebäudebrandversicherung (in den meisten Bundesländern Pflicht)

92 In einem Kaufhaus beschädigen Sie versehentlich eine teure Stereoanlage.

Welche Privatversicherung übernimmt den Schaden?

Die private Haftpflichtversicherung

93 Welche der nachfolgend aufgeführten Versicherungen dienen nicht der privaten Vorsorge?

a) Hausratversicherung

b) Arbeitslosenversicherung

c) Reisegepäckversicherung

d) Lebensversicherung

e) gesetzliche Unfallversicherung

f) Rechtsschutzversicherung

g) gesetzliche Krankenversicherung

Nicht der privaten Vorsorge dienen:

b) Arbeitslosenversicherung

e) gesetzliche Unfallversicherung

g) gesetzliche Krankenversicherung

94 Überprüfen Sie, ob die nachfolgend aufgeführten Privatversicherungen für die 19-jährige Arzthelferin Martina sinnvoll sind. Martina wohnt in einer Einzimmerwohnung, die sie sich nach und nach einrichten möchte. Ihr Hobby ist Gleitschirmfliegen.

a) Hausratversicherung

b) private Unfallversicherung

c) Privathaftpflichtversicherung

d) private Rentenversicherung/Lebensversicherung

e) Berufsunfähigkeitsversicherung

a) ***Hausratversicherung:*** Nicht sinnvoll, da Martina noch keinen wertvollen Hausrat hat.

b) ***private Unfallversicherung:*** Sinnvoll aufgrund des nicht ganz ungefährlichen Hobbys. Außerdem übernimmt die gesetzliche Krankenversicherung nur die Heilbehandlung. Zurückbleibende Schäden wie Invalidität können nur durch eine private Unfallversicherung abgesichert werden. Dies ist für Martina besonders wichtig, da sie noch keine Rentenansprüche besitzt.

c) ***Privathaftpflichtversicherung:*** Sie sollte jeder Erwachsene besitzen, da Schadenersatzforderungen enorme Höhen erreichen können.

d) ***private Rentenversicherung/Lebensversicherung:*** Sinnvoll als Altersvorsorge, da junge Beitragszahler in der gesetzlichen Rentenversicherung nur einen Teil ihrer Altersvorsorge sehen können.

e) ***Berufsunfähigkeitsversicherung:*** Sinnvoll, da die gesetzliche Rentenversicherung in den ersten Berufsjahren entweder keine oder nur geringe Renten zahlt, wenn man erwerbs- oder berufsunfähig wird.

Grundlagen des Vertragsrechts

Rechts- und Geschäftsfähigkeit

1 Unterscheiden Sie zwischen Rechtsfähigkeit und Geschäftsfähigkeit.

a) ***Rechtsfähigkeit*** ist die Fähigkeit, Träger von Rechten und Pflichten zu sein. Beispiele: Erbrecht, Steuerpflicht

b) ***Geschäftsfähigkeit:*** ist die Fähigkeit, Rechtsgeschäfte vollgültig abzuschließen. Beispiele: Kündigung, Kaufvertrag

2 Wann beginnt und wann endet die Rechtsfähigkeit von natürlichen Personen (Menschen)?

Die ***Rechtsfähigkeit*** beginnt mit der Vollendung der Geburt und endet mit dem Tod.

3 Wann beginnt und wann endet die Rechtsfähigkeit von juristischen Personen?

Die ***Rechtsfähigkeit*** von juristischen Personen beginnt mit der Eintragung in ein öffentliches Register (z. B. Vereinsregister, Handelsregister) und endet mit der Löschung.

4 Welche der folgenden Personen sind „juristische Personen"?

a) Richter
b) Vertreter eines Pharmaherstellers
c) Aktiengesellschaft
d) Staatsanwalt
e) Ärztekammer
f) Erna Müller
g) Stadt Stuttgart

Juristische Personen sind:

c) Aktiengesellschaft
e) Ärztekammer
g) Stadt Stuttgart

5 Man unterscheidet drei Stufen der Geschäftsfähigkeit.
Nennen Sie diese.

a) Geschäftsunfähigkeit
b) beschränkte Geschäftsfähigkeit
c) volle Geschäftsfähigkeit

6 Welche Altersgrenzen gelten für die einzelnen Stufen der Geschäftsfähigkeit?

Geschäftsfähigkeit	
Geschäfts-unfähigkeit	Geburt bis 7. Lebensjahr
beschränkte Geschäftsfähigkeit	7. bis 18. Lebensjahr
volle Geschäfts-fähigkeit	ab dem vollendeten 18. Lebensjahr

7 Die 5-jährige Katrin holt aus ihrer Spardose 15,00 DM und kauft damit eine Puppe.

Ist dieser Kaufvertrag gültig?

Er ist ***nichtig*** (ungültig), da 5-Jährige geschäftsunfähig sind.

8 Eine 17-jährige Arzthelferin schließt ohne Wissen ihrer Eltern einen Kaufvertrag ab.

Welche rechtliche Wirkung hat dieser Vertrag?

Der Kaufvertrag ist ***schwebend unwirksam,*** d. h., erst durch die nachträgliche Genehmigung des gesetzlichen Vertreters wird das Rechtsgeschäft voll gültig.

9 Welche Rechtsgeschäfte kann ein beschränkt Geschäftsfähiger auch ohne die Zustimmung seines gesetzlichen Vertreters abschließen?

a) Geschäfte, die er mit *eigenen Mitteln* (Taschengeld) bewirkt
b) Geschäfte, die ihm einen *rechtlichen Vorteil* bringen

10 Die 16-jährige Martina kauft von ihrem Taschengeld einen Discman für 90,00 Euro.

a) Ist dieser Kaufvertrag gültig?
b) Wie ist die Rechtslage, wenn sie den Kaufpreis nicht sofort bezahlen kann und deshalb mit dem Händler Ratenzahlung vereinbart?

a) Der Kaufvertrag ist gültig, da beschränkt Geschäftsfähige über ihr Taschengeld verfügen können.
b) Der Vertrag ist nichtig (ungültig), da beschränkt Geschäftsfähige keine Ratenkäufe abschließen dürfen (→ mit Taschengeld nur Bargeschäfte).

11 Ordnen Sie die folgenden Personen den einzelnen Stufen der Geschäftsfähigkeit zu:

a) eine 19-Jährige,

b) einen 5-Jährigen,

c) einen 15-Jährigen

a) volle Geschäftsfähigkeit

b) Geschäftsunfähigkeit

c) beschränkte Geschäftsfähigkeit

Rechtsgeschäfte

12 Wodurch entstehen Rechtsgeschäfte?

Rechtsgeschäfte entstehen durch die Abgabe von ***Willenserklärungen.***

13 Unterscheiden Sie zwischen einseitigen und zweiseitigen Rechtsgeschäften.

Geben Sie zusätzlich jeweils ein Beispiel an.

a) ***Einseitige Rechtsgeschäfte*** entstehen durch die ***Willenserklärung einer Seite.*** Beispiele: Kündigung, Testament, Anfechtung

b) ***Zweiseitige Rechtsgeschäfte*** entstehen durch ***übereinstimmende Willenserklärungen von zwei Seiten.*** Beispiele: Arbeitsvertrag, Kaufvertrag, Mietvertrag

14 Geben Sie drei Beispiele für einseitige Rechtsgeschäfte, die empfangsbedürftig sind.

a) Kündigung
b) Widerruf
c) Anfechtung
d) Angebot

15 Wie werden zweiseitige Rechtsgeschäfte genannt?

Zweiseitige Rechtsgeschäfte werden auch ***Verträge*** genannt.

16 Wie können Willenserklärungen abgegeben werden?

a) Mündlich
b) schriftlich
c) durch schlüssiges (konkludentes) Handeln

17 Erläutern Sie anhand eines Beispiels, wie durch konkludentes (schlüssiges) Handeln ein Vertrag entstehen kann.

a) Ein Fahrgast gibt dem Busfahrer das Fahrgeld, dieser händigt wortlos den Fahrschein aus.
b) Ein Passant nimmt am Kiosk eine Zeitung und legt das Geld hin.

18 Für viele Rechtsgeschäfte besteht ein gesetzlicher Formzwang.

Erläutern Sie kurz die Bedeutung dieses Formzwangs.

a) Das Rechtsgeschäft muss in der gesetzlich vorgeschriebenen Form abgeschlossen werden.
b) Wird diese Formvorschrift nicht beachtet, kann das Rechtsgeschäft nichtig sein.

19 Für den Abschluss bestimmter Rechtsgeschäfte bestehen Formvorschriften.

Erläutern Sie kurz diese Formvorschriften.

a) ***Schriftform:***
Die Willenserklärung wird schriftlich festgehalten und von den Beteiligten eigenhändig unterschrieben.
Beispiele: Berufsausbildungsvertrag, Ratenkaufverträge, Kündigung von Arbeitsverträgen
b) ***öffentliche Beglaubigung:***
Die Echtheit der Unterschrift unter einem Schriftstück wird amtlich oder notariell beglaubigt.
Beispiele: Anträge auf Eintragung ins Grundbuch oder Handelsregister
c) ***öffentliche Beurkundung:***
Ein Notar hält die Willenserklärung schriftlich fest und bestätigt Inhalt und Echtheit.
Beispiele: Eheverträge, Grundstückskauf, Schenkungsversprechen

20 Überlegen Sie, weshalb der Gesetzgeber diese Formvorschriften erlassen hat.

a) Erhöhung der Rechtssicherheit (leichte Beweisbarkeit)
b) Schutz vor Übereilung und Leichtfertigkeit

[21] Welcher Unterschied besteht zwischen nichtigen und anfechtbaren Rechtsgeschäften?

a) ***Nichtige Rechtsgeschäfte*** sind von Anfang an ***nichtig*** (ungültig).

b) ***Anfechtbare Rechtsgeschäfte*** sind von Anfang an voll gültig. Durch Anfechtung jedoch werden sie ***rückwirkend nichtig.***

[22] Unter welchen Voraussetzungen ist ein Rechtsgeschäft nichtig?

Rechtsgeschäfte sind ***nichtig*** bei
- Gesetzesverstoß,
- Abschluss mit Geschäftsunfähigen,
- Verstoß gegen die guten Sitten,
- Scherzgeschäften,
- Scheingeschäften,
- Formmangel.

[23] Nennen Sie zwei Beispiele für Rechtsgeschäfte, die gegen die guten Sitten verstoßen.

1. Mietwucher
2. Zinswucher
3. Kauf von Wählerstimmen
4. Konfessionswechsel gegen Geld

[24] Geben Sie zwei Beispiele für gesetzeswidrige Rechtsgeschäfte.

1. Mädchenhandel
2. Rauschgifthandel
3. Schmuggel

[25] Unter welchen Voraussetzungen ist ein Rechtsgeschäft anfechtbar?

Rechtsgeschäfte sind ***anfechtbar*** bei
- arglistiger Täuschung,
- widerrechtlicher Drohung,
- Irrtum.

[26] Begründen Sie, ob die folgenden Rechtsgeschäfte nichtig sind oder anfechtbar.

a) Ein Händler verkauft ein Motorrad als unfallfrei, obwohl er es selbst nach einem Totalschaden repariert hat.

b) Der kurzsichtige Juwelier verkauft eine teure Goldkette als Modeschmuck.

a) Anfechtbar wegen arglistiger Täuschung

b) anfechtbar wegen Irrtums

→

▷ *Fortsetzung der Frage und Antwort* ▷

c) Ein Arzt droht, seine Helferin zu entlassen, wenn sie sich nicht mit seinem Sohn verlobt.

d) Ein Händler verkauft normales Obst als besonders gesunde „Bioware".

e) Die Renovierungsarbeiten in einer Praxis belaufen sich auf 20 000,00 €. Um Steuern zu sparen, einigen sich Arzt und Handwerker auf eine „offizielle Rechnung" von lediglich 8 000,00 €. Der Arzt will deshalb nur noch 8 000,00 € zahlen.

f) Die 6 Jahre alte Martina holt aus ihrer Spardose 10,00 € und kauft damit Schokolade.

c) anfechtbar wegen widerrechtlicher Drohung

d) anfechtbar wegen arglistiger Täuschung

e) Die Rechnung ist nichtig, da sie zum Schein ausgestellt wurde

f) nichtig wegen Geschäftsunfähigkeit

Kaufvertrag

27 Ein Kaufvertrag kommt durch zwei übereinstimmende Willenserklärungen zu Stande.

Wie heißen diese Willenserklärungen?

a) ***Antrag*** (Angebot, Bestellung)

b) ***Annahme*** (Bestellung, Bestellungsannahme)

28 Welche Pflichten ergeben sich aus dem Kaufvertrag für Käufer und Verkäufer?

a) ***Käufer:***
- Zahlung des Kaufpreises
- Annahme der Ware

b) ***Verkäufer:***
- Lieferung und Übereignung der Ware (mangelfrei, rechtzeitig, am rechten Ort)
- Annahme des Kaufpreises

29 Jeder Kaufvertrag besteht aus zwei Teilen, dem Erfüllungsgeschäft und dem Verpflichtungsgeschäft.

Erklären Sie diese Aussage.

Mit Vertragsabschluss verpflichten sich die Partner zu bestimmten Leistungen (= ***Verpflichtungsgeschäft***). Diese müssen dann erfüllt werden (= ***Erfüllungsgeschäft***).

30 Welche rechtliche Wirkung hat normalerweise ein Angebot für den Anbieter?

Ein Anbieter ist grundsätzlich an sein Angebot gebunden.

31 Welche Rechtswirkung hat ein Angebot für den Empfänger?

Keine, da er nicht verpflichtet ist, das Angebot anzunehmen.

32 Ist ein Händler verpflichtet, auf Wunsch des Kunden seine Schaufensterauslage zu verkaufen?

Nein, Schaufensterauslagen sind kein Angebot. ***Angebote*** sind an ***bestimmte Personen*** gerichtet und nicht an die Allgemeinheit.

33 Nennen Sie drei weitere Beispiele für Kaufaufforderungen, die rechtlich kein Angebot sind.

a) Zeitungsanzeigen
b) Postwurfsendungen
c) Fernsehwerbung
d) Prospekte

34 Wie kann ein Anbieter die Bindung an sein Angebot ausschließen?

Ein Anbieter kann die Bindung an sein Angebot durch ***Freizeichnungsklauseln*** ausschließen.
Beispiele:
- „unverbindlich“
- „so lange Vorrat reicht“
- „Angebot freibleibend“
- „Preise freibleibend“

35 Ein Angebot wurde zeitlich nicht befristet.

Wie lange ist ein Anbieter gebunden, wenn er es

a) mündlich abgegeben hat

b) durch einen Brief unterbreitet hat.

a) Ein ***mündliches Angebot*** gilt nur für die Dauer des Gesprächs.
b) Ein ***briefliches Angebot*** muss nach ca. einer Woche angenommen werden (Beförderungsdauer + Überlegungsfrist).

[36] Ein Arzt erhält am 3.6. des Jahres ein verbindliches Angebot über einen neuen Teppichboden für das Wartezimmer. Am 20. 6. geht die Bestellung bei dem Anbieter ein.

a) Muss der Anbieter liefern?

b) Welche rechtliche Wirkung hat diese Bestellung?

a) Nein, da das Angebot verspätet angenommen wurde.

b) Eine ***verspätete Annahme*** ist rechtlich ein ***neuer Antrag,*** d. h., nimmt der Anbieter an, entsteht ein Vertrag.

[37] Angenommen, der Arzt hätte bei Aufgabe [36] rechtzeitig bestellt, jedoch den Teppichboden in einer anderen Farbe verlangt.

Welche rechtliche Wirkung hätte diese Bestellung?

Eine ***abgeänderte Annahme*** verpflichtet den Anbieter nicht; sie ist rechtlich ebenfalls ein ***neuer Antrag.***

[38] Welche Angaben sollten Sie einem Angebot entnehmen können?

a) Preisangaben
b) Angaben über die Ware
c) Lieferfristen
d) Garantie- bzw. Kundendienstleistungen
e) Zahlungsbedingungen
f) Erfüllungsort
g) Gerichtsstand

[39] Häufig geht einem Angebot die Anfrage des Kunden voraus:

a) Welchem Zweck dient die Anfrage?

b) Welche Rechtswirkung hat eine Anfrage?

a) Eine ***Anfrage*** soll informieren über Warenangebot, Zahlungs- und Lieferbedingungen von möglichen Lieferanten.

b) Keine, da Anfragen ***unverbindlich*** sind.

[40] Auch der Käufer kann dem Verkäufer ein Angebot machen.

Welche Willenserklärung des Käufers entspricht rechtlich dem Angebot?

Durch die ***Bestellung*** verpflichtet sich ein Käufer, zu bestimmten Bedingungen Ware zu kaufen.

41 Gibt es gesetzliche Formvorschriften für den Abschluss von Kaufverträgen?

Für Kaufverträge gilt im Allgemeinen der Grundsatz der ***Formfreiheit,*** d. h., sie können mündlich, schriftlich usw. abgeschlossen werden.

Ausnahmen:
- ***Ratenkäufe*** (Schriftform)
- ***Grundstückskäufe*** (notarielle Beurkundung)

42 Welche wichtigen Angaben sollten in einem schriftlichen Kaufvertrag festgehalten werden?

Ein schriftlicher Kaufvertrag sollte enthalten:
- Preis
- Art und Güte der Ware
- Liefertermine, Lieferfristen
- Garantie- bzw. Kundendienstleistungen
- Zahlungsbedingungen
- Verpackungs-, Transportkosten
- Gerichtsstand
- Preisnachlässe

43 Wie muss geliefert werden, wenn die Beschaffenheit der Ware nicht besonders vereinbart wurde?

- Die Ware muss sich für den im Vertrag *vorausgesetzten Verwendungszweck* eignen.
- Wurde keine Verwendung vereinbart, ist der *gewöhnliche Gebrauch* maßgebend, d. h. eine Beschaffenheit, wie sie bei gleichartigen Sachen üblich ist.

44 Man unterscheidet Verkaufsverpackung und Versandverpackung.

Geben Sie jeweils zwei Beispiele an.

a) ***Verkaufsverpackung:***
- Gläser
- Dosen
- Tüten
- Beutel
- Flaschen
- Tuben

b) ***Versandverpackung:***
- Kisten
- Packpapier
- Kartons
- Container

45 Wer trägt die Verpackungskosten, wenn vertraglich nichts vereinbart ist?

Die Kosten der ***Versandverpackung trägt der Käufer,*** die ***Verkaufsverpackung geht zu Lasten des Verkäufers.***

46 Wer trägt die Transportkosten, wenn diesbezüglich keine Vereinbarungen getroffen wurden?

Die ***Transportkosten trägt der Käufer,*** da Warenschulden Holschulden sind.

47 Bei den Zahlungsbedingungen können Rabatt und Skonto vereinbart werden.

a) Unterscheiden Sie diese beiden Begriffe.

b) Wie ist der Abzug solcher Preisnachlässe geregelt, wenn bei Kaufvertragsabschluss hierüber nichts vereinbart wurde.

a)
- Skonto ist ein Preisnachlass für vorzeitige Zahlung. Beispiel: „Zahlbar in 30 Tagen, bei Zahlung innerhalb 10 Tagen 3 % Skonto".
- ***Rabatt*** ist ein Preisnachlass, der z. B. gewährt werden kann
  - für Stammkunden (Treuerabatt)
  - bei Mengenabnahme (Mengenrabatt)
  - für Mitarbeiter (Personalrabatt)
  - als Jubiläumsrabatt usw.

b) ***Preisabzüge*** sind nur möglich, wenn sie vertraglich vereinbart wurden.

48 Erklären Sie, was man unter dem Erfüllungsort versteht.

Der ***Erfüllungsort*** ist der Ort, an dem die vertragsmäßig vereinbarte Leistung zu erbringen ist. Hier gehen Kosten und Risiko auf den Gläubiger über.

49 Wurde vertraglich kein anderer Erfüllungsort vereinbart, dann gilt bei einem Kaufvertrag der gesetzliche Erfüllungsort.

Erläutern Sie diese Aussage.

Der gesetzliche Erfüllungsort ist der Wohn- bzw. Geschäftssitz des jeweiligen Schuldners, nämlich:
- der ***Sitz des Verkäufers*** für Ware
- der ***Sitz des Käufers*** für Geld

50 Welche Bedeutung haben die folgenden Aussagen?

a) Geldschulden sind <u>Schickschulden</u>.

b) Warenschulden sind <u>Holschulden</u>.

a) Der Käufer erfüllt den Vertrag, wenn er das Geld an seinem Wohnsitz rechtzeitig absendet. Kosten und Gefahr gehen immer zu Lasten des Käufers.

b) Der Verkäufer muss die Ware am Ort seiner Niederlassung bereithalten, der Käufer auf eigene Gefahr und Kosten abholen. Lässt er sie durch den Verkäufer zusenden, trägt er das Transportrisiko.

[51] Der Gerichtsstand gibt an, an welchem Gerichtsort bei Vertragsstreitigkeiten Klage erhoben werden muss. Sofern kein vertraglicher Gerichtsstand vereinbart wurde, gilt der gesetzliche Gerichtsstand.

Welche Auswirkungen hat dies für Käufer und Verkäufer?

Gesetzlicher Gerichtsstand:
- Sitz des Verkäufers für Ware
- Sitz des Käufers fürs Geld

[52] Die Bestimmungen des Verbraucherschutzes schreiben bei Privatkäufen eine besondere Regelung für den Gerichtsstand vor.

Nennen Sie diese.

Privatkäufer können immer nur am zuständigen Gericht ihres Wohnsitzes klagen und auch nur dort verklagt werden.

[53] Unterscheiden Sie die Begriffe:

a) Besitz

b) Eigentum

a) ***Besitz:***
Besitzer ist jemand, der die tatsächliche Herrschaft über eine Sache hat, z. B. der Mieter einer Wohnung.

b) ***Eigentum:***
Eigentümer ist, wer die rechtliche Herrschaft über eine Sache hat. Beispiel: Der Vermieter ist Eigentümer einer Wohnung, der Mieter ist Besitzer.

[54] In den meisten Kaufverträgen erfolgt die Lieferung unter „Eigentumsvorbehalt".

Erklären Sie diesen Begriff.

Eigentumsvorbehalt besagt, dass die gelieferte Ware bis zur vollständigen Bezahlung Eigentum des Verkäufers bleibt. Dem Käufer wird die Ware zwar übergeben, aber er wird zunächst nur ihr Besitzer. Kommt er mit der Zahlung in Verzug, kann der Verkäufer sie zurücknehmen und vom Vertrag zurücktreten, wenn er zuvor erfolglos eine Nachfrist gesetzt hat.

Pflichtverletzungen bei der Erfüllung von Kaufverträgen

55 Welche Mängel können bei einer mangelhaften Lieferung auftreten?

Ein Sachmangel liegt vor, wenn die Ware nicht die vertraglich vereinbarte Beschaffenheit hat, also:

- ***falsche Ware,*** z. B. Kamillentee statt Bronchialtee
- ***zu wenig,*** z. B. 2 kg Tee statt 5 kg
- ***fehlerhafte Ware,*** z. B. Kittel mit Löchern
- ***schlechte Qualität,*** z. B. Nachtcreme riecht ranzig
- ***Montagemangel,*** z. B. fehlende Montageanleitung oder unsachgemäße Montage
- ***nicht eingehaltene Werbeaussagen,*** z. B. Benzinverbrauch eines Autos
- ***Rechtsmangel,*** z. B. Verkauf eines Autos, das sicherungsübereignet ist

56 Je nach Sachverhalt kann der Käufer bei einer mangelhaften Lieferung unterschiedliche Rechte in Anspruch nehmen.

a) Nennen Sie diese.

b) Erläutern Sie, in welcher Reihenfolge diese Rechte in Anspruch genommen werden können.

a)
- ***Nacherfüllung***
- ***Rücktritt vom Vertrag***
- ***Minderung*** (Preisnachlass)
- ***Schadenersatz***

b) **Zuerst** muss der Käufer die **Nacherfüllung** verlangen. Erst wenn diese während einer *angemessenen Frist* fehlschlägt (bei Reparatur zwei Versuche), hat er die Möglichkeit
- vom Kaufvertrag zurückzutreten oder
- den Kaufpreis zu mindern *(Minderung)*
- zusätzlich *Schadenersatz* zu verlangen

57 Wie kann bei einer mangelhaften Lieferung die Nacherfüllung erfolgen?

Der Käufer *kann wählen* zwischen
- der Beseitigung des Mangels (Nachbesserung) und
- der Lieferung einer mangelfreien Sache

58 Unter welchen Voraussetzungen kann ein Käufer bei einer mangelhaften Lieferung Schadenersatz verlangen?

Schadenersatz kann ***nur*** verlangt werden, wenn der Käufer dem Verkäufer erfolglos eine angemessene Frist zur Nacherfüllung gesetzt hat.

Anmerkung: Die Nachfrist ist entbehrlich, wenn besondere Umstände vorliegen, die eine sofortige Geltendmachung des Schadenersatzanspruchs rechtfertigen.

59 Erna Pfiffig kauft im Möbelhaus Müller einen Schrank als Sonderangebot zu einem günstigen Preis. Nachdem die Ware beschädigt geliefert wird, setzt sie Herrn Müller eine angemessene Nachfrist für die Lieferung eines mangelfreien Schrankes. Dieser weigert sich den Mangel zu beseitigen, da er gerade keinen LKW zur Verfügung habe.

a) Kann Erna Pfiffig vom Vertrag zurücktreten, um den gleichen Schrank anderswo zu kaufen?

b) Als sie versucht, den gleichen Schrank anderswo zu kaufen, muss sie feststellen, dass er überall viel teurer ist als beim Möbelhaus Müller. Kann Erna Pfiffig den Mehrpreis von Herrn Müller verlangen?

a) Ja, da Herr Müller die Nacherfüllung verweigert hat, kann sie vom Vertrag zurücktreten.

b) Da sie erfolglos eine Nachfrist gesetzt hat, kann sie zusätzlich Schadenersatz verlangen, hier: die Erstattung des Mehrpreises.

60 Eine Helferin erwirbt in einer Boutique eine Bluse. Auf der Verpackung steht, dass das Kleidungsstück waschbar sei. Beim Waschen geht die Bluse ein und färbt auf andere Wäschestücke ab.

Welche Rechte kann die Helferin beanspruchen?

Da Werbeaussagen nicht eingehalten wurden, liegt ein Sachmangel vor. Sie kann deshalb Nacherfüllung verlangen und zusätzlich Schadenersatz. Da besondere Umstände vorliegen, ist eine Nachfrist für den Schadenersatzanspruch nicht erforderlich.

61 Innerhalb welcher Frist muss bei einer mangelhaften Lieferung bei einem Verbrauchsgüterkauf geprüft und gerügt werden?

Innerhalb von 2 Jahren, dann verjährt die Sachmangelhaftung (Gewährleistung).

Anmerkung:
Ein Verbrauchsgüterkauf liegt vor, wenn ein Verbraucher von einem Unternehmer eine bewegliche Sache kauft.

62 Können die Rechte des Käufers bei einer mangelhaften Lieferung eingeschränkt oder abgeändert werden?

Ja, durch ***„Allgemeine Geschäftsbedingungen“ (AGB).***

Anmerkung:
Siehe hierzu auch S. 502/503 Verbraucherberatung

63 Käufer und Verkäufer, die ihre Verpflichtungen aus einem Kaufvertrag nicht erfüllen, geraten in Verzug.

Welche Verzugsarten werden unterschieden?

a) Lieferungsverzug
b) Annahmeverzug
c) Zahlungsverzug

64 Welche Voraussetzungen müssen vorliegen, damit ein Lieferer in Verzug gerät.

a) Die Lieferung muss ***fällig*** sein.
b) Die Lieferung muss durch eine ***Mahnung*** angefordert werden und die Mahnung erfolglos bleiben.
   Bei kalendermäßig bestimmten Terminen (z. B. am 14. 7. 2004) ist keine Mahnung erforderlich.
c) Es muss ein ***Verschulden*** des Lieferanten vorliegen.

65 Welche Rechte hat der Käufer beim Lieferungsverzug?

Käuferrechte beim Lieferungsverzug:

a) ***Unter Setzung einer Nachfrist*** kann der Käufer
   – Lieferung verlangen (Nacherfüllung)
   – Lieferung *und* Schadenersatz wegen verspäteter Lieferung verlangen
b) ***Nach Setzen und Verstreichen einer angemessenen Nachfrist*** kann der Käufer
   – die Lieferung ablehnen und vom Vertrag zurücktreten oder
   – Schadenersatz *statt* der Leistung verlangen.

66 Nennen Sie drei Fälle, in denen sich bei Lieferungsverzug das Setzen einer Nachfrist erübrigt.

a) Beim Fixkauf

b) Die Lieferung ist für den Käufer nutzlos, z. B.
   - Weihnachtsbäume nach Weihnachten
   - Brautkleid nach der Hochzeit

c) Der Lieferer erklärt, dass er nicht liefern will bzw. kann.

67 Erläutern Sie, was man unter einem Deckungskauf versteht.

Deckungskauf:
Wenn der Verkäufer die Ware auch nach einer angemessenen Nachfrist nicht liefert, kann der Käufer die gleiche oder ähnliche Ware anderweitig beschaffen. Evtl. entstandene Mehrkosten gehen zu Lasten des in Verzug geratenen Lieferers.

68 Einem Arzt wird zum 15. 4. die Lieferung eines medizinischen Spezialgerätes verbindlich zugesagt. Am vereinbarten Liefertermin teilt der Verkäufer mit, dass er aufgrund der großen Nachfrage erst am 30. 4. liefern könne.

Wie beurteilen Sie den Fall?

a) Es liegt Lieferungsverzug vor, da ein genauer Liefertermin und Verschulden des Lieferanten vorliegt.

b) Der Arzt kann Lieferung und Schadenersatz (einbestellte Patienten können nicht behandelt werden) wegen verspäteter Lieferung verlangen.

69 Wie wäre die Rechtslage bei der vorigen Frage, wenn der Lieferant aufgrund eines Streiks seinen Liefertermin nicht einhalten kann?

Da ein Verschulden des Lieferers fehlt, liegt kein Lieferungsverzug vor. In diesem Fall kann der Arzt verlangen, dass zum frühestmöglichen Termin geliefert wird.

70 Nachdem seine Helferin Dr. Bauer am 13. 3. mitteilt, dass der Laserdrucker nun „endgültig hinüber" sei, bestellt er am gleichen Tag einen neuen. Als der Händler das Gerät nicht, wie vereinbart, am 14. 3. liefert, besteht er telefonisch auf Lieferung bis spätestens 17. 3., da das Gerät dringend benötigt wird. Wegen Ausfalls eines Fahrers könne er erst in 14 Tagen liefern, sagt der Verkäufer.

Wie sollte sich Dr. Bauer verhalten?

a) Lieferungsverzug liegt vor (genauer Lieferungstermin, Verschulden des Lieferers)

b) Da der Verkäufer innerhalb der angemessenen Nachfrist nicht liefern will, kann Dr. Bauer
   - den Drucker anderweitig beziehen (Deckungskauf) und Schadenersatz verlangen.
   - vom Vertrag zurücktreten und Schadenersatz wegen Nichtleistung verlangen.

71 Wann muss der Verkäufer liefern und wann muss der Käufer die Ware abnehmen, wenn im Kaufvertrag keine besonderen Vereinbarungen getroffen wurden?

Der Verkäufer ist verpflichtet, sofort zu liefern und der Käufer muss die Ware sofort abnehmen.

72 Wenn der Käufer die ordnungsgemäß gelieferte Ware nicht abnimmt, gerät er in Annahmeverzug.

Welche Rechte kann der Lieferer in diesem Fall in Anspruch nehmen?

Beim Annahmeverzug kann der Verkäufer
- die Ware zurücknehmen und vom ***Vertrag zurücktreten***
- die Ware auf Kosten des Käufers ***einlagern und auf Abnahme klagen***
- die Ware ***öffentlich versteigern lassen*** (Selbsthilfeverkauf)
- zusätzlich Schadenersatz verlangen

73 Welche Kosten können bei Einlagerung und Versteigerung der Ware für den Käufer entstehen?

a) Lagerkosten
b) Versteigerungskosten
c) versteigerungsbedingter Mindererlös
d) sonstige durch den Verzug verursachte Kosten

74 Wann gerät der Kunde in Zahlungsverzug?

Zahlungsverzug liegt vor,
a) wenn zum fest vereinbarten Zahlungstermin nicht gezahlt wurde
b) wenn innerhalb der vereinbarten Zahlungsfrist nicht gezahlt wurde
c) wenn der Gläubiger nach Eintritt der Fälligkeit mahnt und diese Mahnung erfolglos bleibt
d) spätestens nach Ablauf von 30 Tagen seit Zugang einer Rechnung.

75 Wann tritt in den folgenden Fällen der Zahlungsverzug ein?
a) Herr Knaus erhält am 23. 4. die Liquidation seines Hausarztes.
b) Dr. B. erhält eine Handwerkerrechnung mit folgendem Zusatz: Zahlbar rein netto innerhalb von 14 Tagen nach Rechnungszugang.
c) Auf einer Rechnung steht der Zusatz: Zahlbar bis 12. 6.

a) Da der Zahlungstermin nicht kalendermäßig festgelegt wurde, tritt der Verzug erst nach Ablauf von 30 Tagen ein, hier am 23. 5.
b) nach Ablauf von 14 Tagen seit Rechnungszugang.
c) ab 13. 6. Verzug, sofern eine angemessene Zahlungsfrist seit Rechnungszugang verstrichen sind.

76 Welche Rechte hat der Gläubiger bei Zahlungsverzug?

Beim ***Zahlungsverzug*** kann der Verkäufer
a) Zahlung verlangen, auf Zahlung klagen
b) Zahlung und Schadenersatz verlangen
c) nach Ablauf einer ***Nachfrist*** kann er Schadenersatz wegen Nichtleistung verlangen und die Ware zurücknehmen.
d) nach Ablauf einer ***Nachfrist*** kann er vom Vertrag zurücktreten und die Ware zurücknehmen.

77 Woraus kann sich die Schadenersatzforderung beim Zahlungsverzug zusammensetzen?

Nennen Sie zwei Beispiele.

a) Verzugszinsen (5 % über dem Basiszins der Bundesbank, 8 % bei Geschäften, an denen kein Verbraucher beteiligt ist)
b) Bearbeitungskosten
c) evtl. Kosten notwendiger Kredite

Mahnverfahren

78 Nennen Sie die wichtigsten Schritte des außergerichtlichen Mahnverfahrens.	*Zahlungserinnerung* ↓ *1. Mahnung* ↓ *2. Mahnung* mit Androhung gerichtlicher Maßnahmen
79 Zahlt ein Schuldner nicht, so kann er auf Veranlassung des Gläubigers durch das Gericht zur Zahlung aufgefordert werden. **Nennen Sie die genaue Bezeichnung für diese gerichtliche Zahlungsaufforderung.**	Mahnbescheid
80 Welche Möglichkeiten hat der Gläubiger, wenn der Mahnbescheid erfolglos bleibt?	Er kann einen ***Vollstreckungsbescheid*** beantragen.
81 Wie wird ein Gläubiger verfahren, wenn der Schuldner auf den Vollstreckungsbescheid nicht reagiert?	Er wird nach Ablauf der Einspruchsfrist (14 Tage) vom Gerichtsvollzieher die ***Zwangsvollstreckung*** durchführen lassen.
82 Wie kann ein Schuldner auf einen Mahnbescheid reagieren?	a) ***Er zahlt*** – das Verfahren ist beendet b) er erhebt ***Widerspruch*** – auf Antrag Gerichtsverhandlung c) er ***reagiert nicht*** – Gläubiger kann Vollstreckungsbescheid beantragen
83 Wie kann ein Schuldner auf einen Vollstreckungsbescheid reagieren?	a) ***Er zahlt*** – das Verfahren ist beendet b) er erhebt ***Einspruch*** – von Amts wegen Gerichtsverhandlung →

▷ *Fortsetzung der Antwort* ▷

c) er ***reagiert nicht*** – Gläubiger kann Zwangsvollstreckung durchführen lassen

84 Welches Gericht ist für den Erlass eines Mahnbescheides zuständig?

Das für den Gläubiger zuständige Amtsgericht

85 Welche Möglichkeiten hat der Gläubiger bei einer erfolglosen Zwangsvollstreckung?

Er kann verlangen, dass der Schuldner ein Vermögensverzeichnis aufstellt und darüber eine ***eidesstattliche Versicherung*** abgibt. Bei Verweigerung kann er ***Beugehaft*** beantragen.

86 Wie wird die Zwangsvollstreckung durchgeführt?

Der Gerichtsvollzieher pfändet den pfändbaren Teil des Vermögens des Schuldners.

87 Wie läuft eine Sachpfändung ab?

Der Gerichtsvollzieher beschlagnahmt die zu pfändenden Gegenstände, indem er sie mitnimmt oder ein Pfandsiegel anbringt.

88 Erläutern Sie, was man unter einer Austauschpfändung versteht.

Bei einer ***Austauschpfändung*** wird ein wertvoller Gegenstand gepfändet und durch einen geringwertigeren ersetzt. Beispiel: Stereoanlage durch Radiogerät

89 Wie werden die gepfändeten Gegenstände verwertet?

Die gepfändeten Gegenstände werden öffentlich versteigert, wobei der Schuldner mitsteigern darf. Den Erlös der Versteigerung erhält bis zur Höhe seiner Forderung der Gläubiger. Eventuelle Mehrerlöse bekommt der Schuldner.

90 Bestimmte Vermögenswerte sind unpfändbar.

Geben Sie hierzu zwei Beispiele an.

Unpfändbar sind

1. Gegenstände für eine einfache Lebensführung. Beispiel: Bett, Radio, Herd
2. Gegenstände für die Berufsausübung, z. B. die Geige eines Musikers
3. Teile des Einkommens

91 Ein Gläubiger, der mit einem Widerspruch des Schuldners gegen einen Mahnbescheid rechnet, wird normalerweise sofort auf Zahlung klagen.

Bei welchem Gericht muss geklagt werden?

a) Die ***sachliche Zuständigkeit*** ist abhängig vom Streitwert.
   - Amtsgericht bis 5 000,– €
   - Landgericht über 5 000,– €

b) Die ***örtliche Zuständigkeit*** hängt ab vom gesetzlichen oder vertraglichen Gerichtsstand.

Anmerkung:
*Seit dem 1. 1. 2002 schreibt § 278 der Zivilprozessordnung vor, dass zunächst eine **Güteverhandlung** angesetzt wird. Hier soll versucht werden, durch einen Vergleich zu schlichten. Ausnahmen: erkennbare Aussichtslosigkeit oder Widerspruch einer Partei.*

92 Ein Zivilprozess kann auf verschiedene Weise beendet werden.

Wie enden die folgenden Verfahren?

a) Der Kläger erscheint nicht zur Verhandlung.

b) Die Parteien einigen sich.

c) Der Kläger erkennt, dass er keinen Erfolg haben wird.

d) Jede Partei ist überzeugt von ihrer Position.

a) Versäumnisurteil

b) Vergleich

c) Zurücknahme der Klage

d) Urteil

Verjährung von Forderungen

93 Erläutern Sie die Wirkung der Verjährung.

Der Gläubiger kann nach Ablauf der Verjährungsfrist seine Forderung *nicht mehr gerichtlich einklagen.* Der Schuldner kann die Leistung verweigern. Die Forderung besteht aber dennoch weiter.

94 Wodurch kann die Verjährung gehemmt werden?
Zählen Sie drei Möglichkeiten auf.

1. Mahnbescheid
2. Klageerhebung
3. höhere Gewalt
4. Verhandlungen über den Anspruch
5. Beginn eines schiedsrichterlichen Verfahrens

95 Welcher Unterschied besteht zwischen Hemmung und Neubeginn der Verjährung?

a) Beim ***Neubeginn*** fängt die Frist aufs Neue an, beginnend am Tag des Neubeginns.

b) Bei der ***Hemmung*** ruht der Verjährungsablauf für einen bestimmten Zeitraum. Die Frist verlängert sich um die Dauer der Hemmung. Vom Hemmungsgrund hängt es ab, ob noch eine Nachfrist von 3 oder 6 Monaten hinzugerechnet wird.

96 Wodurch wird ein Neubeginn der Verjährung bewirkt?

Einen Neubeginn der Verjährung bewirkt:

a) Schuldanerkenntnis durch den Schuldner (z. B. durch Abschlagszahlung, Zinszahlung)

b) gerichtliche oder behördliche Vollstreckungshandlungen

97 Nennen Sie die wichtigsten Verjährungsfristen und geben Sie die Forderungen an, die in der jeweiligen Frist verjähren.

Wichtige Verjährungsfristen	
30 Jahre	▶ familien- und erbrechtliche Ansprüche ▶ vollstreckbare Titel, z. B. Gerichtsurteil
10 Jahre	▶ Ansprüche aus Rechten an Grundstücken, z. B. Kauf, Hypothek, Grundschuld
5 Jahre	▶ Ansprüche aus Mängeln an Bauwerken
3 Jahre	▶ die regelmäßige Verjährungsfrist für alle Ansprüche
2 Jahre	▶ Sachmangelhaftung (Gewährleistungsansprüche) beim Verbrauchsgüterkauf

98 **Herr Köpf vergisst die am 15. 3. 2002 fällige Zahnarztrechnung.**

Wann beginnt und wann endet die Verjährungsfrist?

Beginn: 31. 12. 2002
Ende: 31. 12. 2005

Begründung: Die allgemeine Verjährungsfrist beträgt 3 Jahre, ***beginnend ab dem Jahresende****, in dem der Anspruch entstand.*

99 **Eine Helferin kauft in einem Fachgeschäft am 16. 8. 2002 einen Mikrowellenherd.**

Wann ist ihr Anspruch auf Sachmangelhaftung (Gewährleistung) verjährt?

Beginn: 16. 8. 2002
Ende: 16. 8. 2004

Begründung: Für Ansprüche auf Sachmangelhaftung beträgt die Verjährungsfrist zwei Jahre, beginnend ***ab dem Tag der Entstehung des Anspruchs.***

100 **Frau Elster bezahlt die Liquidation ihres Arztes vom 17. 6. 2004 nicht.**

a) Wann wäre die Forderung des Arztes verjährt?

b) Am 1. 7. 2005 überweist Frau Elster eine Abschlagszahlung.

Welche Auswirkung auf die Verjährung hat diese Abschlagszahlung?

a) ***Beginn:*** 31. 12. 2004
Ende: 31. 12. 2007

b) Die Verjährung beginnt neu.
Beginn: 1. 7. 2005
Ende: 1. 7. 2008

Vertragsarten

101 **Zählen Sie fünf verschiedene Vertragsarten auf.**

a) Kaufvertrag
b) Mietvertrag
c) Leihvertrag
d) Pachtvertrag
e) Ausbildungsvertrag
f) Werkvertrag
g) Dienstvertrag
h) Darlehensvertrag

102 **Geben Sie die Vertragspartner und die wesentlichen Inhalte von folgenden Vertragsarten an:**

a) Kaufvertrag
b) Mietvertrag
c) Leihvertrag
d) Pachtvertrag
e) Darlehensvertrag
f) Dienstvertrag

Wichtige Vertragsarten	
Kaufvertrag	**Käufer – Verkäufer** Übereignung von Sachen gegen Bezahlung
Mietvertrag	**Mieter – Vermieter** **Gebrauch** von Sachen **gegen Entgelt**. Rückgabe derselben Sache, z. B. Mietauto.
Leihvertrag	**Leiher – Verleiher** **Gebrauch** von Sachen, **unentgeltlich**. Rückgabe derselben Sache, z. B. Buch aus Leihbücherei.
Pachtvertrag	**Pächter – Verpächter** **Gebrauch** von Sachen + **Ertrag**, **gegen Entgelt**, Rückgabe derselben Sache, z. B. Pacht eines Gartens.
Darlehens-vertrag	**Darlehensgeber – Darlehensnehmer** **Verbrauch** von Sachen, entgeltlich oder unentgeltlich. Rückgabe **gleichartiger** (aber anderer) Sachen, z. B. „Ausleihen von fünf Eiern".
Werkvertrag	**Unternehmer – Besteller** Herstellung aus **Material des Bestellers** gegen Vergütung, z. B. Autoreparatur.
Dienstvertrag	**Arbeitgeber – Arbeitnehmer** Leistung von Diensten gegen Bezahlung.

103 **Welcher Unterschied besteht zwischen einem Mietvertrag und einem Leihvertrag?**

Der *Leihvertrag* ist im Gegensatz zum Mietvertrag *unentgeltlich.*

104 **Wie unterscheiden sich Mietvertrag und Pachtvertrag?**

Dem Mieter steht nur der Gebrauch einer Sache zu, dem *Pächter Gebrauch und Ertrag.*

105 Welche Vertragsarten liegen in den folgenden Fällen vor?

a) Herr Baumann bringt sein Auto zur Reparatur.

b) Herr Pfiffig bringt seinem Schneider einen Anzugsstoff, um sich daraus einen Maßanzug schneidern zu lassen.

c) Frau Huber holt sich in der Stadtbücherei ein Buch.

d) Frau Putzig wählt im Einrichtungshaus einen Stoff aus und lässt sich Vorhänge daraus nähen.

e) Ein Rechtsanwalt vertritt seinen Mandanten vor Gericht.

a) Werkvertrag

b) Werkvertrag

c) Leihvertrag

d) Werkvertrag *)

e) Dienstvertrag

---

*) *Anmerkung: Hat ein Vertrag die Lieferung und Herstellung beweglicher Sachen zum Gegenstand, dann werden die Vorschriften über den Kaufvertrag angewendet.*

106 Wie wird der Vertrag genannt, der zwischen Arzt und Patient geschlossen wird?

Behandlungsvertrag

(Siehe auch nachfolgendes Kapitel)

Behandlungsvertrag

Rechtsgrundlagen der Beziehung zwischen Arzt und Patient

[1] Patient H. lässt sich von Dr. D. wegen eines chronischen Leidens behandeln.

Welchen Vertrag gehen Patient und Arzt miteinander ein?

Einen ***Behandlungsvertrag*** (Dienstvertrag)

[2] Welcher Hauptunterschied besteht zwischen Dienst- und Werkvertrag?

Im ***Dienstvertrag*** werden Dienste vereinbart, meist über eine bestimmte Zeit, *ohne einen festgelegten Erfolg.*

Im ***Werkvertrag*** wird die Erstellung eines Werkes vereinbart (z. B. Bau eines Hauses, Autoreparatur), *mit einem bestimmten Erfolg* (das Haus muss mängelfrei, der Schaden am Auto muss behoben sein).

[3] Wozu werden Behandlungsverträge geschlossen?

Zur Heilung und Linderung von Krankheit, Erhaltung der Gesundheit des Patienten

[4] Wie entsteht der Behandlungsvertrag normalerweise?

Durch ***schlüssiges (konkludentes) Handeln***. Der Patient sucht den Arzt auf, dieser behandelt ihn.

[5] Welche Verpflichtungen beinhaltet diese Form des Dienstvertrages für

a) den Arzt

b) den Patienten?

a) ***Der Arzt*** ist verpflichtet, die versprochenen Dienste zu leisten, entsprechend den allgemeinen Grundsätzen der ärztlichen Wissenschaft, ohne festgelegten Erfolg.

b) ***Der Patient*** muss die vereinbarte Vergütung bezahlen.

[6] Bei einem Patienten soll ein kleiner chirurgischer Eingriff unter örtlicher Betäubung vorgenommen werden. Alles ist vorbereitet, das Betäubungsmittel bereits eingespritzt, da weigert sich der Patient überraschend (trotz vorheriger schriftlicher Einwilligungserklärung), den Eingriff vornehmen zu lassen.

Ist er hierzu berechtigt?

Ja, ein Patient hat das Recht, die Behandlung zu jeder Zeit abzubrechen. Der Arzt hat jedoch die Pflicht, auch dann für die Sicherheit des Patienten zu sorgen. Er muss den Patienten gegebenenfalls auf Nebenwirkungen schon verabreichter Medikamente und auf eventuelle Folgen des Behandlungsabbruchs hinweisen. *Zur rechtlichen Absicherung des Arztes sollte dies schriftlich erfolgen.*

[7] Ein Patient kommt immer betrunken in die Praxis und befolgt die Anweisungen des Arztes nicht.

Kann der Arzt die Behandlung ablehnen?

Ja, vorausgesetzt, es besteht keine Gefahr für Leib und Leben des Patienten.

[8] Wann liegt eine Geschäftsführung ohne Auftrag vor?

Wenn der Patient infolge eines schweren Unfalls oder einer plötzlichen schweren Erkrankung keine rechtswirksame Willenserklärung abgeben kann.

[9] Worauf muss der Arzt bei der Geschäftsführung ohne Auftrag achten?

Eine ärztliche Behandlung muss dem Interesse und dem mutmaßlichen Willen des Patienten entsprechen.

[10] Ein 5-jähriges Kind wird ins Krankenhaus eingeliefert. Es hat lebensgefährliche Blutungen, die sofortige Bluttransfusionen notwendig machen.

a) Die Eltern des Kindes sind nicht erreichbar und können somit dem Eingriff nicht zustimmen.

Dürfen die Ärzte transfundieren?

a) Ja, es liegt eine ***Geschäftsführung ohne Auftrag*** vor. Die Ärzte können davon ausgehen, dass die Bluttransfusion im Interesse der Eltern liegt und deren mutmaßlichem Willen entspricht.

→

▷ *Fortsetzung der Frage und Antwort* ▷

b) Die Eltern des Kindes verweigern aus Glaubensgründen die Zustimmung zur Bluttransfusion.

Dürfen die Ärzte in diesem Fall, um das Leben des Kindes zu retten, die Bluttransfusion vornehmen?

b) Im Prinzip nein. Allerdings besteht die Möglichkeit, schnellstens eine Entscheidung des zuständigen Vormundschaftsgerichtes herbeizuführen, das kurzfristig, für die Dauer des Eingriffs, den Eltern das Sorgerecht entzieht und die Zustimmung zum Eingriff erteilt. Ist die Entscheidung des Vormundschaftsgerichts in der Kürze der Zeit nicht erreichbar, besteht für den Arzt aufgrund des ***rechtfertigenden Notstandes*** (§ 34 StGB) trotzdem noch die Möglichkeit, sich über das Sorgerecht der Eltern hinwegzusetzen. Dabei wird die Erhaltung des Lebens des Kindes als höherwertiges Rechtsgut angesetzt als die Glaubensgründe, welche die Entscheidung der Eltern bestimmen.

Wichtige Pflichten aus dem Behandlungsvertrag

[11] Nennen Sie mindestens fünf Pflichten, die ein Arzt im Rahmen seiner Praxistätigkeit beachten muss.

- Behandlungspflicht
- Pflicht der persönlichen Leistungserbringung
- Sorgfaltspflicht
- Schweigepflicht
- Beachtung der Datenschutzbestimmungen
- Aufzeichnungspflicht
- Aufbewahrungspflicht
- Aufklärungspflicht
- Meldepflicht
- Anzeigepflicht
- Haftpflicht

[12] Welche Aufgaben hat die Schweigepflicht?

Die ***Schweigepflicht*** soll das Vertrauensverhältnis zwischen Arzt und Patient schützen.

13 Für welche Personenkreise gilt die gesetzliche Schweigepflicht?

a) Angehörige von Heilberufen
b) Rechtsanwälte
c) Psychologen
d) in Beratungsstellen tätige Personen
e) Personen, die in Versicherungen und Abrechnungsstellen tätig sind
f) Sozialarbeiter

14 Erklären Sie kurz den Inhalt der Schweigepflicht.

Die Schweigepflicht verpflichtet die betroffenen Personengruppen über sämtliche Gegebenheiten ihrer Patienten, die ihnen beruflich bekannt werden, zu schweigen. Dies gilt gegenüber jedermann, auch gegenüber Behörden und Gerichten, bis über den Tod des Patienten hinaus.

15 Nennen Sie die rechtlichen Grundlagen für die Schweigepflicht von Arzt und Helferin?

a) Das Strafgesetzbuch
b) die Berufsordnungen der Ärzte und Zahnärzte
c) die Tarifverträge der Helferinnen
d) der Ausbildungsvertrag

16 Womit muss nach dem Strafgesetzbuch bei einem Bruch der Schweigepflicht gerechnet werden?

Mit einer Freiheitsstrafe bis zu einem Jahr oder mit einer Geldstrafe

17 Wer kann Sie von der Schweigepflicht entbinden?

Nur der betroffene Patient

18 Nennen Sie zwei Situationen, in denen Sie die Pflicht haben, Geheimnisse zu offenbaren.

a) Zur Verhütung von Kapitalverbrechen (Anzeigepflicht)
b) im Rahmen der Meldepflicht

19 Sind der Arzt und seine Helferin an die Schweigepflicht gebunden, wenn sie mit Krankenkassen und anderen Sozialversicherungsträgern verhandeln müssen?

Nein, denn durch den Vertrag Patient – Krankenkasse wird die Schweigepflicht ausdrücklich aufgehoben.

20 In welchem Fall besteht ein Offenbarungsrecht?

a) Zur Selbstverteidigung vor Gericht
b) Eintreibung von Honorarforderungen
c) zur Erfüllung einer sittlichen Pflicht (z. B.: verkehrsuntüchtiger Patient will selbst Auto fahren, Verdacht auf Kindesmisshandlung usw.)

21 Eine Patientin trifft Sie auf der Straße und erzählt Ihnen, ihr Ehemann habe ein Verhältnis mit einer sehr bekannten Persönlichkeit.

Dürfen Sie Ihrer Mutter von dieser Sensation berichten?

Nein, die Neuigkeit wurde Ihnen in Ihrer Eigenschaft als Arzthelferin mitgeteilt und unterliegt deshalb der Schweigepflicht.

22 Welche Aufgabe hat das Bundesdatenschutzgesetz?

Das ***Bundesdatenschutzgesetz*** soll die Privatsphäre des Bürgers schützen durch Schutz der personenbezogenen Daten vor Missbrauch.

23 Erläutern Sie den Begriff Datei im Sinne des Bundesdatenschutzgesetzes.

Eine ***Datei*** ist eine gleichartig aufgebaute Sammlung von Daten, die nach bestimmten Merkmalen erfasst und geordnet, nach anderen Merkmalen umgeordnet und ausgewertet werden kann, ungeachtet der dabei angewendeten Verfahren. Nicht hierzu gehören Akten und Aktensammlungen, es sei denn, sie können durch automatisierte Verfahren umgeordnet und ausgewertet werden.

24 Nennen Sie kurz den Inhalt des Bundesdatenschutzgesetzes.

a) *Es ist verboten, geschützte personenbezogene Daten zu anderen Zwecken als zur rechtmäßigen Aufgabenerfüllung zu verwenden.*
b) *Betroffene* haben das *Recht*, die zu ihrer Person gespeicherten *Daten zu erfahren* und sie gegebenenfalls *berichtigen zu lassen.*
c) Daten dürfen nur mit *Zustimmung des Betroffenen gespeichert werden.*

25 Wie wirken sich diese Vorschriften (Frage 2.14) auf den Umgang mit Patientendaten aus?

a) Angelegte Karteikarten und Krankenakten sind Dateien.
b) Patientenkarteien enthalten personenbezogene Daten.
c) Dem Patienten muss Einsicht in seine Unterlagen gewährt werden, wenn er ein berechtigtes Interesse daran hat.

26 Warum kann der Patient nicht die sofortige Löschung all seiner Daten in der Arztpraxis verlangen?

Da für den Arzt eine Aufzeichnungspflicht besteht und diese Aufzeichnungen einer gesetzlicher Aufbewahrungspflicht unterliegen.

27 Wozu dienen die Aufzeichnungen eines Arztes?

a) Sie dokumentieren Krankheitsverlauf und ärztliche Behandlungsmaßnahmen
b) sie dienen als Beweismittel
c) Gedächtnisstütze für den Arzt

28 Worauf muss bei der Aufbewahrung und Vernichtung von Praxisunterlagen geachtet werden?

a) Die Unterlagen müssen vor fremdem Zugriff gesichert aufbewahrt werden.
b) Nach Ablauf der Aufbewahrungsfristen müssen sie sorgfältig vernichtet werden (z. B. im Reißwolf).

29 Nennen Sie die Aufbewahrungsfristen folgender Unterlagen:

a) Aufzeichungen über Röntgenbehandlungen
b) Durchschriften der AU-Bescheinigungen
c) zytologische Abstrichpräparate im Rahmen von Früherkennungsuntersuchungen
d) Inventare
e) Prospekte über Arzneimittel
f) Patientenkarte
g) Aufzeichnungen über Röntgenuntersuchungen
h) Durchschriften der Betäubungsmittelrezepte

a) 30 Jahre
b) 12 Monate
c) 3 Jahre
d) 10 Jahre
e) keine
f) 10 Jahre
g) 10 Jahre, unter 18 Jahren bis zum vollendeten 28. Lebensjahr
h) 3 Jahre

30 Warum ist die Aufklärungs- und Einwilligungspflicht für den Arzt von großer Bedeutung?

Eine ärztliche Behandlung ist immer ein *Eingriff in die Unversehrtheit des Körpers* des Patienten und wäre ohne Einwilligung des Patienten eine *Körperverletzung*.

31 Wer muss den Patienten aufklären?

Laut Urteil des Bundesgerichtshofs muss der behandelnde Arzt den Patienten aufklären.

32 Worüber muss der Patient aufgeklärt werden?

- Diagnose, Befunde, Verlauf der Krankheit
- Art und Notwendigkeit der Therapie
- Art und Umfang des Eingriffs
- Risiken und Nebenwirkungen der Behandlung und der Nichtbehandlung
- Alternativbehandlung (Vor- und Nachteile)

33 Ein Patient soll über einen bevorstehenden Eingriff aufgeklärt werden.

a) Wie muss die Aufklärung erfolgen?

b) Warum ist für den Patienten die Aufklärung wichtig?

a) Der Patient muss so aufgeklärt werden, dass er versteht, worum es geht (keine Fachausdrücke, dem Niveau des Patienten angepasst).

b) Der Patient muss frei entscheiden können, ob er in eine Behandlung einwilligen will oder nicht. Dies setzt voraus, dass er über die Folgen einer Behandlung und die Konsequenzen einer Nichtbehandlung informiert wird.

34 Vor einem operativen Eingriff muss der Patient ein Schriftstück unterschreiben.

Was bestätigt der Patient mit dieser Unterschrift?

Er bestätigt, dass
- er ordnungsgemäß aufgeklärt wurde
- er mit dem Eingriff einverstanden ist.

35 a) Erläutern Sie, was man unter der Anzeigepflicht versteht.

b) In welchen Fällen muss angezeigt werden?

a) ***Anzeigepflicht:***
Pflicht, ***geplante Verbrechen*** anzuzeigen, wenn man ***glaubhaft*** davon erfährt.

b) Kapitalverbrechen wie Mord, Totschlag, Völkermord, Geiselnahme, Spionage usw.

36 a) Warum besteht in der Bundesrepublik Deutschland für bestimmte Krankheiten eine Meldepflicht und wo muss gemeldet werden?
b) In welchem Gesetz ist die Meldepflicht geregelt?

a) Zur Verhinderung großer Volksseuchen müssen bestimmte übertragbare Infektionskrankheiten in bestimmten Fällen dem zuständigen Gesundheitsamt gemeldet werden.
b) Im ***Infektionsschutzgesetz*** (IfSG)

37 Wer ist zur Meldung verpflichtet?
(Drei Angaben)

a) Der behandelnde oder sonst hinzugezogene Arzt (bei Tollwut auch der Tierarzt) meldet Verdacht oder Diagnose
b) Der Laborleiter meldet Erregernachweis (z. B. Leiter von Medizinaluntersuchungsämtern, Krankenhauslaboratorien, privaten oder öffentlichen Untersuchungsstellen)
c) Angehörige eines Heil- oder Pflegeberufes (z. B. Krankenschwestern, Arzthelferinnen)

38 Wie muss die Meldung erfolgen?

Innerhalb von 24 Stunden, auf bundeseinheitlichem Meldebogen an das zuständige Gesundheitsamt.
Aufgrund der kurzen Zeitspanne muss die Meldung per Fax, E-Mail oder Telefon erfolgen.

39 Zählen Sie Krankheiten auf, die namentlich gemeldet werden müssen:
a) bei Krankheitsverdacht, Erkrankung und Tod
b) bei Erkrankung und Tod
c) bei Krankheitsverdacht und Erkrankung

a) – Meningokokken-Meningitis
– Poliomyelitis
– Tollwut
– Typhus abdominalis

b) – Tuberkulose, behandlungsbedürftig

c) – mikrobiell bedingte Lebensmittelvergiftung
– akute infektiöse Gastroenteritis (bei Beschäftigten im Lebensmittelgewerbe oder bei einer Epidemie)

Haftung und strafrechtliche Verantwortung

40 a) Welchen Personen gegenüber ist die Arzthelferin sorgfaltspflichtig?
b) Erläutern Sie diese Pflicht.

a) Gegenüber Arzt und Patienten
b) Die Arzthelferin muss sauber, gewissenhaft und zuverlässig arbeiten.

41 Unter welchen Voraussetzungen darf eine Arzthelferin Leistungen am Patienten erbringen?

- der Arzt muss die Helferin sorgfältig ausgewählt und sich von ihrer Qualifikation überzeugt haben
- die Arzthelferin verrichtet ihre Leistung unter ärztlicher Anleitung oder nach ärztlicher Weisung

42 Erklären Sie den Begriff „Haftung".

Haftung ist die Verpflichtung einer Person, den Schaden zu ersetzen, den sie durch eigenes Verschulden verursacht hat.

43 Eine Verpflichtung zur Haftung kann aus unterschiedlichen Gründen entstehen.
Geben Sie hierzu die zwei für den Arzt wichtigsten Haftungsursachen an.

a) ***Vertragliche Haftung***
aus Behandlungsvertrag
(= positive Vertragsverletzung)
b) ***gesetzliche Haftung***
aus unerlaubter Handlung
(= Delikthaftung)

44 In welchen Fällen handelt die Arzthelferin
a) vorsätzlich
b) fahrlässig
c) widerrechtlich?

a) ***Vorsätzlich:***
Die Arzthelferin ***will*** dem Patienten ***bewusst Schäden*** zufügen.
b) ***Fahrlässig:***
Die ***erforderliche Sorgfalt wird außer Acht gelassen*** (z. B. Arzthelferin schreibt falsche Laborwerte auf, wendet Kurzwellengerät falsch an).
c) ***Widerrechtlich:***
Fremde Rechte werden verletzt (z. B. der Wille des Patienten wird missachtet, Körperverletzung) oder ***die eigenen Befugnisse werden überschritten*** (z. B. Arzthelferin schreibt eigenmächtig Rezepte um).

45 Wann spricht man von
a) schuldhaftem Handeln
b) unerlaubter Handlung?

a) ***Schuldhaftes Handeln:***
wenn das Handeln vorsätzlich oder fahrlässig war

b) ***unerlaubte Handlung:***
wenn das Handeln schuldhaft ***und*** widerrechtlich war

46 Welche Voraussetzungen müssen gegeben sein, damit Arzt bzw. Arzthelferin haftbar gemacht werden können?

- es muss ein *Schaden* beim Patienten eingetreten sein (Gesundheitsverletzung und Tod, Sach- und Vermögensschäden)
- zwischen ärztlichem Handeln und Schaden muss ein *ursächlicher Zusammenhang* bestehen
- der verursachte Schaden muss *rechtswidrig* sein
- es muss ein *Verschulden* (Vorsatz oder Fahrlässigkeit) vorliegen

47 Wer haftet für Schäden, die von Mitarbeitern des Arztes verursacht werden?

Grundsätzlich haftet der Arzt für alle Schäden, die dem Patienten in der Praxis zugefügt werden, auch wenn diese von seinen Mitarbeitern verursacht werden. Im Falle der *gesetzlichen Haftung* kann der Arzt jedoch einen *Entlastungsbeweis* erbringen.

48 Was versteht man unter einem Entlastungsbeweis?

Den Nachweis des Arztes, dass er z. B. die Arzthelferin sorgfältig ausgewählt, ihre Tätigkeit überwacht und sich davon überzeugt hat, dass sie zuverlässig und sorgfältig arbeitet.

49 Welche Folgen hat der Entlastungsbeweis des Arztes für die Arzthelferin?

Im Falle einer unerlaubten Handlung haftet sie allein, d. h. der Patient kann direkt von ihr Schadenersatz *und* Schmerzensgeld fordern.

50 Nach einer durchgefeierten Nacht misslingt einer Arzthelferin am nächsten Tag im Labor eine Analyse. Sie ist müde und hat keine Lust, die Analyse zu wiederholen. Deshalb schreibt sie ein mutmaßliches Analyseergebnis in die Patientenkarte. Daraufhin wird der Patient falsch behandelt und erleidet einen Gesundheitsschaden.

a) Welche Art von Haftung liegt vor?

b) Wer haftet in diesem Fall?

c) Besteht Anspruch auf Schmerzensgeld?

d) Mit welchen Folgen muss die Arzthelferin rechnen?

a) Gesetzliche Haftung oder Delikthaftung

b) Die Arzthelferin, wenn der Arzt einen Entlastungsbeweis erbringen kann.

c) Ja, da unerlaubte Handlung

d) – Leistung von Schadenersatz und Schmerzensgeld
  – Strafe wegen fahrlässiger Körperverletzung
  – Kündigung

51 Eine Arzthelferin bespritzt bei der Blutabnahme versehentlich eine teure Seidenbluse einer Patientin mit Blut.

a) Welche Art von Haftung liegt vor?

b) Wer haftet für den entstandenen Schaden?

a) vertragliche Haftung

b) Für Schäden, die dem Patienten in der Arztpraxis zugefügt werden, haftet ***der Arzt***, auch wenn die Schäden von seinen ***Erfüllungsgehilfen (= Arzthelferinnen)*** verursacht werden.

52 Ein Patient ist der Ansicht, dass er falsch behandelt wurde und sich deshalb sein Gesundheitszustand verschlechterte. Er möchte jedoch nicht gleich gerichtlich gegen den Arzt vorgehen.

Wer hilft dem Patienten weiter?

Der Patient kann sich an die ***Gutachterkommission der zuständigen Ärztekammer*** wenden. Sie überprüft, ob ein Behandlungsfehler vorliegt.

Die Klärung durch die Gutachterkommission ist für den Patienten ***gebührenfrei***.

[53] Nennen Sie drei Handlungen, bei denen sich die Helferin strafbar macht.

a) Körperverletzung (§ 223 StGB)
b) unterlassene Hilfeleistung (§ 323 StGB)
c) Verletzung der Schweigepflicht (§ 203 StGB)
d) Verstoß gegen das Betäubungsmittelgesetz (§ 13 BtMG) *)

[54] Eine Arzthelferin teilt einer Illustrierten gegen ein entsprechendes Honorar Einzelheiten über die ärztliche Behandlung einer berühmten Persönlichkeit mit.
a) Gegen welchen Paragrafen verstößt die Arzthelferin?
b) Mit welchem Strafmaß muss die Helferin rechnen?

a) Gegen den § 203 StGB (Schweigepflicht)
b) Da sie einen persönlichen Vorteil durch den Bruch der Schweigepflicht erzielte, muss sie mit einer Freiheitsstrafe *über* einem Jahr oder einer entsprechenden Geldstrafe rechnen.

[55] Die Arzthelferin einer Hals-Nasen-Ohren-Praxis erhält einen Telefonanruf, in dem sie gefragt wird, ob der berühmte Sänger Heino K. heute schon zur Behandlung erschienen sei. Darauf antwortet sie, Herr K. habe erst am nächsten Morgen um 10 Uhr einen Termin.
Hat die Helferin die Schweigepflicht gebrochen?

Ja, grundsätzlich darf man am Telefon keine Auskunft darüber geben, ob ein Patient in der entsprechenden Praxis in Behandlung ist. Herrn K. könnten schon allein durch die Tatsache, dass er bei einem Hals-Nasen-Ohren-Arzt in Behandlung ist, berufliche Nachteile entstehen.

[56] a) Darf eine Arzthelferin den Patienten H. abweisen, der nach der Sprechstunde am Freitagabend um 19.30 Uhr an der Praxistür klingelt und eine Vorsorgeuntersuchung vornehmen lassen will?

a) Ja, da Vorsorgeuntersuchungen ohne Gefahr für den Patienten auch zu den üblichen Sprechzeiten in der kommenden Woche vorgenommen werden können.

→

*) Siehe auch „Arzneimittelkunde" S. 183

▷ *Fortsetzung der Frage und Antwort* ▷

b) Zur selben Zeit kommt Patient P. Er bittet um Behandlung und klagt über heftige Schmerzen in der Brust und über Atemnot.

Darf die Helferin ihn an die nächste Klinik verweisen?

c) Welcher Vergehen macht sich die Helferin schuldig, wenn sie den Patienten P. wegschickt?

b) Nein, hier besteht unter Umständen Gefahr für Leib und Leben des Patienten, sodass er sofort vom Arzt behandelt werden sollte.

c) – Unterlassene Hilfeleistung nach § 323 StGB
– Erleidet der Patient durch das Wegschicken einen Gesundheitsschaden, liegt außerdem eine ***Körperverletzung*** vor.

Praxisorganisation

Gestaltung der Praxisräume

1 Weshalb muss auf die zweckmäßige Anordnung und Gestaltung der Praxisräume großer Wert gelegt werden?

Sinn der räumlichen ***Praxisorganisation:***

a) Reduzierung des Zeitaufwandes für Arzt und Arzthelferin
b) Der Patient soll sich in der Praxis wohl fühlen und zurechtfinden
c) Leistungssteigerung
d) Kostensenkung

2 Von welchen Faktoren ist die räumliche Praxisorganisation abhängig?
(Drei Angaben)

Die Praxisorganisation hängt ab von der:

a) Fachrichtung des Arztes
b) Anzahl der notwendigen Räume
c) Anzahl der Patienten
d) Lage der Praxis (in der Stadt, auf dem Lande)

3 Man unterscheidet in einer Arztpraxis drei Funktionsbereiche.
Nennen Sie diese.

Funktionsbereiche einer Arztpraxis:

a) ***Arbeitsbereich:*** Sprechzimmer, Mehrfunktionsraum für bestimmte Untersuchungen oder Behandlungen (z. B. EKG, Sonographie)
b) ***Patientenbereich:*** Anmeldung, Wartezimmer, Garderobe, WC
c) ***Personalbereich:*** Anmeldung, Labor, evtl. Aufenthaltsraum

4 Geben Sie je zwei Punkte an, die bei der Einrichtung der Anmeldung sowie der Sprechzimmer zu beachten sind.

a) ***Anmeldung:***
   - Sie muss direkt erreichbar sein
   - Es muss eine ständige Kontrolle aller Bewegungsabläufe zwischen den Praxisräumen möglich sein
   - Helle und freundliche Gestaltung

→

▷ Fortsetzung der Antwort ▷

b) ***Sprechzimmer:***
- Wenn möglich, sollten mehrere Sprechzimmer eingerichtet werden, um unnötige Wartezeiten beim An- und Ausziehen des Patienten zu vermeiden.
- In nächster Nähe sollte ein Mehrfunktionsraum für weitere Untersuchungen bzw. Behandlungen liegen.
- Sowohl der Arzt als auch der Patient sollten möglichst kurze Wege zurücklegen müssen (z. B. zwischen Liege und Schreibtisch)

5 Weshalb ist die Einrichtung eines Zwischenbereichs sinnvoll?

Hier können Patienten, die z. B. nur Wiederholungsrezepte benötigen, schnell bedient werden, ohne das Wartezimmer aufsuchen zu müssen.

Termin- und Personaleinsatzplanung

6 Nennen Sie zwei Hilfsmittel für die Terminplanung.

a) Plantafel
b) Patienten-Terminbuch
c) Terminierungsvordrucke
d) Terminplanung mit Hilfe des PCs

7 Welche Faktoren müssen bei der Einplanung der Behandlungszeiten berücksichtigt werden?

a) Art und Dauer der Behandlung: Erst-, Weiter-, Nachbehandlung, technische und therapeutische Leistungen?
b) individueller Zeitaufwand für diese Behandlungen
c) Kapazität der benötigten Räume (z. B. Röntgen, Labor)

8 Welche drei Systeme lassen sich bei der Terminplanung in der Arztpraxis unterscheiden?

a) Das ***Bestellsystem:*** Die Behandlungen sind ***zeitlich geplant***.
b) Das ***Sprechstundensystem:*** Die Patienten sind ***nicht einbestellt*** und werden in der Reihenfolge ihres Eintreffens behandelt.
c) ***Mischsysteme:*** Mischung aus Bestell- und Sprechstundensystem

9 Nennen Sie drei Gründe, weshalb für eine Arztpraxis ein Bestellsystem zweckmäßig sein könnte.

a) Vermeidung langer Wartezeiten für den Patienten
b) relativ gleichmäßige Verteilung der Patienten auf die einzelnen Tage
c) gleichmäßigere Auslastung der Praxis
d) bessere Personalplanung

10 Erklären Sie vier Grundregeln, die für die richtige Handhabung des Bestellsystems wichtig sind.

a) Zeitreserven für Notfälle und nicht angemeldete Patienten einplanen
b) bestellten Patienten normalerweise den Vorrang geben
c) Patienten mit Spezialuntersuchungen möglichst auf bestimmte Tage einbestellen
d) nicht angemeldete Patienten warten lassen, sofern es sich um keine Notfälle handelt
e) nie mehrere Erstpatientenuntersuchungen hintereinander einteilen, sondern mit Routineuntersuchungen mischen

11 Weshalb ist in einer Arztpraxis ein Personaleinsatzplan sinnvoll?

Mithilfe eines ***Personaleinsatzplans*** kann man die verschiedenen Praxisbereiche und damit die in einer Praxis anfallenden Aufgaben den einzelnen Arzthelferinnen zuordnen. Diese Einteilung der Verantwortungsbereiche führt zu einer höheren Effektivität der Praxis.

[12] Welche Größen (Variablen) sind für die Personaleinsatzplanung bedeutsam?

a) Anzahl der Ärzte
b) Anzahl der Patienten
c) Anzahl der Behandlungszimmer
d) Krankheit, Urlaub, Mutterschutz, Berufsschulzeiten

[13] Nennen Sie zwei Ursachen, die zu personellen Engpässen führen können.

a) Krankheit
b) Urlaub
c) Fortbildung

Verwaltung der Patientendaten

[14] Das Urteil der Patienten über eine Arztpraxis wird maßgeblich vom Verhalten der Arzthelferinnen mitbestimmt.

Nennen Sie drei Verhaltensweisen beim Empfang eines neuen Patienten.

Die Arzthelferin muss darauf achten, dass sie

a) Daten des Patienten nicht in Anwesenheit Dritter erfragen darf
b) eine mustergültige Ordnung an ihrem Schreibtisch hält
c) absolut korrekt schreibt (Namen, Vornamen, Adressen usw.)
d) jeden neuen Patienten aufmerksam, freundlich und lächelnd begrüßt
e) den Patienten so häufig wie möglich mit seinem Namen anspricht

[15] Bei der Datenerfassung unterscheidet man zwischen

a) Stammdaten und

b) Bewegungsdaten.

Erklären Sie diese beiden Begriffe.

a) ***Stammdaten:*** Sie bleiben über einen längeren Zeitraum ***unverändert,*** z. B. Name, Familienstand, Krankenkasse
b) ***Bewegungsdaten:*** Sie ***ändern sich häufig,*** z. B. Leistungen

[16] Das Bundesdatenschutzgesetz (BDSG) schützt die in Dateien gespeicherten personenbezogenen Daten.

Erklären Sie den Begriff „Datei".

Unter einer ***Datei*** versteht man eine gleichartig aufgebaute Sammlung von Daten, die ***ausgewertet*** und ***umgeordnet*** werden kann. Hierzu gehören u. a. auch die Karteikarten.

17 Nennen Sie drei Gesichtspunkte, weshalb der Arzt eine Kartei führt.

a) ***Aufzeichnungspflicht des Arztes*** aufgrund des Bundesmantelvertrages (BMV) und der ärztlichen Berufsordnung
b) Die Karteiführung ist ***Grundlage für die Abrechnung***
c) Dem Arzt stehen wichtige ***Informationen über den Patienten*** sofort zur Verfügung

18 Eine wichtige Aufgabe der Arzthelferin ist die Führung der Patientenkartei.

Was muss die Helferin hierbei beachten?

a) Geheimhaltung der Eintragungen
b) gute Lesbarkeit der Eintragungen
c) sorgfältige Eintragung
d) Eintragungen immer auf den neuesten Stand bringen

19 Welche Vorteile bietet eine Kartei gegenüber Aufzeichnungen in einem Buch?

(Vier Angaben)

Vorzüge der Kartei sind:
a) die Übersichtlichkeit
b) das schnelle Einordnen
c) das schnelle Auffinden
d) die Aktualität (Ergänzung neuer, Herausnahme alter Karteikarten)
e) die guten Ordnungsmöglichkeiten

20 Die Abbildung zeigt die Bestandteile (1–4) der Kartei.

Nennen Sie diese.

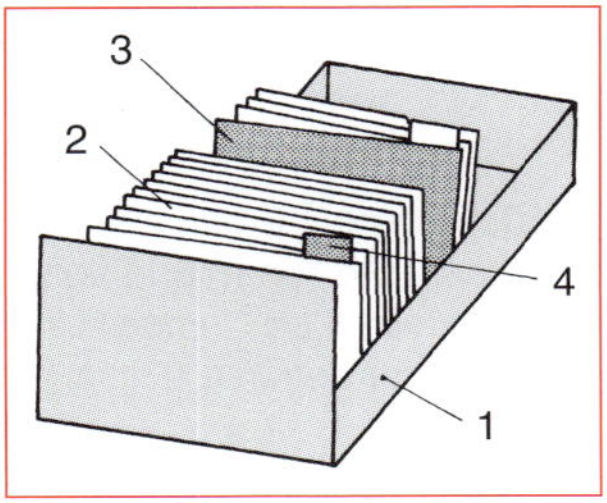

1 = Karteibehälter
2 = Kartei- oder Grundkarte
3 = Leitkarte
4 = Ordnungsmittel

21 Grundsätzlich können zwei Arten von Karteien unterschieden werden.

a) Nennen und erklären Sie diese.

b) Welche Karteiart wird in der Praxis am häufigsten verwendet?

Geben Sie den wesentlichen Grund dafür an.

a) – ***Steilkartei:*** Hierbei stehen die Karten als Block hintereinander in einem Behälter (Karteikasten, Karteitrog).

– ***Staffelkartei:*** Die Karteikarten (-taschen) stehen, liegen oder hängen schuppenförmig gestaffelt über- oder nebeneinander.

b) Die Steilkartei ist die häufigste Karteiform, da sie wenig Platz benötigt.

22 Wie ist eine Karteikarte gegliedert?

Welche Angaben enthalten diese Kartenteile?

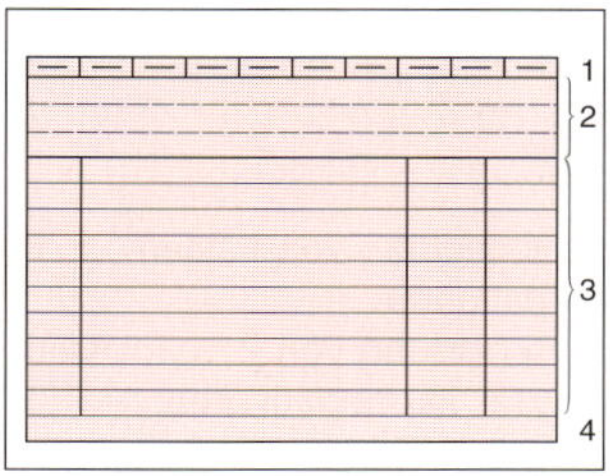

Aufbau einer Karteikarte:

1 = ***Kartenleiste:*** dient zum Anbringen von Ordnungsmitteln

2 = ***Kartenkopf:*** enthält gleich bleibende Angaben wie Personalangaben, Dauerdiagnosen usw.

3 = ***Kartenrumpf:*** nimmt fortlaufende Eintragungen auf

4 = ***Kartenfuß:*** enthält Angaben über den Hersteller, die Bestellnummer usw.

23 Welche drei Arten von Karteikarten werden in der Arztpraxis verwendet?

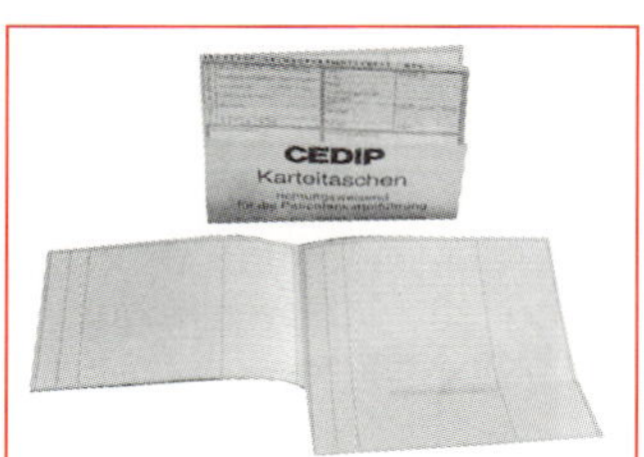

a) Einfache Karteikarten (ohne Einlegemöglichkeit von Befunden etc.)

b) Karteimappen (Klappkarten)

c) Karteitaschen

d) elektronische Karteikarten (Der PC verdrängt zunehmend die Kartei.)

24 Um die Bearbeitung einer Kartei zu beschleunigen, gibt es bestimmte Ordnungshilfsmittel.

Welche sind hier abgebildet und wodurch unterscheiden sie sich hinsichtlich der Änderungsmöglichkeiten?

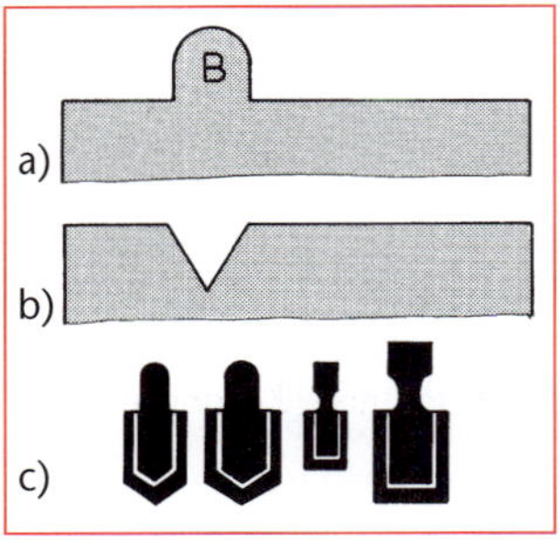

a) Tab, unveränderliches Ordnungshilfsmittel
b) Kerbe, unveränderliches Ordnungshilfsmittel
c) Reiter, veränderliches Ordnungshilfsmittel

25 Viele Arztpraxen verwenden für ihre Karteikarten unterschiedliche Farben.

a) Geben Sie zwei Beispiele an, bei denen sich diese Unterscheidung anbieten könnte.

b) Wann erweist sich diese farbliche Unterscheidung als Nachteil?

a) – Unterscheidung von Kassen- und Privatpatienten
– Unterscheidung von Primärkassen- und Ersatzkassenpatienten

b) Ein Nachteil ist immer bei Änderungen der Kassenzugehörigkeit des Patienten vorhanden, da sich dadurch auch die Karteikartenfarbe ändert.

26 a) Welchen Vorteil hat die farbliche Markierung der Anfangsbuchstaben des Familiennamens?

b) Ordnen Sie die Patientennamen alphabetisch nach DIN 5007: Mayer, Hugo / Maier, Alois / Maier-Bach, Anne / Maier, Anton, Dr. / Mayer, Hugo Anton

a) Dadurch können falsch einsortierte Karteikarten sofort entdeckt werden, da diese die aufsteigende Linie in der Kartei unterbrechen.

b) Maier, Alois / Maier, Anton, Dr. / Maier-Bach, Anne / Mayer, Hugo / Mayer, Hugo Anton

27 Nennen Sie Gründe für die Aufbewahrung von Schriftgut.

a) Einhaltung der gesetzlichen Aufbewahrungsfristen
b) Auskünfte an Kollegen und Krankenkassen über zurückliegende Behandlungen werden möglich.
c) eigene Gedächtnisstütze

28 In welche Wertstufen lässt sich das Schriftgut hinsichtlich der Aufbewahrungszeit einteilen?

Geben Sie jeweils ein Beispiel.

a) Schriftgut mit Tageswert: Werbeschreiben, unverlangte Angebote
b) Schriftgut mit Prüfwert: Angebote, Bewerbungsschreiben
c) Schriftgut mit Gesetzeswert: Karteikarten, Durchschriften der Berichtsvordrucke
d) Schriftgut mit Dauerwert: Kassenarztzulassung, Zeugnisse

29 Welche gesetzlichen Aufbewahrungsfristen haben folgende Unterlagen?

a) Buchungsbelege
b) Karteikarten
c) Berichtsvordrucke der Krebsfrüherkennungsuntersuchungen (Durchschriften)
d) Aufzeichnungen über Belehrung des Röntgenpersonals

a) 10 Jahre
b) 10 Jahre
c) 5 Jahre
d) 5 Jahre

Postbearbeitung und Telekommunikation

30 Welche Arbeitsgänge führen Sie beim Eingang der Post nacheinander durch?

a) Sortieren nach Geschäftspost und Privatpost
b) Öffnen der Geschäftspost
c) Prüfen, dass keine Unterlagen im Umschlag bleiben und alle im Anlagenvermerk angegebenen Anlagen vorhanden sind, evtl. Fehlvermerke →

▷ *Fortsetzung der Antwort* ▷

d) Briefe mit Eingangsstempel versehen
e) Sortieren nach Werbesendungen und Geschäftsbriefen
f) Weitere Bearbeitung nach Anweisung des Arztes

31 Sie arbeiten mit Ihrer Kollegin Ute Geschwind in der Praxis Dr. Gessert und haben die Aufgabe, die eingehende Post zu bearbeiten. Welcher Brief darf von Ihnen geöffnet werden? Begründen Sie Ihre Aussage.

a)
Praxis
Dr. Gessert
Frau Ute Geschwind
Postfach 10 62 83

70019 Stuttgart

b)
Frau
Ute Geschwind
Praxis Dr. Gessert
Postfach 10 62 83

70019 Stuttgart

Lösung: a)
Der Brief a) darf geöffnet werden, da er an die Praxis adressiert ist. Die Angabe „Frau Ute Geschwind" bedeutet lediglich, dass der Brief von Frau Geschwind bearbeitet werden soll, sofern sie anwesend ist.

Anmerkung: Nach einem Urteil des Landesarbeitsgerichts Hamm kann sogar *die* Firmenpost geöffnet werden, bei der der Name des Empfängers über dem des Firmennamens steht. Um dies zu vermeiden, ist es ratsam, den Vermerk „vertraulich" bzw. „persönlich" aufzubringen.

32 Bringen Sie die einzelnen Bearbeitungsstufen beim Postausgang in die richtige Reihenfolge.

① Falten und Kuvertieren
② Kontrolle der Anschrift, Unterschrift, Blattzahl und Anlagen
③ Frankieren
④ Bestimmung der Sendungsart und Versendungsform
⑤ Feststellung des Gewichts und der Maße der Sendung

②, ①, ④, ⑤, ③

33 Nennen Sie die Hilfsmittel bei der Bearbeitung der Ausgangspost.

a) Aktuelles Gebührenverzeichnis der Dt. Post AG
b) Briefwaagen
c) Frankiermaschinen
d) Maßschablone für Abmessungen
e) Kalkulator zur Gebührenberechnung (Internetservice der Dt. Post AG)

34 Nennen Sie Versandzusatzleistungen der Deutschen Post AG.

a) Einschreiben
b) Einschreiben Einwurf
c) Nachnahme
d) Rückschein
e) Eigenhändig
f) Express

35 Nachrichtenübermittlung

a) Nennen Sie drei verschiedene Möglichkeiten der Übermittlung von Nachrichten.

b) Geben Sie jeweils einen Vor- und Nachteil der jeweiligen Übermittlungsform an.

a)		Brief	Telefax	Telefongespräch
b)	**Vorteil**	schriftlicher Nachweis, jeder ist erreichbar	sehr schnell, schriftlicher Nachweis	sehr schnell, leichter für Rückfragen
	Nachteil	dauert relativ lange	besondere Anlage erforderlich	kein schriftlicher Nachweis

36 Geben Sie für Päckchen und Post-Pakete

a) das Höchstgewicht

b) die Haftung der Deutschen Post AG an.

		Päckchen	Post-Paket
a)	**Höchstgewicht**	2 kg (Bei Pluspäckchen [Packset mit Motivmarke] bis 20 kg)	20 kg
b)	**Haftung**	keine	bis 500,00 €, bei höherem Wert bis 25 000,00 € „Transportversicherung" (Stand 1. 1. 04)

37 Briefe unterteilt die Post in vier Untergruppen (Basisprodukte).

Nennen Sie diese.

a) Standardbrief
b) Kompaktbrief
c) Großbrief
d) Maxibrief

38 Sie schicken an eine Bekannte ein Nachnahme-Postpaket.

Welche Voraussetzung müssen Sie hierzu erfüllen?

Sie benötigen dazu ein Girokonto bei der Postbank oder bei einem Kreditinstitut.

39 Welche Aussage stimmt?

Die Post haftet pauschal mit 25,00 € bei Verlust von

a) Post-Paketen

b) Päckchen

c) gewöhnlichen Briefen

d) Einschreiben

e) Express-Briefen

Lösung: d)

40 Unterscheiden Sie Einschreiben Einwurf und Einschreiben.

a) ***Einschreiben Einwurf:***
von der Dt. Post dokumentierter Einwurf in Briefkasten oder Postfach des Empfängers

b) ***Einschreiben:***
Vom Empfänger dokumentierte Übergabe der Sendung

41 Nennen Sie drei Ersatzempfänger für die Zustellung eines Einschreibebriefes.

- Angehörige des Empfängers
- Angestellte des Empfängers
- Inhaber oder Vermieter der Wohnung oder des Geschäftsraumes des Empfängers

42 Dr. Maier sendet einen wichtigen Brief. Für seine Akten möchte er einen Beleg darüber, dass der Brief ausgeliefert wurde.

Welche Zusatzleistung muss Dr. Maier wählen?

Einschreiben mit Rückschein

43 Welche Zusatzleistung bzw. Sendungsart müssen Sie wählen?

a) Nur der Empfänger oder ein besonders Bevollmächtigter soll den Brief ausgehändigt bekommen.

b) 60 Patienten werden mit einem inhaltsgleichen Recall-Brief an die Gesundheitsuntersuchung erinnert.

c) Eine Sendung soll schon am Tag nach der Einlieferung bei einem Empfänger innerhalb Deutschlands sein.

a) Man muss die Zusatzleistung „Eigenhändig" wählen (nur bei Einschreiben und Nachnahme)

b) Man muss den Infobrief wählen (mindestens 50 inhaltsgleiche Sendungen).

c) Man muss die Sendung als Post-Express versenden. Gegen Extra-Entgelt kann man unterschiedlich früh zustellen lassen. Ebenso kann gegen Extra-Entgelt an Sonn- und Feiertagen zugestellt werden.

44 Wovon hängen im Festnetz die Kosten für ein Telefongespräch ab?

Die Kosten sind abhängig von

a) dem Tarifbereich (Entfernung)

b) der Tarifzeit (Tageszeit und Wochentag, zu dem ein bestimmter Tarif gültig ist)

c) der Rededauer

d) dem Verbindungspreis in Zusammenhang mit einem Zeittakt

e) der Art des Anschlusses (analog oder digital)

f) dem Netzbetreiber

45 Warum sind für ein Faxgerät und das Telefon zwei getrennte Telefonanschlüsse oder ein ISDN-Anschluss sinnvoll?

Damit die Telefaxleitung nicht durch Gespräche mit Patienten (usw.) blockiert wird.

Anmerkung: Mit dem ISDN-Anschluss kann gleichzeitig telefoniert und gefaxt werden.

46 Was versteht man unter ISDN?

ISDN = Integrated Services Digital Network (= Dienste integrierendes digitales Fernmeldenetz)
Es können gleichzeitig Sprache, Text, Daten und Bilder übertragen werden.

[47] Welchen Vorteil hat DSL gegenüber ISDN?	Die Übertragungsgeschwindigkeit von DSL (**D**igital **S**ubscriber **L**ine) ist höher.
[48] In welchen Fällen kann ein telefonischer Anrufbeantworter eingesetzt werden? (Drei Beispiele)	Einsatz des Anrufbeantworters zur Angabe der a) Sprechzeiten b) Ferien, Vertretung und Sprechzeiten der Vertretung c) Adresse und Telefonnummer des Notfalldienstes
[49] Ordnen Sie die Begriffe „fixe Kosten" und „variable Kosten" den folgenden Gebühren zu: **a) Anschlussgebühr** **b) Gesprächsgebühren** **c) Grundgebühr**	a) Fixe Kosten b) variable Kosten c) fixe Kosten
[50] Geben Sie jeweils drei traditionelle und drei neue Möglichkeiten der Telekommunikation an.	*Traditionell:* Telefon, Telegramm, Telex *Neu:* Telefax, Online-Dienste, Mobilfunk, E-Mail
[51] Erläutern Sie, was man unter einer Reihenanlage versteht.	Anrufe können zu jedem Telefon weitergeleitet werden. Die Telefone können untereinander durch Tastendruck verbunden werden.
[52] Bevor Sie ein wichtiges Telefongespräch führen, müssen Sie bestimmte Vorbereitungen treffen. Nennen Sie diese.	a) Schreibgeräte und Vordrucke für Telefonnotizen bereitlegen b) notwendige Unterlagen bereithalten c) evtl. wichtige Stichpunkte zum Gesprächsinhalt sammeln

[53] Buchstabieren Sie den folgenden Namen nach der amtlichen Buchstabiertafel (Inland): Ivan Lazic

*I*da, *V*iktor, *A*nton, *N*ordpol
*L*udwig, *A*nton, *Z*acharias, *I*da, *C*äsar

Buchstabiertafel Inland

A	= Anton	J	= Julius	Sch	= Schule
Ä	= Ärger	K	= Kaufmann	T	= Theodor
B	= Berta	L	= Ludwig	U	= Ulrich
C	= Cäsar	M	= Martha	Ü	= Übermut
Ch	= Charlotte	N	= Nordpol	V	= Viktor
D	= Dora	O	= Otto	W	= Wilhelm
E	= Emil	Ö	= Ökonom	X	= Xanthippe
F	= Friedrich	P	= Paula	Y	= Ypsilon
G	= Gustav	Q	= Quelle	Z	= Zacharias
H	= Heinrich	R	= Richard		
I	= Ida	S	= Samuel		

[54] Mobilfunk

a) Welche Kosten können bei einem Handy anfallen?

b) Welche vier Handy-Netze gibt es derzeit? *) (Stand 7/2003)

c) Was bedeutet „SMS"?
Welche Möglichkeiten gibt es zum Versenden von „SMS"?

d) Was bedeutet „MMS"?

*) Ab 2004 wird das UMTS-Netz eingeführt (= **U**niversal **M**obile **T**elecommunications **S**ystems)

a) – einmalige Anschlussgebühr
– Monatsgrundpreis
– Geprächsgebühren

b) – D1 Telekomtochter T-Mobile
– Vodafone D2
– E1 von E-Plus
– E2 von O_2

c) SMS = Short Message Service (Kurznachrichtendienst): Kurze Textmitteilungen werden über die Tastatur des Handys eingegeben und zum Empfänger-Handy geschickt. Sie erscheinen dort auf der Anzeige des Gerätes.
Weitere Möglichkeiten des Versendens: per Operator über das Mobilfunk- bzw. Festnetz oder per PC über das Internet, SMS im Festnetz bzw. ins Festnetz, ...

d) MMS = **M**ultimedia **M**essaging **S**ervice: Für kurze Textmitteilungen zum Versenden von Bildern, Sprachbotschaften und Tönen.

[55] Definieren Sie den Begriff „Internet".

Weltweites Computernetz, bei dem Daten über Telefonleitungen ausgetauscht werden. Beispiele für Internetdienste sind: elektronische Post (E-Mail), Diskussionsforen, World Wide Web (www), „Herunterladen" von Programmen

[56] Was versteht man unter
a) Call by Call
b) Pre-Selection?

a) ***Call by Call:***
Kunden suchen jeweils billigsten Tarif und wählen von Zeit zu Zeit unter Angabe einer Netzvorwahl andere Anbieter als den Anschlussbetreiber (meist Telekom).

b) ***Pre-Selection*** (Vorauswahl):
Kunden entscheiden sich für *eine* bestimmte Telefonfirma; alle Gespräche laufen ohne gesonderte Vorwahl über das Netz der neuen Firma

[57] Welche Vorteile bietet ein Telefaxgerät?

a) Über die normale Telefonleitung können Originalkopien von Briefen, Zeichnungen usw. schnellstmöglich übertragen werden.
b) kostengünstige Übertragung
c) Empfänger kann abwesend sein
d) einfache Bedienung

[58] Worauf muss geachtet werden, wenn die Kosten für die Übermittlung einer DIN-A4-Seite mit Telefax möglichst gering gehalten werden sollen?
Nennen Sie mindestens drei Punkte.

a) Günstigen Telefontarif wählen (z. B. zeitversetzt nachts senden)
b) weißes Papier verwenden, da dadurch die Übermittlungsdauer kürzer ist
c) aufwändige Graphiken vermeiden.

[59] Unterscheiden Sie Online-Dienste und Provider.

a) Online-Dienste bieten neben dem Internetzugang Serviceleistungen wie die Zusammenstellung von Nachrichten usw. (z. B. T-Online, AOL)
b) Provider dagegen sind Unternehmen, die ausschließlich den Zugang zum Internet ermöglichen.

Umgang mit Geld

Zahlungsmöglichkeiten – Girokonto

1 Man unterscheidet drei verschiedene Zahlungsarten.
Erläutern Sie kurz deren Merkmale.

a) ***Barzahlung:***
Es wird mit Bargeld bezahlt; weder Zahler noch Zahlungsempfänger benötigen ein Konto.
Beispiele: persönliche Geldübergabe, Minuten-Service der Postbank, Express-Brief

b) ***Halbbare Zahlung:*** Da ein Teil der Zahlung bargeldlos abläuft, muss entweder der Zahler oder der Zahlungsempfänger über ein Girokonto verfügen,
Beispiele: Zahlschein, Barscheck, Nachnahme

c) ***Bargeldlose Zahlung:***
Die Zahlung erfolgt vollkommen bargeldlos, von Konto zu Konto, deshalb müssen Zahler und Zahlungsempfänger jeweils über ein Girokonto verfügen.
Beispiele: Überweisung, Verrechnungsscheck, Dauerauftrag, Lastschrift

2 Nennen Sie drei Möglichkeiten der Barzahlung.

1. Barzahlung durch persönliche Übergabe
2. Barzahlung durch Boten
3. Barzahlung durch Expressbrief

3 In welchen Fällen ist eine persönliche Barzahlung sinnvoll?

a) Bei alltäglichen Geschäften über niedrige Beträge

b) wenn weder Zahlungsempfänger noch Zahler ein Girokonto haben

c) bei Zweifeln an der Zahlungswilligkeit oder Zahlungsfähigkeit

4 Worauf sollte bei jeder Barzahlungsform geachtet werden?	Auf die Aushändigung einer ***Quittung*** bzw. eines Zahlungsbeleges
5 Welche Barzahlungsbelege kennen Sie?	a) Kassenzettel b) quittierte Rechnung c) Quittung d) Einlieferungsschein des Express-Briefes
6 Welche Angaben müssen aus einer Quittung unbedingt ersichtlich sein?	1. Name des Zahlers 2. Zahlungsbetrag 3. Zahlungsgrund 4. Datum der Zahlung 5. Empfangsbestätigung 6. Unterschrift des Zahlungsempfängers
7 Beschreiben sie den Zahlungsvorgang beim Minutenservice der Postbank.	Der Zahler füllt den Vordruck für den Minutenservice aus und zahlt den Betrag samt einer Gebühr bar am Postschalter ein. Bei der Einzahlung erhält er eine sog. Geldtransferkontrollnummer, die er dem Zahlungsempfänger mitteilt. Der kann sich das Geld Minuten später in jeder Postfiliale bar auszahlen lassen, nachdem er zuvor seine Geldtransferkontrollnummer genannt und sich ausgewiesen hat.
8 Wann ist eine Zahlung mit Minutenservice der Postbank oder Express-Brief sinnvoll?	Bequeme Barzahlungsmöglichkeit, wenn Zahlungsempfänger und Zahler nicht am gleichen Ort wohnen und kein Girokonto besitzen.
9 Welche Nachteile sehen Sie in der Zahlung durch Express-Brief oder Minutenservice der Postbank?	Die Gebühren sind wesentlich höher als bei anderen Zahlungsarten.

[10] Welche Voraussetzungen müssen gegeben sein, damit man am halbbaren oder am bargeldlosen Zahlungsverkehr teilnehmen kann?

Man muss über ein ***Girokonto*** verfügen bei Banken oder Sparkassen.

[11] Heutzutage verfügt nahezu jedermann über ein Girokonto.

Nennen Sie vier Leistungen, die ein Kontoinhaber in Anspruch nehmen kann.

1. Teilnahme am Scheckverkehr
2. Durchführen von Überweisungen, Daueraufträgen, Lastschriften usw.
3. Spardaueraufträge mit gleichem Betrag oder mit Beträgen in wechselnder Höhe (als Abschöpfung der am Monatsende verbleibenden Restbeträge)
4. Kreditgewährung

[12] Welche Voraussetzungen muss man in der Regel erfüllen, um ein Girokonto eröffnen zu können?

Wer ein Girokonto eröffnen will, muss

- volljährig sein (bei Minderjährigen müssen die gesetzlichen Vertreter zustimmen)
- seinen Personalausweis vorlegen
- die Geschäftsbedingungen der Bank anerkennen
- seine Unterschrift zu Prüfzwecken hinterlegen

[13] Wozu dient der Kontoauszug?

a) Er informiert über den aktuellen Kontostand.

b) Er zeigt die Einzahlungen und Ausgaben.

c) Er dient als Kontrolle des gesamten Zahlungsverkehrs, da alle Kontoauszüge fortlaufend nummeriert sind.

[14] Welche wichtigen Daten können Sie einem Kontoauszug entnehmen?

a) Name des Kontoinhabers

b) Anschrift des Kontoinhabers

c) Art der Zahlungsvorgänge und Beträge

d) Buchungsdatum der Zahlungsvorgänge

e) Neuer und alter Saldo

[15] Welche Möglichkeiten der halbbaren Zahlung kennen Sie?

a) Zahlschein
b) Barscheck
d) Nachnahme

[16] Wie erfolgt die Zahlung mit Zahlschein?

Der Schuldner zahlt das Geld bei einem Kreditinstitut oder am Postschalter ***bar*** mit einem ***Zahlschein*** ein. Dem Zahlungsempfänger wird der Betrag auf dem Girokonto bzw. Postbankkonto gutgeschrieben. Bei der Einzahlung muss eine Gebühr entrichtet werden.

[17] In welchen Fällen ist ein Geldeinzug durch Nachnahme sinnvoll?

a) Häufig sollen Waren nur gegen sofortige Bezahlung ausgehändigt werden wie z. B. Versandhandel.
b) Um nicht bezahlte Rechnungen bar einzuziehen.

[18] Welche Gebühren fallen bei einer Nachnahmesendung an?

a) Portokosten für die Sendung
b) Nachnahmegebühren
c) Zahlscheingebühren für die Gutschrift des Zahlscheinbetrages auf das Konto

[19] Weshalb ist der Nachnahmebetrag höher als der Zahlscheinbetrag?

Im Nachnahmebetrag ist die Zahlscheingebühr der Post enthalten.

[20] Welche Möglichkeiten der bargeldlosen Zahlung kennen Sie?

a) Überweisung
b) Dauerauftrag
c) Lastschrift
d) Verrechnungsscheck

[21] Welche wichtigen Angaben müssen bei einem Überweisungsformular eingetragen werden?

a) Name und Anschrift von Zahlungsempfänger und Zahler
b) Kontonummer von Zahlungsempfänger und Zahler
c) Bankleitzahl
d) Kreditinstitut des Zahlungsempfängers
e) Überweisungsbetrag
f) Datum
g) Unterschrift des Zahlers

22 Die folgende Abbildung zeigt ein verkleinertes Überweisungsformular, wie es bei den meisten Banken verwendet wird.

Geben Sie an, wer die einzelnen Teile erhält.

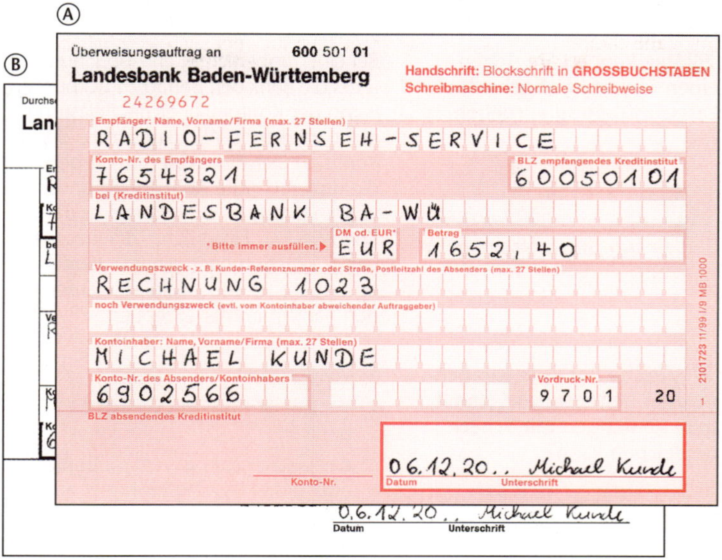
Ⓐ
Ⓑ

Überweisungsauftrag an 600 501 01
Landesbank Baden-Württemberg
Handschrift: Blockschrift in GROSSBUCHSTABEN
Schreibmaschine: Normale Schreibweise
24269672
Empfänger: Name, Vorname/Firma (max. 27 Stellen)
RADIO-FERNSEH-SERVICE
Konto-Nr. des Empfängers
7654321
BLZ empfangendes Kreditinstitut
60050101
bei (Kreditinstitut)
LANDESBANK BA-WÜ
*Bitte immer ausfüllen. ▶
DM od. EUR*
EUR
Betrag
1652,40
Verwendungszweck - z. B. Kunden-Referenznummer oder Straße, Postleitzahl des Absenders (max. 27 Stellen)
RECHNUNG 1023
noch Verwendungszweck (evtl. vom Kontoinhaber abweichender Auftraggeber)
Kontoinhaber: Name, Vorname/Firma (max. 27 Stellen)
MICHAEL KUNDE
Konto-Nr. des Absenders/Kontoinhabers
6902566
Vordruck-Nr.
9701
20
2101723 11/99 I/9 MB 1000
BLZ absendendes Kreditinstitut
Konto-Nr.
06.12.20.. Michael Kunde
Datum Unterschrift

Durchs… Lan…
06.12.20.. Michael Kunde
Datum Unterschrift

Ⓐ verbleibt bei der Bank als Auftragsbeleg.
Ⓑ verbleibt als Zahlungsbeleg beim Zahler.

23 Welche Vorteile sehen Sie in der Einrichtung eines Dauerauftrages?

a) Sicherheit, dass die Zahlung nicht vergessen wird.
b) Arbeitserleichterung, da für die Zahlungen nur einmalig ein Beleg, nämlich der Dauerauftrag, ausgefüllt werden muss.

24 In welchen Fällen ist die Einrichtung eines Dauerauftrages sinnvoll?

Wenn an denselben Zahlungsempfänger länger *gleich bleibende Zahlungen* geleistet werden müssen.
Beispiele: Miete, Rundfunkgebühren, Vereinsbeiträge, Zeitungsabonnements

[25] Wann ist eine Zahlung nach dem Lastschriftverfahren (Einzugsermächtigung) empfehlenswert?

Wenn wiederkehrende Zahlungen in *wechselnder Höhe* an den gleichen Zahlungsempfänger geleistet werden müssen. Beispiel: Telefonrechnung

[26] Wie können Sie gegen einen überhöht abgebuchten Lastschriftbetrag vorgehen?

Bei einer unberechtigten Abbuchung muss die Bank den Betrag zurückbuchen, wenn der Kontoinhaber die Belastung nicht anerkennt. Allerdings muss der Kontoinhaber den Widerspruch gegen die unberechtigte Abbuchung unverzüglich einlegen, d. h. sobald er davon Kenntnis hat. Einsprüche, die innerhalb von **6 Wochen** nach einer unberechtigten Abbuchung erfolgen, werden von den Banken immer akzeptiert.

[27] Welche Voraussetzungen müssen gegeben sein, damit man Zahlungen mit Scheck begleichen kann?

a) Volljährigkeit
b) der Zahler muss ein Girokonto besitzen
c) das Girokonto muss ein Guthaben oder einen bewilligten Kredit aufweisen
d) gültige Scheckformulare

[28] Durch welches Gesetz ist der Scheckverkehr geregelt?

Durch das ***Scheckgesetz***

[29] Welche Scheckarten werden unterschieden?

a) Barscheck
b) Verrechnungsscheck
c) Namensscheck

[30] Welcher Unterschied besteht zwischen einem Verrechnungsscheck und einem Barscheck?

a) ***Verrechnungsscheck:***
Ein Verrechnungsscheck darf nicht bar ausbezahlt werden. Der Scheckbetrag wird auf dem Konto des Überbringers ***gutgeschrieben.***
b) ***Barscheck:***
Der Überbringer erhält den Scheckbetrag am Schalter des Kreditinstituts ***bar ausbezahlt.***

31 Wie kann ein Barscheck zu einem Verrechnungsscheck gemacht werden?

Indem man in der Regel in die linke obere Ecke des Schecks „Nur zur Verrechnung" einträgt. Diese Eintragung ist unwiderruflich.

32 Weshalb gilt die Zahlung mit Verrechnungsscheck als besonders sicher?

Der Verrechnungsscheck wird nicht bar ausbezahlt, sondern nur auf dem Konto des Einreichers gutgeschrieben. Da nachvollzogen werden kann, wem er gutgeschrieben wurde, ist eine missbräuchliche Verwendung fast ausgeschlossen.

Anmerkung:
In letzter Zeit werden zunehmend gestohlene Verrechnungsschecks eingelöst, vor allem auf ausländischen Girokonten, die mit gefälschten Papieren eröffnet wurden. Für den Zahler ist das Geld verloren, denn er trägt das Risiko der Übermittlung. Verbraucherzentralen und Banken warnen deshalb davor, Verrechnungsschecks mit einem einfachen Brief zu verschicken.

33 Teilen Sie die Ziffern in der nachfolgenden Scheckabbildung nach folgenden Gesichtspunkten ein:

a) gesetzliche Bestandteile des Schecks

b) kaufmännische Bestandteile des Schecks

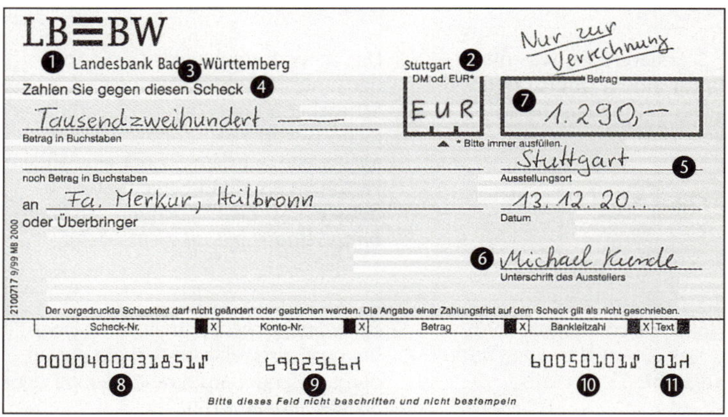

▷ *Fortsetzung der Antwort* ▷

a) **Gesetzliche Bestandteile:**
❶ Bezogenes Geldinstitut
❷ Zahlungsort
❸ Wort „Scheck" im Text der Urkunde
❹ die unbedingte Anweisung, eine bestimmte Geldsumme zu zahlen
❺ Tag und Ort der Ausstellung
❻ Unterschrift des Ausstellers

b) **kaufmännische Bestandteile:**
❼ Scheckbetrag in Ziffern
❽ Schecknummer
❾ Kontonummer
❿ Bankleitzahl
⓫ Codierzeile

34 Wenn Sie den Scheck aus der vorigen Aufgabe betrachten, werden Sie feststellen, dass der Betrag in Ziffern von dem Betrag in Worten abweicht.

Welchen Betrag wird die Bank auszahlen?

Bei Abweichungen ist der Betrag in Worten maßgebend (gesetzlicher Bestandteil).

35 Erklären Sie, was man unter einem Überbringerscheck (Inhaberscheck) versteht.

Das Scheckformular enthält die so genannte ***„Überbringerklausel"***, d. h., der Scheckbetrag muss an den Überbringer (Scheckinhaber) ausbezahlt werden, auch wenn auf dem Scheck eine andere Person als Empfangsberechtigter eingetragen ist. ***Eine Streichung der Überbringerklausel gilt als nicht erfolgt.***

36 Erklären Sie, was man unter einem Namensscheck versteht.

Ein ***Namensscheck*** enthält keine Überbringerklausel. Er wird deshalb nur an den Empfänger ausbezahlt, der auf dem Scheck angegeben ist.

37 Innerhalb welcher Frist müssen Schecks eingelöst werden?

Schecks werden grundsätzlich bei ***Sicht*** eingelöst, unter Berücksichtigung der ***Vorlegefrist.*** Sie beträgt:
- 8 Tage für Schecks, die im Inland ausgestellt wurden
- 20 Tage für Schecks, die in Europa ausgestellt wurden
- 70 Tage für Schecks, die in anderen Erdteilen ausgestellt wurden

38 Ein Scheck wurde am 24. 7. in Stuttgart ausgestellt. Der Zahlungsempfänger legt ihn am 15. 8. der Bank zur Einlösung vor. Muss die Bank den Scheck einlösen?

Da die Vorlegefrist abgelaufen ist, kann die Bank die Einlösung verweigern.

39 Wie müssen Sie verfahren, wenn Sie einen Scheck verloren haben?

a) ***Verlust ausgefüllter Scheckformulare:*** sofort den Aussteller bzw. das bezogene Kreditinstitut benachrichtigen

b) ***Verlust von unausgefüllten Scheckformularen:*** sofort das bezogene Kreditinstitut benachrichtigen. *Auf Antrag werden verlorene Schecks* ***gesperrt.*** Sie werden dann nicht mehr eingelöst.

40 Wer haftet bei einem Scheckverlust?

Während der Vorlegefrist grundsätzlich der Verlierer.

41 Ein Kunde möchte seine Einkäufe mit Scheck bezahlen. Der Verkäufer ist nur bereit, Bargeld anzunehmen. Ist der Käufer verpflichtet, mit Bargeld zu bezahlen, oder kann er auf Scheckzahlung bestehen?

Nein, ein Scheck ist kein gesetzliches Zahlungsmittel, deshalb kann der Verkäufer auf Bargeld bestehen.

42 Welche Ausrüstung benötigen Sie, um Ihre Bankgeschäfte mit Homebanking bzw. Internetbanking zu erledigen?

- einen Telefonanschluss
- einen PC
- entsprechende Software
- ein Modem

Zahlung mit Karten

43 Welche Nutzungsmöglichkeiten ermöglichen Kundenkarten wie Bank- oder Sparkassenkarten?

a) In Verbindung mit einer persönlichen Geheimzahl kann mit ihnen an allen ec-Geldautomaten im In- und Ausland Bargeld abgehoben werden.

b) Die Karten ermöglichen verschiedene Formen der bargeldlosen Zahlung.

44 Die nachfolgende Abbildung zeigt eine weitere bargeldlose Zahlungsmöglichkeit.

a) Wie wird sie genannt?

b) Erläutern Sie kurz den Zahlungsvorgang.

a) ***Kreditkarte***

b)
- Der Zahler hat bei einer Kreditkartengesellschaft, die seine Kreditkarte ausstellt, ein Konto.
- Zur Zahlung legt er die Kreditkarte vor.
- Der Zahlungsempfänger reicht die Rechnung mit Unterschrift und Angaben des Zahlers bei der Kartengesellschaft ein.
- Die Kartengesellschaft zahlt den Betrag abzüglich einer Provision aus.
- Der Zahler erhält in der Regel monatlich eine Abrechnung von der Gesellschaft über die bezahlten Beträge.

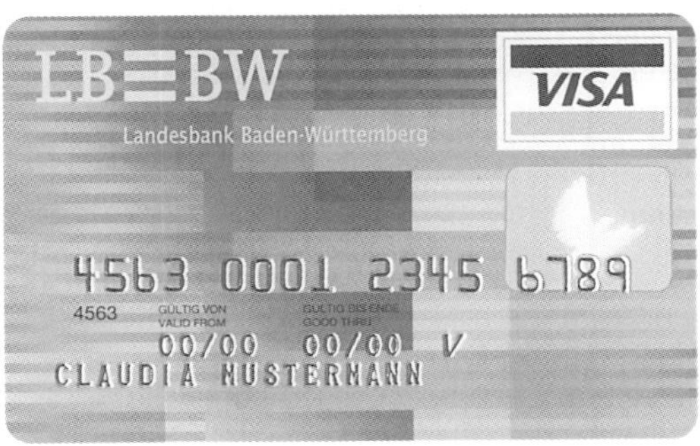

© Holland + Josenhans

[45] Die nachfolgenden Abbildungen weisen auf verschiedene Zahlungsmöglichkeiten mit Karten hin.

Geben Sie an, wie die einzelnen Zahlungsmöglichkeiten genannt werden.

Geben Sie außerdem an, wie jeweils der Zahlungsvorgang erfolgt.

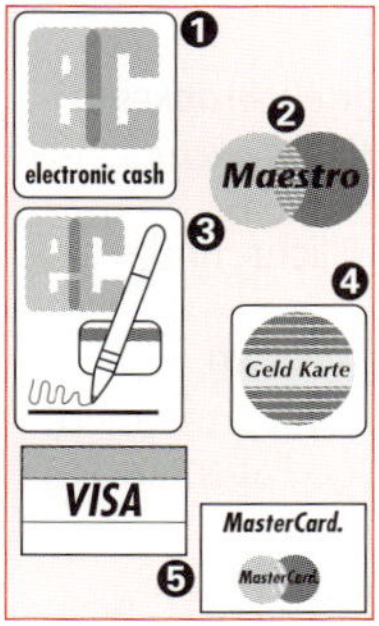

❶ **Electronic cash**
Zahlung mit: Kundenkarte (z. B. Bankkarte) + Geheimzahl

❷ **Maestro** (= electronic cash weltweit)
Zahlung mit: Kundenkarte (z. B. Bankkarte) + Geheimzahl

❸ **POZ** (= **P**oint **o**f Sale ohne **Z**ahlungsgarantie)
Zahlung mit: Kundenkarte (z. B. Bankkarte) + Unterschrift

❹ **Geldkarte**
Zahlung mit: aufladbarer Geldkarte

❺ **Kreditkarte**
Zahlung mit: Kreditkarte + Unterschrift

[46] Welche Zahlungsmöglichkeiten halten Sie in den folgenden Fällen für besonders sinnvoll?

a) Kauf eines Buches

b) monatliche Wohnungsmiete

c) monatliche Telefongebühren

d) Kauf eines Farbfernsehgerätes

e) Begleichung der Malerrechnung

a) ***Barzahlung,***
da es sich um einen geringen einmaligen Betrag handelt.

b) ***Dauerauftrag,***
da eine wiederkehrende Zahlung in *gleich bleibender* Höhe vorliegt.

c) ***Lastschriftverfahren (Einzugsermächtigung),***
da es sich um eine wiederkehrende Zahlung in *schwankender* Höhe handelt.

d) ***Electronic cash, Kreditkarte oder Barscheck,***
da es sich um einen größeren Geldbetrag handelt. Aus Sicherheitsgründen trägt man größere Geldbeträge nicht mit sich herum.

e) ***Überweisung,***
da einmalig ein höherer Betrag gegen Rechnung bezahlt werden muss.

47 Einem Lieferanten sollen 275,– € bezahlt werden, wobei Sie lediglich seine Anschrift kennen.

Geben Sie zwei Zahlungsvorschläge.

a) Zahlung durch Minuten-Service der Postbank
b) Zusendung eines Verrechnungsschecks
c) Zahlung mit Express-Brief

Überwachung von Zahlungsein- und -ausgängen

48 Die verzögerte Zahlung durch Patienten oder die Verjährung von Forderungen kann für den Arzt zu erheblichen Geld- und Zinsverlusten führen. Die Überwachung der Außenstände ist deshalb eine der wichtigsten Verwaltungsarbeiten einer Helferin.

Nennen Sie verschiedene Überwachungsmöglichkeiten.

a) ***Einteilung eines Karteischrankes*** in verschiedene Bereiche:
   - Privatpatienten
   - Mitglieder von Pflicht- und Ersatzkassen
   - zu mahnende Patienten
b) ***Farbige Reiter*** auf den Karteikarten, um zahlungssäumige Patienten hervorzuheben.
c) ***Besondere Mahnkartei,*** wo zu mahnende Patienten mit Datum und Rechnungsbetrag eingetragen werden.
d) ***Terminkartei bzw. Terminkalender,*** wo ebenfalls Patientennamen, Rechnungsdatum, Rechnungsbetrag und Mahntermine festgehalten sind.
e) ***Verschiedenfarbige Durchschläge,*** die den verschiedenen Quartalen entsprechen.
f) ***Rechnungskontrollbuch,*** in dem Rechnungsdatum, Rechnungsnummer, Rechnungsempfänger, Rechnungsbetrag sowie das Datum der einzelnen Mahnungen eingetragen werden.

Weitere Fragen zu diesem Bereich:
Siehe Buchführung, Unterlagen der Buchführung: S. 354 ff.

Geld und Währung

[49] Welche Funktionen erfüllt das Geld?

Geld ist:
a) Tauschmittel
b) Wertübertragungsmittel
c) Wertaufbewahrungsmittel
d) Wertmaßstab
e) gesetzliches Zahlungsmittel

[50] Erläutern Sie folgende Funktionen des Geldes:
a) Tauschmittel
b) Wertmaßstab

a) Da Geld ein allgemein anerkanntes ***Tauschmittel*** ist, kann es in beliebige Güter „getauscht“ werden.
b) Der Wert des Gutes lässt sich in Geld ausdrücken und somit vergleichen.

[51] Welche Funktion hat das Geld in den folgenden Fällen?
a) Erna zahlt 200,– € auf ihr Sparbuch ein.
b) Alfred will nach bestandener Führerscheinprüfung ein gebrauchtes Motorrad kaufen. Er vergleicht deshalb die Preise verschiedener Händler.
c) Martina erbt von ihrer Tante 2000,– €.
d) Petra erhält ihre monatliche Ausbildungsvergütung bar ausbezahlt.

a) Wertaufbewahrungsmittel
b) Wertmaßstab
c) Wertübertragungsmittel
d) Tauschmittel/gesetzliches Zahlungsmittel

[52] Welche drei Geldarten werden grundsätzlich unterschieden?

a) *Warengeld:* z. B. Zigaretten, Gold, Vieh
b) *Zeichengeld bzw. Bargeld:* Banknoten, Münzen
c) *Buchgeld:* stoffloses, nur auf Konten existierendes Geld

[53] Nennen Sie zwei Gründe, weshalb heutzutage immer mehr Buchgeld statt Bargeld verwendet wird.

a) Bargeld ist auf der Bank sicherer
b) Zinsgewährung
c) im Bankensystem kann mit dem Geld ununterbrochen gearbeitet werden
d) Personaleinsparung, z. B. im Lohnbüro

54 Erläutern Sie, was man unter der Kaufkraft des Geldes versteht.

Die ***Kaufkraft*** (Geldwert) gibt an, welche Gütermenge man für einen bestimmten Geldbetrag kaufen kann.

55 Welche Auswirkung auf die Kaufkraft haben

a) steigende Preise,

b) sinkende Preise?

a) Steigen die Preise, sinkt die Kaufkraft

b) sinken die Preise, steigt die Kaufkraft

56 Wie kann der Wert des Geldes (Kaufkraft) gemessen werden?

Um die Kaufkraft zu messen, werden Messzahlen (Indizes) verwendet, welche Preisveränderungen anzeigen. Der wichtigste Index für die Verbraucher ist der vom Statistischen Bundesamt ermittelte ***Preisindex für die Lebenshaltung.***

57 Wie kommt der Preisindex für die Lebenshaltung zu Stande?

In einem „***Warenkorb***" werden die Konsumausgaben von Durchschnittshaushalten zusammengefasst. Die Preise in einem bestimmten Jahr, dem *Basisjahr,* setzt man gleich 100. Dann ermittelt man, was derselbe Warenkorb in den folgenden Monaten und Jahren kostet. Preisänderungen vor und nach dem Basisjahr werden in Prozent ausgedrückt.

58 Der Preisindex für die Lebenshaltung steht bei 122.

Erklären Sie diese Aussage.

Gegenüber dem Basisjahr betragen die Preissteigerungen 22 %.

59 Wann spricht man von Inflation und wann von Deflation?

a) ***Inflation:***
Kaufkraftverlust (Geldentwertung), da die Geldmenge schneller wächst als die Gütermenge

b) ***Deflation:***
Kaufkraftzunahme (steigender Geldwert), da die Geldmenge langsamer wächst als die Gütermenge

60 Wie wirkt sich eine Inflation auf die Bürger aus?

Zählen Sie mindestens drei Auswirkungen auf.

Inflation bedeutet
- steigende Preise,
- abnehmende Kaufkraft,
- Abnahme der effektiven Schuldenlast,
- Entwertung von Sparguthaben.

61 Nennen Sie drei Auswirkungen einer Deflation für die Bürger.

Deflation bedeutet
- sinkende Preise,
- zunehmende Kaufkraft,
- Zunahme der effektiven Schuldenlast,
- Sparguthaben gewinnen an Wert.

62 Weshalb sind Sparer und Gläubiger besonderes stark von einer Inflation betroffen?

a) Die Kaufkraft der Ersparnisse nimmt ab.

b) Das ausgeliehene Geld hat bei der Rückzahlung einen geringeren Wert.

63 Wie versucht die Bevölkerung eine Entwertung ihrer Ersparnisse zu vermeiden?

Die Ersparnisse werden in Sachwerten angelegt. Beispiele: Häuser, Gold, Grundstücke, Aktien.

64 Was versteht man unter dem Begriff „Währung"?

Unter einer Währung versteht man die gesetzlich geregelte einheitliche Geldverfassung eines Landes. Sie umfasst die Art des umlaufenden Geldes sowie die Festlegung als gesetzliches Zahlungsmittel.

65 Wer hat in den Ländern der Währungsunion darauf zu achten, dass die Kaufkraft des Geldes erhalten bleibt?

Die Europäische Zentralbank (EZB). Die Hauptaufgabe der EZB ist die Sicherung der Preisstabilität.

66 Seit 1999 ist der Euro (€) die Währung der Bundesrepublik Deutschland sowie die Währung der Mitgliedsstaaten der Währungsunion.

Erläutern Sie diese Aussage.

Der Euro (€) ist das alleinige gesetzliche Zahlungsmittel. Er muss angenommen werden zur Bezahlung einer Schuld, *Banknoten* unbegrenzt, *Münzen* begrenzt (max. 50 Stück).

67 Wer hat das Recht zur Ausgabe von

a) Eurobanknoten,

b) Euromünzen?

a) Eurobanknoten: die EZB

b) Euromünzen: die einzelne Regierung des jeweiligen Mitgliedslandes

68 Erläutern Sie, was man unter einem Wechselkurs versteht.

Der ***Wechselkurs*** gibt den Außenwert einer Währung an, nämlich wie viele Einheiten einer ausländischen Währung auf einen Euro entfallen, z. B. 1,57 Schweizer Franken für einen Euro.

69 Wo werden Wechselkurse gebildet?

An den Devisenbörsen

70 Man unterscheidet feste und flexible (freie) Wechselkurse.

Erklären Sie diese Begriffe.

a) ***Feste Wechselkurse:***
Es existieren amtlich festgelegte Kurse (Umtauschverhältnisse), die für einen längeren Zeitraum gelten und auf die sich die beteiligten Staaten geeinigt haben. Beispiel: Europäisches Währungssystem (EWS).

b) ***Flexible Wechselkurse:***
Der Kurs (Umtauschverhältnis) wird an den Devisenbörsen laufend neu bestimmt durch Angebot und Nachfrage (sog. Floaten).

71 Welche Vorteile bieten feste Wechselkurse?

a) Keine heftigen Kursschwankungen, denn starke Kursschwankungen haben große Auswirkungen auf Einfuhr (Import) und Ausfuhr (Export).

b) Sichere Kalkulation bei Aus- und Einfuhren.

72 Wer gehört derzeit dem Europäischen Währungssystem II (EWS II) an?

Dänemark

73 Für welche weiteren Länder wird das Europäische Währungssystem II zukünftig von erheblicher Bedeutung sein?

Ab Mai 2004 wird die EU um folgende Länder erweitert: Estland, Lettland, Litauen, Malta, Polen, Slowakei, Slowenien, Tschechien, Ungarn und Zypern. Neue EU-Mitglieder müssen mindestens 2 Jahre dem EWS II angehört haben, wenn sie an der Währungsunion teilnehmen möchten.

74 Dänemark gehört dem Europäischen Währungssystem (EWS II) an. Deshalb darf sich der Kurs der dänischen Krone gegenüber dem Euro nur in einem festgelegten Rahmen bewegen.

Ordnen Sie auf der nachfolgenden Abbildung den Zahlen 1–4 die folgenden Begriffe zu und erklären Sie deren Bedeutung:

- **Parität**
- **Bandbreite**
- **Oberer Interventionskurs**
- **Unterer Interventionskurs**

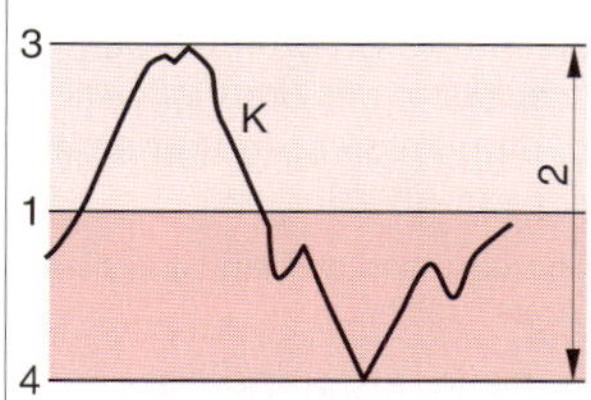

K = Kurskurve

1 = ***Parität***
Amtlich festgelegter Wechselkurs zwischen den Währungen der Mitgliedsländer. Bezugsgröße: Euro

2 = ***Bandbreite***
Die Währungskurse der Mitgliedsländer des EWS dürfen von der Parität nur innerhalb bestimmter Grenzen nach oben oder unten abweichen. Diesen Bereich nennt man Bandbreite.

3 = ***Oberer Interventionskurs***
Obere Grenze der Bandbreite. Droht der Kurs einer Mitgliedswährung diese Grenze zu überschreiten, sind die Notenbanken der übrigen Mitgliedsländer zu Interventionen (zum Eingreifen) verpflichtet. → Sie müssen die betreffende Währung verkaufen, um den Kurs zu drücken.

4 = ***Unterer Interventionskurs***
Untere Grenze der Bandbreite. Droht der Kurs einer Mitgliedswährung diese Grenze zu unterschreiten, sind die Notenbanken der übrigen Mitgliedsländer zu Interventionen (zum Eingreifen) verpflichtet. → Sie müssen die betreffende Währung kaufen, um den Kurs zu stützen.

75 Gehen Sie von der Bundesrepublik Deutschland aus und untersuchen Sie, in welchen Fällen der Wechselkurs des Euro steigt und in welchen Fällen der Wechselkurs sinkt.

a) Exporte werden teurer

b) Importe werden teurer

c) Auslandsreisen werden teurer

d) Auslandsreisen werden billiger

a) Wechselkurs steigt

b) Wechselkurs sinkt

c) Wechselkurs sinkt

d) Wechselkurs steigt

76 Angenommen, der Wechselkurs des Euro würde gegenüber dem US-Dollar ansteigen.

Welche Auswirkungen hat dieser Anstieg für

a) deutsche Amerikaurlauber?

b) einen Importeur von arabischem Rohöl, der seine Öleinfuhren mit US-Dollars bezahlen muss?

c) eine deutsche Automobilfabrik, die ihre Autos in die USA exportiert?

a) ***Amerikaurlauber:*** Der Urlaub wird billiger, da die Reise-Dollars mit weniger Euro bezahlt werden müssen.

b) ***Rohölimporteur:*** Die Öleinfuhr wird billiger, da weniger Euro aufgewendet werden müssen für den Dollarbetrag, mit dem das Öl bezahlt werden muss.

c) ***Exporteur:*** Käufer in den USA bezahlen ihre Autos in Dollars, der Exporteur erhält beim Umtausch weniger Euro. Um den gleichen Euro-Betrag zu erhalten, muss er seine Preise in den USA erhöhen. Mögliche Folge: Rückgang des Exports.

77 Wie sollte sichergestellt werden, dass nur stabile Währungen an der Währungsunion teilnehmen?

Die Mitgliedsländer der Währungsunion durften bestimmte Grenzen bei der *Staatsverschuldung,* der *Haushaltsverschuldung,* dem *Preisanstieg* und dem *Zinsniveau* nicht übersteigen.

Anmerkung: Auch nach seiner Teilnahme an der Währungsunion darf ein Land diese Grenzen nicht überschreiten, andernfalls muss es „Strafe" zahlen.

78 Am 1. Januar 2002 wurden die Euro-Banknoten und Euro-Münzen eingeführt.

a) In welchen Ländern ist heute der Euro gesetzliches Zahlungsmittel?

b) Welche EU-Länder haben sich entschieden, an der Währungsunion nicht teilzunehmen und stattdessen ihre nationalen Währungen zu behalten?

a) Belgien, Deutschland, Finnland, Frankreich, Irland, Italien, Luxemburg, Niederlande, Österreich, Portugal, Spanien, Griechenland

b) Dänemark, Großbritannien, Schweden

79 Zählen Sie drei Vorteile auf, die für eine einheitliche europäische Währung sprechen.

1. Verluste durch Wechselkursschwankungen entfallen
2. Grenzüberschreitende Investitionen werden erleichtert
3. Kosten für den Umtausch in verschiedene Währungen entfallen

Sparen und Kredit

1 Sparer können unter verschiedenen Sparformen wählen.

Nennen Sie mindestens vier Beispiele.

1. Sparbuch
2. Termineinlagen (Festgeld)
3. festverzinsliche Wertpapiere
4. Aktien
5. Investmentzertifikate
6. Versicherungssparen
7. Bausparen

2 Von welchen Gesichtspunkten sollte die Wahl der Anlageform abhängig gemacht werden?

Die Wahl der Sparform hängt ab von:

- **Ertrag (Rendite)**
- **Risiko**
- **Verfügbarkeit**
- **Steuerersparnis** wegen staatlicher Förderung der Sparform, z. B. Bausparen, Beteiligungssparen, Immobilien

3 Welcher Zusammenhang besteht normalerweise zwischen Verfügbarkeit, Ertrag und Risiko einer Geldanlage?

a) Bei Geldanlagen mit hoher Verzinsung ist die Verfügbarkeit beschränkt.

b) Geldanlagen mit großem Ertrag haben ein vergleichsweise hohes Risiko.

4 Bei einem normalen Sparbuch werden die Einlagen nicht hoch verzinst.

Weshalb ist es dennoch die verbreitetste Sparform?

Wegen der schnellen Verfügbarkeit des Geldes. Innerhalb eines Kalendermonats können je nach Bank zwischen 1500 und 2000 € abgehoben werden, höhere Beträge müssen normalerweise 3 Monate vorher gekündigt werden. Welche Kündigungsfrist letztendlich gilt, hängt von den *allgemeinen Sparbedingungen* der jeweiligen Bank ab.

5 Womit muss ein Sparer rechnen, der ein normales Sparbuch besitzt und kurzfristig 3000 € abheben möchte?

Für den Betrag, der den monatlich zulässigen Abhebungsbetrag übersteigt, wird das Kreditinstitut Vorschusszinsen berechnen.

[6] Welchen Vorteil bringt dem Sparbuchinhaber eine vereinbarte längere Kündigungsfrist?

Bei vereinbarten Kündigungsfristen (z. B. 6 Monate, 1 Jahr, 2 Jahre) werden höhere Zinsen gezahlt.

[7] Weshalb ist es sinnvoll, mit der Bank für ein Sparbuch ein Kennwort zu vereinbaren?

Das Sparguthaben wird an jeden ausbezahlt, der das Sparbuch vorlegt, deshalb ist ein ***Kennwort*** sinnvoll.

[8] Wie ist die Verfügbarkeit von
a) Termineinlagen,
b) Aktien,
c) festverzinslichen Wertpapieren?

a) ***Termineinlagen*** sind für die gesamte Laufzeit von 1, 3, 6 oder 12 Monaten festgelegt.
b) ***Aktien*** können an jedem Börsenhandelstag zum Tageskurs verkauft werden.
c) ***Festverzinsliche Wertpapiere*** können an jedem Börsenhandelstag zum Tageskurs verkauft werden.

[9] Welches Risiko gehen Sie ein, wenn Sie Ihre Ersparnisse anlegen in:
a) Sparbriefen,
b) festverzinslichen Wertpapieren,
c) Aktien?

a) ***Sparbriefe:*** kein Risiko
b) ***Festverzinsliche Wertpapiere:*** Kursverluste – aber auch Kursgewinne – sind möglich, falls vor Fälligkeit verkauft wird.
c) ***Aktien:*** Kursverluste und Kursgewinne sind möglich. In Extremfällen kann es zu einem Totalverlust kommen.

[10] Erläutern Sie, was man unter festverzinslichen Wertpapieren versteht.

Festverzinsliche Wertpapiere sind Urkunden. Ihr Aussteller verpflichtet sich, das erhaltene Geld dem Käufer des Wertpapiers zu einem bestimmten Zeitpunkt zurückzuzahlen und bis dahin einen vereinbarten Zinssatz zu entrichten. Beispiele: Pfandbriefe, Kommunalobligationen, Anleihen des Bundes.

[11] Von welchen Faktoren hängt die Rendite (wirklicher Ertrag) eines festverzinslichen Wertpapiers ab?

a) Vom *Nominalzins* (auf dem Wertpapier angegebener Zins)
b) vom *Anschaffungskurs* (Kurswert beim Kauf)
c) von der *Laufzeit*
d) vom *Rückzahlungskurs*

[12] Bei Aktien kann man erhebliche Kursverluste erleiden. Festverzinsliche Wertpapiere sind dagegen sichere Geldanlagen.
Stimmen diese Aussagen?

Mit einer ***Aktie*** beteiligt man sich an einer Unternehmung, ihrem Vermögen und ihren Fähigkeiten. Ändert sich beispielsweise deren Ertragsaussicht, verschlechtert sich der Kurs, teilweise unter den Einstandskurs. Bei ***festverzinslichen Wertpapieren*** gibt man dem Aussteller des Papiers einen Kredit. Dieser wird nach Ablauf der vereinbarten Laufzeit in voller Höhe zurückgezahlt. Während der Laufzeit kann es zu Kursschwankungen kommen, wenn der Kapitalmarktzins gegenüber dem Wertpapierzins steigt oder fällt. An der 100%igen Endauszahlung des Nennbetrages ändert sich jedoch nichts.

[13] Welche Gewinnmöglichkeiten bietet eine Aktie normalerweise dem Aktionär?

a) Dividende (Gewinnanteil)
b evtl. Kursgewinne bei Verkauf
c) Bezugsrechte bei Kapitalerhöhungen

[14] Weshalb haben Investmentzertifikate geringere Kursschwankungen als Aktien?

Der Wertpapierbestand der Investmentfonds ist breit gestreut.

[15] Welchem Zweck dient das Bausparen?

Der Bausparer erhält ein zinsgünstiges Darlehen, das zum Kauf, zur Renovierung oder zum Bau eines Hauses oder einer Wohnung verwendet werden kann.

[16] Welchen Zweck hat das Versicherungssparen?

Private Zukunftsvorsorge

[17] Nennen Sie zwei Möglichkeiten des Versicherungssparens.

a) Lebensversicherungen
b) Ausbildungsversicherungen
c) Aussteuerversicherungen

18 Kapitaleinkünfte, die den Freibetrag von 1 421 € übersteigen, unterliegen der Zinsabschlagsteuer.

a) Wie viel Prozent beträgt die Zinsabschlagsteuer?

b) Wie wird die Zinsabschlagsteuer erhoben?

a) Die ***Zinsabschlagsteuer*** beträgt 30 %. Sie ist eine Vorauszahlung auf die tatsächliche Einkommensteuerschuld.

b) Die Bank behält die Steuer ein und führt sie an das Finanzamt ab.

19 Ein Sparer möchte seinen Freibetrag in Anspruch nehmen.

Wie muss er verfahren, damit seine Bank die Zinsabschlagsteuer nicht einbehält.

Der Sparer muss seiner Bank einen ***Freistellungsauftrag*** erteilen. Wer sein Geld bei mehreren Banken angelegt hat, muss mehrere Freistellungsaufträge erteilen. Deren Summe darf den Freibetrag jedoch nicht übersteigen (Ledige 1 421 €, Verheiratete 2 842 €).

20 Welche Sparformen werden staatlich gefördert?

Stand: Januar 2004

a) Beteiligungssparen (= Kauf von Beteiligungspapieren wie z. B. Aktien)

b) Bausparen

21 Welche Einkommensgrenzen gelten für die staatliche Sparförderung

a) beim Bausparen,

b) beim Beteiligungssparen?

Stand: Januar 2004

a) Bausparen: 25 600 € zu versteuerndes Einkommen bei Ledigen, 51 200 € bei Verheirateten

b) Beteiligungssparen: 17 900 € zu versteuerndes Einkommen bei Ledigen, 35 800 € bei Verheirateten.

22 Welche Sparleistungen fördert der Staat durch steuerfreie Arbeitnehmersparzulagen?

Stand: Januar 2004

a) Bausparen, jährlich höchstens 9 % von 470 € (Ledige)

b) Beteiligungssparen, jährlich höchstens 18 % von 400 € (Ledige). In den neuen Bundesländern beträgt die Arbeitnehmersparzulage 22 % für 2004 und 18 % ab 2005.

23 Welche zusätzliche Förderung gewährt der Staat für das Bausparen?

8,8%ige Bauparprämie von höchstens 512 € bei Ledigen (1 024 € Verheiratete)

Stand: Januar 2004

24 Wie fördert der Staat Einzahlungen auf Lebensversicherungen?

Steuervergünstigung (Sonderausgabenabzug der Sparleistungen bis zu bestimmten Höchstbeiträgen)

25 Wann kann ein Sparer frühestens über vermögenswirksam angespartes Geld verfügen?

Festlegungszeiten:

7 Jahre beim Kontensparen
10 Jahre beim Bausparen
12 Jahre beim Lebensversicherungssparen

Kreditvertrag

26 Welches sind die bedeutendsten Kreditarten für Privatleute?

a) Dispositionskredit
b) Anschaffungskredit
c) Hypothekendarlehen

27 Erläutern Sie, was man unter einem Dispositionskredit versteht und welche Vorteile er einem Kreditnehmer bietet.

Dispositionskredit:
Der Kreditnehmer kann sein Girokonto überziehen, z. B. bis zum einfachen oder doppelten Monatseinkommen.

Vorteile:
- jederzeitige Zahlungsfähigkeit
- kein besonderer Kreditvertrag nötig
- Zinsen fallen nur an, so lange überzogen ist
- jede Einzahlung vermindert die Kreditsumme

28 Ute will für 2000 € einen Gebrauchtwagen kaufen. Sie überlegt, ob sie den Wagen durch einen Überziehungskredit (Dispositionskredit) oder durch ein zweijähriges Anschaffungsdarlehen finanzieren soll. Wozu würden Sie raten?

Zinsen für Überziehungskredite sind relativ hoch, bei längeren Laufzeiten sind Anschaffungsdarlehen günstiger.

[29] Wozu werden Hypothekendarlehen benötigt?

In der Regel um den Bau bzw. Kauf von Häusern oder Eigentumswohnungen zu finanzieren.

[30] Nennen Sie vier mögliche Sicherheiten, die eine Bank für eine Kreditgewährung verlangen könnte.

1. Sicherungsübereignung
2. Lohn- und Gehaltsabtretung
3. Bürgschaft
4. Grundschuld, Hypothek
5. Verpfändung von Wertpapieren, Schmuck usw.

[31] Erläutern Sie, was man unter einer Sicherungsübereignung versteht.

Eine Sache (z. B. gekauftes Auto) wird zur Sicherheit vertraglich dem Kreditinstitut übereignet, der Schuldner darf sie jedoch weiter benutzen. Werden die Zahlungsverpflichtungen nicht erfüllt, nimmt der Gläubiger die Sache in Besitz, verkauft sie und deckt dadurch seine Forderung.

[32] Welches besondere Risiko geht ein Bürge bei einer selbstschuldnerischen Bürgschaft ein?

Bei der ***selbstschuldnerischen Bürgschaft*** haftet der Bürge ***neben*** dem Schuldner, d. h., wenn der Schuldner seine Verpflichtungen nicht erfüllt, kann die Bank vom Bürgen die Zahlung verlangen, ohne dass sie sich zuvor an den Schuldner wenden muss.

[33] Mithilfe der Schufa prüft die Bank die Kreditwürdigkeit, bevor sie einen Kreditvertrag eingeht.

Erklären Sie diese Aussage.

Träger der ***Schufa*** sind Kreditinstitute und Einzelhandelsunternehmen. Bei der Schufa (Schutzgemeinschaft für allgemeine Kreditsicherung) werden in Anspruch genommene Kredite gespeichert. Wird ein gewährter Kredit nicht zurückbezahlt, dann wird dies ebenfalls bei der Schufa registriert. Anhand der Informationen der Schufa gewinnen die Kreditinstitute einen ersten Eindruck, ob ein Kreditnehmer in der Lage ist, einen Kredit zurückzuzahlen.

34 Verbraucherdarlehensvertrag

Durch das BGB (Bürgerliches Gesetzbuch) sollen Verbraucher vor Übervorteilung geschützt werden, wenn sie einen Kredit aufnehmen, der 200 € übersteigt.

Nennen Sie die wichtigsten Bestimmungen für den Verbraucherdarlehensvertrag (Verbraucherkredit).

1. Kreditverträge müssen schriftlich abgeschlossen werden.
2. Dem Kreditnehmer müssen bestimmte Mindestangaben gemacht werden (z. B. Nominalzins, Effektivzins, Gesamtbetrag der Raten, Nebenkosten, Sicherheiten usw.)
3. Kreditverträge können innerhalb von 14 Tagen ohne Angabe von Gründen schriftlich widerrufen werden.

35 Erläutern Sie, was man unter dem effektiven Jahreszins versteht.

Damit man verschiedene Angebote besser vergleichen kann, müssen Kreditinstitute den ***effektiven Jahreszins*** angeben. Er enthält die tatsächliche Belastung (Zinsen, Bearbeitungsgebühren, Provisionen usw.). Beispiel: Ein Kredit mit niedrigem Zins und hohen Nebengebühren kann sehr teuer sein, umgekehrt kann ein Kredit mit höherem Zins und niedrigen Nebengebühren sehr günstig sein.

36 Heutzutage ist es relativ einfach, sich Konsumwünsche mithilfe von Krediten zu erfüllen.

Welche Gefahren sind mit der Aufnahme von Konsumentenkrediten für den Kreditnehmer verbunden?

a) Man kann durch lange Krankheit oder Arbeitslosigkeit unerwartet in Zahlungsschwierigkeiten kommen.

b) Man kann sich finanziell „übernehmen", d. h., der größte Teil des monatlich zur Verfügung stehenden Arbeitsentgelts muss für Kreditraten verwendet werden.

37 Wie sollte ein Kreditnehmer vorgehen, wenn er unerwartet in finanzielle Schwierigkeiten gerät?

1. Er sollte zunächst mit seinem Kreditinstitut eine Verlängerung der Laufzeit des Kredits vereinbaren. Dadurch könnte die monatliche Belastung gesenkt werden.
2. Er könnte Freunde und Verwandte um Hilfe bitten.

→

▷ *Fortsetzung der Antwort* ▷

3. In vielen Städten gibt es Schuldnerberatungsstellen, an die man sich wenden kann.
4. Er sollte keine Kreditverträge bei einem „Kredithai" unterschreiben.

[38] Mehr als 3 Millionen Haushalte sind überschuldet. Das neue Insolvenzrecht bietet für viele Überschuldete einen Ausweg aus der Schuldenfalle.

Weshalb sollte die Möglichkeit eines „Privatkonkurses" nur als allerletzter Schritt gewählt werden?

Abgewickelte Privatkonkurse werden bei der Schufa registriert. Die Folge: die von ihren Schulden befreite Privatperson verliert zwar ihre Schulden, gleichzeitig aber auch ihre Kreditwürdigkeit, selbst Jahre später wird sie Mühe haben einen neuen Kredit zu erhalten.

Grundlagen des Arbeitsrechts

Einzelarbeitsvertrag

[1] Schon vor Abschluss eines Arbeitsvertrages haben die Vertragspartner bestimmte Pflichten.

a) Nennen Sie die wichtigsten Pflichten des Bewerbers.

b) Nennen Sie die wichtigsten Pflichten des Einstellenden.

a) ***Pflichten des Bewerbers:***
   - wahrheitsgemäße Auskunft über seine Qualifikation, z. B. darf eine Arzthelferin nicht verschweigen, dass sie gegen Infektionsmittel u. a. Chemikalien eine Allergie hat
   - Lohnpfändungen mitteilen

b) ***Pflichten des Einstellenden:***
   - diskreter Umgang mit den Bewerbungsunterlagen
   - Verbot bestimmter Fragen, z. B. nach Religions-, Partei- oder Gewerkschaftszugehörigkeit, nach Schwangerschaft, Vorstrafen oder Gesundheit
   - Kostenersatz, wenn er den Bewerber zum Vorstellungsgespräch eingeladen hatte

[2] Welche Unterlagen gehören zu den üblichen Bewerbungsunterlagen?

Die üblichen Bewerbungsunterlagen bilden
- Bewerbungsschreiben,
- Lebenslauf mit Passbild,
- Schulzeugnisse,
- Nachweis der Berufsausbildung z. B. Helferinnenbrief,
- Arbeitszeugnisse.

[3] Welche Unterlagen gehören zu den Arbeitspapieren, die ein Arbeitnehmer seinem Arbeitgeber aushändigen muss?

Arbeitspapiere:
- Lohnsteuerkarte,
- Sozialversicherungsausweis,
- Urlaubsbescheinigungen,
- evtl. Abschriften von Zeugnissen und anderen Qualifikationen

4 Benötigen Bürger aus einem Mitgliedsland der Europäischen Union (EU) eine Arbeitserlaubnis, wenn sie in einem anderen EU-Land einen Arbeitsvertrag abschließen wollen?

Nein, innerhalb der gesamten EU können Arbeitnehmer ohne besondere Arbeitserlaubnis Arbeitsverträge eingehen. Lediglich eine Aufenthaltserlaubnis ist erforderlich. Auf deren Erteilung besteht ein Rechtsanspruch.

5 Gibt es für den Abschluss eines Arbeitsvertrags bestimmte Formvorschriften?

Der Abschluss eines Arbeitsvertrages ist **formfrei**, d.h., er kann mündlich, schriftlich oder durch schlüssiges Handeln zustande kommen.
Allerdings trat am 20.7.1995 das so genannte Nachweisgesetz in Kraft. Seither muss jeder Arbeitgeber die wesentlichen Vertragsinhalte schriftlich festhalten, die Niederschrift unterschreiben und dem Arbeitnehmer aushändigen.

6 Welche Vertragsinhalte muss ein schriftlicher Arbeitsvertrag enthalten?

Geben Sie fünf Punkte an.

1. Personalien der Vertragspartner
2. Art der Arbeit
3. Beginn des Arbeitsvertrages
4. Dauer des Jahresurlaubs
5. Kündigungsfristen
6. Höhe des Verdienstes
7. Tages- oder Wochenarbeitszeit

7 Beim Abschluss eines Arbeitsvertrages müssen zahlreiche Gesetze und Vorschriften beachtet werden.

Nennen Sie mindestens fünf davon.

1. Bürgerliches Gesetzbuch
2. Handwerksordnung
3. Jugendarbeitsschutzgesetz
4. Mutterschutzgesetz
5. Arbeitszeitgesetz
6. Kündigungsschutzgesetz
7. Bundesurlaubsgesetz
8. Gewerbeordnung
9. Nachweisgesetz
10. Tarifvertrag
11. Betriebsvereinbarung

8 Arbeitgeber und Arbeitnehmer gehen mit dem Arbeitsvertrag bestimmte Pflichten ein.
Nennen Sie jeweils drei davon.

a) ***Pflichten des Arbeitgebers:***
   - Vergütungspflicht
   - Beschäftigungspflicht
   - Fürsorgepflicht
   - Zeugnispflicht →

▷ *Fortsetzung der Antwort* ▷

b) ***Pflichten des Arbeitnehmers:***
- Pflicht zur Arbeitsleistung
- Sorgfaltspflicht
- Schweigepflicht
- Gehorsamspflicht
- Wettbewerbsverbot

[9] An einer Maschine fehlt die vorgeschriebene Schutzvorrichtung. Dadurch wird ein Arbeitnehmer schwer verletzt.

Gegen welche Vertragspflicht wurde verstoßen und welche rechtlichen Folgen können sich ergeben?

Es wurde gegen die *Fürsorgepflicht* verstoßen. Mögliche Folgen:
- fristlose Kündigung durch den Arbeitnehmer
- Bußgelder von Berufsgenossenschaft und Gewerbeaufsichtsamt
- Schadenersatzforderungen

[10] Worin unterscheidet sich ein einfaches von einem qualifizierten Arbeitszeugnis?

a) Ein ***einfaches Zeugnis*** informiert nur über die Art und die Dauer der Beschäftigung.

b) Ein ***qualifiziertes Zeugnis*** enthält zusätzlich Informationen über Leistungen, Führung, besondere Kenntnisse und Fähigkeiten des Arbeitnehmers. Deshalb verlangen fast alle Arbeitgeber ein qualifiziertes Arbeitszeugnis.

[11] Wodurch kann ein Arbeitsverhältnis beendet werden?

a) Durch *Zeitablauf*

b) durch *Aufhebungsvertrag*

c) durch *schriftliche Kündigung* *)

*) Seit 1. Mai 2000 sind nur schriftliche Kündigungen gültig.

[12] Unterscheiden Sie zwischen ordentlicher und außerordentlicher Kündigung.

a) Die ***ordentliche Kündigung*** erfolgt unter Einhaltung einer ***Kündigungsfrist.***

b) Die ***außerordentliche Kündigung*** erfolgt fristlos aus wichtigem Grund, z. B. Diebstahl, Beleidigung.

13 Welche gesetzliche Kündigungsfrist gilt für alle Arbeitnehmer?

Für alle Arbeitnehmer gilt eine einheitliche Kündigungsfrist von 4 Wochen zum 15. eines Monats oder zum Monatsende*).

*) Längere Fristen gelten für langjährige Mitarbeiter. Diese Fristen sind aber nur für den Arbeitgeber verbindlich, sofern der Tarifvertrag keine abweichenden Regelungen enthält.

14 Langjährige Mitarbeiter können längere Kündigungsfristen beanspruchen. Nennen Sie diese verlängerten gesetzlichen Kündigungsfristen.

Betriebs-zugehörigkeit	verlängerte Kündigungsfristen *)
ab 2 Jahren	**1 Monat** zum Monatsende
ab 5 Jahren	**2 Monate** zum Monatsende
ab 8 Jahren	**3 Monate** zum Monatsende
ab 10 Jahren	**4 Monate** zum Monatsende
ab 12 Jahren	**5 Monate** zum Monatsende
ab 15 Jahren	**6 Monate** zum Monatsende
ab 20 Jahren	**7 Monate** zum Monatsende

*) Die verlängerten Kündigungsfristen sind nur für den Arbeitgeber verbindlich.

15 Eine Arbeiterin erhält am 10. Mai die Kündigung. Wann ist ihr letzter Arbeitstag?

Der letzte Arbeitstag ist der 15. Juni, da bis zum Monatsende nicht die erforderliche Kündigungsfrist von 4 Wochen erreicht wird.

16 Nennen Sie drei Personengruppen, die einen besonderen Kündigungsschutz genießen.

1. Werdende Mütter
2. Schwerbehinderte
3. Auszubildende
4. Betriebsratsmitglieder
5. Wehrdienstleistende

17 Begründen Sie die Notwendigkeit des besonderen Kündigungsschutzes am Beispiel eines Betriebsratsmitgliedes.

Nur ein Betriebsrat, der keine Kündigung befürchten muss, kann seine Aufgaben uneingeschränkt wahrnehmen.

18 Welche Voraussetzungen müssen vorliegen, damit ein Arbeitnehmer Rechte aus dem Kündigungsschutzgesetz geltend machen kann?

1. Der Arbeitnehmer muss dem Betrieb länger als 6 Monate angehören.
2. – Der Betrieb muss mindestens 5 Arbeitnehmer beschäftigen.
   – Bei Neueinstellungen muss der Betrieb ab 2004 mindestens 10 Arbeitnehmer beschäftigen

19 Nach dem Kündigungsschutzgesetz ist eine Kündigung nur zulässig, wenn:

a) der Arbeitnehmer durch seine Person einen Kündigungsgrund gibt

b) der Arbeitnehmer durch sein Verhalten einen Kündigungsgrund gibt

c) betriebliche Erfordernisse vorliegen.

Geben Sie jeweils zwei Beispiele an.

a) ***Person des Arbeitnehmers:***
   - mangelnde Leistung
   - mangelnde körperliche und geistige Eignung

b) ***Verhalten des Arbeitnehmers:***
   - Beleidigungen
   - Arbeitsverweigerung
   - fehlende Krankmeldungen

c) ***Betriebliche Erfordernisse:***
   - Auftragsmangel
   - Rationalisierungsmaßnahmen
   - neue Produktionsmethoden

20 Wird aufgrund betrieblicher Erfordernisse gekündigt, dann müssen nach dem Kündigungsschutzgesetz soziale Gesichtspunkte berücksichtigt werden.
Erläutern Sie diese Aussage.

Es müssen soziale Gesichtspunkte wie Familienstand, Alter oder Kinderzahl berücksichtigt werden, d. h., es muss immer dem Arbeitnehmer zuerst gekündigt werden, für den die Kündigung die geringste soziale Härte bedeutet.

21 Welche Unterlagen erhält ein entlassener Arbeitnehmer von seinem Arbeitgeber?

1. Zeugnis
2. Lohnsteuerkarte
3. Sozialversicherungsnachweise
4. Urlaubsbescheinigung
5. evtl. Ausgleichsquittung

22 Wozu dient die Ausgleichsquittung?

Eine Ausgleichsquittung wird vom Arbeitgeber und vom Arbeitnehmer unterschrieben. Beide bescheinigen sich darin gegenseitig, dass sie keine Forderungen (z. B. Urlaub, Lohn, Arbeitskleidung) mehr haben.

Tarifverträge

23 Weshalb wird ein Tarifvertrag auch als kollektiver Arbeitsvertrag bezeichnet?

Da der Tarifvertrag Löhne und Arbeitsbedingungen für Arbeitnehmer ganzer Wirtschaftszweige regelt, nennt man ihn auch einen kollektiven Arbeitsvertrag.

24 Wer schließt Tarifverträge ab?

Tarifverträge werden zwischen den Gewerkschaften und den Arbeitgeberverbänden abgeschlossen.

25 Man unterscheidet grundsätzlich zwei verschiedene Tarifvertragsarten.

a) Nennen Sie diese.

b) Geben Sie die wesentlichen Merkmale jeder Art an.

c) Weshalb wurde diese Unterscheidung vorgenommen?

a) Man unterscheidet:
- den Mantel- oder Rahmentarifvertrag
- den Lohn- bzw. Gehaltstarifvertrag

b) Der ***Manteltarifvertrag*** regelt die Arbeitsbedingungen wie z. B.:
- Urlaub, Urlaubsgeld
- Arbeitszeit
- Kündigungsfristen
- Pausen
- soziale Leistungen
- Mehrarbeit

Der ***Lohntarifvertrag*** regelt die Höhe der Entlohnung.

c) Manteltarifverträge haben eine mehrjährige Laufzeit, Lohntarife gelten in der Regel nur ein Jahr. Durch die Aufteilung müssen bei der jährlichen Lohnanpassung die Rahmenbedingungen nicht jedes Mal neu verhandelt werden.

26 Erklären Sie folgende Begriffe aus dem Tarifvertragsrecht.

a) Tarifautonomie

b) Friedenspflicht

c) Unabdingbarkeit des Tarifvertrages

d) Allgemeinverbindlichkeit

a) ***Tarifautonomie:*** Arbeitgeberverbände und Gewerkschaften dürfen selbstständig Tarifverträge abschließen. Der Staat hat kein Eingriffsrecht.

b) ***Friedenspflicht:*** Während der Laufzeit eines Tarifvertrages dürfen keine Arbeitskampfmaßnahmen (Streik, Aussperrung) durchgeführt werden.

→

▷ *Fortsetzung der Antwort* ▷

c) ***Unabdingbarkeit des Tarifvertrags:*** Ein Einzelarbeitsvertrag darf nur *bessere*, niemals schlechtere Bedingungen als der Tarifvertrag enthalten. Diese Bestimmung gilt jedoch nur, wenn der Tarifvertrag für den Arbeitsvertrag verbindlich ist.

d) ***Allgemeinverbindlichkeit:*** Der Bundesminister für Arbeit und Sozialordnung kann einen Tarifvertrag für allgemein verbindlich erklären. Er gilt dann für alle Arbeitnehmer des betreffenden Wirtschaftszweiges, also auch für diejenigen, die nicht den vertragsschließenden Verbänden angehören.

27 Ein Tarifvertrag ist nicht allgemein verbindlich.

Sind die Tarifbestimmungen beim Abschluss eines Einzelarbeitsvertrages verbindlich, wenn der Arbeitnehmer Mitglied in der Gewerkschaft, der Arbeitgeber jedoch nicht im Arbeitgeberverband ist?

Nein, denn ein Tarifvertrag ist nur dann verbindlich, wenn Arbeitgeber *und* Arbeitnehmer den vertragsschließenden Verbänden angehören, also muss der Arbeitnehmer in der Gewerkschaft und der Arbeitgeber im Arbeitgeberverband sein.

28 Eine Arbeitnehmerin erhält laut Arbeitsvertrag 26 Werktage Jahresurlaub. Im Tarifvertrag sind 25 Tage vorgesehen. Im Bundesurlaubsgesetz ist von 24 Werktagen die Rede. Zusätzlich liegt eine Betriebsvereinbarung vor, die 28 Tage Urlaub vorsieht.

Wie viel Urlaubstage kann sie beanspruchen?

Nach dem Grundsatz der Unabdingbarkeit gilt die günstigste Regelung, in diesem Fall 28 Tage.

[29] Nach gescheiterten Tarifverhandlungen kommt es häufig zum Arbeitskampf.

Welches sind in diesem Zusammenhang die äußersten Mittel von Arbeitgebern und Gewerkschaften?

a) Arbeitgeber: *Aussperrung*
b) Arbeitnehmer: *Streik*

[30] Unter welchen Voraussetzungen kann eine Gewerkschaft zum Streik aufrufen?

a) Der Gewerkschaftsvorstand muss eine ***Urabstimmung*** genehmigen.
b) 75 % der Stimmberechtigten (also der abstimmenden Gewerkschaftsmitglieder) müssen bei dieser Urabstimmung für einen Streik stimmen.*)

[31] Welche Auswirkungen hat eine Aussperrung für die betroffenen Arbeitnehmer?

- Die ausgesperrten Arbeitnehmer dürfen nicht an ihren Arbeitsplatz.
- Da sie nicht arbeiten dürfen, erhalten sie auch keinen Lohn bzw. kein Gehalt.
- Deshalb erhalten Gewerkschaftsmitglieder Streikgeld.
- Nicht Organisierte müssen von ihren Ersparnissen leben.

[32] Man unterscheidet verschiedene Streikarten.

Nennen Sie drei davon.

a) ***Generalstreik:*** Die gesamte Wirtschaft eines Landes wird bestreikt.
b) ***Flächenstreik:*** Ein ganzer Wirtschaftszweig wird bestreikt.
c) ***Schwerpunktstreik:*** Nur die wichtigsten Betriebe eines Wirtschaftszweiges werden bestreikt.
d) ***Wilder Streik:*** Es wird ohne Urabstimmung und ohne Genehmigung der Gewerkschaft gestreikt.
e) ***Warnstreik:*** Die Arbeit wird für kurze Zeit unterbrochen, um die Streikbereitschaft zu zeigen.

---

*) Einzelne Gewerkschaften haben in ihren Satzungen andere Voraussetzungen.

33 Um ihre Forderungen durchzusetzen und um Streikgelder zu sparen, lässt die Gewerkschaft ver.di (Vereinte Dienstleistungsgewerkschaft) „lediglich“ die Beschäftigten der Müllabfuhr streiken.

Welche Streikart liegt vor?

Ein ***Schwerpunktstreik***, da nur die wichtigsten Betriebe bestreikt wurden.

34 Um politische Forderungen durchzusetzen, haben 2002 in Italien alle Arbeitnehmer die Arbeit niedergelegt.

Um welche Streikart handelt es sich?

Einen ***Generalstreik***, da die gesamte Wirtschaft bestreikt wurde.

Betriebsvereinbarung

35 Wer sind die Vertragspartner bei einer Betriebsvereinbarung?

Betriebsvereinbarungen werden zwischen dem Arbeitgeber und dem Betriebsrat geschlossen.

36 Unterscheiden Sie zwischen Tarifvertrag und Betriebsvereinbarung.

Während Tarifverträge für ganze Wirtschaftszweige geschlossen werden, gelten Betriebsvereinbarungen nur für den einzelnen Betrieb.

37 Welche wichtigen Punkte können in einer Betriebsvereinbarung geregelt werden?

Geben Sie drei Beispiele an.

Betriebsvereinbarungen regeln z. B.

- Beginn und Ende der täglichen Arbeitszeit
- Pausen
- betriebliche Sozialeinrichtungen
- Unfallverhütungsvorschriften
- Urlaubspläne

Interessenvertretung der Arbeitnehmer

[38] Welche Voraussetzungen muss ein Arbeitnehmer erfüllen, damit er bei Betriebsratswahlen kandidieren kann?

Er muss mindestens 6 Monate dem Betrieb angehören und mindestens 18 Jahre alt sein.

[39] Wer ist wahlberechtigt bei Betriebsratswahlen?

Wahlberechtigt ist jeder Arbeitnehmer, der das 18. Lebensjahr vollendet hat.

[40] Ab welcher Arbeitnehmerzahl darf ein Betriebsrat gewählt werden?

a) In Betrieben, die mindestens 5–20 Arbeitnehmer haben, kann ein ***Betriebsobmann*** gewählt werden.
b) In Betrieben mit mehr als 20 Arbeitnehmern kann ein aus drei Mitgliedern bestehender ***Betriebsrat*** gewählt werden.

[41] Welche allgemeinen Aufgaben hat der Betriebsrat?

a) Er beantragt beim Arbeitgeber Maßnahmen, die dem Betrieb und den Arbeitnehmern dienen.
b) Er bereitet die Wahl der Jugend- und Auszubildendenvertretung (JAV) vor und führt sie durch.
c) Er arbeitet mit der JAV zusammen.
d) Er bringt die Anregungen von Arbeitnehmern und JAV beim Arbeitgeber vor.
e) Er achtet darauf, dass Tarifverträge, Arbeitsschutzgesetze, Unfallverhütungsvorschriften usw. eingehalten werden.

[42] Wer vertritt im Betrieb die besonderen Belange der jugendlichen Arbeitnehmer?

Die ***Jugend- und Auszubildendenvertretung (JAV)***. Wählbar sind alle Arbeitnehmer des Betriebs, die noch keine 25 Jahre alt sind.

[43] Wer wählt die Jugend- und Auszubildendenvertretung?

Wahlberechtigt sind alle jugendlichen Arbeitnehmer sowie Auszubildende unter 25 Jahren.

44 Wie lange ist die Amtszeit
a) der Jugend- und Auszubildendenvertretung,
b) des Betriebsrates?

a) JAV: 2 Jahre
b) Betriebsrat: 4 Jahre

45 In welchen betrieblichen Bereichen hat der Betriebsrat
a) ein Beratungsrecht
b) ein eingeschränktes Mitbestimmungsrecht
c) ein Mitbestimmungsrecht?

a) ***Beratungsrechte*** hat der Betriebsrat in *wirtschaftlichen* Angelegenheiten.
b) Ein ***eingeschränktes Mitbestimmungsrecht*** hat der Betriebsrat in *personellen* Angelegenheiten.
c) Ein ***Mitbestimmungsrecht*** besitzt der Betriebsrat in *sozialen* Angelegenheiten.

46 Geben Sie je drei Beispiele an für
a) soziale Angelegenheiten,
b) personelle Angelegenheiten.

a) *Soziale Angelegenheiten,*
z. B.:
- Arbeitszeit
- Sozialeinrichtungen
- Unfallverhütung
- Urlaub
- Pausen

b) *personelle Angelegenheiten,*
z. B.:
- Einstellungen
- Versetzungen
- Kündigungen
- Umgruppierungen

47 Nehmen Sie Stellung zu folgenden betrieblichen Situationen.
a) Die Geschäftsleitung verlegt den täglichen Arbeitsbeginn eine Stunde vor.
b) Einige Mitarbeiter sollen in ein Zweigwerk versetzt werden.

a) Die Veränderung der Arbeitszeit ist eine **soziale Angelegenheit**, d. h., der Betriebsrat hat ein **Mitbestimmungsrecht**. Ohne seine Zustimmung ist die Maßnahme nicht möglich.
b) Die Versetzung von Mitarbeitern ist eine **personelle Maßnahme**. Der Betriebsrat hat deshalb nur ein **eingeschränktes Mitbestimmungsrecht**. Er kann seine Zustimmung nur verweigern, wenn er schwer wiegende Gründe hat. →

▷ Fortsetzung der Frage und Antwort ▷

c) Betriebsrat und Geschäftsleitung einigen sich nicht über die Verwaltung der Betriebskantine.

d) Die Geschäftsleitung beschließt die Herstellung eines neuen Produktes.

e) Der Arbeitgeber hat bei der Auswahl des zu kündigenden Arbeitnehmers soziale Gesichtspunkte nicht ausreichend berücksichtigt.

c) Die Verwaltung betrieblicher Sozialeinrichtungen gehört zum ***sozialen Bereich***. Hier hat der Betriebsrat ein ***Mitbestimmungsrecht***, d. h., ohne seine Zustimmung sind Maßnahmen nicht möglich.

d) Die Herstellung neuer Produkte gehört zum ***wirtschaftlichen Bereich***. Hier hat der Betriebsrat nur ein Beratungsrecht.

e) Die Kündigung ist nach dem Kündigungsschutzgesetz unzulässig. Ohne eine Anhörung des Betriebsrates ist die Kündigung unwirksam. Da soziale Gesichtspunkte unberücksichtigt blieben, wird der Betriebsrat widersprechen und der Arbeitnehmer wird beim Arbeitsgericht Klage einreichen. Die Folge: der Arbeitnehmer muss so lange weiterbeschäftigt werden, bis das Arbeitsgericht entschieden hat.

48 Beschreiben Sie kurz Aufgabe und Zusammensetzung einer Betriebsversammlung.

Einmal pro Kalendervierteljahr muss der Betriebsrat eine ***Betriebsversammlung*** abhalten und einen Tätigkeitsbericht abgeben. Arbeitgeber und Arbeitnehmer haben das Recht, auf der Versammlung zu sprechen. Geleitet wird sie vom Betriebsratsvorsitzenden.

49 Neben der Betriebsratswahl haben die Arbeitnehmer von Kapitalgesellschaften eine weitere Mitbestimmungsmöglichkeit.

Erläutern Sie kurz diese Möglichkeit.

In Großbetrieben wählen die Arbeitnehmer die Hälfte, in kleineren Kapitalgesellschaften ein Drittel der ***Aufsichtsratsmitglieder***.

Arbeitsgericht

50 Für welche Streitigkeiten sind Arbeitsgerichte zuständig?

Arbeitsgerichte sind zuständig für Streitigkeiten zwischen
- Arbeitnehmern und Arbeitgebern aus dem Arbeitsvertrag,
- Auszubildenden und Ausbildenden aus dem Berufsausbildungsvertrag,
- den Tarifvertragsparteien aus dem Tarifvertrag,
- Betriebsrat und Arbeitgeber aus dem Betriebsverfassungsrecht.

51 a) Erläutern Sie die Zusammensetzung eines Arbeitsgerichtes in der 1. Instanz.
b) Begründen Sie diese Zusammensetzung.

a) 1 Berufsrichter als Vorsitzender, 1 ehrenamtlicher Richter der Arbeitgeberseite, 1 ehrenamtlicher Richter der Arbeitnehmerseite.

b) Um die Praxis des Arbeitslebens ausgewogen zu berücksichtigen, werden die Laienrichter jeweils von der Arbeitgeber- und der Arbeitnehmerseite gestellt.

52 Müssen die Parteien das Urteil des Arbeitsgerichts widerspruchslos hinnehmen?

Nein, gegen das Urteil des ***Arbeitsgerichts*** kann *Berufung* beim ***Landesarbeitsgericht*** eingelegt werden. Gegen Urteile des Landesarbeitsgerichts kann beim ***Bundesarbeitsgericht*** *Revision* eingelegt werden.

53 Womit beginnt das Verfahren beim Arbeitsgericht?

Mit einer *Güteverhandlung*

Entlohnung der Arbeit

Lohnarten

1 Man unterscheidet verschiedene Lohnarten.
Nennen Sie diese.

Lohnarten:

a) ***Zeitlohn***

b) ***Leistungslohn***
- Prämienlohn
- Akkordlohn
  - Stückgeldakkord
  - Stückzeitakkord

c) ***Beteiligungslohn***

2 Bei welchen Tätigkeitsmerkmalen ist der Zeitlohn die geeignete Lohnart?

a) Wenn Qualität wichtiger ist als die Arbeitsmenge.

b) Wenn das Arbeitsergebnis schwer zu messen ist (z. B. bei Büroberufen).

c) Wenn unterschiedliche Arbeiten anfallen (z. B. Arzthelferinnen).

3 Nennen Sie den jeweils wichtigsten Vor- und Nachteil des Zeitlohnes für
a) den Arbeitnehmer
b) den Arbeitgeber.

a) ***Arbeitnehmer:***
Vorteil:
- geringerer Leistungsdruck (Stress)

Nachteil:
- Mehrleistungen bzw. Leistungsunterschiede werden nicht berücksichtigt

b) ***Arbeitgeber:***
Vorteil:
- bessere Qualität der Arbeit

Nachteil:
- Leistungskontrollen sind nötig

4 Unter welchen Voraussetzungen kann Akkord gearbeitet werden?

a) Der Arbeiter muss das Arbeitstempo beeinflussen können.

b) Die Arbeitsgänge müssen sich wiederholen.

c) Für das einzelne Stück muss die Bearbeitungszeit (Normalleistung) vorliegen.

5 Der Akkordlohn bietet für Arbeitnehmer und Arbeitgeber zahlreiche Vorteile.

Nennen Sie die wichtigsten davon.

a) ***Arbeitgeber:***
   - durch Lohnanreiz hohe Arbeitsleistung
   - Leistungskontrollen sind unnötig
   - Kostensenkung
   - Produktivitätssteigerung

b) ***Arbeitnehmer:***
   - Mehrleistung hat mehr Verdienst zur Folge
   - leistungsgerechtere Entlohnung

6 Welche Nachteile des Akkordlohnes sehen Sie für

a) den Arbeitnehmer

b) den Arbeitgeber?

a) ***Arbeitnehmer:***
   - mögliche Gesundheitsschäden durch andauernde Höchstleistung
   - erhöhte Unfallgefahr

b) ***Arbeitgeber:***
   - nachlassende Qualität
   - Qualitätskontrollen sind nötig

7 Durch welche Lohnart wird versucht, die Vorteile von Zeitlohn und Akkordlohn zu verbinden sowie deren Nachteile zu vermindern?

Durch den ***Prämienlohn***

8 Geben Sie drei Beispiele für die Anwendung des Prämienlohns.

a) *Qualitätsprämien* für gute Arbeit

b) *Terminprämien* für eingehaltene Termine

c) *Ersparnisprämien* für sparsamen Umgang mit Material

d) *Mengenprämien,* wenn mehr hergestellt wird

9 Erklären Sie, was man unter einem Beteiligungslohn versteht.

Beteiligungslohn:

Die Arbeitnehmer sind am Unternehmenserfolg beteiligt, z. B. durch:
- Auszahlung von *Gewinnanteilen*
- *Kapitalbeteiligung* mit Belegschaftsaktien

[10] Welche Gründe können einen Arbeitgeber veranlassen, seinen Mitarbeitern einen Beteiligungslohn zu gewähren?

a) Die Arbeitnehmer haben ein größeres Interesse am Unternehmenserfolg.
b) Höhere Arbeitsleistung.
c) Mehr Kapital für Investitionen.
d) Weniger Wechsel von Arbeitnehmern, da die Zufriedenheit bei der Arbeit größer ist.

[11] Welche Schwierigkeiten stehen einer allgemeinen Einführung des Beteiligungslohnes im Wege?

a) Unternehmen erzielen unterschiedliche Gewinne.
b) Manche Unternehmungen, z. B. öffentliche, erwirtschaften keine Gewinne.
c) Die Frage, ob die Arbeitnehmer auch an Verlusten beteiligt sind.

Gerechte Entlohnung

[12] Viele Unternehmen versuchen durch Arbeitsplatzbewertung eine leistungsgerechtere Entlohnung zu erreichen.

Welches sind hierbei die zwei wichtigsten Bewertungsmethoden?

a) ***Analytische Arbeitsbewertung:***
Die Arbeit wird nach verschiedenen Anforderungen untersucht (analysiert), z. B. nach:
- Umwelteinflüssen
- Verantwortung
- körperlicher Belastung
- geistiger Belastung
- geistigem Können
- körperlichem Können

b) ***Summarische Arbeitsbewertung:***
Die Arbeit wird pauschal als Ganzes bewertet, in der Regel nach Lohngruppen.

[13] Neben der Leistung werden für die Ermittlung des gerechten Lohns soziale Gesichtspunkte berücksichtigt.

Nennen Sie drei Beispiele.

Soziale Gesichtspunkte:
- Alter
- Familienstand
- Dauer der Betriebszugehörigkeit

Lohnabrechnung (Gehaltsabrechnung)

14 Unterscheiden Sie zwischen Bruttogehalt (bzw. Bruttolohn) und Nettogehalt (bzw. Nettolohn).

Der ***Bruttolohn*** ist der vereinbarte Gesamtlohn.

Den ***Nettolohn*** erhält man, wenn man den Bruttolohn um die gesetzlichen Abzüge vermindert.

15 Im Bruttolohn können Zulagen und Zuschläge enthalten sein.

Erläutern Sie diese beiden Begriffe.

a) ***Zulagen*** (in Euro) können nach unterschiedlichen Gesichtspunkten gewährt werden. Beispiele: Schmutzzulage, Gefahrenzulage, Lärmzulage, Kassenzulage, Arbeitgeberanteile zu den vermögenswirksamen Leistungen.

b) ***Zuschläge*** (in %) werden als Prozentzuschläge vom Grundlohn berechnet. Ihre Höhe ist tariflich oder gesetzlich geregelt. Beispiele: Zuschläge für Mehrarbeit, Sonntagsarbeit, Nachtarbeit.

16 Welche gesetzlichen Abzüge werden vom Bruttolohn einbehalten?

Gesetzliche Abzüge:

a) Lohnsteuer
b) Kirchensteuer
c) Solidaritätszuschlag
d) Arbeitnehmeranteile zur gesetzlichen Sozialversicherung

17 Unterscheiden Sie Nettolohn und ausbezahlten Lohn.

Vermindert man den Nettolohn um die *sonstigen Abzüge,* dann erhält man den ***ausbezahlten Lohn.***

18 Geben Sie drei Beispiele für sonstige Abzüge.

Sonstige Abzüge:

- Mietzahlungen für Betriebswohnungen
- Einbehaltung von ausgezahlten Vorschüssen
- Lohnpfändungen
- Sparbeiträge für Sparverträge

19 Erklären Sie, was man unter Lohnzusatzkosten *) versteht.

Lohnzusatzkosten sind Kosten, die ein Arbeitgeber zusätzlich zum Bruttolohn des Arbeitnehmers aufbringen muss.
Beispiele:
- Arbeitgeberanteile zur Sozialversicherung
- Lohnfortzahlung bei Krankheit
- Urlaub

20 Welcher Unterschied besteht zwischen Nominallohn und Reallohn?

Der ***Nominallohn*** ist der in ***Geld*** ausgedrückte Lohn. Da der Nominallohn die Preissteigerungen enthält, berücksichtigt er nicht die Kaufkraft.

Der ***Reallohn*** berücksichtigt die ***Kaufkraft***, also die Warenmenge, die damit gekauft werden kann.
Man ermittelt ihn jedes Jahr, indem man die Preissteigerungen herausrechnet.

21 Der Nominallohn einer Helferin ist um 4 % gestiegen, die Preissteigerungsrate der Volkswirtschaft beträgt 6 %.

Wie wirkt sich dies auf den Reallohn der Helferin aus?

Der Reallohn der Helferin ist um 2 % gesunken.

22 Die Arbeiterin Amanda Meier hat einen Stundenlohn von 6,60 €. Im letzten Monat kam sie auf 173 Arbeitsstunden. Zusätzlich leistete sie 11 Überstunden, für die ein Zuschlag von 25 % gewährt wird.

a) Berechnen Sie den Bruttolohn.

a)

173 Std. zu 6,60 €	1 141,80 €
+ 11 Std. zu 8,75 €	90,75 €
Bruttolohn	1 232,55 €

→

*) In Westdeutschland betrugen im Dienstleistungsgewerbe und im produzierenden Gewerbe die durchschnittlichen Lohnzusatzkosten 2002 rund 78 % der gezahlten Löhne

▷ *Fortsetzung der Frage und Antwort* ▷

b) Berechnen Sie den Nettolohn und berücksichtigen Sie dabei folgende Abzüge:
Lohnsteuer 105,29 €, Kirchensteuer 8 % der Lohnsteuer, Solidaritätszuschlag 5,5 % der Lohnsteuer, Arbeitnehmeranteil zur Sozialversicherung 21 %.

b)

Bruttolohn	1 232,55 €
– Lohnsteuer	105,29 €
– Solidaritätszuschlag	5,79 €
– Kirchensteuer	8,42 €
– Sozialversicherung	258,83 €
Nettolohn	854,22 €

[23] Das Bruttogehalt einer Teilzeitkraft beträgt 1 370,28 €. Die Lohnsteuer beläuft sich auf 140,00 €, die Kirchensteuer auf 11,20 €, der Solidaritätszuschlag auf 7,70 €, der Arbeitnehmeranteil zur Sozialversicherung auf 287,76 €. Die vermögenswirksamen Leistungen betragen 39,88 €.

a) Wie hoch ist das Nettogehalt?

b) Wie hoch ist der auszuzahlende Betrag?

a)

Bruttogehalt	1 370,28 €
– Lohnsteuer	140,00 €
– Kirchensteuer	11,20 €
– Solidaritätszuschlag	7,70 €
– Sozialversicherung	287,76 €
Nettogehalt	923,62 €

b)

Nettogehalt	923,62 €
– vermögenswirksame Leistungen	39,88 €
auszuzahlender Betrag	883,74 €

[24] Zeigen Sie am Beispiel der Grafik über die Arbeitskosten, dass der Industriestandort Deutschland zunehmend in Gefahr gerät. →

▷ *Antwort* ▷

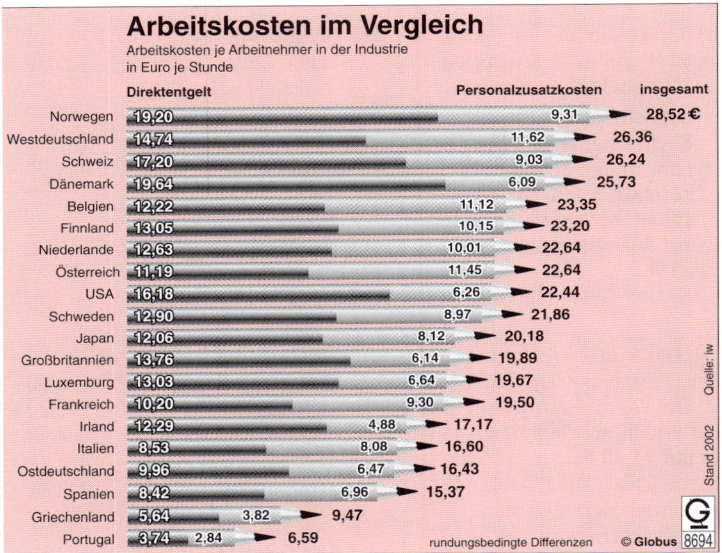

Eine besondere Stärke im internationalen Wettbewerb waren bisher die Motivation und die Qualifikation der deutschen Arbeitnehmer. Allerdings machen die hohen Lohnkosten zusammen mit den hohen Lohnzusatzkosten die deutschen Arbeitnehmer zu den teuersten Beschäftigten. Da auch die anderen Kosten, z. B. die Grundstückspreise, in Deutschland besonders hoch sind, überlegen viele Investoren, ob sie ihre Investitionen nicht in Länder mit niedrigerem Kostenniveau verlagern sollen.

25 Welche Länder innerhalb der Europäischen Union kommen als *„Billiglohnländer"* für die *„Kapitalflucht"* von Investoren in Frage?

Betrachten Sie hierzu die Abbildung in der vorigen Aufgabe.

a) Portugal

b) Griechenland

c) Spanien

d) Ostdeutschland

Anmerkung: Selbst diese „Billiglohnländer" haben innerhalb von Europa ihre Konkurrenten. In Polen betrugen 2002 die Arbeitskosten je Stunde 5,40 €, in Ungarn 4,56 €, in Tschechien betrugen sie 4,19 €, in Rumänien 1,55 €, in Russland 1,60, in der Slowakei 3,23 € und in Bulgarien sogar nur 1,49 €.

Grundlagen der sozialen Marktwirtschaft

Markt als Koordinator von Angebot und Nachfrage

1 Erläutern Sie, was man unter einem Markt versteht.

Ein ***Markt*** ist jedes Zusammentreffen von Anbietern und Nachfragern, um Güter auszutauschen. Beispiele: am Marktplatz, im Supermarkt, bei einer Versteigerung.

2 Nach der Art der gehandelten Güter unterscheidet man verschiedene Marktarten.

Nennen Sie hierzu fünf Beispiele.

1. Arbeitsmarkt
2. Automarkt
3. Antiquitätenmarkt
4. Kapitalmarkt
5. Kaffeemarkt
6. Dienstleistungsmarkt
7. Konsumgütermarkt
8. Geldmarkt
9. Investitionsgütermarkt

3 Wie werden die Märkte genannt, auf denen folgende Güter gehandelt werden:

a) kurzfristige Kredite,

b) Arbeitsleistungen,

c) Hypotheken,

d) Fernsehgeräte,

e) Schleifmaschinen

f) Friseurleistungen?

a) Geldmarkt

b) Arbeitsmarkt

c) Kapitalmarkt

d) Konsumgütermarkt

e) Investitionsgütermarkt

f) Dienstleistungsmarkt

4 Entsprechend der Zahl der Marktteilnehmer unterscheidet man grundsätzlich drei verschiedene Marktformen.

Nennen Sie diese.

1. Polypol
2. Oligopol
3. Monopol

5 Geben Sie zu den nachfolgenden Abbildungen 1–3 die entsprechenden Marktformen an.

1 Polypol
2 Angebotsoligopol
3 Angebotsmonopol

1
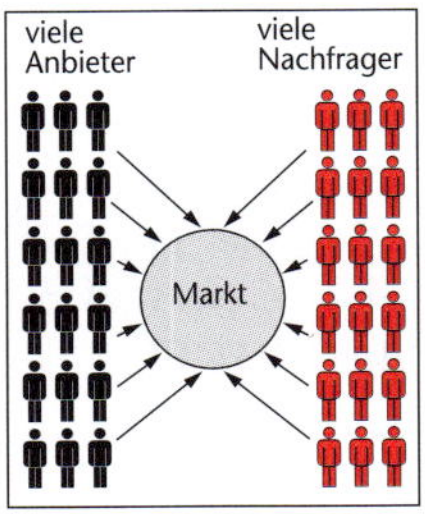

2
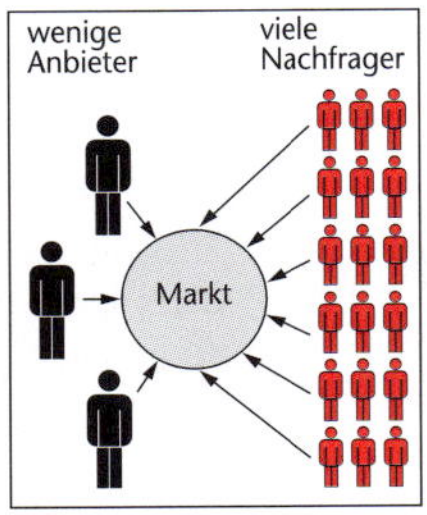

3
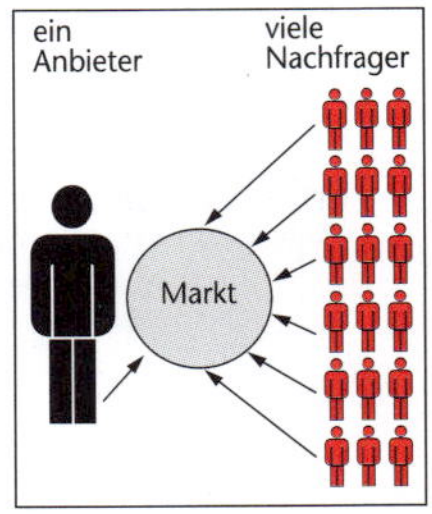

6 Geben Sie jeweils ein Beispiel für folgende in der Bundesrepublik Deutschland vorkommende Marktformen.

a) Angebotsmonopol

b) Nachfragemonopol

c) Angebotsoligopol

d) Nachfrageoligopol

a) – Deutsche Post AG bis 2007 noch im Bereich der Briefbeförderung
– Wasserwerke

b) – Deutsche Bahn AG für Lokomotiven
– Bundeswehr für Panzer

c) – Zigarettenmarkt
– Benzinmarkt
– Automarkt

d) Vielen Landwirten stehen wenige Molkereien gegenüber.

7 Nennen Sie drei typische Verhaltensweisen bei einem Angebotsoligopol.

a) ***Preisabsprachen***

b) ***Schädigungswettbewerb*** (ruinöse Konkurrenz)

c) Ersatz des Preiswettbewerbs durch besonders intensive ***Werbung***

d) ***Preisführerschaft,*** d. h. ein Oligopolist, meist der mit dem größten Marktanteil, bestimmt den Preis, die anderen ziehen nach.

8 Wie wirkt sich auf einen vollkommenen Markt der Preis eines Gutes auf

a) die Nachfragemenge und

b) die Angebotsmenge aus?

a) *Einfluss auf die Nachfragemenge:*
- hoher Preis
  → geringe Nachfragemenge
- niedriger Preis
  → hohe Nachfragemenge

→

▷ *Fortsetzung der Antwort* ▷

b) *Einfluss auf die Angebotsmenge:*
- hoher Preis
  → großes Angebot
- niedriger Preis
  → geringes Angebot

9 Angebot und Nachfrage beeinflussen den Preis des Gutes. Wie entwickelt sich auf einem vollkommenen Markt der Preis bei folgenden Situationen?

a) Hohe, zunehmende Nachfrage

b) geringe, abnehmende Nachfrage

c) geringes Angebot

d) hohes, zunehmendes Angebot

a) Steigender Preis

b) sinkender Preis

c) steigender Preis

d) sinkender Preis

10 Erläutern Sie, was man unter dem Gleichgewichtspreis versteht.

Beim ***Gleichgewichtspreis*** stimmen angebotene Menge und nachgefragte Menge überein. Hier wird der größte Umsatz erzielt.

11 Ein Monopolist kann den Preis selbstständig und ohne Rücksicht auf Konkurrenten bestimmen. Dennoch werden auch Monopolbetriebe verschiedene Gesichtspunkte berücksichtigen, wenn sie ihre Preise festsetzen.

Nennen Sie drei davon.

a) Bei höheren Preisen geht die Nachfrage zurück, bei niedrigen steigt sie an.

b) Auch Monopolbetriebe versuchen den größtmöglichen Gewinn zu erzielen, dies ist bei dem Preis der Fall, wo der Unterschied von Einnahmen und Kosten am größten ist.

c) Bei zu hohen Preisen schränken sich die Nachfrager ein oder steigen auf Ersatzgüter um.

d) Evtl. greift der Staat bei allzu hohen Preisen ein und untersagt die Preisfestsetzung.

[12] In unserer sozialen Marktwirtschaft richtet sich der Preis nicht immer nach Angebot und Nachfrage.
Suchen Sie hierzu zwei Beispiele und begründen Sie Ihre Überlegungen.

a) ***Landwirtschaft***
Viele Landwirte könnten von frei gebildeten Marktpreisen nicht leben. Deshalb greifen in der Europäischen Union die EU-Behörden in das Marktgeschehen ein, um Mindestpreise zu sichern.

b) ***Arbeitsmarkt***
Obwohl die Zahl der Arbeitslosen groß ist, sinkt die Bezahlung der Arbeitenden nicht.

[13] Welche Preisuntergrenze gilt für privatwirtschaftliche Unternehmungen?

Die Preisuntergrenze ergibt sich aus den Selbstkosten. Langfristig kann keine Unternehmung diese Grenze unterschreiten. Allerdings sind sie von Betrieb zu Betrieb verschieden.

[14] Erklären Sie, was man unter einem nicht organisierten Markt versteht.

Ein ***nicht organisierter Markt*** ist das zufällige Zusammentreffen von Käufern und Verkäufern, z. B. in einem Ladengeschäft.

[15] Zählen Sie zwei Beispiele für organisierte Märkte auf.

a) Börsen
b) Messen
c) Wochenmärkte

Wettbewerbsstörungen

[16] Welche besondere Form der Unternehmenskonzentration zeigt die Abbildung?

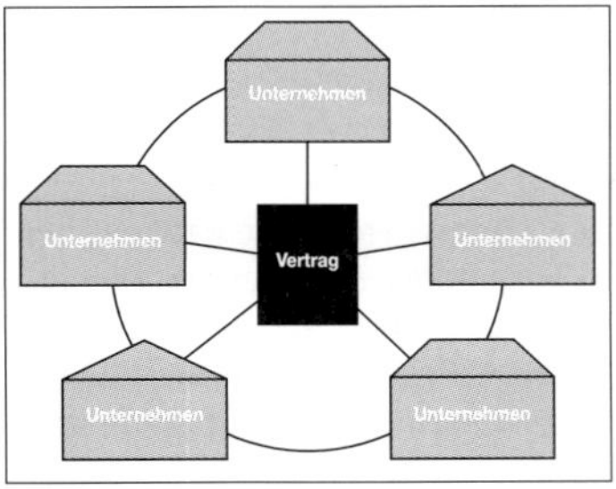

Die Abbildung zeigt den Aufbau eines ***Kartells.***

17 Erläutern Sie, was man unter einem Kartell versteht.

Ein ***Kartell*** ist der vertragliche Zusammenschluss von Unternehmungen, die *ihre wirtschaftliche Selbstständigkeit eingeschränkt* (durch Vertrag), ihre rechtliche Selbstständigkeit jedoch behalten haben.

18 Erklären Sie folgende Begriffe:

a) Preiskartell,

b) Gebietskartell,

c) Rabattkartell,

d) Normen- und Typenkartell,

e) Quotenkartell.

a) ***Preiskartelle (= verboten)***
Die Mitglieder verpflichten sich einheitliche Preise zu verlangen.

b) ***Gebietskartell (= verboten)***
Die Mitglieder teilen sich bestimmte Absatzgebiete zu.

c) ***Rabattkartelle (= verboten)***
Die Mitglieder gewähren die gleichen Rabatte.

d) ***Normen- und Typenkartelle (= anmeldepflichtig)***
Die Mitglieder beschließen die einheitliche Anwendung von Normen und Typen.

e) ***Quotenkartelle (= verboten)***
Die Mitglieder teilen sich bestimmte Produktionsmengen zu, um über die Angebotsmenge den Preis zu beeinflussen.

19 Die Erdöl exportierenden Länder haben sich in der OPEC zu einem Kartell zusammengeschlossen.

Um welche Kartellart handelt es sich bei diesem Zusammenschluss?

Bei diesem Zusammenschluss liegt ein Preis- und ein Quotenkartell vor, weil die OPEC-Staaten die Preise je Barrel Rohöl und die Fördermenge je Mitgliedsland festlegen wollen.

20 Erklären Sie, was man unter einem Konzern vesteht.

Ein ***Konzern*** ist ein Zusammenschluss von rechtlich selbstständigen Unternehmungen, die durch eine einheitliche Leitung *ihre wirtschaftliche Selbstständigkeit aufgegeben* haben, z. B.: Muttergesellschaft VW, Tochtergesellschaft Audi.

[21] Erläutern Sie folgende Begriffe aus dem Bereich der Konzerne:

a) Muttergesellschaft,

b) Tochtergesellschaft,

c) Schwestergesellschaft,

d) Holdinggesellschaft.

a) ***Muttergesellschaft*** nennt man das Konzernunternehmen, das die anderen Unternehmen beherrscht.

b) ***Tochtergesellschaft*** werden die abhängigen Unternehmen genannt.

c) ***Schwestergesellschaften*** sind Unternehmen, die gegenseitige Beteiligungen besitzen.

d) Eine ***Holdinggesellschaft*** liegt vor, wenn an der Spitze eines Konzerns eine reine Verwaltungsgesellschaft steht, die nur Beteiligungen besitzt, selbst aber nicht produziert.

[22] Erläutern Sie, was man unter einem Trust versteht.

Ein ***Trust*** ist ein Zusammenschluss von Unternehmen, die sowohl ihre *rechtliche* als auch ihre *wirtschaftliche Selbstständigkeit verlieren.* Sie werden zu einem neuen Unternehmen verschmolzen. Man bezeichnet dies auch als ***Fusion***.

[23] Grundsätzlich kann ein Trust auf zwei Arten entstehen.

Nennen Sie diese.

a) Durch ***Aufnahme;*** ein Unternehmen nimmt die anderen auf.

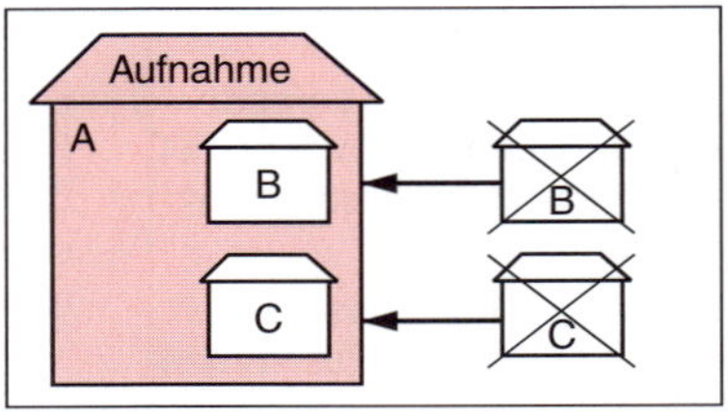

→

▷ *Fortsetzung der Antwort* ▷

b) Durch ***Neugründung;*** es wird eine neue Gesellschaft gegründet, in der alle aufgehen.

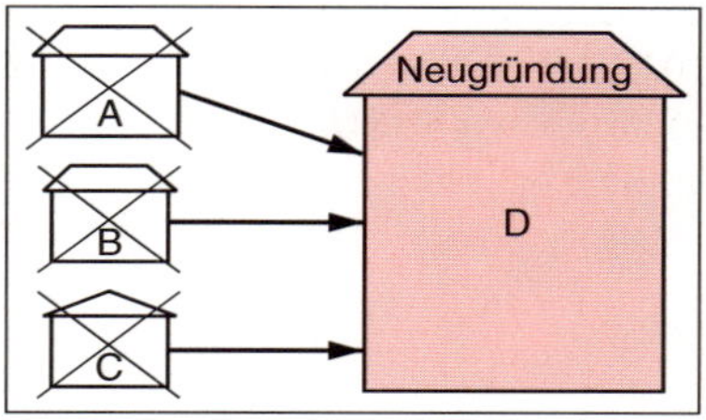

[24] Begründen Sie, in welcher der nachfolgenden Abbildungen eine anorganische, in welcher eine horizontale und in welcher eine vertikale Unternehmenskonzentration vorliegt.

Erläutern Sie zusätzlich diese Begriffe.

a) ***Horizontaler Zusammenschluss:***
= in allen zusammengeschlossenen Unternehmen werden gleichartige Produkte hergestellt.
Hier: drei zusammengeschlossene Unternehmen verkaufen allesamt Möbel.

b) ***vertikaler Zusammenschluss:***
= Unternehmen einer Produktionskette sind zusammengeschlossen.
Hier: Sägewerk – Möbelfabrik – Möbelgeschäft

c) ***anorganischer Zusammenschluss:***
= Zusammenschluss branchenfremder Unternehmen:
Hier: Brauerei – Bank – Möbelfabrik

a)
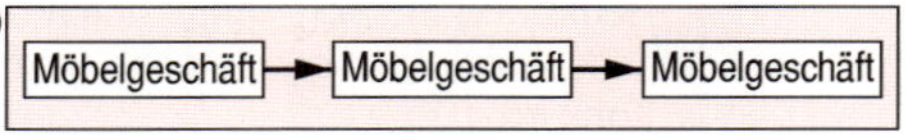

b)
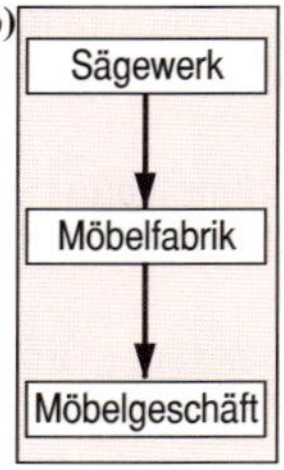

c)
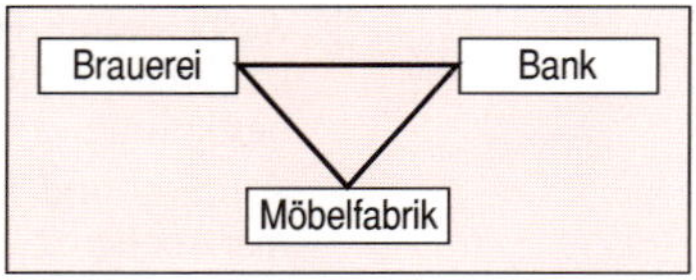

25 Welche Vorteile bringt die Unternehmenskonzentration?

Vorteile der Unternehmenskonzentration sind:

- Sicherung von Beschaffungsmöglichkeiten
- Sicherung von Absatzmöglichkeiten
- Kostenvorteile
- Rationalisierungsmöglichkeiten
- Risikoverteilung bei anorganischen Zusammenschlüssen; Verluste in einem Wirtschaftszweig können durch Gewinne in einem anderen ausgeglichen werden.
- Preissenkungen, wenn die Unternehmen ihre Kostenersparnis weitergeben.
- Höhere Kapitalkraft ermöglicht neue Entwicklungen und umfangreichere Forschungen.
- Normung und Typisierung ermöglicht eine kostengünstigere Massenproduktion.
- Durch eine größere Marktmacht können sich Unternehmen im internationalen Wettbewerb besser behaupten.

26 Welche Nachteile können durch übermäßige Unternehmenskonzentration für die Volkswirtschaft entstehen?

Derartige Nachteile sind:

- Möglichkeit monopolistisch überhöhter Preise, da der Wettbewerb weitgehend entfällt.
- Hemmung des Fortschritts durch den Schutz rückständiger Betriebe (keine Konkurrenz)
- Behinderung des Leistungswettbewerbs, wenn die Kosten unwirtschaftlich arbeitender Betriebe den Preis bestimmen
- Konzern- und Trustbildung kann marktbeherrschende Unternehmen entstehen lassen.
- Fehlentscheidungen derartiger Großbetriebe können zu Wirtschaftskrisen führen.

27 Wer wacht darüber, dass marktbeherrschende Unternehmen ihre wirtschaftliche Macht nicht missbrauchen?

Das Bundeskartellamt in Bonn

28 In welchem Gesetz sind Unternehmenszusammenschlüsse geregelt?

Im Gesetz gegen Wettbewerbsbeschränkungen ***(Kartellgesetz)***

29 Nennen Sie wichtige Bereiche des Kartellgesetzes.

a) Fusionskontrolle bei Unternehmenskonzentrationen
b) Missbrauchsaufsicht gegenüber marktbeherrschenden Unternehmen
c) Überwachung des Kartellverbotes

30 Unter welchen Voraussetzungen kann das Bundeskartellamt die Fusion von zwei Unternehmungen verbieten?

Vereinfacht ausgedrückt: wenn durch den Zusammenschluss eine marktbeherrschende Stellung entstehen würde.

31 Eine wichtige Aufgabe des Kartellamtes ist die Missbrauchsaufsicht.

Erläutern Sie, was man darunter versteht.

Hat ein Unternehmen keinen Konkurrenten oder unterliegt es keinem wesentlichen Wettbewerb, dann spricht man von einer marktbeherrschenden Stellung. Nutzt ein Unternehmen diese Stellung missbräuchlich aus, kann das Kartellamt dies untersagen.

32 Wie kann das Kartellamt Verstöße gegen das Wettbewerbsrecht ahnden?

Mit Geldbußen in Millionenhöhe

33 Welche Ziele strebt die EU durch ihre Eingriffe in den Agrarmarkt an und welcher Maßnahmen bedient sie sich dabei?

Ziele:
- Sicherstellung der Lebensmittelversorgung der Bevölkerung, auch in Krisenzeiten
- sicheres Einkommen für Landwirte
- freier Warenverkehr innerhalb der EU
- Schutz des gemeinschaftlichen Preisniveaus gegen Unterbietung durch den Weltmarkt

Maßnahmen:
- Abnahmegarantie
- feste Preise
- Schutz durch Einfuhrzölle

34 Erklären Sie folgende Preise der Marktordnung des EU-Agrarmarktes
a) Richtpreis,
b) Marktpreis,
c) Interventionspreis,
d) Weltmarktpreis.

a) ***Richtpreise*** werden von den Agrarministern der EU-Mitgliedsstaaten festgelegt. Sie sollen den Landwirten ein vernünftiges Einkommen sichern und die Verbraucherpreise in angemessenen Grenzen halten.

b) ***Marktpreise*** entwickeln sich nach Angebot und Nachfrage. Sie können z. B. bis zu den niedrigeren Interventionspreisen sinken.

c) ***Interventionspreise*** sind Mindestpreise. Zu diesen Preisen kauft die EU Restmengen auf, die zu einem angemessenen Marktpreis (aufgrund des zu hohen Angebots) nicht abgesetzt werden können.

d) Die ***Weltmarktpreise*** der meisten Agrarprodukte sind niedriger als die EU-Richtpreise.

35 Die EU ist verpflichtet, Restmengen landwirtschaftlicher Produkte zum festgelegten Mindestpreis (Interventionspreis) aufzukaufen.

Zeigen Sie am Beispiel dieser Abnahmegarantie, welche Folgen staatliche Eingriffe in das Marktgeschehen haben können.

a) Da die Abnahme garantiert ist, entstehen enorme Überschüsse, z. B. bei Wein, Fleisch, Getreide.

b) Die Überschüsse müssen aufgekauft und eingelagert oder vernichtet werden, dies erfordert enorme Ausgaben (ca. 50 % des gesamten EU-Haushalts).

c) Kleinere Betriebe leben weiterhin am Rande des Existenzminimums, während rentable Großbetriebe Subventionen erhalten.

Verbraucherberatung

36 Erläutern Sie, was man unter Verbraucherschutz versteht.

Durch den ***Verbraucherschutz*** soll in erster Linie verhindert werden, dass der Bürger in der modernen Konsumgesellschaft gesundheitliche Schäden erleidet und wirtschaftlich übervorteilt wird.

37 Ein Verbraucher hat verschiedene Möglichkeiten, sich vor dem Kauf einer Ware zu informieren.

Nennen Sie drei davon.

1. Erkundigungen bei Fachleuten im Bekanntenkreis
2. Veröffentlichungen der Stiftung Warentest
3. Testberichte in den Massenmedien
4. Fachzeitschriften
5. Ausprobieren (z. B. Probefahrt)

38 Zählen Sie drei verschiedene Institutionen auf, die Verbraucherinteressen vertreten.

1. Verbraucherzentralen
2. Verbraucherverbände wie z. B. der Deutsche Mieterbund
3. Stiftung Warentest
4. Massenmedien

39 Welche Aufgaben nehmen die Verbraucherzentralen wahr?

Verbraucherzentralen:
- vertreten die Verbraucherinteressen gegenüber Staat und Wirtschaft
- leisten Öffentlichkeitsarbeit durch Veranstaltungen und zahlreiche Informationsschriften,
- unterstützen Verbraucher bei Reklamationen,
- gehen gegen unlauteres Verhalten von Anbietern vor,
- führen Beratungsgespräche, z. B. über Wohnen, Einkauf, Ernährung, Energieeinsparung.

40 Die Verbraucherschutzvereine haben verschiedene Möglichkeiten, um die Verbraucherinteressen zu wahren.

Zeigen Sie dies am Beispiel der Mieterschutzvereine.

Möglichkeiten der ***Mieterschutzvereine*** sind z. B.
- Rechtsberatung
- Hilfe bei der Auflösung des Mietvertrages
- Rechtsbeistand bei Gerichtsverfahren

41 In den Medien erfolgt eine sehr umfangreiche Verbraucherberatung.

Belegen Sie diese Aussage durch verschiedene Beispiele.

1. Veröffentlichungen der Stiftung Warentest, z. B. die Zeitschriften „test" sowie zahlreiche Sonderhefte
2. Broschüren der Verbraucherzentralen und Verbraucherverbände
3. Informationsschriften der Ministerien von Bund und Ländern, z. B. „Wegweiser für Verbraucher", „Dein Recht als Mieter"
4. Tipps von Tageszeitungen
5. Fachzeitschriften, z. B. über Computer oder Autos
6. Verbrauchersendungen in Fernsehen und Hörfunk, z. B. WISO, Plusminus

Verbraucherschutzgesetze

[42] Zählen Sie fünf wichtige Verbraucherschutzbestimmungen auf.

Wichtige Verbraucherschutzbestimmungen

- **BGB (Bürgerliches Gesetzbuch)** Es enthält z. B. Regelungen zu Haustürgeschäften, Ratenkauf, Fernabsatzverträgen, Allgemeinen Geschäftsbedingungen und Verbraucherkrediten
- **Gesetz gegen unlauteren Wettbewerb (UWG)**
- **Produkthaftungsgesetz**
- **Preisangabenverordnung**
- **Eichgesetz**
- **Lebensmittel-Kennzeichnungsverordnung**
- **Textilkennzeichnungsgesetz**

[43] Zählen Sie vier gesetzliche Warenkennzeichnungsvorschriften auf.

1. Lebensmittel-Kennzeichnungsverordnung
2. Eichgesetz
3. Preisangabenverordnung
4. Textilkennzeichnungsgesetz
5. Qualitätsklassen (Handelsklassen)

[44] Welche Waren werden nach Handelsklassen gekennzeichnet und angeboten?

Alle wichtigen Obst- und Gemüsesorten. Eine niedrigere Handelsklasse macht sich im Preis bemerkbar.

[45] Durch Güte- und Prüfzeichen werden Mindestanforderungen für die Sicherheit und Qualität der betreffenden Waren festgelegt.

Nennen Sie fünf solcher Zeichen.

1. Wollsiegel
2. Weinsiegel
3. Deutsche Markenbutter
4. DIN-Zeichen
5. VDE (Verband Deutscher Elektrotechniker)
6. GS geprüfte Sicherheit (für technische und elektrische Geräte)
7. CE-Zeichen (wenn Mindestsicherheitsnormen der EU erfüllt werden)

46 Welche wichtigen Angaben müssen auf Fertigpackungen angebracht werden, in denen Lebensmittel enthalten sind?

1. Verkehrsbezeichnung der Ware
2. Verzeichnis der Zutaten
3. Mindesthaltbarkeitsdatum
4. Anschrift des Herstellers oder Verkäufers
5. Handelsklasse bzw. Qualitäts- oder Güteklasse
6. Ursprung der Ware (z. B. Anbaugebiet)
7. Menge in deutschen Maß- und Gewichtseinheiten

47 Welche Produkte dürfen mit dem nachfolgend abgebildeten Zeichen gekennzeichnet werden und wie wird dieses Zeichen genannt?

Besonders umweltfreundliche Produkte dürfen mit dem ***Umweltzeichen*** gekennzeichnet werden.

48 Mit welchen Angaben müssen Textilerzeugnisse gekennzeichnet werden?

Der Verbraucher muss deutlich erkennen können, welche Rohstoffe in welcher Menge in dem Textilerzeugnis enthalten sind (z. B. 75 % Baumwolle, 25 % Polyester).

49 Nennen Sie drei wichtige Regelungen der Preisangabenverordnung.

Regelungen der ***Preisangabenverordnung:***

- Ausgestellte Waren müssen mit einer deutlichen Preisangabe versehen sein.
- Preise für Dienstleistungen (z. B. Friseur, Gaststätten) müssen in Schaufenstern oder Schaukästen ausgehängt sein.
- Heranfahrende Kraftfahrer müssen von der Straße aus die Kraftstoffpreise der Tankstellen deutlich erkennen können. →

▷ *Fortsetzung der Antwort* ▷

- Kreditverträge müssen den „effektiven Jahreszins" enthalten.
- Die angegebenen Preise müssen Endpreise sein, d. h. inkl. Mehrwertsteuer.
- Bei Waren, die noch abgewogen werden, müssen die Preise in 100 g oder 1000 g angegeben werden.

50 Welche Absicht verfolgt das „Gesetz gegen den unlauteren Wettbewerb" (UWG)?

Es soll Verbraucher vor dem wettbewerbswidrigen Verhalten einzelner Anbieter schützen.

51 Welche Handlungen eines Anbieters sind nach dem UWG verboten?

Nach dem ***UWG*** sind verboten:

- ***Falsche Angaben,*** z. B. über Qualität, Herstellungsmethode oder Ursprung der angebotenen Ware
- ***Irreführung der Verbraucher*** durch „Lockvogelangebote"*)
- ***Sittenwidrige Werbung,*** z. B. aufdringliches Ansprechen des Verbrauchers auf der Straße oder belästigende Anrufe bei ihm zu Hause
- ***„Anschwärzung",*** indem der Werbende die Produkte der Konkurrenz herabwürdigt.
- ***Zusendung von unbestellter Ware***
- ***Missbrauch von Sonderveranstaltungen,*** z. B. das Nachschieben von Waren bei Räumungsverkäufen

---

*) „Lockvogelangebote" = Angebote mit besonders günstigem Preis und evtl. Mengenbeschränkung, durch die der Kunde zum Kauf anderer, oft überteuerter Waren veranlasst werden soll.

[52] Beurteilen Sie die folgenden Fälle und geben Sie an, gegen welche Vorschrift dabei gegebenenfalls verstoßen wurde.

a) Die Brauerei Pichler verkauft ihr Bier unter dem Werbeslogan: „Das beste Bier der Welt!"

b) In einem Supermarkt hängt folgendes Angebotsplakat:

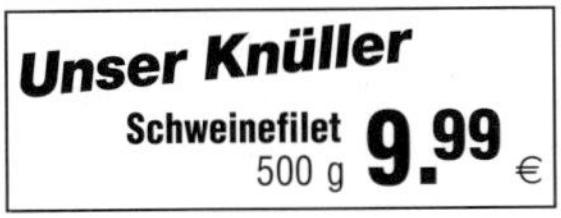

c) Eine Fleischerei bietet importierte Hähnchen als „Deutsche Freilandhähnchen" an.

d) Sie erhalten von einem Versandhaus für 45 € unbestellt einen Pullover zugeschickt.

a) verboten nach UWG

b) verboten nach der Preisangabenverordnung

c) verboten nach UWG

d) verboten nach UWG

[53] Wie soll das Produkthaftungsgesetz den Verbraucher vor fehlerhaften Waren schützen?

Durch das ***Produkthaftungsgesetz*** wird der Hersteller verpflichtet, den Schaden zu ersetzen, der durch ein fehlerhaftes Produkt entstanden ist. Dabei haftet der Hersteller verschuldensunabhängig, d. h., es ist unerheblich, ob ihn ein Verschulden trifft oder nicht.

[54] Welche Waren werden nicht vom Produkthaftungsgesetz erfasst?

1. Arzneimittel
2. landwirtschaftliche Rohprodukte

[55] Wie hoch ist nach dem Produkthaftungsgesetz die Selbstbeteiligung bei einem Sachschaden?

Die Selbstbeteiligung beträgt 575 €.

[56] Welches besondere Recht kann ein Käufer bei einem Ratenkauf (Teilzahlungsgeschäft) in Anspruch nehmen?

Einen ***Ratenkauf*** kann der Käufer innerhalb von 14 Tagen ohne Angabe von Gründen *schriftlich* widerrufen.

57 Wie sollten Sie den Widerruf eines Ratenverkaufs zustellen?

Aus Gründen der Beweisbarkeit empfiehlt sich die Versendung als Einschreiben.

58 Bei einem Ratenkauf ist der Verkäufer verpflichtet, dem Käufer bestimmte Angaben mitzuteilen.

Nennen Sie diese.

Mitzuteilen sind:
- Barzahlungspreis
- Teilzahlungspreis
- Anzahl, Höhe und Fälligkeit der Raten
- effektiver Jahreszins
- deutliche Belehrung über das Widerrufsrecht (2. Unterschrift)

59 Welche Vorteile sprechen für den Ratenkauf?

a) Sofortige Verfügbarkeit der Ware
b) Widerrufsmöglichkeit innerhalb von 14 Tagen
c) gleichmäßige Verteilung der Zahlungsbelastung
d) Möglichkeit, Sonderangebote auszunützen

60 Nennen Sie drei mögliche Nachteile beim Ratenkauf.

1. Zinsbelastung
2. kein Skontoabzug möglich
3. zusätzliche Belastung durch Bearbeitungsgebühren
4. die Dauer der Ratenzahlung kann die Nutzungsdauer der Ware übersteigen

61 <u>Fernabsatzverträge</u>

Welches besondere Recht kann ein Verbraucher nach dem BGB (Bürgerlichen Gesetzbuch) in Anspruch nehmen, wenn er einen Fernabsatzvertrag abschließt?

Bestellungen per Katalog, Brief, Internet oder Telefon können innerhalb von 14 Tagen ohne Angabe von Gründen an den Lieferanten zurückgeschickt werden. Dieses Widerrufsrecht gilt auch bei Haustürgeschäften (nicht möglich ist ein Widerruf bei Lieferung von Speisen und Getränken, z. B. einem Pizzaservice).

62 <u>Elektronischer Geschäftsverkehr (e-commerce)</u>

Für Verträge, die auf elektronischem Weg (in der Regel Internet) abgeschlossen werden, gelten besondere Bestimmungen des BGB zum Schutz der Kunden.

Nennen Sie diese.

Nach den Bestimmungen über den **elektronischen Geschäftsverkehr** muss der Unternehmer
1. Mittel zur Verfügung stellen, mit deren Hilfe Eingabefehler vor Abgabe der Bestellung erkannt und berichtigt werden können.
2. dem Kunden die Möglichkeit einräumen, Vertragsbedingungen und allgemeine Geschäftsbedingungen →

▷ Fortsetzung der Antwort ▷

nicht nur am Bildschirm abzurufen, sondern diese auch problemlos auf den eigenen PC zu überspielen und zu speichern.

3. nach einem Bestellvorgang den Eingang der Bestellung unverzüglich mit elektronischer Post bestätigen.

Verstößt der Händler gegen eine der drei Bedingungen, dann kann der Kunde nicht wie sonst üblich innerhalb von 14 Tagen, sondern innerhalb von 6 Monaten vom Vertrag zurücktreten.

63 Haustürgeschäfte

Welche besonderen Rechte räumt das BGB (Bürgerliche Gesetzbuch) einem Kunden ein, der ein so genanntes „Haustürgeschäft" abschließt?

- **Haustürgeschäfte** können innerhalb von 14 Tagen ohne Angabe von Gründen schriftlich widerrufen werden.
- Innerhalb von 14 Tagen nach Erhalt der Ware hat der Kunde ein Rückgaberecht.

64 Welche Geschäfte fallen unter den Begriff „Haustürgeschäfte"?

Nennen Sie zwei Beispiele.

Haustürgeschäfte entstehen durch überraschendes Ansprechen des Kunden am Arbeitsplatz, an der Wohnung, bei Kaffeefahrten, bei Freizeitveranstaltungen, auf der Straße.

65 Nennen Sie drei Beispiele für Geschäfte, die nicht durch das „Gesetz über den Widerruf von Haustürgeschäften und ähnlichen Geschäften" geschützt werden.

1. Wenn der Kunde den Vertreter selbst bestellt hat
2. bei Versicherungsverträgen
3. bei Bagatellgeschäften (unter 40 €)

66 Allgemeine Geschäftsbedingungen

Erläutern Sie, was man unter „allgemeinen Geschäftsbedingungen" (AGB) versteht.

AGB sind vorformulierte Vertragsklauseln. Sie gelten für alle Verträge, die der betreffende Geschäftsmann abschließt und enthalten meist Abänderungen der gesetzlichen Bestimmungen (BGB).

67 Weshalb wurden in das BGB zahlreiche Bestimmungen zur Regelung der allgemeinen Geschäftsbedingungen aufgenommen?

Durch die AGB änderten viele Geschäftsleute die gesetzlichen Regelungen zu ihren Gunsten ab und übervorteilten so die Kunden.

68 Zählen Sie drei wesentliche Regelungen auf, die das BGB zur Regelung der „Allgemeinen Geschäftsbedingungen" (AGB) enthält.

1. AGB werden nicht automatisch Vertragsbestandteil. Der Kunde muss darauf hingewiesen werden, sie zur Kenntnis nehmen können und sie akzeptieren.
2. Das „Kleingedruckte" muss mühelos lesbar und verständlich sein.
3. Unangemessen lange Lieferfristen sind nicht zulässig.
4. Überraschende Klauseln sind unzulässig.
5. Preiserhöhungen dürfen frühestens 4 Monate nach Vertragsabschluss erfolgen.
6. Die gesetzlichen Sachmangelhaftungsfristen (Gewährleistungsfristen) dürfen nicht verkürzt werden.
7. Bei mangelhafter Lieferung gilt grundsätzlich das BGB. Vorbehaltene Nachbesserungen müssen kostenlos erfolgen.

69 Vier Wochen nach Lieferung des Teppichbodens erscheint der Händler bei Frau Huber, um den Teppichboden zu reinigen. Als diese sich weigert, erklärt er, dass er aufgrund seiner allgemeinen Geschäftsbedingungen berechtigt ist, monatlich eine vergütungspflichtige Reinigung durchzuführen.
Wie beurteilen Sie den Fall?

Überraschende Klauseln sind nach dem BGB unzulässig.

System der sozialen Marktwirtschaft

70 Zählen Sie drei Wirtschaftsordnungen auf.

1. Freie Marktwirtschaft
2. Zentralverwaltungswirtschaft (zentrale Planwirtschaft)
3. soziale Marktwirtschaft

71 Die freie Marktwirtschaft war die Wirtschaftsordnung der Industriestaaten des 19. Jahrhunderts.

Nennen Sie drei Merkmale der freien Marktwirtschaft.

1. Freie Planung von Produktion und Verbrauch
2. Preisbildung durch Angebot und Nachfrage
3. freier Wettbewerb mit dem Ziel maximalen Gewinns
4. Privateigentum an Produktionsmitteln
5. Der Staat greift in den Wirtschaftsablauf nicht ein. Er sichert lediglich: Rechtspflege, Bildung, Geldwesen, persönlichen Schutz, Vertragsfreiheit, Privateigentum usw.

72 Nennen Sie drei Merkmale der Zentralverwaltungswirtschaft.

1. Totale staatliche Planung von Verbrauch und Produktion, Arbeitseinsatz, Lohnhöhe usw.
2. staatliche Preisfestsetzung
3. Produktionsmittel sind Staatseigentum
4. oberstes Ziel ist nicht Gewinnerzielung, sondern Planerfüllung

73 Nennen Sie jeweils drei Vorteile und drei Nachteile der freien Marktwirtschaft.

a) ***Vorteile:***
   - freie Entfaltung der Persönlichkeit
   - freie Berufs- und Arbeitsplatzwahl
   - Höchstleistungen durch freien Wettbewerb und Gewinnaussicht
   - frei verfügbares Privateigentum, auch an Produktionsmitteln

b) ***Nachteile:***
   - Ausbeutung wirtschaftlich Schwacher
   - Preisabsprachen sind möglich
   - keine arbeits- und sozialrechtliche Absicherung
   - Löhne teilweise unter dem Existenzminimum
   - Konjunkturschwankungen mit großer Arbeitslosigkeit
   - Arbeitslosigkeit kann Verelendung, Kinderarbeit usw. zur Folge haben

74 Welche Vorteile und welche Nachteile der <u>Zentralverwaltungswirtschaft</u> kennen Sie?

Nennen Sie jeweils drei Beispiele.

a) ***Vorteile:***
- Staat verhindert die Ausbeutung wirtschaftlich Schwacher
- keine Arbeitslosigkeit, da jeder Arbeitnehmer „verplant" werden kann
- keine Konjunkturschwankungen
- verbilligte Güter des Grundbedarfs (Wohnraum, Grundnahrungsmittel usw.)

b) ***Nachteile:***
- keine freie Berufs- und Arbeitsplatzwahl
- kein Privateigentum an Produktionsmitteln
- Versorgungslücken
- mangelnder Leistungsanreiz
- geringe Auswahl an Konsumgütern
- aufwändiger Verwaltungsapparat

75 Wie wird die Wirtschaftsordnung der Bundesrepublik Deutschland genannt?

Die ***soziale Marktwirtschaft***

76 Welcher Hauptunterschied besteht zwischen der freien Marktwirtschaft und der sozialen Marktwirtschaft?

Bei der ***sozialen Marktwirtschaft*** greift der Staat in den Wirtschaftsablauf ein, um die wirtschaftlich Schwächeren zu schützen, z. B. durch Gesetze oder Subventionen. Die ***freie Marktwirtschaft*** wird also eingeschränkt zu Gunsten sozialer Gerechtigkeit.

77 In welchen Bereichen erfolgen die staatlichen Eingriffe in der sozialen Marktwirtschaft?

- *Sozialpolitik,* z. B. Sozialversicherungen
- *Wettbewerbspolitik,* z. B. Kartellgesetz
- *Einkommenspolitik,* z. B. Steuerprogression
- *Strukturpolitik,* z. B. Subventionen
- *Konjunkturpolitik,* z. B. öffentliche Ausgaben
- *Öffentliche Unternehmungen,* z. B. Verkehrsbetriebe

78 Weshalb ergreift der Staat in der sozialen Marktwirtschaft konjunkturpolitische Maßnahmen?

Starke Konjunkturschwankungen können zu Produktionseinschränkungen, Arbeitslosigkeit oder Inflation führen.

79 Nennen Sie drei Gesetze, die in der Bundesrepublik Deutschland der Sicherung des Wettbewerbs dienen.

- Kartellgesetz (Gesetz gegen Wettbewerbsbeschränkungen)
- Gesetz gegen unlauteren Wettbewerb (UWG)
- Preisangabenverordnung
- Eichgesetz

80 Welche Aufgabe haben öffentliche Unternehmungen in unserer sozialen Marktwirtschaft?

Die gleichmäßige Versorgung der Bevölkerung mit wichtigen Gütern und Dienstleistungen. Beispiel: Öffentliche Verkehrsbetriebe bedienen auch unrentable Nebenstrecken.

81 Eine wesentliche Aufgabe des Staates in der sozialen Marktwirtschaft ist die soziale Sicherheit und Gerechtigkeit.

Mit welchen Maßnahmen der Sozialpolitik soll dies erreicht werden?

a) Sozialversicherungen
b) Sozialhilfe
c) Wohngeld
d) Sozialwohnungen
e) Ausbildungsförderung
f) Sparförderung
g) Kindergeld
h) Steuerprogression
i) Arbeitsschutzbestimmungen

82 Zählen Sie drei Beispiele für Arbeitsschutzbestimmungen auf.

1. Kündigungsschutzgesetz
2. Mutterschutzgesetz
3. Schwerbehindertengesetz
4. Arbeitszeitgesetz
5. Jugendarbeitsschutzgesetz

Grenzen der sozialen Sicherung

83 In den letzten Jahren wurden die sozialen Leistungen erheblich verbessert.

Welche Probleme sehen Sie in diesem Zusammenhang?

Verbesserte Sozialleistungen bewirken höhere Kosten. Die Folge:
- steigende Sozialversicherungsbeiträge
- Einschränkung der Leistungen (siehe z. B. Krankenversicherung)
- erhebliche Staatsverschuldung, um staatliche Leistungen wie Sozialhilfe oder Kindergeld zu finanzieren

84 a) Welches Problem kennzeichnet die Zukunft der Rentenversicherung?

b) Welche Lösungsvorschläge sind hierzu im Gespräch?

a) Immer weniger Beitragszahler müssen immer mehr Renten finanzieren.

b)
- Erhöhung der Beiträge
- Absenkung des Rentenniveaus
- Erhöhung des Rentenalters
- höhere Staatszuschüsse
- Teilrenten
- Der Staat fördert die freiwillige private Vorsorge durch Zuschüsse und Steuervergünstigungen (Rentenreform 2001)

85 Häufig wird behauptet, das soziale Netz würde von vielen missbraucht.

Nennen Sie hierzu drei Beispiele.

- Wohngeld weiterbeziehen, obwohl die Einkommensgrenze überschritten ist.
- Sozialhilfe beziehen, obwohl man arbeitsfähig ist und Arbeit bekommen könnte.
- Bei Arbeitsunlust Krankheit vorschieben; durch die Lohnfortzahlung fällt kein Entgelt aus.
- Arbeitsbereitschaft vortäuschen, um bei Arbeitslosigkeit Arbeitslosenunterstützung kassieren zu können.

86 Kritiker des EU-Binnenmarktes befürchten, dass seine Einführung soziale Rechte in Deutschland demontieren würde.

Erläutern Sie diese Befürchtung.

Die Sozialgesetzgebung der Bundesrepublik hat innerhalb der EU ein besonders hohes Niveau. Nur wenige Länder wie Frankreich, Dänemark oder Luxemburg haben einen ähnlichen Standard. Deshalb streben diese Länder an, dass die anderen EU-Mitglieder sich ihrem höheren Standard anpassen. Um die Wettbewerbsfähigkeit ihrer Industrie nicht zu schmälern, lehnen dies viele EU-Länder (z. B. Großbritannien) ab. Sie möchten, dass die EU sich am niedrigeren Niveau orientiert. Die angestrebte „Harmonisierung" gefährdet aber auch die strengen Vorschriften des deutschen Arbeitsschutzes, des Arbeitsrechtes, des Gesundheitsschutzes usw.

Sozialprodukt als gesamtwirtschaftliche Messgröße

87 Erklären Sie, was man unter dem Bruttoinlandsprodukt versteht.

Das ***Bruttoinlandsprodukt*** ist der in Marktpreisen ausgedrückte Wert aller Güter und Dienstleistungen, die innerhalb eines Jahres in einem Staat innerhalb der Landesgrenzen erzeugt worden sind.

88 Welcher Unterschied besteht zwischen *nominalem* und *realem* Bruttoinlandsprodukt?

a) ***Nominales Bruttoinlandsprodukt:***
Es wird zu Marktpreisen bewertet und *enthält* somit sämtliche *Preissteigerungen* der Güter und Dienstleistungen, die in der Volkswirtschaft erzeugt worden sind.

b) ***Reales Bruttoinlandsprodukt:***
Im Gegensatz zum nominalen Bruttoinlandsprodukt enthält es *keine Preissteigerungen.* Man legt hierzu die Preise eines bestimmten Basisjahres, z. B. 1995, zugrunde und berechnet den Wert der erzeugten Güter und Dienstleistungen in Preisen des Basisjahres.

89 Welches Bruttoinlandsprodukt, das reale oder das nominale, gibt Auskunft darüber, ob der Lebensstandard einer Bevölkerung gestiegen ist?

Das reale Bruttoinlandsprodukt, da es um Preissteigerungen bereinigt ist.

90 Weshalb gibt das reale Bruttoinlandsprodukt allein keine verlässliche Auskunft darüber, ob der Lebensstandard einer Bevölkerung gestiegen ist?

Nur wenn das reale ***Bruttoinlandsprodukt pro Kopf*** steigt, wächst der Lebensstandard. Erst jetzt stehen jedem Einwohner mehr Güter und Dienstleistungen zur Verfügung. Wächst dagegen die Bevölkerungszahl schneller als das reale Bruttoinlandsprodukt, so sinkt der Lebensstandard → Problem vieler Entwicklungsländer.

91 Wo entsteht das Bruttoinlandsprodukt?

Nennen Sie zwei Bereiche.

Entstehungsbereiche des Bruttoinlandsproduktes:
- Handwerk und Industrie
- Dienstleistungsbereich (z. B. Banken, Versicherungen)
- Handel
- Land- und Forstwirtschaft

92 Wie wird das Bruttoinlandsprodukt verwendet?

Verwendung des Bruttoinlandsproduktes:
- Privater Verbrauch
- Staatsverbrauch
- Investitionen
- Außenbeitrag (= Differenz zwischen Einfuhr und Ausfuhr)

93 Normalerweise steigt der Wert des realen Bruttoinlandsprodukts von Jahr zu Jahr.

Nennen Sie hierfür zwei Gründe.

a) Produktivitätssteigerungen durch neue Technologien (z. B. Computer, CNC-Maschinen, Roboter) oder durch Rationalisierung

b) mehr Staatsausgaben

c) gestiegener Konsumbedarf der Arbeitnehmer, z. B. durch zunehmende Berufstätigkeit der Frauen

94 Zeigen Sie an zwei Beispielen, dass die Aussagekraft des Bruttoinlandsprodukts begrenzt ist.

- Viele Leistungen sind nicht erfasst, z. B. Hausfrauenarbeit, ehrenamtliche Vereinsarbeit.
- Schwarzarbeit ist nicht genau erfasst (nach Schätzungen beträgt sie 15–20 % des Bruttoinlandsproduktes – mit steigender Tendenz)
- Es enthält auch Leistungen, die den Lebensstandard mindern, z. B. Aufwendungen für die Beseitigung von Umweltschäden, Unfallschäden etc.

Ziele und Probleme der Wirtschaftspolitik

95 In welchem Gesetz sind die Ziele unserer staatlichen Wirtschaftspolitik festgelegt?

Im ***Stabilitätsgesetz,*** genauer gesagt im „Gesetz zur Förderung der Stabilität und des Wachstums in der Wirtschaft".

96 Im Stabilitätsgesetz sind die vier allgemeinen Ziele unserer staatlichen Wirtschaftspolitik festgelegt.

Wie lauten diese vier Ziele?

1. Preisstabilität
2. Vollbeschäftigung
3. angemessenes Wirtschaftswachstum
4. außenwirtschaftliches Gleichgewicht

97 Weshalb spricht man bei den vier allgemeinen Zielen der staatlichen Wirtschaftspolitik auch vom magischen Viereck?

Magisches Viereck:
Es bedarf der Kunst eines Magiers, alle Ziele gleichzeitig und gleich gut zu erreichen. Denn unter Maßnahmen zur Förderung eines Zieles leidet häufig ein anderes.

98 Um welche Ziele wurde das magische Viereck zum magischen Sechseck erweitert?

a) Umweltschutz
b) gerechte Einkommens- und Vermögensverteilung

99 Zwischen den einzelnen Zielen der Wirtschaftspolitik (magisches Viereck bzw. Sechseck) bestehen zahlreiche Zielkonflikte.

Geben Sie hierzu zwei Beispiele.

1. Preisstabilität erfordert preisdämpfende Maßnahmen, diese gefährden Wirtschaftswachstum und Vollbeschäftigung.
2. Wirtschaftswachstum kann Umweltschutz gefährden.
3. Vollbeschäftigung erfordert Maßnahmen, welche die Preisstabilität gefährden.

100 Erklären Sie, was man unter der Konjunktur versteht.

Unter ***Konjunktur*** versteht man die Veränderung der Wirtschaftslage. Die Veränderung ersieht man aus gesamtwirtschaftlichen Daten wie z. B. Preise, Beschäftigung, Produktion usw. Vereinfacht ausgedrückt: ***Konjunktur*** → *die jeweilige Wirtschaftslage*

101 Benennen Sie in der nachfolgenden Abbildung die einzelnen Phasen eines Konjunkturzyklus und geben Sie zu jeder der vier Konjunkturphasen mindestens zwei Merkmale an.

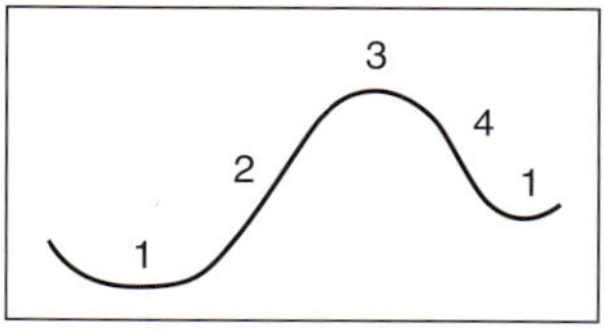

1 *Depression (Tiefstand):*
- kaum Investitionen
- niedrige Preise
- Produktionstiefstand
- hohe Arbeitslosigkeit
- tiefe Börsenkurse

2 *Expansion (Aufschwung):*
- Produktion nimmt zu
- Investitionen nehmen zu
- Preise steigen
- Arbeitslosigkeit geht zurück
- Börsenkurse steigen

3 *Boom (Hochkonjunktur):*
- Produktionshöchststand
- Vollbeschäftigung bzw. Überbeschäftigung
- Inflationäre Entwicklung bei Löhnen und Preisen
- Börsenkurse auf Höchststand

4 *Rezession (Abschwung):*
- Investitionen nehmen ab
- Produktionsrückgang
- zunehmende Arbeitslosigkeit
- sinkende Preise
- sinkende Börsenkurse

102 Die staatliche Konjunkturpolitik soll antizyklisch sein. Beispielsweise soll der Staat während einer Depression konjunkturbelebende Maßnahmen ergreifen, in Zeiten der Hochkonjunktur dagegen konjunkturdämpfende.

Geben Sie jeweils zwei Beispiele an.

a) *Konjunkturdämpfende Maßnahmen:*
- Staatsaufträge vermindern
- Steuern erhöhen
- Sparprämien gewähren
- Abschreibungen senken

b) *Konjunkturfördernde Maßnahmen:*
- Staatsaufträge erhöhen
- Steuern senken
- Sparprämien verringern
- Abschreibungen erhöhen

103 Wie lange dauert in der Regel ein Konjunkturzyklus?

Ca. 4–5 Jahre

104 Wie wirken sich
a) Steuererhöhungen und
b) Steuersenkungen
während einer Rezession (Abschwung) aus?

a) *Steuererhöhungen* verringern die Massenkaufkraft und verschärfen die ohnehin schwierige Konjunkturlage.
b) *Steuersenkungen* vergrößern die Massenkaufkraft und stützen somit die Not leidende Konjunktur.

105 Wie wirken sich
a) Steuererhöhungen und
b) Steuersenkungen
während einer Hochkonjunktur (Boom) aus?

a) *Steuererhöhungen* bewirken durch die erfolgte Abschöpfung von Massenkaufkraft eine Dämpfung der Konjunktur.
b) *Steuersenkungen* bewirken durch zusätzliche Massenkaufkraft ein weiteres Ankurbeln der ohnehin schon überhitzten Konjunktur.

106 Durch welche Maßnahmen können
a) der Staat,
b) die Unternehmer und
c) die Verbraucher
während einer Rezession (Abschwung) die Konjunktur beleben?
Nennen Sie jeweils zwei Beispiele.

a) *Staat:*
- Steuersenkungen
- Staatsaufträge erhöhen
- Investitionszulagen

b) *Unternehmer:*
- Sonderangebote machen
- Inanspruchnahme staatlicher Konjunkturprogramme
- zusätzliche Werbung
- Bereitstellung günstiger Kredite durch Banken

c) *Verbraucher:*
- Ausnutzung von Sonderangeboten
- Inanspruchnahme von Krediten
- zusätzlicher Konsum, evtl. Auflösung von Sparguthaben

107 Wie kann die Europäische Zentralbank (EZB) die Wirtschaftspolitik beeinflussen?

Die ***EZB*** kann die Geldmenge verkleinern oder vergrößern, indem sie z. B. die Refinanzierungssätze oder die Mindestreservesätze erhöht oder senkt. Als Folge davon verbilligen oder verteuern sich die Kredite der Privatbanken entsprechend.

Öffentliche Abgaben

Finanzierung staatlicher Aufgaben

1 Welche öffentlichen Abgaben erhebt der Staat, um seinen Haushalt auszugleichen?

1. Steuern
2. Zölle
3. Gebühren und Beiträge

2 Wodurch unterscheiden sich
a) Gebühren und
b) Beiträge?

a) ***Gebühren*** sind Preise für bestimmte staatliche Leistungen *an den einzelnen Bürger,* z. B. für einen Pass.

b) ***Beiträge*** sind Preise für bestimmte staatliche Leistungen *an die Gemeinschaft,* z. B. für die Kanalisation.

3 Was versteht man unter Zöllen?

Zölle sind Abgaben, die im grenzüberschreitenden Warenverkehr erhoben werden, z. B. Einfuhrzölle, Ausfuhrzölle, Schutzzölle.

4 Welchem Zweck dienen Schutzzölle?

Sie sollen die inländische Wirtschaft vor ausländischer Konkurrenz schützen, indem niedrigere Weltmarktpreise auf das Inlandsniveau angehoben werden. Beispiele: Landwirtschaft, Textilindustrie

5 Die öffentliche Hand (Bund, Länder, Gemeinden) verwendet ihre Einnahmen zur Erfüllung öffentlicher Aufgaben.
Nennen Sie drei Beispiele.

1. Soziale Sicherung
2. Verteidigung
3. Verkehrswesen, Straßenbau
4. Bildung
5. Polizei und Justiz
6. Gesundheitswesen

6 Welche Ziele versucht der Staat durch die Steuererhebung zu erreichen?

a) Finanzierung der Staatsaufgaben

b) Beeinflussung der Konjunktur

c) Beeinflussung des Konsumentenverhaltens (z. B. hohe Tabaksteuer soll vom Rauchen abhalten)

d) gerechte Verteilung von Einkommen und Vermögen (z. B. Steuerprogression)

7 Teilen Sie Steuern nach der Erhebungsart ein.

Nach der Erhebungsart unterscheidet man ***direkte*** und ***indirekte*** Steuern.

8 Unterscheiden Sie zwischen direkten und indirekten Steuern.

a) ***Direkte Steuern*** werden beim Steuerschuldner *direkt* erhoben. Steuerzahler und Steuerträger sind dieselbe Person. Beispiele: Einkommensteuer, Grundsteuer, Gewerbesteuer

b) ***Indirekte Steuern*** werden auf dem Umweg über bestimmte Waren erhoben, sie sind im Kaufpreis enthalten. Der Käufer *zahlt* sie also *indirekt,* da der Verkäufer sie an das Finanzamt überweist. Beispiele: Umsatzsteuer, Kaffeesteuer, Mineralölsteuer

9 Teilen Sie Steuern nach dem Steuergegenstand ein.

Nach dem Steuergegenstand unterscheidet man:

- ***Besitzsteuern***
- ***Verkehrsteuern***
- ***Verbrauchsteuern***

10 Zählen Sie drei Besitzsteuern auf.

1. Einkommensteuer
2. Lohnsteuer
3. Grundsteuer

11 Unterscheiden Sie zwischen *Verbrauchsteuern* und *Verkehrsteuern.*

a) ***Verbrauchsteuern*** erfassen Beträge, die für bestimmte Verbrauchsgüter ausgegeben werden. Beispiele: Biersteuer, Tabaksteuer, Kaffeesteuer, Mineralölsteuer

b) Bei ***Verkehrsteuern*** werden bestimmte Vorgänge besteuert, z. B.
   - ein Warenumsatz (Mehrwertsteuer)
   - ein Grundstückskauf (Grunderwerbsteuer)

12 Man unterscheidet Besitzsteuern, Verkehrsteuern, Verbrauchsteuern, direkte und indirekte Steuern.

Ordnen Sie die folgenden Steuern der entsprechenden Steuerart zu:

Kaffeesteuer, Grundsteuer, Grunderwerbsteuer, Biersteuer, Erbschaftsteuer, Kraftfahrzeugsteuer, Schaumweinsteuer, Einkommensteuer, Gewerbesteuer, Mehrwertsteuer.

a) ***Besitzsteuern:*** Grundsteuer, Erbschaftsteuer, Einkommensteuer, Gewerbesteuer

b) ***Verkehrsteuern:*** Grunderwerbsteuer, Kraftfahrzeugsteuer, Mehrwertsteuer

c) ***Verbrauchsteuern:*** Kaffeesteuer, Biersteuer, Schaumweinsteuer

d) ***Direkte Steuern:*** Grundsteuer, Erbschaftsteuer, Einkommensteuer, Gewerbesteuer, Grunderwerbsteuer, Kraftfahrzeugsteuer

e) ***Indirekte Steuern:*** Mehrwertsteuer, Kaffeesteuer, Biersteuer, Schaumweinsteuer

13 Teilen Sie Steuern nach dem Empfänger ein.

Nach dem Empfänger teilt man ein:
- Bundessteuern
- Ländersteuern
- Gemeindesteuern
- gemeinschaftliche Steuern

Grundzüge der Einkommensteuer und Lohnsteuer

14 Das Einkommensteuergesetz (EStG) unterscheidet 7 Einkunftsarten.

Nennen Sie diese.

1. Einkünfte aus ***Land und Forstwirtschaft***
2. Einkünfte aus ***Gewerbebetrieb***
3. Einkünfte aus ***selbstständiger Arbeit***
4. Einkünfte aus ***nichtselbstständiger Arbeit***
5. Einkünfte aus ***Kapitalvermögen***
6. Einkünfte aus ***Vermietung und Verpachtung***
7. ***Sonstige Einkünfte***

15 Unter welche Einkunftsart fällt die Tätigkeit eines Arztes mit eigener Praxis?

Einkünfte aus selbstständiger Arbeit

16 Ordnen Sie den entsprechenden Einkunftsarten zu:

a) Zinsgutschrift für Bundesanleihen
b) Mieter überweist die fällige Miete
c) Überweisung der KV
d) Ein Patient bezahlt Privatliquidation
e) Ausbildungsvergütung
f) Einkünfte eines Apothekers

a) Einkünfte aus Kapitalvermögen
b) Einkünfte aus Vermietung und Verpachtung
c) Einkünfte aus selbstständiger Arbeit
d) Einkünfte aus selbstständiger Arbeit
e) Einkünfte aus nichtselbstständiger Arbeit
f) Einkünfte aus Gewerbebetrieb

17 Wie wird der Gewinn einer Praxis ermittelt?

Durch die Gegenüberstellung von Betriebseinnahmen und Betriebsausgaben (sog. Einnahmen-Überschuss-Rechnung).

18 Welche Einnahmen unterliegen nicht der Einkommensteuer?

Geben Sie hierzu drei Beispiele an.

a) Kindergeld
b) Schadenersatzleistungen
c) Schmerzensgeld
d) Krankenhaustagegeld
e) Erbschaften
f) Toto- und Lottogewinne

19 Wie erhält der Arzt seine Steuernummer?

Durch Anmeldung beim zuständigen Finanzamt

20 Erklären Sie, was man unter einer Steuererklärung versteht.

Die ***Steuererklärung*** ist ein Vordruck, der dem Finanzamt mit den entsprechenden Belegen und allen verlangten Angaben eingereicht werden muss. Sie ist die Grundlage für die Berechnung der Steuerschuld.

21 Wann erhält der Steuerpflichtige seinen Steuerbescheid?

Das Finanzamt prüft die abgegebene *Steuererklärung* und teilt das Ergebnis in Form eines ***Steuerbescheides*** mit.

22 Welcher Unterschied besteht zwischen Einkommensteuer und Lohnsteuer?

Die ***Lohnsteuer*** ist keine eigenständige Steuerart, sondern eine besondere Erhebungsform der Einkommensteuer bei Lohn- und Gehaltsempfängern.

Der ***Einkommensteuer*** unterliegen natürliche Personen, deren Einnahmen aus den sieben Einkunftsarten stammen, sofern er Einkünfte aus einer der sieben Einkunftsarten bezieht, wenn diese eine bestimmte Höhe übersteigen.

23 Nach welcher Bemessungsgrundlage wird die Kirchensteuer ermittelt?

Die zu zahlende Lohnsteuer bzw. Einkommensteuer ist die Bemessungsgrundlage. Der Steuersatz beträgt je nach Bundesland 8 oder 9 % (in Baden-Württemberg z. B. 8 %).

24 Weshalb werden die Arbeitnehmer bei der Lohnsteuererhebung in Steuerklassen eingeteilt?

Durch die Einteilung in ***Steuerklassen*** sollen die persönlichen Verhältnisse wie z. B. Familienstand, Kinderzahl usw. berücksichtigt werden. In den einzelnen Steuerklassen ist die Steuer deshalb unterschiedlich hoch.

25 Teilen Sie folgende Arbeitnehmer in die entsprechenden Steuerklassen ein:

a) einen ledigen Arbeitnehmer,

b) einen verheirateten Arbeitnehmer, dessen Frau nicht arbeitet

c) Herr Bauer verdient 1 400,00 €, Frau Bauer 1 600,00 € monatlich

a) Klasse I

b) Klasse III

c) beide in Klasse IV

26 Begründen Sie, weshalb ein Arbeitnehmer eine Antragsveranlagung zur Einkommensteuer (= „freiwillige Einkommensteuererklärung") beantragen kann.

Die Lohnsteuer ist eine *Jahressteuer,* die jedoch *monatlich* erhoben wird. Dies kann zu Überzahlungen führen, wenn sich während des Jahres steuerliche Veränderungen ergeben. So werden z. B. Arbeitnehmer nach Gehaltserhöhungen so besteuert, als würde das höhere Gehalt das ganze Jahr über bezogen.

Weitere Gründe:

- Werbungskosten übersteigen Pauschbetrag
- Sonderausgaben übersteigen Pauschbetrag
- außergewöhnliche Belastungen sind entstanden
- durch Heirat erfolgt Steuerklassenänderung
- schwankende Einkommenshöhe wegen Arbeitslosigkeit oder Krankheit
- eine Arbeitnehmersparzulage wird beantragt.

Die zu viel bezahlten Steuern werden auf Antrag („freiwillige Einkommensteuererklärung") zurückbezahlt.

27 Erklären Sie, was man bei einer „freiwilligen Einkommensteuererklärung" (Antragsveranlagung) unter Werbungskosten versteht.

Werbungskosten sind Aufwendungen, die durch das Arbeitsverhältnis verursacht worden sind, z. B.:
- Arbeitskleidung
- Fahrtkosten
- Beiträge zu Berufsverbänden

Die Werbungskosten sind in einem Arbeitnehmer-Pauschbetrag von 920,00 € enthalten. Dieser ist in die Steuertabellen eingearbeitet und wird bei der monatlichen Lohnsteuerberechnung automatisch berücksichtigt. Nachgewiesene höhere Kosten können geltend gemacht werden.

28 a) Einem Arbeitnehmer sind im vergangenen Jahr 800,00 € Werbungskosten entstanden.

Wie wirkt sich dieser Betrag in seiner Einkommensteuererklärung aus?

b) Einem Arbeitnehmer sind im vergangenen Jahr 1 500,00 € Werbungskosten entstanden.

Welchen Betrag erhält er hierfür bei seiner Einkommensteuererklärung zurückerstattet, wenn sein durchschnittlicher Steuersatz 25 % beträgt?

a) In die Steuertabellen ist der Arbeitnehmer-Pauschbetrag von 920,00 € bereits eingearbeitet, d. h., er wird beim Steuerabzug schon berücksichtigt. Deshalb wirken sich nur Werbungskosten aus, die über 920,00 € liegen.

b) 1 500,00 € – 920,00 € = 580 €

→ 25 % von 580 € = **145,00 €**

29 Wovon hängt die Höhe der zu zahlenden Lohnsteuer ab? Nennen Sie drei Faktoren.

Die Höhe der Lohnsteuer hängt ab:
- vom Familienstand
- von der Steuerklasse
- vom Alter (Altersentlastungsbetrag)
- von der Kinderzahl
- von der Einkommenshöhe
- vom Steuertarif

30 Wie wird das zu versteuernde Einkommen eines Arbeitnehmers ermittelt?

Einnahmen
– Werbungskosten (Arbeitnehmer-Pauschbetrag)
– Sonderausgaben
– außergewöhnliche Belastungen

= zu versteuerndes Einkommen

31 Sonderausgaben vermindern das zu versteuernde Einkommen.

Erklären Sie in diesem Zusammenhang, was man unter Sonderausgaben versteht.

Sonderausgaben sind Aufwendungen eines Steuerpflichtigen. Sie zählen zu den Kosten der privaten Lebensführung, werden jedoch aus sozialen, wirtschaftlichen oder kulturpolitischen Gründen vom Staat steuerlich begünstigt.

Man unterscheidet:

Unbeschränkt abzugsfähige Sonderausgaben:

z. B. – gezahlte Kirchensteuer
– Steuerberatungskosten

Beschränkt abzugsfähige Sonderausgaben:

z. B. – Vorsorgeaufwendungen (Lebensversicherungsbeiträge, Sozialversicherungsbeiträge)

32 Nennen Sie drei Beispiele für außergewöhnliche Belastungen.

Kosten

a) für Ausbildung
b) für Hausgehilfinnen
c) für den Unterhalt bedürftiger Angehöriger
d) verursacht durch Krankheit (unter Berücksichtigung einer zumutbaren Eigenbelastung)

33 Man unterscheidet verschiedene Freibeträge.

Zählen Sie drei davon auf.

a) Grundfreibetrag
b) Kinderfreibetrag
c) Sparerfreibetrag

34 Welche Steuerpflichtige können einen Sparerfreibetrag beanspruchen?

Jeder Steuerpflichtige der Einnahmen aus Kapitalvermögen (z. B. Zinsen, Dividenden) erzielt.

35 Im Zusammenhang mit der Einkommensteuer spricht man von der Steuerprogression.

Erklären Sie diesen Begriff.

Mit zunehmendem Einkommen steigt der Steuersatz, d. h., wer mehr verdient, bezahlt nicht nur *absolut,* sondern auch *prozentual mehr Steuern.*

36 Bis 2005 soll der neue Einkommensteuertarif vollständig eingeführt sein. Er unterscheidet verschiedene Zonen mit verschiedenen Steuersätzen.

Nennen Sie diese.

1. Nullzone
2. Progressionszone
3. Proportionalzone

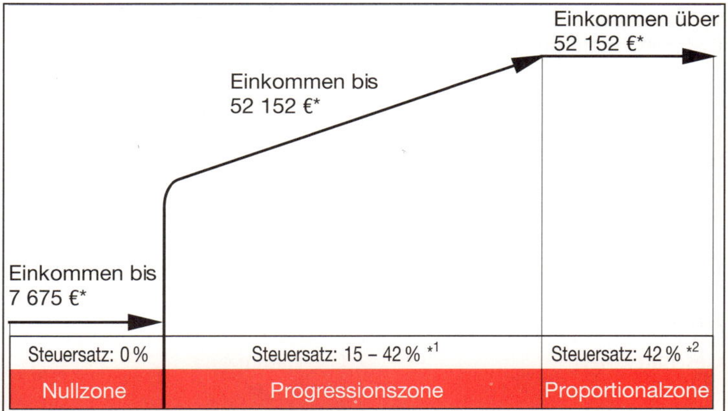

* Die genannten Beträge sind gerundet und gelten für Ledige.
Für zusammen veranlagte Ehegatten gelten jeweils die doppelten Summen.

*1 Für 2004 beträgt der Steuersatz 16 – 45 %

*2 Für 2004 beträgt der Steuersatz 45 %

Geschäftsbrief

1 Häufig werden Telefonate durch Geschäftsbriefe ergänzt oder ersetzt.

Begründen Sie diese Vorgehensweise.

Geschäftsbriefe sind:

a) bei größeren Entfernungen kostengünstiger

b) sind ein schriftlicher Nachweis getroffener Vereinbarungen und abgegebener Willenserklärungen

2 Zählen Sie vier Arten von Geschäftsbriefen auf.

a) Anfrage
b) Angebot
c) Bestellung
d) Bestellungsannahme
e) Rechnung/Liquidation
f) Mahnung
g) Mängelrüge

3 In welchem Stil werden Geschäftsbriefe geschrieben?

Geschäftsbriefe werden in ***objektivem,*** also sachlichem Stil verfasst.

4 Bei der Gestaltung von Geschäftsbriefen müssen besonders zwei DIN *)-Vorschriften beachtet werden.

Nennen Sie diese.

a) Die ***DIN 676;*** sie befasst sich mit der Gestaltung der Vordrucke von Geschäftsbriefen.

b) Die ***DIN 5008,*** sie enthält die Schreib- und Gestaltungsregeln für Textverarbeitung, d. h. Regeln für die Beschriftung der Geschäftsbriefe.

5 Welche Teile enthält ein Geschäftsbrief?

1 Absender
2 Ort, Datum
3 Empfänger
4 Betreff
5 Anrede
6 Text
7 eventuelle Einrückungen
8 Gruß
9 Unterschrift
10 Anlage

*) DIN = Deutsches Institut für Normung

6 Verteilen Sie die Teile eines Geschäftsbriefes (siehe Frage 5) nach den Regeln der DIN 5008 auf einem unlinierten A4-Briefblatt. Verwenden Sie folgenden Fall:

Die Helferin Simone Clever bestellt am 2. Januar bei der Firma Ärztebedarf Reinhard Mohn folgendes Fachbuch: „Das Fachwissen der Arzthelferin in Wort und Bild". Die Firma befindet sich in 71638 Ludwigsburg, Olgastraße 23.
Am 17. Januar 2004 erhält sie das Buch per Post und stellt fest: mehrere Seiten sind nicht bedruckt, Textstellen fehlen. Simone Clever, die in 70199 Stuttgart, Böblinger Straße 134, wohnt, verfasst daraufhin eine Mängelrüge.

0 10 20 30 40 50 60 70 80

.
.
.
. ❶ ❷

Simone Clever Stuttgart, 2004-01-18
Böblinger Str. 134
70199 Stuttgart

.
.
.
.
.
. ❸

Ärztebedarf
Reinhard Mohn
Olgastr. 23
.
71638 Ludwigsburg
.
.
.
. ❹

Mängelrüge
.
. ❺

Sehr geehrte Damen und Herren, ❻
.
Ihre Büchersendung, Rechnungsnummer AR 34215, ist am 17.01.2004 bei mir eingetroffen. Leider habe ich bei dem bestellten Buch, „Das Fachwissen der Arzthelferin in Wort und Bild", folgende Mängel festgestellt:
. ❼

1. Mehrere Textseiten sind nicht bedruckt.
2. Wichtige Textstellen fehlen.

.
Ich hoffe, dass Sie mir umgehend ein vollständiges Exemplar zusenden.
.
Teilen Sie mir bitte mit, was mit dem unvollständigen Buch geschehen soll.
. ❽
Mit freundlichen Grüßen
❾

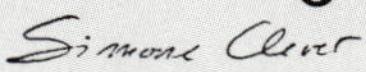

. = Leerzeile

[7] Folgende Abbildung zeigt einen Geschäftsbrief, entsprechend DIN 676 und 5008. Bezeichnen Sie die einzelnen Teile.

Dr. Georg Möller ❶
Chirurg · Unfallchirurg

Dr. Georg Möller · Neckarstraße 20 · 74072 Heilbronn ❷

Sprechstunden:
Montag bis Freitag 8.30 –11.30 Uhr, 14.30 –17.30 Uhr,
außer Mittwochnachmittag, und nach Vereinbarung
Notfälle: 8.00 –18.00 Uhr

Möbelhaus
H. Fröhlich
Königstr. 34 ❸

72072 Tübingen

❹ Ihre Zeichen, Ihre Nachricht vom	Unsere Zeichen	☎ 07131/638135 Heilbronn
⓫ Fr/je 2004-09-23	Mö/sr	2004-09-26

Mängelrüge ❺

Sehr geehrte Damen und Herren, ❻ ❼

für die schnelle Lieferung des bestellten Schreibtisches bedanke ich mich.

Leider musste ich beim Auspacken feststellen, dass Sie mir anstatt des bestellten weißen Modells die hellrote Ausführung geschickt haben. Sicherheitshalber lege ich eine Kopie der Bestellung bei.

⓬ Da dieser Tisch farblich in keiner Weise zu den anderen Büromöbeln passt, muss ich Sie um den sofortigen Umtausch bitten.

Mit freundlichen Grüßen ❽

Dr. G. Möller ❾

Dr. Möller

1 Anlage ❿

— ⓭

⓮ Praxisräume
Neckarstraße 20
74072 Heilbronn

Telefon
07131/
638135

Kontoverbindung
Handelsbank Heilbronn
BLZ 620 300 50
Kontonummer 11304

→

▷ *Fortsetzung* ▷

1 Briefkopf
2 Absenderanschrift
3 Empfängeranschrift
4 Bezugszeichenzeile
5 Betreff
6 Anrede
7 Brieftext
8 Gruß
9 Unterschrift
10 Anlage
11 Faltmarke
12 Lochmarke
13 Warnzeichen (Hinweis, dass noch 9 Schreibzeilen zur Verfügung stehen)
14 Geschäftsangaben

8 Wie muss der Betreff formuliert werden?

Der ***Betreff*** ist eine ***stichwortartige Inhaltsangabe.***
Beispiele:
- Mängelrüge
- Mahnung
- Schadensmeldung Vers.-Nr. . . .

9 Welche Anreden werden beim Geschäftsbrief verwendet?

a) Der Briefempfänger ist namentlich bekannt:
   - ***Sehr geehrte Frau . . .***
   - ***Sehr geehrter Herr . . .***

b) Der Briefempfänger ist nicht namentlich bekannt:
   - ***Sehr geehrte Damen und Herren!***

10 Welches Satzzeichen wird nach der Anrede gesetzt?

a) ***Komma (,).*** Der nachfolgende Textteil beginnt mit einem ***kleingeschriebenen Buchstaben.***

b) ***Ausrufezeichen (!).*** Der nachfolgende Textteil beginnt mit einem ***großgeschriebenen Buchstaben.***

11 Nennen Sie mögliche Grußformen für einen Geschäftsbrief.

- ***Mit freundlichen Grüßen***
- ***Mit freundlichem Gruß***
- ***Mit kollegialen Grüßen***
- ***Mit kollegialer Hochachtung*** (förmlich)
- ***Mit den besten Grüßen***
- ***Mit freundlichen Empfehlungen***

→

▷ *Fortsetzung der Antwort* ▷

- ***Hochachtungsvoll***
  (förmlich, veraltet)
- ***Mit vorzüglicher Hochachtung***
  (sehr förmlich, veraltet)

[12] Entsprechend der DIN 5008 besteht das Anschriftenfeld aus vier Teilen.

Nennen Sie diese.

Teile der ***Empfängeranschrift*** sind:

1. Sendungsart, Versendungsform, Vorausverfügung
2. Empfängerbezeichnung, Postfach bzw. Straße mit Hausnummer
3. Postleitzahl, Bestimmungsort, ggf. Nummer des Zustellpostamtes
4. evtl. Bestimmungsland

[13] Wie werden die Teile der Empfängeranschrift im Anschriftenfeld untergebracht?

a) Es stehen ***9 Zeilen*** zur Verfügung.

b) Die einzelnen Teile sind durch eine Leerzeile getrennt.

[14] Erstellen Sie die Anschriften:

a) Herr Egon Bauer, Hauptstr. 242 in 88400 Biberach, erhält ein Einschreiben.

b) Frau Lisa Müller, Oberstudienrätin, erhält einen Brief, der nicht nachgesendet werden soll. Sie wohnt in 71634 Ludwigsburg, Kirchstr. 12.

c) Die Elektrogroßhandlung Karl Strom in 70019 Stuttgart, Postfach 10 51 02, erhält einen Brief.

d) Rechtsanwalt Dr. Manfred Winkel, 71034 Böblingen, Bahnhofstr. 17, erhält ein Einschreiben mit Rückschein.

a) 1. Einschreiben
   2. ✧ *)
   3. Herrn
   4. Egon Bauer
   5. Hauptstr. 242
   6. ✧
   7. 88400 Biberach
   8. ✧
   9. ✧

b) 1. Nicht nachsenden
   2. ✧
   3. Frau Oberstudienrätin
   4. Lisa Müller
   5. Kirchstr. 12
   6. ✧
   7. 71634 Ludwigsburg
   8 ✧
   9. ✧

→

*) ✧ = Leerzeile

▷ *Fortsetzung der Antwort* ▷

c) 1. ✧
2. ✧
3. Elektrogroßhandlung
4. Karl Strom
5. Postfach 10 51 02
6. ✧
7. 70019 Stuttgart
8. ✧
9. ✧

d) 1. Einschreiben – Rückschein
2. ✧
3. Herrn Rechtsanwalt
4. Dr. Manfred Winkel
5. Bahnhofstr. 17
6. ✧
7. 71034 Böblingen
8. ✧
9. ✧

15 Sie wollen einer Bekannten einen Privatbrief schicken und kennen nur die Anschrift ihres Arbeitsplatzes.

Wie muss der Briefumschlag adressiert sein, damit ihn kein Fremder öffnet?

Frau
Martina Emsig
Praxis Dr. Burger
Fellbacher Str. 15

70327 Stuttgart
dazu siehe auch S. 438 Aufgabe **31**

16 Womit müssen Sie rechnen, wenn Sie den Brief wie folgt adressieren?

Praxis
Dr. Burger
Frau Martina Emsig
Fellbacher Str. 15

70327 Stuttgart

Bei dieser Adressierungsart darf der Brief auch von Kollegen geöffnet werden.

Datenverarbeitung

Aufbau und Funktion eines Computersystems

1 In der Computertechnik werden die Begriffe Hardware und Software unterschieden.

Grenzen Sie diese beiden Begriffe gegeneinander ab.

Hardware
= die materiellen (stofflichen) Bestandteile eines Computersystems
= ***die Geräte eines Computersystems***
= alles, was man anfassen kann

Software
= die immateriellen (nicht stofflichen = „geistigen") Bestandteile eines Computersystems
= ***die Daten und Programme eines Computersystems***

2 Ordnen Sie folgende Bestandteile eines Computersystems den Begriffen Hardware bzw. Software zu:

a) Betriebssystem
b) Tastatur
c) Praxisverwaltungsprogramm
d) Zentraleinheit
e) Peripherie
f) DVD-ROM-, CD-RW-Laufwerk
g) Monitor
h) Daten auf der Krankenversichertenkarte

Hardware: b), d), e), f), g)
Software: a), c), h)

3 In welche Arten kann man die Software unterteilen?

Nennen Sie einige Beispiele.

a) ***Systemsoftware = Betriebssysteme,*** z. B. Windows XP, 2000, ME, NT, 98, 95, MS-DOS

→

▷ *Fortsetzung der Antwort* ▷

b) ***Anwendersoftware*** = Programme für bestimmte Anwendungszwecke; Unterteilung in:
   - ***Standardsoftware*** = Software für typische, immer wiederkehrende, branchenunabhängige Aufgaben, z. B. Textverarbeitungs-, Tabellenkalkulations-, Graphikprogramme
   - ***Branchensoftware*** = Software für bestimmte Wirtschaftsbranchen, z. B. Arztpraxen, Steuerberater usw.

4 Was versteht man unter einem Programm?

Eine Folge von Anweisungen an den Computer.

5 Zentraler Bestandteil der Hardware ist die CPU.

a) Erläutern Sie diesen Begriff und beschreiben Sie kurz die Aufgabe dieses Teils des Computers.

b) Aus welchen (Bau-)Teilen setzt sich die CPU zusammen?

c) Was versteht man unter dem Begriff „Taktfrequenz"?

a) In der CPU (engl. central processing unit = Zentraleinheit) vollzieht sich die eigentliche Verarbeitung der Daten.

b) – Mikroprozessor (mit Steuer- und Rechenwerk)
   – Hauptspeicher = interner Speicher (bestehend aus ROM- und RAM-Speicher)

c) Die Taktfrequenz ist ein Maß für die Arbeitsgeschwindigkeit (Leistungsfähigkeit) eines Mikroprozessors. Sie wird in Gigahertz (GHz, 1 GHz = 1000 MHz) angegeben.

6 Der Hauptspeicher (interner Speicher = „Gedächtnis") eines Computers enthält zwei verschiedene Speichertypen.

Nennen Sie diese beiden Speichertypen. Worin unterscheiden sie sich?

ROM-Speicher
= Read Only Memory
= Nur-Lese-Speicher:
- Der Speicherinhalt dieses Teils des Hauptspeichers kann nur gelesen werden, d. h., er kann vom Benutzer nicht verändert werden
- Bei Stromunterbrechung gehen die Daten nicht verloren (= nicht flüchtiger Speicher oder Festwertspeicher)
- „Langzeitgedächtnis" des Computers →

▷ *Fortsetzung der Antwort* ▷

RAM-Speicher
= Random Access Memory
= Schreib-Lese-Speicher:
– Der Speicherinhalt dieses Speichers kann gelesen ***und*** überschrieben werden
– Bei Stromunterbrechung gehen die Daten verloren (= flüchtiger Speicher)
– „Kurzzeitgedächtnis" des Computers

7 Peripherie.

a) Erklären Sie den Begriff „Peripherie".

b) Wozu dient die Peripherie? Geben Sie Beispiele für periphere Geräte.

a) Unter dem Begriff Peripherie fasst man die an einen Computer angeschlossenen Geräte zusammen.

b) Sie dienen zur Eingabe, Ausgabe und externen Speicherung von Daten sowie zur Kommunikation.
Man unterscheidet:
- Eingabegeräte, z. B. Tastatur, Chipkartenlesegerät, Maus, Scanner
- Ausgabegeräte, z. B. Monitor, Drucker
- externe Speicher, z. B. Festplatte, Diskette, Magnetband, Magnetkarte, CD-ROM, CD-R, CD-RW, DVD-ROM, DVD-R, Chipkarten, USB-Speicherstift
- Geräte zur Kommunikation, z. B. Modem, ISDN-Karte

8 Die Anzeige eines Computerherstellers enthält die folgenden Angaben zu einem Computer:
- **Intel-Pentium-IV-Prozessor 2,8 GHz**
- **512 MB RAM**
- **120 GB Harddisk, 3½"-Laufwerk und DVD-RW-/CD-RW-Brenner**

Was bedeuten diese Angaben?

- Bezeichnung des verwendeten Mikroprozessors: Pentium-Prozessor der 4. Baureihe der Firma Intel. Dieser besitzt eine Taktfrequenz von 2,8 Gigahertz.
- Der RAM-Speicher (flüchtiger Speicher) besitzt eine Speicherkapazität von 512 Megabyte.
- Als externe Speicher finden eine Festplatte mit einem Speichervermögen von 120 Gigabyte, ein Diskettenlaufwerk für 3½-Zoll-Disketten und ein Laufwerk zum „Brennen" = Beschreiben und Lesen von DVDs und CDs Verwendung.

9 Computer arbeiten nach dem EVA-Prinzip.

Beschreiben Sie dieses Arbeitsprinzip anhand folgender Begriffe aus der Praxis: Zentraleinheit, Programm, Monitor, Chiplesegerät, Drucker und Tastatur.

Die Datenverarbeitung beim Computer erfolgt stets nach dem gleichen Prinzip:

- Zuerst erfolgt die ***Eingabe der Daten*** (= Input), z. B. über ***Tastatur*** oder/und ***Chiplesegerät***
- Anschließend erfolgt die ***Verarbeitung der Daten*** mithilfe eines ***Programms*** in der ***Zentraleinheit (CPU)*** des Rechners, das zuvor von einem externen Speicher (z. B. Diskette, Festplatte, DVD, CD-ROM) in den internen Speicher der Zentraleinheit übertragen wurde
- Abschließend erfolgt die ***Ausgabe der Daten*** (= Output) über ***Monitor*** oder ***Drucker.*** Verarbeitete Daten können auf externen Speichern permanent gespeichert werden.

10 Vergleich Mensch ⟷ Computer.
Ordnen Sie den folgenden Aussagen über die Datenverarbeitung beim Menschen die entsprechenden Vorgänge bei der elektronischen Datenverarbeitung durch den Computer zu. Bringen Sie diese in eine sinnvolle Reihenfolge nach dem EVA-Prinzip.

a) Verarbeitung der Daten im Gehirn mithilfe menschlicher Intelligenz anhand eines zuvor festgelegten Lösungsweges, Speicherung von Daten (z. B. Zwischenergebnisse) im Gedächtnis.

b) Erfassung und Aufnahme der Daten durch die Sinnesorgane, z. B. Augen.

c) Mitteilung der Ergebnisse durch Sprache, Schrift, Mimik oder Gestik.

a) Verarbeitung der Daten mithilfe eines Programms im Mikroprozessor der Zentraleinheit, Speicherung von Daten im internen Speicher

b) Eingabe der Daten über die Tastatur bzw. Maus

c) Ausgabe der Daten über Monitor oder Drucker

Reihenfolge nach dem EVA-Prinzip:
b), a), c)

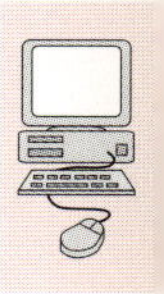

[11] Welche Unterschiede bestehen zwischen der Datenverarbeitung beim Menschen und durch den Computer?

- Nur der Mensch besitzt die Fähigkeit, Probleme zu erkennen und mögliche Lösungswege festzulegen
- der Computer hingegen ist in der Lage, gleiche Rechenvorgänge sehr viel schneller auszuführen, sofern der Mensch für diese Maschine einen Lösungsweg (= Programm) entwickelt hat

[12] Funktionsweise eines Computers.

a) Warum können Computer die Daten nicht wie der Mensch verarbeiten?

b) Wie bezeichnet man das Zahlensystem, mit dem der Computer arbeitet? Wer gilt als Begründer dieses Zahlensystems? Wie ist es aufgebaut?

a) Da Computer Maschinen sind, die mit Strom(impulsen) arbeiten, können sie nur 2 Zustände (Ziffern) „verstehen", z. B. Strom ein bzw. Strom aus oder magnetisch bzw. nicht magnetisch. Deshalb müssen die Zeichen (Buchstaben, Zahlen etc.) der menschlichen Sprache in eine für den Computer verständliche Sprache verschlüsselt (= codiert) werden.

b) Binär- oder Dualsystem.
Begründer: Gottfried Wilhelm Leibniz.
Dieses besteht aus nur 2 Ziffern:
- 0 (für kein Strom fließt oder nicht magnetisch) und
- 1 (für Strom fließt bzw. magnetisch)

[13] Erklären Sie die Begriffe „Bit" und „Byte".

Bit = kleinste Informationseinheit im Binärsystem (Abk. für engl **bi**nary digi**t** = binäres Zeichen) mit dem Wert 0 oder 1

Byte = Folge von 8 Bit, die zur Darstellung bzw. Speicherung eines Zeichens (Buchstabe, Ziffer usw.) benötigt wird.

[14] Was bedeuten die Abkürzungen „kB", „MB" bzw. „GB"?

Wozu dienen diese Begriffe in der Computertechnik?

- kB ist die Abkürzung für Kilobyte ≙ ca. 1 000 Byte,
- MB ist die Abkürzung für Megabyte ≙ ca. 1 000 000 Byte,
- GB ist die Abkürzung für Gigabyte ≙ ca. 1 000 000 000 Byte. →

▷ *Fortsetzung der Antwort* ▷

Die Einheiten kB, MB bzw. GB dienen zur Angabe der Speicherkapazität (des Speichervermögens) eines internen oder externen Speichers.

15 Externe Speicher.

a) Nennen Sie vier Beispiele für externe Speicher. Ordnen Sie diese den Begriffen magnetische und optische Speicher zu.

b) Beim Abspeichern der Daten meldet der Computer, dass noch „800 MB frei verfügbar“ sind.

Wie viele Zeichen können auf diesem externen Speicher noch abgespeichert werden?

a) ***Magnetische Speicher:*** Diskette (Floppy Disk), Festplatte (Hard Disk), Magnetbänder, Magnetkarten

Optische Speicher: CD-ROM (Compact Disk-Read Only Memory), CD-R (CD-Recordable = einmal beschreibbare CD), CD-RW (CD-Rewritable = mehrmals beschreibbare CD), DVD-ROM (Digital Versatile Disk), DVD-R, DVD-RW

b) 800 MB = 800 Millionen Byte, d. h., es können noch ca. 800 Millionen Zeichen auf dem externen Speicher abgespeichert werden

16 Diskette.

a) Nennen Sie vier Punkte, die beim Umgang mit Disketten beachtet werden müssen.

b) Wie lassen sich Daten auf einer Diskette vor unbeabsichtigtem Löschen schützen?

c) Zeigen Sie zwei wichtige Unterschiede zwischen Disketten und Festplatten auf.

d) Nennen Sie einen Nachteil von Disketten gegenüber CD-ROMs bzw. DVDs.

e) Erläutern Sie, was beim Formatieren einer Diskette geschieht.

a)
- nicht knicken oder biegen
- keinen magnetischen Einflüssen aussetzen
- keinen hohen Temperaturen aussetzen
- vor Staub und Feuchtigkeit schützen

b) Bei $3\frac{1}{2}$-Zoll-Disketten: Durch die Verlagerung des Schiebers am unteren Rand der Diskette, sodass die betreffende Öffnung frei wird

c)
- Festplatten besitzen eine höhere Speicherkapazität
- Festplatten besitzen eine kürzere Zugriffszeit
- Festplatten sind (in der Regel) nicht transportabel
- Festplatten unterliegen keiner mechanischen Abnutzung

d) Disketten haben eine viel geringere Speicherkapazität →

▷ *Fortsetzung der Antwort* ▷

e) Beim Formatieren wird die Diskette in Spuren und Sektoren unterteilt und ein leeres Inhaltsverzeichnis angelegt, damit alle Dateien gezielt gespeichert und auch wiedergefunden werden können.

Anmerkung: Befinden sich bereits Daten auf der Diskette, so werden diese gelöscht! Auch Festplatten können formatiert werden.

17 Stellen Sie drei Unterschiede zwischen einem RAM-Speicher und einer Festplatte heraus.

RAM-Speicher	*Festplatte*
– interner Speicher	– externer Speicher
– flüchtiger Speicher	– permanenter Speicher
– sehr schneller Zugriff	– relativ langsamer Zugriff
– relativ geringe Speicherkapazität	– große Speicherkapazität
– Halbleiterspeicher	– magnetischer Speicher

Betriebssystem Windows

1 Was versteht man unter einem Betriebssystem?
Welche Bedeutung kommt diesem Betriebssystem zu?

Unter einem Betriebssystem (engl. Operating System) fasst man die Programme zusammen, die man für den Betrieb einer DV-Anlage benötigt, da sie die Zusammenarbeit von Hardware und Software in einem Computersystem überhaupt erst ermöglichen.

2 Geben Sie Beispiele für verwendete Betriebssysteme.

- Windows XP, 2000, ME, 98, 95, NT
- MS-DOS = Microsoft Disk Operating System
- MacOS, LINUX, UNIX, OS/2

3 Nennen Sie drei Aufgaben des Betriebssystems.

- Vermittler zwischen Hardware, Software und dem Anwender
- Regelung des Datenverkehrs zwischen der CPU und der Peripherie
- Verwaltung der Dateien und Verzeichnisse auf Disketten und Festplatten (Disketten-, Festplattenverwaltung)
- Verwaltung des Prozessors (Prozessverwaltung)
- Verwaltung des Arbeitsspeichers (Speicherverwaltung)
- Tastatursteuerung

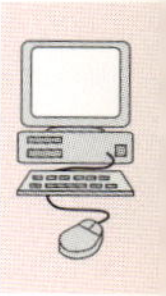

4 Was geschieht beim so genannten Booten?

Beim Booten (Neustart des Computers) wird das Betriebssystem von der Festplatte (bzw. Diskette) in den Hauptspeicher geladen.

5 Was versteht man unter „Windows"?
Welche Vorteile bietet es?

Eine graphische Benutzeroberfläche (Fenster = Windows, Icons = Bildsymbole, Pull-down-Menüs u. a.), die die Bedienung des Computers und der Programme übersichtlicher gestaltet und vereinfacht. Die Eingabe erfolgt üblicherweise mit der Maus.

6 Warum sollte der PC unter Windows nicht einfach ausgeschaltet werden?
Wie beendet man die Arbeit mit Windows richtig?

Wenn der PC einfach ausgeschaltet wird (Kalt- bzw. Warmstart), kann es zu Datenverlust kommen. Beim Beenden (Herunterfahren) von Windows über das Start-Menü mit dem Befehl Beenden werden verschiedene Systemdateien und -einstellungen auf der Festplatte gesichert.

7 Erklären Sie die Begriffe
a) Desktop
b) Taskleiste

a) Als Desktop bezeichnet man die grafische Benutzeroberfläche von Windows. Ähnlich einem Schreibtisch (engl. desktop) können hier verschiedene Utensilien (Ordner, Dateien, Verknüpfungen zu Programmen) abgelegt werden.
b) Die Taskleiste ist die graue Leiste am unteren Bildschirmrand. Sie enthält die Schaltfläche Start, über die die Programme gestartet werden, und zeigt minimierte und aktivierte Programme an. Sie erlaubt einen schnellen Wechsel zwischen geöffneten Programmen und/oder Dokumenten.

8 Was bewirken die folgenden Mausklicks?
a) Einfacher Mausklick auf das Objekt mit der linken Maustaste
b) Doppelklick mit der linken Maustaste
c) rechter Mausklick

a) Markieren des Objekts
b) Auslösen einer Aktion
c) Öffnen eines Kontextmenüs (= situationsbezogene Befehlsauswahl)

9 **Welche Bedeutung hat das Anklicken der folgenden Schaltflächen in der Titelleiste am oberen Rand eines Fensters?**

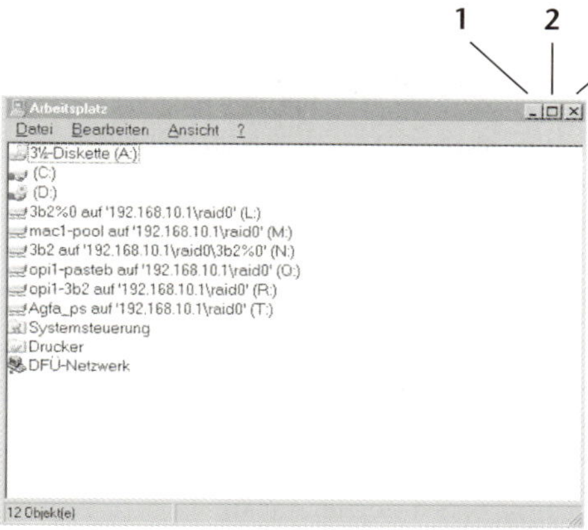

1 = ***Minimieren,*** d. h., das Fenster verschwindet vom Desktop, das Symbol wird jedoch als Schaltfläche in der Taskleiste abgelegt

2 = ***Maximieren,*** d. h., das Fenster wird so weit vergrößert, dass es den ganzen Bildschirm einnimmt (= Vollbildmodus)

3 = ***Schließen,*** d. h., das Fenster wird vollständig geschlossen, das Programm wird beendet.

10 **Weshalb ist es sinnvoll, auf einer Festplatte Ordner (Verzeichnisse) anzulegen?**

Zur besseren Übersichtlichkeit und um schneller auf Daten und Programme zugreifen zu können.

11 **Ordner.**

a) Mit welchem Symbol wird in Windows ein Ordner dargestellt?

b) Was bewirkt ein Doppelklick auf ein entsprechendes Ordnersymbol?

c) Was kann ein Ordner alles enthalten?

a) Das Symbol für einen Ordner ist eine gelbe Hängemappe mit dem Namen des betreffenden Ordners darunter.

b) Der entsprechende Ordner wird geöffnet.

c) Ein Ordner enthält Programme, Dateien oder weitere Ordner (= Unterordner).

12 Beschreiben Sie kurz, wozu der Explorer dient.

Der Explorer ist die „Schaltzentrale von Windows". Mithilfe dieses Programms können Dateien, Ordner und Datenträger verwaltet und organisiert werden, z. B. Anzeigen, Erstellen, Kopieren, Verschieben, Löschen, Suchen und Umbenennen von Dateien und Ordnern, Formatieren und Kopieren von Disketten, Erstellen von Verknüpfungen u. a.

Datenschutz und Datensicherung

1 Datenschutz.

a) Nennen Sie die rechtlichen Bestimmungen für den Datenschutz in der Artzpraxis.

b) Welches Ziel verfolgt der Datenschutz?

a) Bundesdatenschutzgesetz (BDSG), § 203 Strafgesetzbuch, Standesrecht (Berufsordnung), Grundgesetz Artikel 2 (Recht auf informationelle Selbstbestimmung).

b) Ziel des Datenschutzes ist der Schutz vor Missbrauch von in Dateien gespeicherten personenbezogenen Daten.

2 Personenbezogene Daten.

a) Was versteht man ganz allgemein unter personenbezogenen Daten?

b) Nennen Sie fünf konkrete Beispiele für personenbezogene Daten.

a) Personenbezogene Daten sind Angaben über die persönlichen und sachlichen Verhältnisse einer Person.

b) Name, Anschrift, Alter, Beruf, Familienstand, Staatsangehörigkeit, Konfession, Krankheiten, Vermögensverhältnisse, Straftaten.

3 Datei.

a) Wie ist eine Datei im Sinne des Bundesdatenschutzgesetzes definiert?

b) Handelt es sich bei den Karteikarten einer Patientenkartei ebenfalls um eine Datei im Sinne des BDSG?

a) Eine Datei ist eine gleichartig aufgebaute Sammlung von Daten, die nach bestimmten Merkmalen erfasst und geordnet ist und nach anderen Merkmalen umgeordnet und ausgewertet werden kann.

b) Da die o. g. Kriterien (gleichartige Erfassung, Auswertungs- und Umordnungsmöglichkeit) auch auf eine Patientenkartei zutreffen, handelt es sich hierbei ebenfalls um eine Datei im Sinne des BDSG.

4 Welche Rechte zum Schutz vor Datenmissbrauch räumt das BDSG dem Betroffenen ein?

- Recht auf Auskunft über die zu seiner Person gespeicherten Daten
- Recht auf Berichtigung unrichtig gespeicherter Daten
- Recht auf Sperrung nicht mehr benötigter Daten
- Recht auf Löschung unzulässig gespeicherter Daten

5 Welches Ziel verfolgt die Datensicherung?

Ziel der Datensicherung ist die Verhinderung von Datenverlust (sowie von Datenfehlern oder Datenmanipulation)

6 Nennen Sie die Ursachen eines möglichen Datenverlustes.

- Technische Pannen, z. B. Hardwaredefekt, Stromausfall
- menschliches Versagen, z. B. Eingabefehler, versehentliches Löschen
- unabwendbare Ereignisse, z. B. Blitzschlag, Überschwemmung
- kriminelle Handlungen, z. B. beabsichtigtes Löschen, Computerviren, Hacker

7 Wie erfolgt die Datensicherung in der Praxis?

Täglich werden die Daten von der Festplatte auf ein anderes externes Speichermedium (z. B. auf Disketten über ein Diskettenlaufwerk oder besser Magnetbänder mithilfe eines Streamers = Bandlaufwerk) übertragen.
Am besten sollte für jeden Wochentag eine neue Sicherungskopie (= Backup) erstellt und diebstahlsicher aufbewahrt werden.

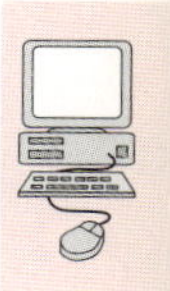

8 Geben Sie drei weitere Beispiele des Datenschutzes bzw. der Datensicherung.

- Monitor so anordnen, dass Unbefugte keinen Einblick haben
- Passwortabfrage
- abschließbare Computer
- Schreibschutz bei externen Speichern, um ein Löschen der Sicherheitskopie zu verhindern
- Zugriffsprotokolle, Ausweisleser, Belehrung des Personals u. a.

[9] Computerviren.

a) Erklären Sie den Begriff „Computervirus".

b) Nennen Sie mögliche Wirkungen, die ein Virus in einem Computer hervorrufen kann.

c) Wie schützen Sie eine EDV-Anlage vor möglichen Computerviren?

a) Ein Computervirus ist ein eingeschleustes Programm, das die Software des Rechners befällt („infiziert") und sich vervielfältigt.

b) – Veränderung der Datenbestände → Absturz des Programms
– Zerstörung der Hardware (z. B. Festplatte, Diskettenlaufwerk)

c) – nur Originalsoftware verwenden (keine Raubkopien)
– Einsatz von Virenschutzprogrammen (Virenscanner)
– keine Anhänge (Attachments) von unbekannten E-Mail-Absendern öffnen

Berufsbezogene Datenverarbeitung

[1] Was versteht man unter dem Begriff „Konfiguration"?

Konfiguration = Zusammenstellung der Geräte einer DV-Anlage

[2] Nach der Konfiguration werden mehrere Computersysteme unterschieden.

Wie nennt man die nachfolgend aufgeführten Systeme?

a) Mehrere Benutzer sind an einen zentralen leistungsfähigen Rechner angeschlossen. Jeder Bildschirmarbeitsplatz (= Terminal) besteht aus einem Bildschirm und einer Tastatur.

b) Mehrere intelligente Rechner (mit eigener Zentraleinheit) sind durch Datenübertragungsleitungen über einen Server miteinander verbunden.

c) An jedem Arbeitsplatz steht ein Computer. Ein Datenaustausch ist jedoch nicht möglich.

a) Mehrplatzsystem

b) Netzwerk

c) Einplatzsystem

3 In Arztpraxen findet man häufig so genannte vernetzte PCs.

Nennen Sie einen Vorteil, der sich aus dieser Vernetzung ergibt.

- Direkter Datenaustausch: Daten und Programme können untereinander ausgetauscht werden
- Gemeinsame Hardwarenutzung: Bestimmte Geräte (z. B. ein teurer Drucker) können gemeinsam genutzt werden (→ Wirtschaftlichkeit)

4 Aus welchen Komponenten besteht ein Einplatzsystem?

Eingabegerät(e), Zentraleinheit, Ausgabegerät(e), externe Speicher

5 Erläutern Sie die Begriffe

a) Server

b) Terminal

a) Zentralrechner, der den Datenfluss innerhalb eines Netzwerkes steuert und kontrolliert.

b) Bezeichnung für einen Arbeitsplatz in einem Mehrplatzsystem, der aus einem Bildschirm und einer Tastatur besteht, der über eine Datenleitung mit dem Rechner verbunden ist.

6 Nennen Sie sechs Funktionen eines Praxisverwaltungsprogramms.

- Patientenstammdatenerfassung
- Leistungserfassung Kasse bzw. Privat
- Quartalsabrechnung mit der KV (einschl. Datenträgeraustausch)
- Privatliquidation (einschl. Rechnungskontrolle und Mahnwesen)
- Formulardruck
- Dokumentation von Diagnosen, Therapien, Laborwerten usw. (elektronische Karteikarte)
- Textverarbeitung
- Terminplanung
- Buchführung
- Nutzung von Datenbanken

7 Nennen Sie zwei Nutzeffekte von Praxiscomputersystemen.

- verringerter Verwaltungsaufwand
- vereinfachte Formularbeschriftung
- korrekte Leistungsabrechnung (z. B. Regelwerksprüfung)
- Zinsgewinn durch geringere Zahlungsaußenstände und verbessertes Mahnwesen

[8] Datenbanken.

a) Patientenstammdatei, Diagnosedatei, Leistungszifferndatei u. a. Dateien sind in einem Praxiscomputer zu einer sog. Datenbank zusammengefasst.

Erklären Sie diesen Begriff.

b) Wozu dienen medizinische Datenbanken?

c) Nennen Sie die Voraussetzungen, die erfüllt sein müssen, um diese Datenbanken nutzen zu können.

a) Als Datenbank bezeichnet man eine organisierte Zusammenstellung von verschiedenen, unterschiedlich strukturierten Dateien.

b) Sie dienen zur Informationsgewinnung (ähnlich einem Nachschlagewerk)

c) Nötige Voraussetzungen: PC, Telefonanschluss, Modem bzw. ISDN-Karte, Internetanschluss über einen Provider, Internet-Zugangsprogramm (Browser), evtl. Datenbank-Zugangsberechtigung.

[9] Erklären Sie die Begriffe „Telearbeit" (= Teleworking) und „Telemedizin".

Telearbeit = Arbeitsform, bei der ausschließlich oder zeitweise dezentral (d. h. zu Hause oder an einem anderen Ort fern vom Unternehmen) gearbeitet wird. Dieser Arbeitsplatz ist durch Kommunikationsgeräte (Modem, ISDN-Karte) mit dem zentralen Firmencomputer verbunden.

Telemedizin = die Einbringung medizinischer Leistungen mithilfe moderner Informations- und Telekommunikationstechniken, z. B. Abruf von Seiten im World Wide Web zur Informationsbeschaffung (aktuelle Forschungsergebnisse, neue Behandlungsmethoden, Nutzung medizinischer Datenbanken), Telekonferenz (Telekonsultation) mehrerer Ärzte über große Distanzen per Videokameras, Führung einer multimedialen elektronischen Patientenkartei, mobile Patientenüberwachung ohne direkten Kontakt zwischen Arzt und Patient, ferngesteuerte operative Eingriffe mithilfe von Robotertechnik (Teleoperation) usw.

10 Digitales Röntgen.

a) Beschreiben Sie dieses Verfahren.

b) Nennen Sie drei Vorteile und Nachteile des digitalen Röntgens gegenüber dem konventionellen Röntgen.

a) Die ***Röntgenstrahlen*** werden von einem strahlenempfindlichen Sensor gemessen und an einen Computer weitergeleitet, der diese Daten aufbereitet und auf einem Bildschirm darstellt.

b) ***Vorteile:***
- geringere Strahlenbelastung
- Röntgenfilm und Entwicklerlösung entfallen → sofortige Verfügbarkeit, geringere Umweltbelastung
- weitere Bearbeitung des Bildes mit speziellen Programmen am Computer: Veränderung des Kontrastes, der Helligkeit, Größe usw.

Nachteile:
- die Technik ist teuer
- die (digitalen) Bilder benötigen viel Speicherplatz
- beim konventionellen Röntgen hat man immer die Originalaufnahme

11 Welche möglichen gesellschaftlichen bzw. volkswirtschaftlichen Auswirkungen ergeben sich durch den vermehrten Computereinsatz?

Nennen Sie vier Beispiele.

- Veränderung der Kommunikationsbeziehungen zwischen den Menschen → Wandel der Sozialkontakte
- Kostensenkung und Leistungssteigerung (Rationalisierung)
- Sicherung der Wettbewerbsfähigkeit
- Entstehung neuer Arbeitsformen und veränderte Arbeitsabläufe
- Höhere Anforderungen im Beruf, veränderte Berufsbilder
- Schaffung bzw. Verlust von Arbeitsplätzen
- Gefahr des Datenmissbrauchs („gläserner Bürger")

Internet

1 Was versteht man unter dem Begriff „Internet"?
Beschreiben Sie kurz die dezentrale Struktur des Internets und dessen Folgen.

Das Internet ist ein weltweiter Verbund von Computern in einem Netzwerk (***Inter***national ***Net***work) über Telefonleitungen. Dadurch können Computer Daten untereinander austauschen.
Da jedermann Informationen im Internet anbieten kann und das Internet nicht von einem einzigen Anbieter verwaltet wird, ergibt sich eine (zum Teil unüberschaubare) Vielzahl von Internet-Seiten zu allen möglichen Themen.

2 Nennen Sie fünf Nutzungsmöglichkeiten (Dienste) des Internets.

a) Aufruf von Internet-Seiten im World Wide Web („Surfen" im World Wide Web) zur Information, Weiterbildung, Studium, Unterhaltung usw.
b) Versenden / Empfangen von E-Mails
c) Teilnahme an Newsgroups (Diskussionsforen = „schwarze Bretter" im Internet) zu unterschiedlichen Themen
d) Online-Banking (Home-Banking): Abwicklung von Bankgeschäften (z. B. Abfrage des Kontostandes, Überweisungen) am Computer zu Hause oder in der Praxis
e) Online-Shopping (E-Commerce): Verkauf von Produkten im bzw. über das Internet

3 Welche Kosten können für einen Internet-Zugang anfallen?

a) einmaliger Bereitstellungspreis
b) monatliche Grundgebühr des Providers
c) zeitabhängige Internetgebühren
d) monatliche Grundgebühr für den Telefonanschluss (analog/ISDN/DSL)

Anmerkung: Erfolgt die Abrechnung über einen zeitunabhängigen Pauschaltarif, bezeichnet man dies als Flatrate.

[4] Nennen Sie die Voraussetzungen für den Zugang zum Internet.

a) internetfähiger Computer
b) Modem bzw. ISDN-Karte
c) Telefonanschluss (analoger oder ISDN-Anschluss)
d) Software zur Einwahl beim jeweiligen Internet-Zugangsanbieter (= Provider) sowie dessen Zugangsberechtigung
e) Browser

[5] Wozu benötigt man einen Browser?

Welche Browser gibt es?

Ein Browser (von engl. to browse = ein Heft oder Buch durchblättern) ist ein spezielles Programm, das zur Darstellung von Internet-Seiten benötigt wird, z. B. Netscape Navigator oder Microsoft Internet Explorer, Opera.

[6] Erläutern Sie die Aussage „das Modem ist der Vermittler zwischen dem PC und dem Telefonanschluss".

Welchen Vorteil bietet die Verwendung einer ISDN-Karte anstelle eines Modems?

Das Modem (Abkürzung von ***Mo***dulator und ***Dem***odulator) ist ein spezielles Gerät zum Versenden und Empfangen von Daten über die normale Telefonleitung. Es wird zwischen PC und Telefondose geschaltet und wandelt die digitalen Daten des Computers in analoge Signale um, die dann über die Telefonleitung verschickt werden. Beim Datenempfang erfolgt der umgekehrte Vorgang.
Eine ISDN-Karte arbeitet schneller, da die Daten digital übertragen werden. Voraussetzung hierfür ist jedoch ein ISDN-Telefonanschluss. Dieser ermöglicht das zeitgleiche Telefonieren, Faxen ***und*** „Surfen" im Internet.

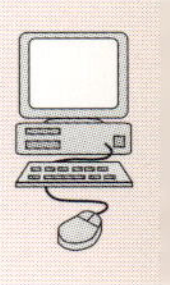

[7] Erklären Sie die folgenden Begriffe:

a) www
b) Homepage
c) (Hyper-)Link
d) Suchmaschine
e) Download
f) online

a) Abkürzung für ***W***orld ***W***ide ***W***eb (= „weltweites Netz"). Das www ist ein Teilbereich (Dienst) des Internets, in dem Informationen auf sog. Web-Seiten präsentiert werden.
b) Die Eingangs- oder Startseite einer Adresse im World Wide Web, die über den Anbieter und den Inhalt der folgenden Web-Seiten informiert. →

▷ *Fortsetzung der Antwort* ▷

c) Verknüpfung (Verweis) von einer Web-Seite zu einer anderen Seite. Im Text einer Web-Seite sind Links meist farbig hervorgehoben und unterstrichen. Man erkennt einen Link daran, dass sich der Mauszeiger zu einer Hand verwandelt. Durch einen Mausklick auf den Link ist ein Wechsel zu der betreffenden Web-Seite möglich.

d) Programme im Internet (z. B. Google, Lycos, Yahoo, Altavista),die anhand von über die Tastatur eingegebenen Stichwörtern das Internet durchsuchen und Web-Seiten auflisten, in denen der entsprechende Begriff vorkommt.

e) Die Übertragung und Speicherung von Dateien von einem Computer im Internet auf den eigenen Computer (engl. download = herunterladen).

f) Bestehende Verbindung eines Computers zu einem Netzwerk oder dem Internet, sodass ein Datenaustausch möglich ist. Häufig wird der Begriff „Online" auch mit dem Begriff „Internet" gleichgesetzt.
(Wenn die Verbindung zum Netzwerk oder Internet nicht mehr besteht, spricht man von Offline).

8 Beschreiben Sie anhand des folgenden Beispiels den Aufbau einer Internetadresse.

http://www.pruefungshelfer.de/internet-info.html

6	5	4	3	2	1

1 = html = ***h****yper****t****ext* ***m****arkup* ***l****anguage* = Programmiersprache, die für die Darstellung von Dokumenten im Word Wide Web verwendet wird. Solche Dateien besitzen immer die Endung „html" (oder „htm")

2 = internet-info = Bezeichnung der Seite bzw. des Dokumentes →

▷ *Fortsetzung der Antwort* ▷

3 = .de = First Level Domain = Bezeichnung des geographischen oder organisatorischen Bereichs, aus dem die Internet-Seite stammt, z. B. „.de" steht für Deutschland, „.com" steht für kommerzielle Anbieter

4 = pruefungshelfer = Second Level Domain = Bezeichung des Rechners, auf dem die betreffende Internet-Seite abgespeichert ist

5 = www., d. h., die Seite befindet sich im World Wide Web

6 = http:// = **h**yper**t**ext **t**ransfer **p**rotocol = Protokoll, in dem die Daten im World Wide Web übertragen werden

9 Erklären Sie den Begriff „E-Mail".

Elektronische Post (engl. electronic mail), d. h. Textmitteilungen, die über eine Netzwerkverbindung zwischen Netzwerkteilnehmern ausgetauscht werden. Dies kann sowohl innerhalb eines kleinen abgeschlossenen Netzes (= Intranet) als auch innerhalb des weltweiten Internets geschehen.

10 Nachfolgend sind die einzelnen Bestandteile einer E-Mail-Adresse aufgelistet.

1 = Länderbezeichnung bzw. andere Domainbezeichnung, z. B. „.de"

2 = @-Zeichen (engl. at = bei, „Klammeraffe")

3 = Name des E-Mail-Empfängers, z. B. Maier

4 = Name des Internet-Zugangsanbieters, z. B. xyz-provider

Bringen Sie diese Bestandteile in die richtige Reihenfolge, sodass sich eine korrekte E-Mail-Adresse ergibt.

Richtige Reihenfolge:
3, 2, 4, 1
→ korrekte E-Mail-Adresse:
maier@xyz-provider.de

[11] Warum sind folgende E-Mail-Adressen nicht möglich? (Begründung)

1. Müller@domain.de

2. Mark Mustermann@xyz-online.com

1. keine Umlaute (ä, ö, ü) verwenden
2. keine Leerzeichen verwenden

[12] Welche Bedeutung haben sog. Attachments bei E-Mails?

Attachments sind Dateien (z. B. Texte, Bilder, Programme), die an eine E-Mail angehängt werden können.
(Symbol: Briefklammer)

Anmerkung: Durch das Öffnen eines Anhangs können darin enthaltene Computer-Viren aktiviert werden.

Verzeichnis medizinischer Fachausdrücke*)

A

Abdomen, Bauch
Abort, Fehlgeburt
Abszess, Eiteransammlung in nicht vorgebildeter, unnatürlicher Körperhöhle
Abusus, Missbrauch
Adaptation, Anpassung
Adenotomie, Entfernung der Rachenmandeln
Adipositas, Fettsucht
Adnexe, Anhangsgebilde der Gebärmutter (Eierstöcke und Eileiter)
Adnexitis, Entzündung der Eileiter und Eierstöcke
Adrenalin, Hormon des Nebennierenmarks
Adventitia, äußere, überwiegend aus Bindegewebe bestehende Schicht der Blutgefäße
Agglutination, Zusammenballung, Verklebung von Zellen, z. B. von Erythrozyten oder Bakterien
Aids, englische Abkürzung für „Aquired Immune Deficiency Syndrom", auf Deutsch: erworbenes Immundefektsyndrom, d. h. Krankheitsbild (Syndrom), das durch eine erworbene Störung des Immunsystems entsteht
Akkommodation, Anpassung des Auges an die Entfernung
Albumine, Hauptgruppe der Eiweiße
Algurie, schmerzhaftes Wasserlassen
Allergene, Stoffe, die allergische Krankheiten hervorrufen
Allergie, Überempfindlichkeit
Alveolen, Lungenbläschen
ambulant, Behandlung, bei welcher der Patient den Arzt oder die Klinik aufsucht
Amenorrhoe, Ausbleiben der Regelblutung
Aminosäure, organische Verbindung, Bausteine der Eiweißstoffe
Amnioskopie, Fruchtwasserspiegelung; Besichtigung des Fruchtwassers durch die intakten Eihäute
Amniozentese, Fruchtwasserpunktion mithilfe einer Nadel durch die mütterliche Bauchdecke
Amylase, Enzym der Bauchspeichel- und Ohrspeicheldrüse, das bei der Aufspaltung der Stärke in der Nahrung wirkt
Anämie, Blutarmut
Anästhesie, Schmerzausschaltung, Betäubung
Analgetika, schmerzstillende Mittel
Anamnese, Vorgeschichte einer Krankheit
Anaphase, Tochtersternphase (bei der Zellteilung)
anaphylaktischer Schock, heftige Überempfindlichkeitsreaktion (z. B. gegen körperfremde Eiweiße, Medikamente), die zu einem akuten Kreislaufversagen führt
Anatomie, Lehre vom Bau des Körpers
Aneurysma, sackartige Ausstülpung an Arterien oder am Herzen
Angina pectoris, krampfartige Herzschmerzen mit Engegefühl in der Brust
Angina tonsillaris, Engegefühl im Rachen infolge einer Gaumenmandelentzündung
Antagonist, Gegenspieler
anterior, vorne
Antibiotika, Mittel zur Bekämpfung von Krankheitserregern bei Infektionskrankheiten
Antigen, artfremder Stoff, welcher im Körper die Bildung von Antikörpern (Abwehrstoffen) gegen sich selbst hervorruft
Antihistaminika, Mittel zur Aufhebung der schädigenden Wirkung des Histamins, insbesondere bei Allergie
Antikoagulanzien, Mittel zur Hemmung der Blutgerinnung
Antikörper, vom Körper gebildete Abwehrstoffe, die gegen Antigene gerichtet sind
Antipyretika, fiebersenkende Mittel
Antisepsis, Vernichtung von Krankheitskeimen innerhalb einer Wunde durch chemische Mittel
Antiseptikum, keimtötendes Mittel, besonders bei der Wundbehandlung
Antitussika, hustenstillende Mittel
Anus, After
Anus praeter (naturalis), künstlicher, operativ gelegter Darmausgang
Aorta, Hauptschlagader
Apnoe, Atemstillstand
Apoplexie, Schlaganfall, Gehirnschlag
Appendektomie, operative Entfernung des Appendix (Wurmfortsatzes)
Appendix, Wurmfortsatz des Blinddarms
Appendizitis, Entzündung des Appendix (Wurmfortsatzes), fälschlich Blinddarmentzündung genannt
Applikation, Verabreichungsform
Arrhythmie, Unregelmäßigkeit des Herzschlages
Arteria carotis, Halsschlagader
Arteria dorsalis pedis, Fussrückenschlagader
Arteria radialis, Speichenschlagader
Arteria temporalis, Schläfenschlagader
Arterie, Schlagader, vom Herzen wegführendes Blutgefäß

F

*) Bei einigen Fachausdrücken sind unterschiedliche Schreibweisen in Gebrauch. Beispiel: Epicard bzw. Epikard

Arteriole, kleinste Schlagader
Arteriosklerose, Arterienverkalkung
Arthritis, Gelenkentzündung
Arthrose, nichtentzündliches Gelenkleiden, verursacht durch Abnützung, abnorme Belastung, Stoffwechselkrankheiten (Gicht)
Arthroskopie, Untersuchung eines Gelenkraums mit einem speziellen Endoskop (Arthroskop)
Asepsis, Infektionsverhütung durch Keimfreiheit
Aspiration, Ansaugen von Flüssigkeit oder Luft infolge eines Unterdrucks, Einatmen von Flüssigkeiten oder festen Stoffen in die Trachea oder Lunge
Asthma, anfallsweise auftretende Behinderung der Atmung
Asthma bronchiale, überwiegend anfallsweise auftretende Atemnot durch Krampf der Bronchialmuskeln
Asthma cardiale, anfallsweise, besonders nachts auftretende Atemnot durch Rückstauung des Blutes in der Lunge bei Herzschwäche oder Angina pectoris
Astigmatismus, Stabsichtigkeit
Asystolie, fehlender Herzschlag
Aszites, Bauchwassersucht, Ansammlung von Flüssigkeit in der freien Bauchhöhle
Atherom, Balggeschwulst, breiiger Grützbeutel
Atlas, 1. Halswirbel
Atrium, Vorhof eines Hohlorgans
Atrophie, Rückbildung von Organen, Geweben, Zellen
Auskultation, Abhorchen von inneren Organen, normalerweise mithilfe eines Stethoskops
Autoklav, Dampfdrucksterilisator
autonomes Nervensystem, siehe *vegetatives Nervensystem*
axillar, die Achsel betreffend
Axis, 2. Halswirbel

B

Bakterien, einzellige Kleinstlebewesen, darunter viele Krankheitserreger
bakteriostatisch, das Wachstum und die Vermehrung von Bakterien hemmende Wirkung
bakterizid, Bakterien abtötende Wirkung
Balanitis, Entzündung von Vorhaut und/oder Eichel
basophil, sich mit basischen Farbstoffen färbend
Bifurkation, Gabelung, z. B. der Luftröhre
Bilirubin, Gallenfarbstoff im Blut
Biopsie, Einstich mit einer Hohlnadel zur Gewebeentnahme
Bizeps, Muskel mit zwei Ansätzen (Köpfen), vor allem der Bizeps des Oberarms
Blutplasma, flüssiger Teil des Blutes
Blutserum, Blutplasma, das kein Fibrinogen enthält
Blutstatus, Blutbild
Bluttransfusion, Blutübertragung
Bowman-Kapsel, becherförmiger Anfang der Harnkanälchen; umgibt die Glomeruli der Nieren
Bradykardie, langsame Herzschlagfrequenz
Bronchien, Verästelungen der Luftröhre
Bronchitis, Schleimhautentzündung der Bronchien (Luftröhrenäste)
Bronchoskopie, Betrachtung der Bronchien mithilfe eines Bronchoskops
BSG – BKS, Blutkörperchensenkungsgeschwindigkeit
Bursitis, Schleimbeutelentzündung
Bypass, Umgehung eines Gefäßverschlusses mittels Gefäßprothese

C

Caecum, Blinddarm
Cerebrum, Gehirn, Großhirn
Cervix, Nacken, Genick, Hals
Cervix uteri, Gebärmutterhals
Chirurgie, Teilgebiet der Medizin, das im Wesentlichen die manuellen Heilmethoden (z. B. Operationen, Einrichten von Brüchen, Wundbehandlung) umfasst
Cholelithiasis, Gallensteinleiden
Cholezystektomie, Entfernung der Gallenblase
Cholezystitis, Gallenblasenentzündung
Cholezystolithiasis, Steinbildung in der Gallenblase
Chorioidea, Aderhaut
Chromosomen, im Zellkern vorhandene Kernschleife, Träger der Erbanlagen
Clavicula, Schlüsselbein
Colitis, Entzündung der Dickdarmschleimhaut
Colon, Grimmdarm, Hauptanteil des Dickdarms
Colon ascendens, aufsteigender Dickdarm
Colon descendens, absteigender Dickdarm
Colon sigmoideum, Sigmaschleife
Colon transversum, Querdarm
Commotio, Erschütterung
Commotio cerebri, Gehirnerschütterung
Compressio cerebri, Gehirnquetschung
Computertomographie (CT), spezielles Röntgenverfahren zur Erstellung von Querschnittsbildern des Körpers
Contusio cerebri, Gehirnprellung
Corium, Lederhaut
Cornea, Hornhaut
Coxarthrose, Degeneration der Hüftgelenke durch Gelenkknorpelverschleiß
Cutis, Haut

D

debil, schwachsinnig
Dekompensation, ungenügender Ausgleich bei Störungen von Organfunktionen
Demenz, organisch bedingter Verlust der geistigen Fähigkeiten, der langsam fortschreitet
Depression, Niedergeschlagenheit, Schwermut
Dermatitis, Hautentzündung
Dermatologie, Lehre von der Haut und ihren Erkrankungen
Desinfektion, Abtötung oder Inaktivierung aller krankmachenden Keime
dexter, rechts, aus der Sicht des Kranken
Diabetes, Harnruhr
Diabetes mellitus, Zuckerharnruhr (Zuckerkrankheit)
Diagnose, Erkennung der Krankheit
Diaphyse, Mittelteil des Röhrenknochens
Diarrhö, Durchfall
Diastole, die mit der Systole abwechselnde Erschlaffung des Herzmuskels; Ruhezeit des Herzens, in der die Herzkammern gefüllt werden
Differentialblutbild, Durchmusterung eines Blutausstrichs nach den verschiedenen Leukozytenarten
Dioptrie, Maßeinheit für die Brechkraft einer optischen Linse
Diphtherie, ansteckende, durch Bakterien verursachte Entzündung von Schleimhäuten und Wunden
Disposition, Krankheitsbereitschaft
distal, weiter von der Körpermitte, bei Blutgefäßen vom Herzen entfernt liegend
Distorsion, Verstauchung
Diuretika, harntreibende Medikamente
dorsal, zum Rücken hin gelegen
Duodenum, Zwölffingerdarm
Dura mater, harte Hirnhaut
Dysmenorrhö, schmerzhafte Störung der Monatsblutung
Dysplasie, Missgestalt, Fehlbildung
Dyspnoe, Atemnot, Atembeschwerden
Dysurie, erschwertes, z. T. schmerzhaftes Wasserlassen

E

Ejakulation, Samenerguss
Eklampsie, während der Schwangerschaft auftretende tonisch-klonische Krampfanfälle mit nachfolgendem Koma
Ektotoxine, Giftstoffe, die von den Bakterien laufend aus dem Zelleninnern in die Umgebung abgegeben werden
Ekzem, juckende, gerötete, häufig nässende flächenhafte Entzündung der Oberhaut
Elektroenzephalographie, Aufzeichnung der Hirnstromwellen
Elektroenzephalogramm, EEG, Hirnstromkurven
Elektrokardiographie, Aufzeichnung der Herzaktionsströme
Elektrokardiogramm, EKG, Herzstromkurve
Elektrophorese, Trennung der Eiweißstoffe des Blutserums mithilfe elektrischen Stromes
Embolie, Verschluss eines Blutgefäßes durch Blutgerinnsel oder Fremdkörper wie Fetttröpfchen, Luftbläschen usw. Folge: Infarkt
Embryo, ungeborene Leibesfrucht, beim Menschen bis Ende des 3. Schwangerschaftsmonats
Embryopathie, Schädigungen des Embryos während der Organentwicklung
Emphysem, Aufblähung
Empyem, Eiteransammlung in einer Körperhöhle (z. B. Bauchhöhle, Gallenblase)
Endokard, Herzinnenhaut
Endokarditis, Entzündung der Herzinnenhaut
Endometritis, Entzündung der Gebärmutterschleimhaut
Endometrium, Schleimhaut der Gebärmutter
Endomyometritis, Entzündung der Schleimhaut und der Muskelschicht der Gebärmutter
Endoskop, Instrument mit Beleuchtung zur Untersuchung von Körperhöhlen (z. B. Bronchoskop, Gastroskop, Rektoskop)
Endoskopie, Untersuchung von Körperhöhlen mit dem Endoskop
Endotoxine, Giftstoffe, die beim Zerfall der Bakterienwand frei werden
Enteritis, Dünndarmentzündung
Enzephalitis, Gehirnentzündung
Enzym, Ferment, von lebenden Zellen erzeugter Eiweißstoff, lenkt und beschleunigt die chemisch-biologischen Reaktionen im Körper
eosinophil, sich vorwiegend mit dem roten Farbstoff Eosin färbend
Epidermis, Oberhaut
Epididymis, Nebenhoden
Epiduralanästhesie, Einspritzung eines Lokalanästhetikums in den Raum zwischen Wirbelkanal und harter Hirnhaut
Epikard, Herzaußenhaut, ist fest mit dem Myokard verbunden
epikutan, auf der Oberhaut befindlich
Epilepsie, Fallsucht
Epiphyse, Ende eines Röhrenknochens
Erythrozyten, rote Blutkörperchen
Exanthem, Hautausschlag
Exitus, Tod, Ableben
Exkretion, Ausscheidung
Exophthalmus, Hervortreten der Augäpfel
Exspiration, Ausatmung
Exstirpation, völlige Entfernung eines erkrankten Organs oder eines abgegrenzten Tumors

Exsudat, eiweißreiche Flüssigkeit, die bei Entzündungen aus den Gefäßen in das umgebende Gewebe austritt
extern, draußen befindlich
Extrasystole, vorzeitiger, zusätzlicher Herzschlag, Folge: unregelmäßiger Puls
extrauterin, außerhalb der Gebärmutter
Extrauteringravidität, eine außerhalb der Gebärmutterhöhle sich entwickelnde Schwangerschaft
Extremitäten, Gliedmaße (Arme, Beine)

F

Fäkalien, Kot, Stuhl
Fäzes, Kot, Ausscheidungsprodukt des Darms
Fascie, Muskelhaut
Femur, Oberschenkelknochen
Fertilität, Fruchtbarkeit
Fetopathie, Schädigung der Leibesfrucht nach dem 3. Schwangerschaftsmonat
Fetus, Leibesfrucht nach dem 3. Schwangerschaftsmonat bis zum Ende der Schwangerschaft
Fibrin, (wasserunlösliches) Gerinnungseiweiß
Fibrinogen, lösliche Vorstufe des Fibrins
Fibrom, gutartiger Tumor des Bindegewebes
Fibula, Wadenbein
Fluor vaginalis, Scheidenausfluss
Follikel, Säckchen, Drüsenbläschen
Fontanelle, Knochenlücke an den Nahtstellen der Schädeldecke des Neugeborenen
Fraktur, Knochenbruch
Frequenz, Häufigkeit pro Zeiteinheit
Fundus uteri, Gebärmuttergrund
fungizid, pilzabtötende Wirkung
Furunkel, eitrige Entzündung eines Haarbalges und seiner Talgdrüse mit Eiterpfropfbildung

G

Gangrän, Gewebstod durch Ernährungs- oder Durchblutungsstörungen (Brand)
Gaster, Magen
Gastritis, Entzündung der Magenschleimhaut
Gastroenteritis, Magen-Darm-Entzündung
Gastroenterologie, Lehre von den Erkrankungen des Verdauungsapparates
Gastroskopie, Magenspiegelung
Gene, Träger von Erbanlagen, in den Chromosomen
Genitalien, äußere Geschlechtsorgane
Gestagen, Hormon, das für die Entstehung und Erhaltung der Schwangerschaft nötig ist. Wichtigstes Gestagen ist Progesteron.
Gestose, Erkrankung, die nur während der Schwangerschaft vorkommt und durch diese ausgelöst wird
Glandula, Drüse
Glaukom, grüner Star, Augenkrankheit, die mit erhöhtem Augeninnendruck einhergeht
Globulin, Eiweißart im Blutplasma
Glomerulonephritis, Nierenentzündung, die sich vorwiegend in den Glomeruli abspielt
Glomerulus, Gefäßknäuel in der Niere
Glukose, Traubenzucker
Glukosurie, Zuckerausscheidung im Harn
Glykogen, tierische Stärke, Kohlenhydrat-Speicherform
Gonarthrose, Arthrose des Kniegelenks
Gonoblennorrhoe, Bindehautentzündung des Auges, die sich das Neugeborene einer an Gonorrhoe erkrankten Mutter bei der Geburt zuziehen kann, große Erblindungsgefahr
Gonorrhoe, sog. Tripper, Geschlechtskrankheit
Granulozyten, gekörnte, weiße Blutkörperchen
Gravidität, Schwangerschaft
Gynäkologie, Frauenheilkunde

H

hämatogen, aus dem Blut stammend
Hämatologie, Lehre vom Blut und seinen Krankheiten
Hämatom, Bluterguss
Hämaturie, Blut im Harn
Hämodialyse, Blutwäsche
Hämoglobin, roter Blutfarbstoff
Hämolyse, Auflösung der roten Blutkörperchen
Hämorrhoiden, krankhafte, knotenförmige Erweiterung der unteren Mastdarmvenen
Hemiplegie, Halbseitenlähmung
Hepar, Leber
Hepatitis, Leberentzündung
Hernie, Eingeweidebruch
Hilus, Stelle eines Organs, wo Blutgefäße, Nerven und Ausleitungsgänge ein- und austreten, z. B. Lungenhilus, Nierenhilus
Histologie, Lehre von den Geweben des Körpers
HIV, Abkürzung für Englisch „Human Immunodeficiency Virus", zu Deutsch: „humanes Immundefekt Virus"; wissenschaftliche Bezeichnung des Virus, das durch Zerstörung der T-Helfer-Zellen (eine Untergruppe der Lymphozyten) die Krankheit Aids auslöst
Homöopathie, von Hahnemann (1755–1843) aufgestelltes Heilverfahren, wonach Krankheiten mit hochverdünnten Arzneistoffen behandelt werden, die in höherer Dosierung beim Gesunden ein der Krankheit ähnliches Erscheinungsbild hervorrufen
Hormone, körpereigene Wirkstoffe, werden von endokrinen Drüsen direkt ins Blut abgegeben und lösen an bestimmten Organen bestimmte Vorgänge aus
Humerus, Oberarmknochen
Hygiene, Gesundheitslehre, Teilgebiet der Medizin, das sich mit der Verhütung von Krankheiten bzw. mit der Erhaltung der Gesundheit des Menschen befasst

Hyperämie, starke Durchblutung (Blutfülle) eines Organs
Hyperglykämie, erhöhter Blutzuckerwert
Hyperopie, Weitsichtigkeit
Hyperplasie, Vergrößerung eines Organs durch Zunahme seiner Zellzahl
Hyperthyreose, Überfunktion der Schilddrüse
Hypertonie, Bluthochdruck
Hypertrophie, Vergrößerung von Organen durch Vergrößerung ihrer Einzelzellen
Hyperventilation, verstärkte Atmung
Hyperventilationstetanie, neuro-muskuläre Störungen, die durch eine verstärkte Atmung (ohne organische Ursache) ausgelöst werden
Hypnotika, Schlafmittel
Hypoglykämie, zu geringer Blutzuckerwert
Hypophyse, Hirnanhangdrüse
Hypothyreose, Unterfunktion der Schilddrüse
Hypotonie, zu niedriger Blutdruck
Hypotrophie, Unterernährung, Verkleinerung eines Organs durch Gewebsschwund

I
Ikterus, Gelbsucht
Ileum, Krummdarm
Ileus, Darmverschluss
Immunglobuline, spezifische Antikörper, die im Organismus als Reaktion auf Antigene gebildet werden
Immunisierung, Hervorrufung von Widerstandsfähigkeit gegen ansteckende Krankheitserreger, z. B. durch Impfung
Immunität, Unempfindlichkeit gegen bestimmte Krankheitserreger
Indikation, Heilanzeige
Infarkt, Verschluss einer Arterie mit Absterben des von diesem Gefäß versorgten Gewebes
Infektion, Eindringen und Vermehrung von Krankheitserregern im Körper
Infiltration, einsickern, sich im Gewebe verteilen
Infiltrationsanästhesie, Methode der örtlichen Betäubung, durch Einspritzung von Lokalanästhetika in das Gewebe
Infusion, Zufuhr von größeren Flüssigkeitsmengen unter die Haut oder in eine Vene
Inhalation, Einatmung
Injektion, Einspritzung
Inkontinenz, unfreiwilliger Abgang von Harn und Stuhl
Inkubationszeit, bei Infektionskrankheiten die Zeit von der Ansteckung bis zu den ersten Krankheitsanzeichen
Inspektion, Besichtigung, Prüfung
Inspiration, Einatmung
Insuffizienz, nachlassende Leistungsfähigkeit, Versagen, Leistungsschwäche, z. B. Herzschwäche (Herzinsuffizienz)
Insulin, von der Bauchspeicheldrüse gebildetes Hormon, senkt den Blutzuckerspiegel
Interkostalraum ICR, Zwischenrippenraum
intern, innerhalb, innerlich
Internist, Facharzt für innere Krankheiten
Interphase, Zwischenphase (bei der Zellteilung)
Intima, innere Schicht der Blutgefäße, besteht überwiegend aus Epithelgewebe
intraarteriell, in eine (einer) Arterie
intraartikulär, in dem (das) Gelenk
intraglutäal, in den (dem) Gesäßmuskel
intrakutan, in der (die) Haut
intramuskulär, in dem (den) Muskel
intravenös, in der (die) Vene
Iris, Regenbogenhaut des Auges
Ischämie, starke Minderdurchblutung bis zur totalen Unterbrechung der Blutzufuhr
Ischiasnerv, längster Nerv des Körpers, der aus dem Kreuzbeingeflecht hervorgeht, das Becken auf seiner Rückseite verlässt und durch das ganze Bein bis in den Fuß verläuft

J
Jejunum, Leerdarm

K
Kallus, neugebildete Knochensubstanz an der Stelle eines Knochenbruches
Kapillaren, Haargefäße, kleinste Blutgefäße
Kardiaka, Herzmittel
kardial, das Herz betreffend
Kardiologie, Lehre vom Herzen und den Herzkrankheiten
Kardiotokographie CTG, kontinuierliche Aufzeichnung der kindlichen Herztöne und Wehentätigkeit
Karies, Zahnfäule
Karzinom, Krebsgeschwulst, bösartiger Tumor des Epithelgewebes
Katarakt, (grauer Star), zunehmende Linsentrübung
Kastration, Entfernung, Zerstörung der Keimdrüsen (Hoden des Mannes, Eierstöcke der Frau)
Katarrh, Schleimhautentzündung
Katheter, röhrenförmiges Instrument zur Einführung in Organe, Höhlen oder Kanäle des Körpers, um Flüssigkeiten zu entnehmen oder einzubringen
kaudal, fußwärts, steißwärts
Ketonurie, Ausscheidung von Ketonen (z. B. Aceton) im Urin, bei zu fettreicher Ernährung und bei Störung des Kohlenhydratstoffwechsels
Klimakterium, Wechseljahre
Klitoris, Kitzler
Kolibakterien, im Dickdarm lebende Bakterien, produzieren Vitamine der B-Grup-

pe, fördern Zersetzung der Kohlenhydrate des Darminhalts, wirken außerhalb des Dickdarms häufig als Krankheitserreger
Kolik, krankhaft gesteigertes Zusammenziehen von Hohlorganen, mit heftigen Schmerzen, z. B. Nierenkolik, Blasenkolik, Gallenkolik
Kolitis, Entzündung der Dickdarmschleimhaut
Kolon, Grimmdarm, Hauptanteil des Dickdarms
Koloskopie, endoskopische Untersuchung des Dickdarms (Kolon)
Kolpitis, Entzündung der Vagina (Scheide)
Kolposkopie, Betrachtung der Portiooberfläche mit dem Kolposkop
Koma, tiefe, durch äußere Reize nicht zu unterbrechende Bewusstlosigkeit
Kompakta, hartes Knochengewebe
Komplikation, Ereignis, das eine Krankheit ungünstig beeinflusst
Konjunktiva, Augenbindehaut
Konjunktivitis, Augenbindehautentzündung
Konstitution, Summe aller angeborenen Eigenschaften wie Körperbau, körperliche, geistige und seelische Funktionen
Kontamination, Verunreinigung, Verseuchung von Gegenständen und Personen durch Kontakt mit Krankheitserregern (oder durch radioaktive Stoffe)
Kontraindikation, Gegenanzeige, zwingende Gründe, bei einer Krankheit, ein bestimmtes Heilmittel oder -verfahren nicht anzuwenden
Kontraktion, Zusammenziehung
Kontrazeption, Empfängnisverhütung
Kontrazeptiva, empfängnisverhütende Mittel
Kontusion, Quetschung
Konzeption, Empfängnis, Befruchtung
Kornea, Hornhaut des Auges
Koronararterien, arterielle Herzkranzgefäße
Koronare Herzkrankheit (KHK), zusammenfassende Bezeichnung für Krankheiten, die durch Arteriosklerose der Herzkranzarterien verursacht werden (z. B. Angina pectoris, Herzinfarkt)
Koronargefäße, Herzkranzgefäße
Kortikosteroide, Hormone der Nebennierenrinde
Koxarthrose, Arthrose des Hüftgelenks
kranial, zum Kopf gehörend, kopfwärts
Krepitation, Reibegeräusch beim Verrücken der Knochen an der Bruchstelle
Kürettage, Ausschabung einer Körperhöhle, z. B. Gebärmutter, mithilfe von Küretten
Kyphose, Wirbelsäulenverkrümmung nach hinten

L

Laparoskopie, Besichtigung der Bauchhöhle mit Endoskop
Larynx, Kehlkopf
Laryngitis, Kehlkopfentzündung
Laryngoskopie, Kehlkopfspiegelung
lateral, seitlich
Laxanzien, Abführmittel
Leberzirrhose, chronische Erkrankung der Leber mit fortschreitender Entzündung und Wucherung des Bindegewebes, Untergang von Leberzellen
Leukämie, Blutkrebs, krankhafte und schrankenlose Vermehrung weißer Blutkörperchen und ihrer Vorstufen
Leukopenie, Verminderung der weißen Blutkörperchen
Leukozyten, weiße Blutkörperchen
Leukozytose, Vermehrung der weißen Blutkörperchen
Lipide, Sammelbezeichnung für Fette und fettähnliche Stoffe
Lipom, gutartige Geschwulst des Fettgewebes
Liquor cerebrospinalis, Gehirnrückenmarksflüssigkeit
Lokalanästhesie, örtliche Betäubung
Lordose, Krümmung der Wirbelsäule nach vorn
Lues, sog. Syphilis, Geschlechtskrankheit
Lumbago, „Hexenschuss", schmerzhafte Muskelverspannung der Lendengegend
Lumbalanästhesie, Betäubung der unteren Körperhälfte (unterhalb des Nabels) durch Einspritzung eines Lokalanästhetikums in den Liquorraum in Höhe der Lendenwirbel
Lumbalpunktion, Einstich mit einer Hohlnadel in den Liquorraum zwischen dem 3. und 4. oder dem 4. und 5. Lendenwirbel, um Gehirn- bzw. Rückenmarksflüssigkeit zu gewinnen
Lungenödem, Flüssigkeitsansammlung in den Lungenbläschen
Luxation, Verrenkung
Lymphadenitis, Lymphknotenentzündung
Lymphangitis, Lymphgefäßentzündung
Lymphe, Gewebs- oder Zwischenzellflüssigkeit
Lymphödem, nicht schmerzhafte, teigige Schwellung, die durch Verhinderung des Lymphabflusses entsteht
Lymphom, gutartige oder bösartige Lymphknotenvergrößerung
Lymphozyten, besondere Form der weißen Blutkörperchen, werden im lymphatischen Gewebe gebildet, dienen der Krankheitsabwehr

M

Malignom, bösartige Geschwulst
Mamma, weibliche Brustdrüse
Mammographie, Röntgendarstellung der weiblichen Brust

Mandrin, Führungsstab für Punktionskanülen
Mastitis, Brustdrüsenentzündung
Media, mittlere Schicht der Gefäße, besteht aus glatter Muskulatur
Mediastinum, Mittelfellraum, liegt zwischen den beiden Pleurahöhlen, enthält Luft- und Speiseröhre, das Herz und die großen Gefäße
medial, in der Mitte befindlich, nach der Mitte zu gelegen
Meiose, Reduktions- oder Reifeteilung; es entstehen zwei Zellen mit jeweils halbiertem Chromosomensatz
Melanom, bösartiger Hauttumor, der durch Entartung der Pigment bildenden Zellen entsteht
Membran,
1. dünnschichtige trennende Haut (z. B. Trommelfell)
2. dünne Gewebsschicht mit bestimmten Durchlässigkeitseigenschaften bei Osmose

Menarche, erste Menstruation (Monatsblutung)
Meningitis, Hirnhautentzündung
Meniskus, Knorpelscheibe im Kniegelenk
Menopause, Aufhören der Regelblutung in den Wechseljahren
Menstruation, Monatsblutung, Regel
Menstruationszyklus, Regel, regelmäßige Veränderungen im Bereich der weiblichen Geschlechtsorgane, die mit der Regelblutung (Menstruation) enden, sofern kein Ei befruchtet wurde
Metaphase, Muttersternphase (bei der Zellteilung)
Metastase, Tochtergeschwulst einer bösartigen Geschwulst
Meteorismus, Blähsucht, Gasbildung in Magen und Darm
Miktion, Harnentleerung
Mitose, normale Zellteilung; es entstehen zwei Zellen mit vollständigem Chromosomensatz
Mitralklappe, zweizipflige Segelklappe zwischen linkem Herzvorhof und linker Herzkammer
Monozyten, größte Form der weißen Blutkörperchen (Leukozyten), sind an der Phagozytose beteiligt
Morbus, Krankheit
Motorik, Gesamtheit der willkürlichen Bewegungsabläufe des menschlichen Körpers, die Lehre von den Bewegungsfunktionen
motorisches Nervensystem, steuert die willkürlichen, aktiven Muskelbewegungen
Mucosa, Schleimhaut
Mykose, Pilzerkrankung der Haut oder der Schleimhaut
Myofibrillen, Muskelfäserchen
Myokard, Herzmuskel
Myokardinfarkt, Herzinfarkt, Nekrose (örtlicher Gewebstod) des Herzmuskels aufgrund eines Sauerstoffmangels, z. B. durch Verschluss einer Herzkranzarterie
Myokarditis, Herzmuskelentzündung
Myom, gutartige Muskelgeschwulst, besonders an der Gebärmutter
Myometrium, Muskelschicht der Gebärmutter
Myopie, Kurzsichtigkeit

N

Narkose, Betäubung
Nekrose, örtlicher Gewebstod
Neoplasma, Neubildung von Gewebe, meist im Sinne von bösartiger Geschwulst
Nephritis, Nierenentzündung
Nephrolithiasis, Nierensteinerkrankung
Nephron, kleinste funktionelle Einheit der Niere, besteht aus Nierenkörperchen und Nierenkanälchen
Neuralgie, Nervenschmerz, anfallsweise auftretendes schmerzhaftes Nervenleiden, ohne nachweisbare äußere Veränderungen
Neuritis, Nervenentzündung
Neurologie, Lehre von den Nerven und ihren Erkrankungen
neutrophil, besonders empfänglich für neutrale Farbstoffe
Nuklearmedizin, medizinisches Spezialgebiet, befasst sich mit der diagnostischen und therapeutischen Anwendung radioaktiver Substanzen
Nukleus, Zellkern

O

Obduktion, Leichenöffnung zur Feststellung der Todesursache
Obstipation, Verstopfung
Ödem, Gewebewassersucht, krankhafte Flüssigkeitsansammlung im Zwischenzellraum
Ösophagus, Speiseröhre
Ösophagusvarizen, Krampfadern der Speiseröhre
Östrogene, weibliche Geschlechtshormone (Follikelhormone)
Ophthalmologie, Lehre von den Augenkrankheiten
oral, den Mund betreffend, am Mund, durch den Mund
Orchitis, Hodenentzündung
Orthopädie, Lehre von der Behandlung und Verhütung von Fehlbildungen und Erkrankungen des Haltungs- und Bewegungsapparates
Orthopnoe, stärkste Atemnot
Osteomyelitis, Knochenmarkentzündung
Osteoporose, Knochenentkalkung

F

Otitis, Ohrenentzündung
Otitis externa, Entzündung der Ohrmuschel, des Gehörganges
Otitis interna, Innenohrentzündung
Otitis media, Mittelohrentzündung
Otoskop, Ohrenspiegel
Ovar, Eierstock
Ovulation, Ausstoßung des reifen Eies aus dem Eierstock
Oxigenierung, Sauerstoffsättigung

P

Pädiatrie, Kinderheilkunde
Palpation, Untersuchung eines Krankheitsherdes durch Abtasten
Pankreas, Bauchspeicheldrüse
Pankreatitis, Bauchspeicheldrüsenentzündung
Parazentese, Trommelfellschnitt
parenteral, unter Umgehung des Magen-Darm-Kanals, z. B. intravenös
Parese, Erschlaffung, Schwäche, unvollständige Lähmung
Parodontose, nichtentzündlicher Schwund des Zahnhalteapparates
Parotis, Ohrspeicheldrüse
Parotitis, Entzündung der Ohrspeicheldrüse
Parotitis epidemica, Mumps, durch Viren verursachte Erkrankung hauptsächlich der Ohrspeicheldrüse, meist im Kindesalter
Partus, Geburt
Patella, Kniescheibe
pathogen, krank machend
Pathogenität, Fähigkeit von Mikroorganismen, Krankheiten hervorzurufen
Pathologie, allgemeine Lehre von den Krankheiten
Penis, männliches Glied
Pepsin, eiweißhaltiges Enzym des Magensaftes
Pepsinogen, Vorstufe des Pepsins, wird in der Magenschleimhaut gebildet
Perforation, Durchbruch, Durchbohrung, Durchlöcherung
Perikard, Herzbeutel
Perikarditis, Herzbeutelentzündung
Periost, Knochenhaut
peripher, am Rande liegend
peripheres Nervensystem, sämtliche Hirn- und Rückenmarksnerven, leiten empfangene Sinnesreizungen zum ZNS, Antworten zu den Ausführungsorganen
Peristaltik, wellenförmig fortschreitende Kontraktion der glatten Muskulatur von Hohlorganen (z. B. Magen, Darm, Ureter) zur Weiterbeförderung ihres Inhaltes
Peritoneum, Bauchfell
Peritonitis, Bauchfellentzündung
Perkussion, Organuntersuchung durch Beklopfen der Körperoberfläche
perkutan, durch die Haut
Pertussis, Keuchhusten, durch Bakterien verursachte Infektionskrankheit bei Kindern
Phagozytose, Aufnahme kleiner Teilchen in das Zellinnere
Pharyngitis, Rachenentzündung
Pharynx, Rachen, Schlund
Phimose, Vorhautverengung
Phlebothrombose, Bildung eines Blutpfropfes in den tiefen Venen
Phlegmone, Eiteransammlung, flächenhafte Ausbreitung
Physiologie, Lehre von den Lebensvorgängen
Pia mater, weiche Hirnhaut
Plazenta, Mutterkuchen, Nachgeburt
Pleura, Brustfell
Pleura costalis, Rippenfell
Pleurapunktion, Einstich in die Pleurahöhle (zwischen Lungen- und Rippenfell) zur Entnahme von Flüssigkeit, zum Ablassen von Flüssigkeitsansammlungen, Entlastung bei Ventilpneumothorax
Pneumologie, Lehre von den Lungen- und Atemwegserkrankungen
Pneumonie, Lungenentzündung
Pneumothorax, Luftansammlung im Pleuraraum
Poliomyelitis epidemica, Kinderlähmung, durch Viren übertragene Infektionskrankheit, wegen Impfung heute sehr selten
Pollakisurie, häufiges Wasserlassen kleiner und kleinster Urinportionen
Polyarthritis, gleichzeitige Entzündung mehrerer Gelenke
Polyarthritis rheumatica, Gelenkrheumatismus
Polyurie, vermehrte Harnausscheidung
Portio (vaginalis uteri), in die Scheide ragender unterster Teil des Gebärmutterhalses
pränatal, vorgeburtlich
Prävention, vorbeugende Maßnahmen zur Verhütung oder Früherkennung von Krankheiten
Presbyopie, Altersweitsichtigkeit
Primärharn, nicht konzentrierter Vorharn, der in den Glomeruli gebildet wird
Prognose, Vorhersage des Krankheitsverlaufs
Proktitis, Mastdarmentzündung
Proktoskopie, siehe Rektoskopie
Prolaps, Vorfall, Heraustreten (von Teilen) eines inneren Organs aus einer natürlichen Körperöffnung
Prophase, Knäuelphase (bei der Zellteilung)
Prophylaxe, Vorbeugung, Krankheitsverhütung
Prostata, Vorsteherdrüse
Prostataadenom, gutartige Drüsengeschwulst an der Prostata
Prostatitis, Entzündung der Vorsteherdrüse
Proteine, Eiweißstoffe
Proteinurie, Eiweißausscheidung im Urin

Prothrombin, inaktive Vorstufe des Enzyms Thrombin
Protozoen, einzellige tierische Krankheitserreger
proximal, näher zur Körpermitte liegend
Pseudokrupp, Schwellung der Kehlkopfschleimhaut bei Kindern, führt zu bellendem Husten und Atemnot
Psyche, Seele
Psychiatrie, Lehre von den seelischen Störungen und Geisteskrankheiten
Psychologie, Wissenschaft vom Seelenleben und den Bewusstseinsvorgängen
Psychopharmaka, Arzneimittel, die vorwiegend psychische Funktionen beeinflussen (Dämpfung, Anregung)
Psychose, schwere psychische Krankheit
Psychosomatik, Wissenschaftszweig der Medizin, der sich mit dem Einfluss seelischer Faktoren auf körperliche Krankheiten befasst
Psychotherapie, Sammelbezeichnung für besondere Verfahren zur Behandlung psychischer Störungen
Pubertät, Geschlechtsreife, Reifezeit
Puerperium, Wochenbett
Pulmo, Lunge
Pulmologie, Lungenheilkunde
Punktion, Einstich in das Körperinnere zur Entnahme von Körperflüssigkeit oder Gewebe
Pupille, Sehloch des Auges
Pyelonephritis, Entzündung von Nierenbecken und Nieren

R

Rachitis, Vitamin-D-Mangelkrankheit, Weichbleiben und Verbiegung von Knochen im Kleinkindesalter
Radiologie, Lehre von der Diagnostik und Therapie mittels ionisierender Strahlen (Röntgenstrahlen, γ-Strahlen)
Radius, Speiche
Reanimation, Wiederbelebung
Rehabilitation, Wiederherstellung der ursprünglichen Lage, Gesamtheit der Maßnahmen zur Wiedereingliederung von Versehrten in die Gesellschaft
Rekonvaleszenz, Genesung
rektal, den Mastdarm betreffend, durch den Mastdarm
Rektoskopie, Spiegeluntersuchung (*Endoskopie*, siehe dort) des Mastdarms
Rektum, Mastdarm
Ren, Niere
renal, die Nieren betreffend
Resistenz, Widerstandsfähigkeit
Resorption, Aufnahme von gelösten Stoffen oder Gasen durch Körpergewebe hindurch in Blut und Zellen
Respiration, Atmung
Retina, Netzhaut des Auges
Rezidiv, Rückfall
Rhesusfaktor, erbliche Eigenschaft der roten Blutkörperchen, Abk.: Rh = Faktor, Rh+ = Rhesusfaktor vorhanden, rh– = fehlend
Rheuma, zusammenfassender Begriff für schmerzhafte Erkrankungen des Bindegewebes, die sich an den Gelenken und der Gelenkumgebung (z. B. Muskel, Sehnen) bemerkbar machen
Rhinitis, Nasenschleimhautentzündung, Schnupfen

S

Salpingitis, Entzündung des Eileiters
Sarkom, bösartige Geschwulst des Bindegewebes
Schock, Kreislaufversagen, Nervenerschütterung, Kollaps
Sedativa, beruhigend wirkende Mittel
Segment, Abschnitt
segmentiert, in Abschnitte unterteilt, z. B. Segmentbildung bei Leukozytenkernen
Sekret, Stoff, der von Drüsen produziert und abgesondert wird, z. B. Hormone, Magensaft
Sekretion, Bildung und Absonderung von Sekret
Sektion, Leichenöffnung
Sekundärharn, konzentrierter Endharn
Sensibilität, Empfindsamkeit, Empfindlichkeit, Feinfühligkeit
Sepsis, durch Bakterien verursachte Blutvergiftung
Septum, Scheidewand, Zwischenwand in einem Organ, z. B. Herzscheidewand, Nasenscheidewand
Septum cordis, Herzscheidewand
Septum nasi, Nasenscheidewand
Sigma, S-Darm, Teil des Dickdarms
sinister, links
Sinusitis, Nasennebenhöhlenentzündung
Sinusknoten, Erregungsbildungszentrum des Herzens
Skalpell, chirurgisches Messer
Sklera, Lederhaut des Auges
Skoliose, seitliche Wirbelsäulenverkrümmung
Skrotum, Hodensack
somatisch, körperlich
Sonographie, Ultraschalldiagnostik zur Darstellung tiefer liegender Gewebeschichten
Spasmolytika, krampflösende Mittel
Spasmus, Krampf
Spekulum, Spiegel
Sperma, männliche Samenzellen enthaltende Flüssigkeit
Spirometer, Gerät zur Lungenfunktionsprüfung
Spongiosa, schwammartiges Knochengewebe

Sporen, Dauerform bestimmter Bakterien und Vermehrungsform von Pilzen
Sputum, Auswurf
stationär, die Behandlung, den Aufenthalt in einem Krankenhaus betreffend
Stenose, Verengung
steril, unfruchtbar, keimfrei
Sterilisation, Unfruchtbarmachung, Abtötung oder Entfernung aller Mikroorganismen
Sterilität, Unfruchtbarkeit, Keimfreiheit
Sternalpunktion, Einstich in das Sternum zur Entnahme von Knochenmark
Sternum, Brustbein
Stethoskop, Hörrohr
Strabismus, Schielen
Struma, Kropf, Schilddrüsengeschwulst
Strumektomie, operative Entfernung von Schilddrüsengewebe
subkutan, unter die Haut, unter der Haut befindlich
Subkutis, Unterhautfettgewebe
Suizid, Selbstmord
Suspension, Aufschwemmung von festen Teilchen in einer Flüssigkeit
Symbiose, Zusammenleben von Wirt und Mikroorganismus zu gegenseitigem Nutzen
Symphyse, Verwachsung, auch Bezeichnung für Schambeinfuge des Beckens
Symptom, Krankheitszeichen
Synovia, Gelenkschmiere
Syphilis, siehe Lues
Systole, Zusammenziehung des Herzmuskels
Szintigraphie, diagnostisches Verfahren zur Ermittlung der Funktionsfähigkeit und Form eines Organs (z. B. der Schilddrüse) durch Bestimmung der radioaktiven Strahlung von Stoffen, die zuvor diesem Organ zugeführt worden sind

T

Tachykardie, beschleunigter Herzschlag
Telophase, Abschlussphase (bei der Zellteilung)
Tendovaginitis, Sehnenscheidenentzündung
Testis, Hoden
Testosteron, wichtiges männliches Geschlechtshormon, wird im Hoden gebildet
Tetanie, schmerzhafter Muskelkrampf infolge Kalziummangels
Tetanus, Wundstarrkrampf, durch Toxin von Tetanusbakterien verursacht
Therapie, Heilbehandlung
Thorax, Brustkorb
Thrombin, Enzym, das die Umwandlung von Fibrinogen in Fibrin bewirkt
Thrombopenie, verminderte Zahl der Thrombozyten (Blutplättchen)
Thrombophlebitis, Venenentzündung mit Blutpfropfbildung
Thrombose, Bildung eines Blutpfropfens innerhalb eines Blutgefäßes
Thrombozyten, Blutplättchen
Thrombus, Blutpfropf, Blutgerinnsel
Thyroxin, Hormon der Schilddrüse
Tibia, Schienbein
Tiffeneau-Test, Sekundenkapazität: Man misst die Menge Luft, die innerhalb der ersten Sekunde ausgeatmet wird
Tinnitus, Ohrgeräusche
Tonsillektomie, Herausschneiden der Mandeln, meist Gaumenmandeln
Tonsillen, Mandeln, lymphatische Organe im Übergangsbereich von Mund und Nase in den Rachen
Tonus, Spannungszustand der Gewebe, besonders der Muskulatur
Toxin, Gift, insbesondere Bakteriengift
Trachea, Luftröhre
Tracheitis, Luftröhrenentzündung
Tracheotomie, Luftröhrenschnitt
Transplantation, Übertragung von Geweben, Zellen oder Organen auf eine andere Körperstelle oder ein anderes Lebewesen
Trauma,
- mechanische Gewalteinwirkung auf den Körper, z. B. durch Unfall
- seelische Erschütterung durch Verletzung oder Schreck

Tremor, Zittern
Trizeps, dreiköpfiger Oberarmmuskel
Trokar, dicke, scharf angeschliffene Kanüle, deren Mandrin mit einem Handgriff versehen ist
Tuba Eustachii, Ohrtrompete (Eustachische Röhre)
Tubargravidität, Eileiterschwangerschaft
Tuba uterina, Eileiter
Tube, Röhre
Tuberkulose, Infektionskrankheit durch Tuberkelbakterien
Tubulus, zur Urinbereitung in der Niere befindliches, teils gewundenes Harnkanälchen
Tumor, Geschwulst

U

Ulkus, Geschwür (Gewebedefekt) der Haut oder Schleimhaut
Ulkus cruris, Unterschenkelgeschwür
Ulkus duodeni, Zwölffingerdarmgeschwür
Ulkus ventriculi, Magengeschwür
Ulna, Elle
Urämie, Harnvergiftung
Ureter, Harnleiter
Urethra, Harnröhre
Urologie, Lehre von den Erkrankungen der Harnorgane
Uterus, Gebärmutter

V
Vagina, Scheide
Vaginitis, Scheidenentzündung
Varikose, Krampfaderleiden
Varizen, Krampfadern
vegetatives Nervensystem, auch autonomes Nervensystem, dem Willen nicht unterworfen, ist für das Zusammenwirken der inneren Organe verantwortlich und regelt somit die Körperfunktionen (Atmung, Herztätigkeit, Verdauung, Stoffwechsel u. a.)
Vene, Blutader, Blutgefäß, das Blut zum Herzen hinführt
Venole, kleinste Vene
ventral, den Bauch betreffend, bauchwärts
Ventriculus, Magen
Ventrikel, Hohlraum (besonders Gehirn-, Herzkammer)
Vesica urinaria, Harnblase
Virulenz, „Giftigkeit", Aggressivität, Ansteckungsfähigkeit eines Erregers
Viruzid, Viren abtötende Wirkung
Vitalkapazität, die Menge Luft, die nach einer maximalen Einatmung maximal ausgeatmet werden kann
Vitamine, lebenswichtige, in Spuren wirksame, organische Stoffe mit biologischer Aktivität, die der menschliche Organismus nicht selbst erzeugen kann; müssen deshalb mit der Nahrung aufgenommen werden
Vulva, äußere Geschlechtsorgane der Frau

Z
zentral, in der Mitte gelegen
Zentrales Nervensystem, umfasst Gehirn und Rückenmark, Steuerungszentrale für alle geistigen Tätigkeiten
zerebral, das Gehirn betreffend
Zerebrum, Gehirn, Großhirn
Zerumen, Ohrschmalz
zervikal, Genick, Nacken, Hals betreffend
Zervix, Nacken, Genick, Hals
Zyanose, bläuliche Verfärbung der Haut infolge Sauerstoffmangels im Blut
Zyklus, Folge, Reihe, periodisch ablaufendes Geschehen, siehe auch *Menstruationszyklus*
Zystitis, Harnblasenentzündung
Zystoskopie, Endoskopie (siehe dort) der Harnblase, Blasenspiegelung
Zytologie, Lehre von den Zellen
Zytoplasma, Zellplasma, Grundsubstanz der Zelle zwischen Zellwand und Zellkern
Zytostatika, chemische Stoffe, hemmen die Entwicklung schnell wachsender Zellen; zur Behandlung von Tumoren

Sachwortverzeichnis

A-Bild-Methode 254
Abfälle 225
Ableitungen 45
Abnahmeprüfung 275 f.
Abschreibung 367 ff.
Absorption 315
Absorptionsphotometer 314, 320
Abstandsquadratgesetz 271
Abszess 18
Abwehrsysteme 57
ACTH 89
Adaptation 147
Addis-Count 303
Adipositas 93
Adnexe 109
Adnexitis 111
Adrenalin 89
Aerosole 255
AfA 367 ff.
After 73
Aids 58 f., 217
Akkommodation 147
Akkordlohn 485
Aktien 464 f.
Aktivitätsbestimmung 319
Akupunktur 186
akute Appendizitis 79
akute Bronchitis 67
akute Glomerulonephritis 100
akutes Abdomen 84
Algurie 99
Allergene 60
Allergie 60
allgemeine Entzündungszeichen 18
allgemeine Geschäftsbedingungen (AGB) 508
Allgemeinuntersuchung 12
Allgemeinverbindlichkeit 477
Alter 200
amtliche Buchstabiertafel (Inland) 443
Anämie 52
Anamnese 12
Anatomie 14
Androgene 89
anfechtbare Rechtsgeschäfte 397 f.
Anfrage 400
Angebot 398 ff., 491
Angina pectoris 35
Angiographie 269
Angst 199
Anisozytose 313
Anlagegüter 365 ff.
Anmeldung 430
Annahme 398, 400
Annahmeverzug 406, 408
Anreden 531
Anrufbeantworter 442
Anschaffungskredit 467
Anschriftenfeld 532
anterior 14
Antigen 57
Antigen-Antikörper-Reaktion 323
Antikoagulanzien 53, 295
Antikörper 57
Antrag 398, 400
Antragsveranlagung zur Einkommensteuer 524
Anurie 298
Anus praeter 82
Anzeigepflicht 423
Apoplexie 135
Appendektomie 80
Applikationsarten 182
Applikationsformen 252
Äquivalentdosis 273 f.
Arbeitnehmersparzulagen 466
Arbeitsbedingungen 377
Arbeitsbereiche 285
Arbeitsbewertung 486
Arbeitsförderung 376
Arbeitsgericht 483
Arbeitslosengeld 388
Arbeitslosenversicherung (ALV) 358 f., 384 f. 388, 392
Arbeitspapiere 471
Arbeitsplatz 377
Arbeitsrecht 471 ff.
Arbeitsschutz, sozialer 381 ff.
Arbeitsschutz, technischer 379 ff.
Arbeitsschutzbestimmungen 512
Arbeitsunfälle 379
Arbeitsvertrag 471 ff.
Arbeitszeitgesetz 382
Arbeitszeugnis 473
Arterien 31
Arteriosklerose 40
Arthritis 131
Arthrose 130
Arzneimittel 181
Ärztekammer 11, 371
Asthma bronchiale 69
Asthma cardiale 34
Atemfrequenz 66
Atemluft 65
Atemminutenvolumen 71
Atemstoßtest 257
Atemtherapie 187
Atemvolumina 66
Atemzentrum 65
Atmung 63
Atmungssystem 63
Atopiker 60
Atrophie 25
Audiogrammarten 263 f.
Audiometrie 263 f.
Aufbewahrung von Chemikalien 283
Aufbewahrung von Praxisunterlagen 422
Aufbewahrungsfristen 275, 422, 437
Aufklärungspflicht 423
Aufstiegsfortbildungsförderungsgesetz (AFBG) 376
Aufzeichnungen eines Arztes 422
Auge 146
Augenspiegelung 151
Ausatmung 66
Ausbildungsberufe 370
Ausbildungsberufsbild 373
Ausbildungsformen 374
Ausbildungsordnung 370
Ausgabenbuch 354
Auskultation 12
äußere Atmung 65
äußere Geschlechtsorgane 105, 108
äußere Krankheitsursachen 15
äußeres Genitale 105, 108
außergewöhnliche Belastungen 526
Aussperrung 478
Autoimmunkrankheiten 62
Autoklaven 228

B-Bild-Methode 254
B-Lymphozyten 57
bakterielle Erkrankungen 219
Bakterien 217 ff.
bakteriologische Harnuntersuchungen 303 f.
bakteriologische Untersuchungsmethode 223
bakteriostatisch 219
bakterizid 219

Balanitis 106
Ballaststoffe 234
Bandscheiben 127
Bargeld 457
bargeldlose Zahlung 445, 447
Barscheck 450 f., 455
Barzahlung 445 f., 455
Basen 212 f.
Basiseinheiten 292
Basisgrößen 292
Bauchfellentzündung 80
Bauchspeicheldrüse 73
Bausparen 465 ff.
Bazillus 219
Behandlungsvertrag 417 ff.
Behinderte 203
Beitragsbemessungsgrenze 385
Belastungs-EKG 47
Belege 354
Berufsausbildung 370 f., 376
Berufsausbildungsvertrag 371 f.
Berufsbildungsgesetz 370 ff.
Berufsunfähigkeitsversicherung 392
Besitz 403
Besitzsteuern 520 f.
Bestandsverzeichnis 354, 365 f.
Bestellsystem 432
Bestellung 398, 400
Bestellungsannahme 398
Betäubungsmittel 183
Beteiligungslohn 485 f.
Beteiligungssparen 466
Betreff 531
betrieblicher Überwachungsbereich 272
Betriebsklima 378
Betriebsrat 480 ff.
Betriebssysteme 534, 541 ff.
Betriebsvereinbarung 479
Betriebsversammlung 482
Bewegungsapparat, aktiver 124, 128
Bewegungsapparat, passiver 124 ff.
Bewegungsdaten 433
BG-Vorschriften 225, 287, 380
Binde- und Stützgewebe 24
Bit 538
Blasenpunktion 102
Blinddarm 73
Blinde 201
Blut 49
Blut im Stuhl 80 f., 294
Blutarmut 52
Blutausstrich 309 ff.
Blutdruck 38
Blutdruckmessgerät 42
Blutdruckmessung 41 f., 44
Blutfette 93
Blutgefäße 31
Blutgerinnungsvorgang 52
Blutgruppensysteme 51
Blutkörperchensenkungsgeschwindigkeit (BKS, BSG) 305
Blutkreislauf 31
Blutmischpipette 289
Blutplasma 50, 295
Blutserum 50, 295
Blutung 172
Blutzellen 49
Blutzucker 319 f.
Blutzuckerbestimmung 319
Body-Mass-Index 235
Boom 517 f.
Borreliose 162
Bowman'sche Kapsel 96 f.
Bradykardie 42
Brief 439 f.
Bronchialkarzinom 70
Bronchitis 67
Bronchoskopie 85
Browser 551
Brustfell 64
Brustwirbel 127
Bruttoarbeitsentgelt 360
Bruttogehalt 360, 487, 489
Bruttogewicht 327
Bruttoinlandsprodukt 514 f.
Bruttolohn 487 f.
Buchführung 351 ff.
Buchführungsbücher 354
Buchführungspflicht 351
Buchgeld 457
Buchwert 365
Bundesausbildungsförderungsgesetz (BAföG) 376
Bundesdatenschutzgesetz (BDSG) 421, 433, 544
Bundeskartellamt 499
Bürgschaft 468
Byte 538

Calciumoxalate 303
Call by Call 444
CD-ROM 537 f., 539
Chirurgie 164
Chlamydien 324
Chromosomen 22
Computertomographie (CT) 279 ff.
Computerviren 546
Corium (Lederhaut) 140
CPU 535, 537
Cystoskopie (Blasenspiegelung) 103

Darlehensvertrag 415
Darmverschluss 81
Datei 421, 433, 544
Datenerfassung 433
Datenschutz 544 f.
Datensicherung 545
Dauerauftrag 449, 455
Dauergebiss 74
Deckungskauf 407
Deflation 458 f.
Delikthaftung 425 ff.
Demenz 137
Depression 517
Dermatitis 142
Dermatologe 11
Desinfektion 226 ff., 284, 287
Desinfektionsmittel 227 f., 282
Detektorsystem 279
dexter 14
Dezimeterwelle 251 f.
Diabetes mellitus 90
Diabetestherapie 93
diabetische Gangrän 92
diabetische Nephropathie 92
diabetische Neuropathie 92
diabetische Retinopathie 92
diabetischer Schock 91
diabetisches Koma 91 f.
diadynamische Ströme 248
Diagnose 12
diagnostische Maßnahmen 121
Diarrhö 81
Diastole 30
Dichte 328
Dickdarm 77
Dienstvertrag 415 ff.
Differentialblutbild 309 ff.
Diffusion 215
digitales Röntgen 263, 549
DIN 676 528, 530
DIN 5008 528 ff., 532
Dioptrie 150
Diphtherie 161
direkte Steuern 521
Diskette 537, 539 f.
Disposition 15
Dispositionskredit 467
distal 14
Distorsion 130
Dopplersonographie 255
dorsal 14
Dosimetrie 273
Dosismessung 274
Download 551
Dreisatz 329 f.

Drüsen 23
duales System 374
Dünndarm 73, 76 f.
Durchfall 81
Durchschnittsrechnung 334 f.
Dyspnoe 66

e-commerce 507 f.
E-Mails 550, 553 f.
ec-Karte 454
effektiver Jahreszins 469
Eichzacke 46
Eigenbeleg 355
eigenhändig 441
Eigentum 403
Eigentumsvorbehalt 403
Eileiter 109
Eileiterschwangerschaft 120
Einatmung 65
Einheitenzeichen 292
Einkommensteuer 522 ff.
Einkommensteuererklärung 524
Einkunftsarten 522
Einnahmen-Ausgaben-Buch 363
Einplatzsystem 546
Einschreiben 440
Eintauchnährboden 304
Einwilligungspflicht 423
Eisenmangelanämie 53
Eiweiß 234
Eiweiß im Harn 301 ff.
EKG-Abschnitte 46
EKG-Schreiben 246
electronic cash 455
elektrische Arbeit 240
elektrische Ladungen 236
elektrische Leistung 240
elektrische Spannung 238
elektrische Stromstärke 239 f.
elektrischer Strom 238 f.
elektrischer Widerstand 239
Elektrizitätslehre 236 ff.
Elektroden 244 f.
Elektrodenarten 244, 250
Elektrodengel 246
Elektrodenpapier 246
Elektrodenpflege 250
Elektrogymnastik 248
Elektrokardiogramm (EKG) 29
Elektrokardiographie 45, 244 ff.
Elektrolyte 237
Elektronen 237
Elektroskop 236
Elternzeit 383
Embryopathie 118
Empfang eines Patienten 206 f.
Empyem 18
Endokard 29
endokrine Drüsen 23, 87
endokrines System 87
Endometritis 111
Endoskope 85
Endoskopie 260 f.
Endotoxine 219
Energiedosis 273
Entlastungsbeweis 426
Entsorgung von Untersuchungsabfällen 288
Entspannungstherapie 187
Entwicklungsabschnitte 195
Entzündung 17
Enzyme 214 f.
Eosinophilie 312
Epidermis (Oberhaut) 140
Epikard 29
Epilepsie 136
Epithelgewebe 23
Erfüllungsgehilfen 427
Erfüllungsgeschäft 399
Erfüllungsort 402
Erkrankungen der Haut 141
Erkrankungen des Herzens 33 ff.
Erkrankungen des Ohres 154
Ernährungs- und Diätberaterin 376
Ernährungslehre 233 ff.
Ersatzempfänger 440
Ersatzlieferung 404
Erste-Hilfe-Maßnahmen 171, 232
Erste-Hilfe-Maßnahmen bei Elektrounfall 242
Erythrozyten 49
Erythrozyten im Blutausstrich 313 f.
Erythrozyten im Harn 302 ff.
Erythrozytenbestimmung, photometrisch 318
Erythrozytenbestimmung, Zählkammer 306 f.
EU-Agrarmarkt 500 f.
Euro (€) 331 ff., 459, 461f.
Europäische Zentralbank (EZB) 459, 518
Europäisches Währungssystem 460
EVA-Prinzip 537
EWS 460
Ex-Pipetten 288 f.
exokrine Drüsen 23
Exotoxine 219
Expansion 517
exspiratorisches Reservevolumen 257
externe Qualitätssicherung 321
externer Speicher 536 f., 539 f.
Extinktion 315 f.
Extrauteringravidität 120
Extremitätenableitungen 45

Fachkunde im Strahlenschutz 272
Fachmathematik 325 ff.
Fahrtenbuch 356
farbbeschichtete Objektträger 310 f.
Fehlerstrom-Schutzschalter 241
Fehlsichtigkeiten 148
Fertigpackungen 504
Festplatte 536, 540, 543
festverzinsliche Wertpapiere 464
Fetopathie 118
Fettstoffwechselstörungen 93
Fettzufuhr 233
Fieber 18
fixe Kosten 442
Flächenmaße 326 f.
Fontanellen 126
Formatieren 540
Formfreiheit 401
Formvorschriften 396
Formzwang 396
Fortbildung 375 f.
Fraktur 129
Freibeträge 526
freie Marktwirtschaft 509 f.
Freistellungsauftrag 466
Freizeichnungsklauseln 399
Früherkennungsuntersuchung 230
Funktionsbereiche 430
Furunkel 18
Fusion 499
Fußpilz 142

Galle 76
Gallenblase 73, 76
Galvanisation 246
Gangrän 26
Gasaustausch 65
Gastroskopie 85 f.
Gasvergiftung 232
Gebärmutter 109
Gebärmuttersenkung 111
Gefahrensymbole 284
Gefahrstoffverordnung 380
Gehaltsabrechnung 359
Gehaltskonto 360
Gehirn 132
Geld 457
Geldkarte 455
Gelenk 125
Gelenkarten 126
Gelenkpunktion 193
Gerichtsstand 403
geringwertige Anlagegüter 365
Geschäftsbrief 528 ff.

Geschäftsfähigkeit 393 ff.
Geschäftsführung ohne Auftrag 418
Geschlechtsmerkmale 104
Geschmackssinn 74
Gesetz gegen den unlauteren Wettbewerb (UWG) 505 f.
gesetzliche Abzüge 358, 487
gesetzliche Haftung 425
Gesichtsfeldprüfung 152
Gespräch 204
Gestaltung der Praxisräume 430
Gestosen 119
Gesundheitspädagogin 376
Gesundheitsuntersuchung 231
Gewebe 22
Gewichtsmaße 327 f.
Gicht 94
Gichtanfall 94
Girokonto 447
Gleichgewichtspreis 493
Gleichstrombehandlung 247
Glomerulus 96 f.
Glukagon 89
Glukokortikoide 89
Glukosurie 91
GOD-Perid-Methode 319
Gonorrhö 113
Gower'sche Lösung 318
grauer Star 151
Grimmdarm 73
grippaler Infekt 67
Grundnährstoffe 233
Grundwert 341 ff.
Grundwert, vermehrter 343
Grundwert, verminderter 345
grüner Star 151
Grußformen 531
Gutachterkommission 427
Güte- und Prüfzeichen 503
Gynäkologe 11
gynäkologische Untersuchung 114

Haemoccult-Testbriefchen 294
Haft 125
Haftpflichtversicherung 391 f.
Haftung 425 ff.
halbbare Zahlung 445
Halbwertszeit 277
Hämatokrit 49, 308 f.
hämatologische Untersuchungen 305 ff.
Hämodialyse 216
Hämoglobinbestimmung 317
Hämolyse 216, 295
Hämorrhoiden 82
Händedesinfektion 227, 288
Handelsklassen 503
Handy-Netze 443
Hardware 534
Harnaufbewahrung 298
Harnausscheidung 298
Harnblase 95 f., 98
Harnentleerungsstörung 106
Harnfarbe 298 f.
Harngeruch 299
Harnleiter 95 f., 98
harnpflichtige Substanzen 98
Harnröhre 95 f., 98
Harnsediment 301 ff.
Harnsystem 95 ff.
Harnteststreifen 300
Harntrübung 299
Harnuntersuchungen 298 ff.
Harnverhaltung 174 f.
Harnwegsinfektion 99
Hausbesuchstasche 180
Hausratversicherung 391 f.
Haustürgeschäfte 508
Haut 140
Hautanhangsgebilde 141
Hautdrüsen 140
Hautveränderungen 141
Hb_E-Wert 318
Heißluftsterilisator 228
Heilfasten 187
Helicobacter-pylori-Test 324
Hepatitis 82
Hepatitis B 163, 217
Hepatitis-B-Infektion 226
Herpes simplex 143
Herpes zoster 143
Herz 27
Herzbeutel 28
Herzinfarkt 35
Herzinsuffizienz 33
Herzkranzgefäße 30
Herzrhythmusstörungen 37
Herzscheidewand 27
Herzschrittmacher 37
Herzwand 29
Hilfsgeschäfte 362
Hirnhäute 132
Hirntumor 138
Histologie 14, 23
HIV 58 f.
Hochfrequenztherapie 250 ff.
Hochfrequenztherapie, Kontraindikationen 252 f.
Hodentumoren 107
Holdinggesellschaft 496
Homepage 551
Homöopathie 186
Hörbehinderte 202
Hormondrüsen 88
Hydrotherapie 187
Hygiene 224
Hygiene und Gesundheit 206 ff.
Hygienemaßnahmen 281 f.
Hygieneplan 224 f., 287
Hyperämie 25
Hyperglykämie (Überzuckerung) 92
(Hyper-)Link 551
Hyperlipoproteinämie 93
Hyperplasie 25
Hypertonie 38 f.
Hypertrophie 25
Hyperurikämie 94
Hyperventilationstetanie 174
Hypoglykämie (Unterzuckerung) 91
Hypophyse 87
Hypothalamus 87
Hypothekendarlehen 468
Hypotonie 38 f.

Ileus 81
Immunglobuline 58
Immunisierung, aktive 229
Immunisierung, passive 229
Immunität 163, 223
immunologische Suchtests 323 f.
Immunsystem 57 ff.
Impfungen 229
Impulsechoverfahren 254
In-Pipetten 288 f.
Indikator 214
indirekte Steuern 521
Individualversicherung 390 f.
Infektionserreger 157
Infektionsgefahr 226
Infektionskette 221
Infektionslehre 157
Infektionsquellen 158
Infektionsübertragung 222
Inflation 458 f.
Infobrief 441
Infrarotbestrahlung 258 f.
Inhalation 255 f.
Inhalationsformen 256
Injektion 189
Injektionsarten 189
Inkubationszeit 158
innere Atmung 65
innere Geschlechtsorgane 108
innere Krankheitsursachen 15
inneres Genitale 105
Inspektion 12
inspiratorisches Reservevolumen 257
Insulin 89
Interferenzströme n. Nemec 249

S

interne Qualitätssicherung 321
interner Speicher 535 f.
Internet 443, 550 f.
Internetadresse 552
Internist 11
Investmentzertifikate 465
Inzahlungnahme 362
Iod 89
Ionen 237
Ionendosis 273
Iontophorese 247 f.
Ischämie 25
ISDN-Anschluss 441
ISDN-Karte 548, 551
Isolatoren 237

Jahreszinsen 345
Jugend- und Auszubildendenvertretung (JAV) 480 f.
Jugendarbeitsschutzgesetz 381, 383
juristische Personen 393

Kabelbaum 246
Kabelpflege 250
Kalorienbedarf 235
Kapillarblutentnahmen 296
Kapillare 31 f.
Kapillarität 289
Kapillarpipetten 289
Karteien 435 f.
Karteikarte 435 f.
Kartell 494 f.
Kartellamt 499
Kartellgesetz 499
Kassenbuch 354, 356
Kastration 105
Katheterisieren 102
Katheterisierung 102, 298
kaudal 14
Kaufkraft 458 f.
Kaufvertrag 398 ff., 415
Kehlkopf 63 f.
Kenntnisse im Strahlenschutz 270
Kernspintomographie 280
Ketonkörper 300
Keuchhusten 160
Kinder in der Arztpraxis 199
Kinderkrankheiten 217
Kirchenlohnsteuer 358 f.
Kirchensteuer 523
Klimakterium 110
Knochen 124 ff.
Knochenbruch 128
Knochenformen 124
Knochenleitungsaudiogramm 263
Knochenmark, gelbes 125
Knochenmark, rotes 125
Knorpelgewebe 24
Kochsalzlösung, isotonische 216
Kolbenhubpipette 290
Kolon-/Rektumkarzinom 81
Koloskopie 85
Kolpitis 110
Koma 176
Kommensalismus 216 f.
Kommunikation 206 f.
Kommunikationsmodell 207
Kondensatorfeldmethode 252
Kondensor 286
Konfiguration 546
Konisation 111
Konjunktivitis 150
Konjunktur 516
Konjunkturphasen 517 ff.
Konjunkturzyklus 517 ff.
Konstanzprüfung 276
Konstitution 16
Kontoauszug 354, 356, 447
Kontraindikationen einer Reizstrombehandlung 249
Kontrastmittel, negative 268 f.
Kontrastmittel, positive 268 f.
Kontrastmitteldarstellungen 269
Kontrastmittelzwischenfälle 268 f.
Kontrollbereich 272 ff.
Kontusion 130
Konzentration 315
Konzern 495
Koronarinsuffizienz 35
Körperkreislauf 31
Körperverletzung 423, 427
Krampfanfall 173
kranial 14
Krankengeld 386
Krankenhilfe 386
Krankenversicherung (KV) 358 f., 385 ff., 392
Krankheitsabwehr 163
Krankheitserleben 196
Krankheitserreger 216 ff.
Krankheitsgewinn 197
Krankheitsverlauf 17
Krätzmilben 144
Krebsfrüherkennung 115
Kreditarten 467 ff.
Kreditkarte 454 f.
Kreditvertrag 467 ff.
Kreislaufstillstand 172
Kristalle 303
Kumulation 185
Kündigung 473
Kündigungsfrist 474
Kündigungsschutz 474 f.
künstlicher Darmausgang 82
Kürettage 115
Kurznarkose 167
Kurzwelle 251 f.
Küvetten 316
Kyphose 130

Laborgeräte 285 ff.
Labortechnologie 283 ff.
Längenmaße 325
Langzeit-EKG 48
Laparoskopie 115
Laser 260 f.
Lastschrift 450
Lastschriftverfahren 455
Latextest 323
Läuse 144
Lebensversicherung 392, 467
Leber 73, 76
Leckstrahlen 266
Leerwertbestimmung 315
Leihvertrag 415 f.
Leistungsbereitschaft 377
Leistungsfähigkeit 377 f.
Leiter 237
Leukämie 53
Leukopenie 308
Leukozyten 49
Leukozyten im Blutausstrich 311 ff.
Leukozyten im Harn 302 ff.
Leukozytenmischpipette 289
Leukozytenzählung 307 f.
Leukozytose 53, 308
Lichttherapie 258 ff.
Lieferungsverzug 406 ff.
Linksverschiebung 312
Lithotripsie 255
Lohnabrechnung (Gehaltsabrechnung) 487
Lohnarten 484 ff.
Lohnsteuer 358 f., 522 f., 525
Lohnsteuerberechnung 525
Lohnsteuerkarte 360
Lohntarifvertrag 476
Lohnzusatzkosten 488, 490
lokale Entzündungszeichen 18
Lordose 130
Lösung, – hypertonische 215
Lösung, – hypotonische 215
Lues 113
Luftleitungsaudiogramm 263 f.
Luftröhre 63
Lumbalpunktion 139
Lungen 64
Lungenembolie 39
Lungenemphysem 69 f.
Lungenfell 64
Lungenfunktionsprüfung 71
Lungenkollaps 70

Lungenkreislauf 31
Lungenödem 34
Luxation 130
Lymphangitis 56
lymphatische Organe 55
Lymphe 55
Lymphgefäß 55
Lymphkapillaren 55
Lymphknoten 55
Lymphödem 56

M-Scan 254
Magen 73, 75
Magengeschwür 78
Magenkarzinom 78
Magenpförtner (Pylorus) 75
Magensaft 75
magisches Viereck 516
Magnetresonanztomographie (MRT) 279 ff.
Mahnbescheid 410 ff.
Makrometerschraube 286
makroskopisch 299
Makrozyten 313
Mammakarzinom 112
mangelhafte Lieferung 404 ff.
männliche Geschlechtsorgane 104
Manteltarifvertrag 476
Markt 491, 494
Marktarten 491 ff.
Marktformen 491
Masern 159
Maßeinheiten 292, 325 ff.
Mastdarm 73
MCH 318
MCV-Wert 318
medizinisch-technischer Arbeitsraum Labor 283 f.
Megabyte 536, 538 f.
Megahertz 535
Mehrfachimpfung 229
Mehrplatzsystem 546
Meiose 22
Melanom 143
Menarche 110
Meningitis 134
Menopause 110
Menstruationszyklus 109
Messpipetten 289
Messzylinder 290
Metastasierung 26
Micraltest II® 304
Mieterschutzvereine 502
Mietvertrag 415 f.
Mikroalbuminurie 304
Mikrometerschraube 286
Mikroorganismen 216
Mikroprozessor 536 f.
Mikroskop 286 f.
mikroskopische Zellzählung 306 ff.
Mikrowelle 251 ff.
Mikrozyten 313
Milchbrustgang 55
Milchgebiss 74
Mineralokortikoide 89
Mineralstoffe 234
Minuten-Service 445 f., 456
Mischungsrechnen 338 ff.
Mitbestimmung 480 ff.
Mitose 22
Mittelohrentzündung 154
Mittelohrschwerhörigkeit 264
Mittelstrahlurin 298
Mobilfunk 443
Modem 548, 551
modulierter Gleichstrom 248
monochromatisches Licht 315
Monopol 491 ff.
Monozytose 312
Morbus Crohn 79
Morbus Parkinson 137
Mumps 160
Mumps – Orchitis 106
Mundhöhle 73 f.
Muskelgewebe 24, 128
Muskelkontraktion 128
Muskeltonus 139
Muttergesellschaft 496
Mutterschaftsgeld 382
Mutterschaftsvorsorgeuntersuchungen 121
Mutterschutzgesetz 381
Myokard 29
Myokardinfarkt 35
Myokarditis 37

Nachfrage 491
Nachnahme 448
Nachrichtenübermittlung 439
Namensscheck 452
Narkosearten 167
Nase 63
Nasennebenhöhlen 64
Natriumcitrat 295, 305
Naturheilverfahren 186
Nebennieren 89
Nebenwirkungen 184
negative Kontrastmittel 268
Nekrose 26
Nephron 96
Nettogehalt 487, 489
Nettogewicht 327
Nettolohn 487, 489
Netzwerk 546
Neubauer-Zählkammer 307 f.
Neurologe 11
nichtige Rechtsgeschäfte 397 f.
Nichtleiter 237
Nieren 95 ff.
Niereninsuffienz 101
Nierenkolik 100
Nierensteine 100
Nierenversagen 101
Nitritnachweis 300
Nominallohn 488
Noradrenalin 89
Normalgewicht nach Broca 93
Notfälle 171
Notfallkoffer 171, 180
nüchtern 294
Nuklearmedizin 277
Nullzone 527

Objektive (Mikroskop) 286
objektive Symptome 16
Obstipation 81
obstruktive Bronchitis 69
Ödem 25, 34
Offenbarungsrecht 421
öffentliche Abgaben 519 f.
öffentliche Beglaubigung 396
öffentliche Beurkundung 396
ohmsches Gesetz 239
Ohrenschmerzen 154 f.
Ohrspülung 156
okkultes Blut 81, 294
Oligopol 491 ff.
Oligurie 298
online 551
Online-Dienste 444
optische Linsen 148
orale Glukosebelastung 319 f.
Orchitis 106, 160
Ordnungshilfsmittel 436
organische Harnbestandteile 302 f.
Orthopnoe 66
Osmose 215
Ösophagoskopie 85
Osteoporose 131
Östrogene 89

Pachtvertrag 415 f.
Päckchen 439
Pädiater 11
Palpation 12
Pankreatitis 83
panoptische Färbung nach Pappenheim 310
Parasitismus 216
Parathormon 89

S

Parazentese 155
Pathogenität 158
Pathologie 14
Patientenbetreuung 195
patientennahe Sofortdiagnostik 322
Peak-flow-Meter 72
Perforation 80
Perimetrie 152
periphere arterielle Verschlusskrankheit 40
Peripherie 534, 536
Peritonitis 80
Perkussion 12
Personaleinsatzplanung 431 ff.
Personalkosten 360
personenbezogene Daten 544
Personenversicherungen 391 f.
persönliche Kommunikation 206 f.
Pflegeversicherung (PV) 358 f., 385 f., 390
pH-Werte 212 f.
Phagozyten 57
Phagozytose 50
Pharmakologie 14
Phimose 106
Phlegmone 18
Photometer 314 ff.
photometrische Untersuchungen 314 ff.
Physiologie 14
Pilze 220
Pipettenarten 289
Pipettenreinigung 291
Pipettierregeln 291
Plasmaproteine 50
Plazenta 117
Pleura 64
Pleuraspalt 64
Pneumonie 67 f.
Pneumothorax 70
Poikilozytose 313
Pollakisurie 99
Polychromasie 313
Polypol 491 ff.
Polyurie 298
positive Kontrastmittel 268
Post-Pakete 439 f.
Postausgang 438
Postbearbeitung 437
Posteingang 437
Prämienlohn 485
Prävention 13, 224
Präventionsfachkraft 376
Präventive Maßnahmen 229 ff.
Praxisausgaben 358 ff., 362 ff.
Praxiseinnahmen 362 ff.
Praxishygiene 224 ff.
Praxisorganisation 430 f.
Praxisunterlagen 422
Praxisverwaltungsprogramm 547
Pre-Selection 444
Preisangabenverordnung 504 ff.
Preisindex für die Lebenshaltung 458
Pricktest 61
Primärharn 97 f.
Primärkomplex 68
Primärstrahlen 266
Privatversicherungen 390 f.
Probezeit 372
Produkthaftungsgesetz 506
Prognose 12
Programm 535
Progressionszone 527
Proktoskopie 85
Prolactin 89
Prophylaxe 12
Proportionalzone 527
Prostata 105
Prostata-Adenom 106
Prostatakarzinom 107
Prostatitis 106
Protozoen 220
proximal 14
Prozentrechnen 341 ff.
Prozentsatz 341 ff.
Prozentwert 341 ff.
Psychiater 11
psychosomatische Medizin 16
Puffer 213 f.
Puls 41
Pulsfrequenz 41
Pulsfühlen 41
Pulsmessung 41 f.
Punktion 192
Pyelonephritis 99

qualitative Proben 299 f.
Qualitätssicherung 317 f.
quantitative Proben 299 f.
Quick-Wert 54
Quittung 446

Rabatt 402
Rachen 73
Rachenabstrich 324
Rachitits 234
radioaktive Nukliden 277
radioaktive Strahlen 277
Radioaktivität 277
Radiologie 14, 264 ff.
radiologische Untersuchungen mit Kontrastmitteln 268 f.
Radiopharmaka 277
RAM-Speicher 536, 540
Ratenkauf 506 f.
Rauminhalt (Volumen) 328
Raummaße 327
Reallohn 488
Reanimation 171
Rechnungskontrollbuch 456
rechtfertigender Notstand 419
Rechtsfähigkeit 393
Rechtsgeschäfte 395 ff.
Reflexions-photometrie 316 f., 320
Rehabilitation 13
Reizleitungssystem 29
Reizstromtherapie 246 ff.
Rektoskopie 85 f.
Rendite 464
Rentenversicherung (RV) 358 f., 385 ff., 392, 513
Residualvolumen 257
Resistenz 163, 223
Resorption 77
Rezession 517 f.
Rheumafaktoren 324
Riechfunktion 63
Risikofaktoren 35
Röhrenknochen 124
ROM-Speicher 535 f.
Röntgen 262 ff., 281
Röntgenbild, Bildqualität 265
Röntgendurchleuchtung 266
Röntgenpass 276
Röntgenröhre 264 f.
Röntgenschutzkleidung 271
Röntgenstrahlen 264 ff.
Röntgenunterweisung 275
Röntgenverordnung 270 ff.
Röteln 160
Rückenmark 133
Rückschein 440

Sachversicherungen 391 f.
Sammelurin 298
Säuren 212 f.
Schädel-Hirn-Trauma 136
Schadenersatz 404 f.
Schallübertragung 263
Scharlach 161
Scheck 450 ff.
Schilddrüse 88
Schilddrüsenüberfunktion (Hyperthyreose) 90
Schilddrüsenunterfunktion (Hypothyreose) 90
Schlaganfall 135
Schluckakt 64
schlüssiges (konkludentes) Handeln 417

Schmelzsicherung 241
Schmerzensgeld 427
Schnellfärbemethode 311
Schnittbildverfahren 281
Schock 36
Schockarten 175
Schockzeichen 36
Schriftform 396
Schriftgut, Wertstufen 437
Schufa 468
schuldhaftes Handeln 426
Schutzimpfung, aktive 229
Schutzimpfung, passive 229
Schutzkleidung 226
Schutzkontaktstecker 240
Schutzmaßnahmen 243
Schwangerschaft 116, 121
Schwangerschaftszeichen 117
Schweigepflicht 419 ff., 428
Schwerhörigkeit 155
Sehen 146
Sehnen 128
Sektion 19
Sekundärharn 98
Sekundärstrahlen 266
Sendungsart 441
Server 546
SI-Einheiten 292
Sicherungen 241
Sicherungsautomat 241
Sicherungsübereignung 468
Simultanimpfung 229
sinister 14
Sinusknoten 29
Skelettmuskulatur 128
Skoliose 130
Skonto 342, 349 f., 402
SMS 443
Sofortmaßnahmen bei
Verletzungen 231 f.
Software 534
Solidaritätszuschlag 359
somatotrope Hormone 89
Sonderausgaben 526
Sonographie 253 ff.
sonstige Bezüge 360
Sorgfaltspflicht 425
soziale Marktwirtschaft 509, 511
Sozialgericht 390
Sozialgesetzbuch 376
Sozialpolitik 512
Sozialprodukt 514 f.
Sozialversicherung 384 ff., 390
Sozialversicherungs-
beiträge 359 f., 384
Spannungspneumothorax 70
Sparbuch 463 f.
Sparförderung 466
Sparformen 463 ff.
Speicheldrüsen 73 f.
Speiseröhre 73
Spermien 105
spezifische Symptome 17
spezifisches Gewicht
(= Dichte) des Urins 299
Spirometer 71
Spirometrie 72, 256 f.
Sprechstundensystem 432
Sprechzimmer 431 f.
Spulenfeldmethode 252
Staffelkartei 435
Stammdaten 433
Standard 315
Standardableitungen 244 f.
Stechapfelform 216
Steilkartei 435
Sterilisation 105, 123, 226 ff., 287
Steuerbescheid 523
Steuererklärung 523
Steuern, direkte 520
Steuern, indirekte 520
Steuernummer 523
Steuerprogression 527
Steuerklassen 524
Stichverletzungen 232
Stoma 82
strafrechtliche
Verantwortung 425
Strahlendiagnostik 266
strahlenexponierte Personen 273
Strahlenexposition 278
Strahlenquellen, natürliche 278
Strahlenquellen,
zivilisatorische 278
Strahlenschutz 270 ff.
Strahlenschutzbeauftragte 272
Strahlenschutzbereiche 272 f.
Strahlenschutz-
verantwortliche 272
Strahlentherapie 266, 278
Strahlerarten 252
Streik 478 f.
Streptokokken-
A-Schnelltest 324
Stress 208 f.
Stromkosten 240
Stromunfälle 242
Struma 90
Stuhlverstopfung 81
Stütz- und
Bewegungsapparat 124 ff.
subjektive Symptome 16
Substratbestimmung 319
Suchmaschine 551
Symbiose 216
Syphilis 113
Systemsoftware 534
Systole 30
Szintigraphie 278

T-Lymphozyten 58
Tachykardie 42
Taktfrequenz 535 f.
Tara 327
Tarifvertrag 476 f.
Taschenklappen 29
Teerstuhl 80
Telearbeit 548
Telefax 439, 441, 464
Telefongespräch 439, 441 ff.
Telekommunikation 437
Teleworking 548
Terminal 546
Termineinlagen 464
Terminkartei 456
Terminplanung 431 f.
Testosteron 105
Tetanus 162
Therapie 12
Thermostat 238
Thrombose 39
Thrombozyten 49, 308
Thyroxin 89
Tiffeneauwert
(Einsekundenkapazität) 71
Tine-Test 69
Tochtergesellschaft 496
Tod 19
Todeszeichen 19
Tonus 128
Totalkapazität 71, 257
Toxine 157
Tracheitis 67
Transformationslösung 317
Transmission 315
Trichomoniasis 112
Trijodthyronin 89
Trust 496
Tubergen-Test 69
Tuberkulose 68
Tumoren 26
Typenschild 240

Überbringerscheck 452
Überschussrechnung 353
Übertragung von
Krankheiten 216 ff.
Überweisung 448 f., 455
Ulkus 26
Ulkuskrankheit 78
Ultraschall 253
Ultraschalldiagnostik 253
ultraviolette Strahlen 258 f.
Umschulung 375 f.

umweltfreundliche Entsorgung 284
Umweltzeichen 504
unerlaubte Handlung 426
Unfall 233
Unfallverhütungsvorschriften 288, 380
Unfallversicherung (UV) 359, 384, 389, 392
unheilbar Kranke 203
Unpräzision 321
Unrichtigkeit 321
unspezifische Symptome 17
unterlassene Hilfeleistung 428 f.
Unternehmenskonzentration 494 ff.
Untersuchungsmaterial 294 ff.
Urologe 11
Urtikaria 60
Uterus 109
UWG 506

Vaginalsoor 112
variable Kosten 442
Varizen 39
Venen 31
Venenblutentnahme 192, 294
ventral 14
Ventrikel 27
Verbände 168
Verbraucherberatung 502
Verbraucherdarlehensvertrag 469
Verbraucherschutz 501 ff.
Verbraucherschutzbestimmungen 503
Verbraucherzentralen 501 f.
Verbrauchsgüterverkauf 406
Verbrauchsteuern 520 f.
Verbrennungen 178, 232
Verdauungssystem 73 ff.
Vergiftung 177
Verhaltensregeln bei Unfällen 231 ff.
Verhaltensregeln im medizinischen Labor 283 f.
Verjährung 412 ff.
Verkehrsteuern 520 f.
Vermögensbildung 360
Vermögensversicherungen 391 f.
vermögenswirksame Leistungen 360
Verpflichtungsgeschäft 399
Verrechnungsscheck 450 f., 456
Versand von Untersuchungsmaterial 297
Versandzusatzleistungen 439
Versicherungspflichtgrenze 385 f.
Versicherungssparen 465
Verteilungsrechnen 336 f.
vertragliche Haftung 425, 427
Vertragsarten 414
Verwaltung der Patientendaten 433 ff.
Viren 217 f.
Virulenz 158, 223
Virusinfektion 218
Virusvermehrung 218
Visusprüfung 151
Vitalkapazität 71, 257
Vitamin 234
Vollpipetten 289
Vollstreckungsbescheid 410
Volumenmaße 325
Volumenmessgeräte 284 ff.
Vorsichtsmaßnahmen im Labor 283
Vorsilben vor Einheiten 292
Vorsorgeuntersuchung 230
Vulva 108
Vulvitis 110

Währung 459
Währungsrechnen 331 ff.
Währungsunion 459, 462
Warenkennzeichnungsvorschriften 503
Warenkorb 458
Wärme 250
Wärmespender 251
Wärmetherapie 251 ff., 258
Wartezeiten 211
Wechselkurs 460 ff.
weibliche Geschlechtsorgane 108
Wellenlängen 293
Werbungskosten 525
Werkvertrag 415 ff.
Wettbewerbsstörungen 494 ff.
Willenserklärung 395, 398, 400
Windows (Betriebssystem) 541 ff.
Windows 95, 98, 2000, ME, XP 534
Windpocken 161
Wirbelsäule 126 f.
Wirkungen der UV-Bestrahlung 259 f.
Wirtschaftsordnungen 509 ff.
Wirtschaftspolitik 515 f.
World Wide Web 550 ff.
Wundarten 164
Wundstarrkrampf 162
Wundversorgung 165
Wurmfortsatz 73

Zählkammer 307
Zahlschein 448
Zahlungsarten 445
Zahlungserinnerung 410
Zahlungsverzug 406, 409
Zahnärztekammer 371
Zeitlohn 484 f.
Zeitmanagement 209
Zelle 20
Zellkern 21
Zellmembran 21
Zellorganellen 21
Zellteilung 22
Zentraleinheit 534 f., 537
Zentralverwaltungswirtschaft 509 f.
Zentrifuge 285
Zervixkarzinom 111
Zinsabschlagsteuer 466
Zinsformel, allgemeine 349
Zinsformel, kaufmännische 349 f.
Zinsrechnen 346 ff.
Zinstage 347
Zivilisationskrankheiten 234
Zivilprozess 412
Zusatzversicherung 390 ff.
Zusatzleistungen 439 ff.
Zwangsvollstreckung 410 f.
Zwerchfell 64
Zwölffingerdarm 73, 77
Zylinder 303
Zystoskopie 85
Zytologie 14, 20